U0213190

复旦大学附属华山医院

垂体疑难病
多学科诊治病例精选

名誉主编： 李益明　李士其

主　　编： 叶红英　王镛斐

副主编： 赵　曜　张朝云

编　　者（按姓氏笔画排序）：

丁天凌	马增翼	王　熠	王镛斐	卢家红
叶　钊	叶红英	冯　昊	伊　娜	向博妮
刘心华	刘思颖	刘晓霞	孙　菲	孙全娅
寿雪飞	杨　佳	杨叶虹	吴　蔚	何　敏
何文强	沈　明	沈　越	张　烁	张启麟
张逸超	张琼月	张朝云	陈立立	陈政源
苗　青	范琳玲	季立津	郑杭萍	赵　曜
赵晓龙	俞一飞	唐一帆	陶　然	黄　山
鹿　斌	谌麒羽	曾芳芳	曾梅芳	

学术秘书： 何　敏　向博妮

人民卫生出版社

图书在版编目（CIP）数据

复旦大学附属华山医院垂体疑难病多学科诊治病例精选 /
叶红英, 王镛斐主编. —北京：人民卫生出版社, 2018
（名院病例讨论丛书）
ISBN 978-7-117-27299-5

Ⅰ. ①复… Ⅱ. ①叶…②王… Ⅲ. ①垂体疾病－疑难病－
病案－汇编 Ⅳ. ①R584

中国版本图书馆 CIP 数据核字（2018）第 191174 号

| 人卫智网 | www.ipmph.com | 医学教育、学术、考试、健康，购书智慧智能综合服务平台 |
| 人卫官网 | www.pmph.com | 人卫官方资讯发布平台 |

复旦大学附属华山医院
垂体疑难病多学科诊治病例精选

主　　编：叶红英　　王镛斐
出版发行：人民卫生出版社（中继线 010-59780011）
地　　址：北京市朝阳区潘家园南里 19 号
邮　　编：100021
E - mail：pmph @ pmph.com
购书热线：010-59787592　010-59787584　010-65264830
印　　刷：北京盛通印刷股份有限公司
经　　销：新华书店
开　　本：787×1092　1/16　　印张：22
字　　数：535 千字
版　　次：2018 年 9 月第 1 版　2018 年 9 月第 1 版第 1 次印刷
标准书号：ISBN 978-7-117-27299-5
定　　价：149.00 元

打击盗版举报电话：010-59787491　E-mail：WQ @ pmph.com
（凡属印装质量问题请与本社市场营销中心联系退换）

主编简介

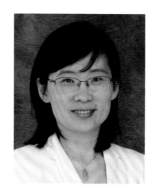

叶红英 医学博士

复旦大学附属华山医院内分泌科主任医师，硕士生导师

中国垂体腺瘤协作组委员；中华医学会内分泌学分会神经内分泌与垂体学组委员；上海市医学会内分泌分会委员、垂体肾上腺学组委员；上海市中西医结合学会内分泌专业委员、神经内分泌专业委员；复旦大学临床医学院教学指导委员会委员。

亚专业方向为神经内分泌和肥胖。作为主要参与人完成上海市 2011 年度科技创新重点项目"皮质醇增多症诊断与治疗规范化研究"；2012 年在 Mayo Clinic 学习神经内分泌亚专业；2013 年开始作为主要人员之一促进华山医院内分泌科、神经外科等多学科在垂体病诊疗的全方位合作；2014 年 7 月作为组长开设华山医院首个多学科团队（MDT）门诊——垂体病 MDT 门诊。5 年来，重点推进各种垂体瘤的规范化多学科合作综合治疗，关注垂体柄增粗和下丘脑病变的病因鉴别和综合管理治疗、库欣综合征的鉴别诊断、神经内分泌疾病的代谢异常、难治性库欣病和泌乳素瘤等综合治疗。曾获上海市医学科技进步三等奖、上海市中西医结合科技奖一等奖、复旦大学医学院优秀教师、复旦大学三八红旗手等荣誉称号。

主编简介

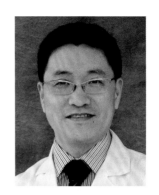

王镛斐 医学博士

复旦大学附属华山医院神经外科主任医师，硕士生导师

中国医师协会神经内镜专业委员会副主任委员，中国医师协会内镜医师分会委员，中国垂体腺瘤协作组副组长和上海市垂体瘤研究中心秘书兼内镜组组长，中国神经科学学会神经肿瘤分会委员，中国医疗保健国际交流促进会颅底外科分会委员，上海抗癌协会神经肿瘤专业委员会常务委员，上海市医师协会神经外科医师分会委员，复旦大学神经外科研究所神经解剖室副主任。

长期从事以鞍区肿瘤为主的各种颅脑肿瘤的微创手术治疗，在经鼻蝶手术治疗垂体瘤方面积累了丰富的临床经验，硕士和博士分别师承李士其教授和周良辅教授。主要研究方向是垂体腺瘤的显微外科手术基础和临床研究，神经内镜应用的解剖与临床研究，神经肿瘤的微创手术治疗。2001年在德国美因茨大学神经外科学习神经内镜和锁孔技术，回国后积极开展神经内镜临床和解剖研究工作，目前是国家级继续教育项目"全国脑窥镜辅助显微外科学习班"和"中国垂体瘤诊治新进展学习班"主要负责人，每年垂体瘤和内镜手术量达到600余台次。曾获2004年上海市医学科技进步一等奖、2004年中华医学科技奖三等奖和2009年国家科学技术进步奖一等奖。2018年获上海市第二届"仁心医者·上海市杰出专科医师奖"。

序 一

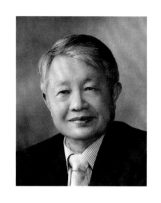

　　人类的垂体腺是一个奇妙的组织结构。成人垂体腺直径约 1cm，相当于一颗黄豆大小，重约 600mg，深藏在颅腔中央的骨性蝶鞍窝内，宛如放在保险箱内。虽然垂体腺又小又轻，但它的功能却重如泰山。通过分泌各种激素，垂体腺调控人体的生长发育、新陈代谢、应激反应、性发育和性功能等，堪称人体内分泌的"大管家"。另外，垂体腺周边有许多重要的神经血管结构，它们与垂体构成重要的神经内分泌网络。因此，垂体腺病变可牵一发而动全身，且具有下列的特点：①临床表现隐蔽和多样性。病人早期常可以无或有轻微症状，如因月经不调看妇科或中医科，男性功能减退看泌尿科或男性科，视力模糊看眼科等。内分泌功能异常可以是功能减退或亢进，可单一种或多种内分泌功能异常。②临床诊断的复杂性和不确定性。内分泌功能异常可由垂体腺本身病变引起，也可由周边神经血管病变通过垂体腺引起，可能是肿瘤，也可能是非肿瘤病变。一般通过临床表现、影像学和内分泌学检测，可做出初步诊断。但是，经常还需病理学诊断。加之，肿瘤内的异质性，一次活组织检查不能明确，常需多次活检才最终明确诊断。③治疗的多样性和长期性。目前垂体腺病变的治疗有药物、外科（显微外科、内镜外科）和放射外科、常规放射治疗以及它们的联合应用。有些病人还需长期的激素替代治疗。因此，垂体腺病变及相关病涉及多学科，包括内分泌科、眼科、妇科、中医科、泌尿科、男性科、影像科、放射外科或放疗科、病理科和神经外科等。

　　为了满足广大病人的需求和适应学科的发展，经上海市卫生计生委批准，上海市垂体瘤中心在 2013 年 5 月 17 日正式成立，它包括复旦大学附属医院华山医院、瑞金医院、妇产科医院、眼耳鼻喉科医院的优势学科和四所高等院校的国家重点实验室。此中心为上海市和全国垂体腺病变提供一个多学科团队（MDT）合作诊治和跨学科学术交流和转化医学的平台。经几年运行，取得了优异的成绩：诊治垂体瘤病人中，70%～80% 来自全国各省市，5% 来自海外。培养了不少年轻学术骨干。论文发表在国外著名期刊，如 *Cell Research*、*Nature Genetics* 等。专业网站点击率居国内同类网站首位。

　　为了与国内同道分享经验，中心的年轻学术骨干总结经验，从 500 多例 MDT 诊治病例中，精心挑选出具有代表性的疑难病例 40 余例，如实记录下他们的病史、诊治过程和要点，重点突出 MDT 模式的优势，加上有关文献复习和讨论、专家点评,总结出每例病人的诊疗经验教训和存在问题,以及今后努力方向。疑难病例反映了临床医学的特点——复杂性和不确定性,反映了临床医学面临的挑战。随着医学和科技的发展,老的疑难病例将变成不疑难,新的疑难病例也将接踵而来。因此,临床医生应善于学习,善于总结经验,善于吸收新知识、新理论、新技术,才能不断前进,才能更好地为广大病人服务。

应本书作者的盛情邀请,本人很乐意为此书写下上面的序言。相信本书的出版,将为有志于垂体腺病变诊治和研究的医学生、研究生、临床医生和研究员,提供一本有用的参考书。

中国工程院院士
复旦大学上海医学院神经外科教授
复旦大学神经外科研究所所长
复旦大学附属华山医院神经外科主任
上海市神经外科临床医学中心主任

周良辅

2018 年 8 月

序　二

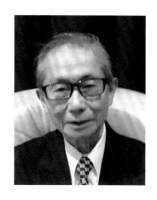

　　垂体疾病病因繁多，临床表现各异，常缺乏特异性，疑难的垂体病例更是病情复杂，病程久长。以往患者常辗转于医院各科求诊，对住院疑难病例虽也常按惯例组织相关科室大会诊，但结果常不令人满意。

　　上海市垂体瘤研究中心的成立，开启了以华山医院神经外科和内分泌科为主导的垂体病多学科合作，特别是垂体疾病多学科联合门诊的开设，使垂体疾病诊疗模式和预后发生了很大的变化：

　　1. 由神经外科、内分泌科、影像医学和神经放射外科等与垂体疾病相关的教授，一起接诊疑难病例，共同制定诊疗方案。

　　2. 根据患者病情和来院前所有相关资料仍诊断不明的患者，先由内分泌科医生负责收住入院进一步诊断和对症治疗。需手术明确病理或明确诊断后需要手术治疗的患者转神经外科手术。

　　3. 诊断明确而治疗棘手的复杂患者，多学科专家共同评估可选治疗方案和权衡利弊后，再和患者及家属充分沟通后，选择最佳治疗方案。

　　采取手术治疗者，由团队中神经外科教授，利用高新设备的显微外科技术来完成。术前如有因垂体病变导致的内分泌系统症状，如常见的高血糖和高血压等，可能干扰手术进行，则术前先由内分泌科医生进行术前准备，术后再逐步、细致地调控至理想水平。采取放射外科治疗者则由相应的专家进行治疗。选择药物治疗的患者，则由内分泌科负责治疗和随访。如后续病情复杂，需要时再至多学科门诊讨论后续治疗方案。

　　4. 在具体疾病的诊疗全程中，实现了各学科多项诊治技术和服务的无缝衔接和配合，省略了以往必需的会诊和转诊手续，显著提高了诊疗的效率和质量。华山医院垂体病多学科联合门诊模式扭转了长期以来垂体病患者围着医院和医生转的局面，呈现的是多学科专家围着患者转的一体化诊疗新局面。尽管疑难垂体病例的病情复杂，接诊又甚费时，迄今也已诊治了大量病例，并取得了显著效果，受到来自全国各地病患的高度认可。

　　本书为我们这个多学科团队前期工作的一个小结，希望本书的出版能给同行们提供参考和借鉴。

复旦大学附属华山医院内分泌科终身教授

朱禧星

2018 年 8 月

前　言

　　垂体是人体最重要的神经内分泌腺体,上联下丘脑,下调甲状腺、肾上腺和性腺等多个内分泌腺体,在维持内分泌代谢稳态中发挥主导作用。垂体疾病种类众多,包括垂体瘤及鞍区各种病因所致的垂体功能障碍,病因可原发于垂体也可继发于下丘脑或靶腺病变。

　　垂体疾病的主要治疗方法有药物治疗、手术治疗及放射治疗,但由于垂体、垂体柄和下丘脑都是重要的神经内分泌中枢,并非是简单的神经外科或内分泌科疾病,而是一种涉及神经外科、内分泌科、妇产科、男性科、眼科、放射外科、影像医学科及神经病理科等诸多学科的复杂神经内分泌疾病,对该病的综合诊疗,往往需要多学科合作,患者方能获得病灶根治和内分泌代谢功能的恢复。复旦大学附属华山医院垂体瘤亚专科团队通过优势资源整合和多学科协作,建成了一个包括术前影像学诊断和内分泌评估,术中高新设备辅助下的显微外科技术(术中磁共振、神经导航、神经内镜、术前虚拟技术),术后放射外科联合药物治疗,以及术后长期内分泌功能替代治疗等在内的一站式综合诊疗垂体疾病新平台,由此实现了各项诊疗技术之间的无缝衔接,显著提高了垂体疾病临床诊疗的效率和质量。

　　自 2013 年成立上海市垂体瘤研究中心以来,我们开启以华山医院神经外科和内分泌科为主导的垂体病多学科合作模式诊治垂体病,患者获益良多:如库欣病手术缓解率从 60% 左右提升到高达 90% 以上;肢端肥大症患者生化缓解率从单手术治疗的 50% 左右提高到综合治疗下的 80% 左右;垂体炎的识别和及时药物治疗使得多数垂体炎患者垂体功能得以恢复等。2014 年 8 月开设垂体病多学科联合门诊以来,接诊各类疑难杂症病例,如难治性垂体瘤、垂体相关疾病和鞍区肿瘤术后严重内分泌代谢并发症的诊治等。多学科联合门诊主要联合神经外科、内分泌科、影像医学和神经放射外科等垂体疾病相关领域的专家,在第一时间制定合理的诊疗方案,切实高效地解决了病患的实际难题。本书从 500 多例多学科联合诊治过的病例中,精心挑选了 47 例典型病例,与国内垂体疾病医疗工作者们分享我们多学科合作诊治垂体病的经验。

　　本书所选病例包括高泌乳素血症和泌乳素瘤、肢端肥大症、库欣综合征和库欣病、垂体促甲状腺激素瘤、颅咽管瘤、垂体柄增粗、下丘脑病变等。每个病例如实全面地记录病史概要、诊疗经过和经验总结,重点突出多学科诊疗模式在垂体疾病治疗过程中的优势;经验与分析部分则结合病例诊治关键点进行文献复习讨论,因此也为读者提供基于病例的拓展学习;最后的专家点评则概括提出每个病例的精华和要点。本书非常适合内分泌科、神经外科,尤其是神经内分泌、神经外科垂体瘤或颅底 / 内镜亚专业各级医生阅读,也适合儿科内分泌、妇科内分泌等相关学科医护人员阅读。

在本书出版之际,感谢来自全国各地的病友对我们的信任;衷心感谢华山医院垂体病多学科诊疗团队,包括影像医学科耿道颖教授、姚振威教授、张晓龙教授、初曙光教授、杨艳教授和葛亮医生,神经放射外科潘力教授、张南教授和吴瀚峰教授,放疗科盛晓芳和汪洋教授,神经病理汪寅教授、陈宏教授和程海霞医生,复旦大学附属妇产科医院张伟教授和李昕教授等对于垂体疾病多学科诊疗工作的无私奉献和大力支持,特别是对本书所收病例相关内容所做的指导和审校,尤其是程海霞医生对病理图片和唐颖医生对影像学图片的大力支持。特别感谢神经内科卢家红教授、血液科丁天凌医生给予的指导和帮助。本书中个别病例外院影像资料清晰度欠佳或因缺乏病理结果可能存有不同诊治意见,讨论总结难免有不足之处,敬请读者斧正。

叶红英　王镛斐
2018 年 8 月

目 录

第一部分
高泌乳素症和泌乳素瘤

病例 1　泌乳素瘤溴隐亭抵抗——如何治疗？

伊娜 撰写　鹿斌 指导

【导读】

中年男性，因视力下降、视物模糊就诊，MRI 检查发现垂体巨腺瘤，查催乳素（prolactin，PRL）>470ng/ml，行手术治疗。术后视力恢复，但 PRL 水平仍显著升高，予溴隐亭治疗，术后半年行伽马刀治疗，术后 1 年将溴隐亭改为卡麦角林治疗，PRL 水平明显下降。伽马刀治疗后 8 个月检查诊断为垂体前叶功能减退症、骨质疏松，给予相应激素替代治疗。

PRL 瘤的治疗策略和药物治疗的选择有哪些？手术和放射适应证有哪些？男性 PRL 瘤患者雄激素的补充治疗是什么？PRL 瘤患者发生骨质疏松的机制有哪些？

【病例简介】

患者，男，44 岁。2015 年 2 月 3 日首次就诊于华山医院内分泌科门诊，2016 年 2 月 6 日入院。患者 2014 年 8 月出现视力下降，视物模糊，就诊于 A 医院行头颅 CT 检查，示鞍区占位（见图 1-1A，病灶大小 33.98mm×42.16mm）。于 B 医院就诊，查 PRL>470ng/ml，MRI 增强示垂体瘤（原片遗失），诊断为垂体巨腺瘤，遂于 B 医院行垂体瘤切除术，术后病理示 PRL 瘤，术后视力恢复。术后 1 个月因头痛再次就诊于 B 医院，查泌 PRL>470ng/ml，予口服溴隐亭 2.5mg，每日 3 次，服药后恶心、呕吐明显，半个月后症状减轻。服用 4 个月后，复查垂体 MRI（见图 1-1B）示术后 PRL 瘤残留。2015 年 2 月于华山医院复查 PRL 262.2ng/ml，溴隐亭增量至 5mg，每日 3 次，未评估垂体功能。2015 年 5 月于 B 医院复查 PRL>470ng/ml，考虑溴隐亭抵抗，结合术后垂体 MRI 增强，考虑 PRL 瘤残留病灶，建议行放射治疗，遂行立体定向放射治疗，继续服用溴隐亭 5mg，每日 3 次。2015 年 7 月于华山医院查 PRL>470ng/ml，遂知情同意后患者自行购买改用卡麦角林每周 1mg，逐渐增量至每周 3mg。2016 年 1 月就诊于内分泌科门诊，查 PRL 69ng/ml。患者有全身乏力、怕冷症状，记忆力较前明显减退，性功能低下，为进一步评估病情和调整治疗方案收治入院。

体格检查：血压 100/79mmHg，体质指数（body mass index，BMI）22.9kg/m²，心、肺、腹部体检无殊。

【实验室及辅助检查】

血红蛋白：114g/L↓；尿、粪常规正常。

肝肾功能、血脂基本正常。

激素：PRL 95.63ng/ml↑；皮质醇（上午 8：00）2.87μg/dl↓；24h UFC 21.24μg↓；TSH 2.35mIU/L，T_3 0.98nmol/L↓，T_4 36.60nmol/L↓，FT_3 2.53pmol/L↓，FT_4 5.65pmol/L↓，ATG、TPOAb 和 TRAb 均阴性；DHEA 1.71μmol/L↓，LH 0.76IU/L↓，FSH 0.74IU/L↓，T 0.09nmol/L↓，IGF-1 45.20μg/L↓。

腹部 B 超及心脏彩超：未见明显异常。

甲状腺 B 超：甲状腺两叶滤泡结节，TI-RADS 分级为 2 级。

骨密度：腰椎及股骨颈 T 值分别为 −3.3 及 −2.8，Z 值分别为 −3.2 及 −2.2。

【诊治经过】

入院检查显示 PRL 水平仍偏高，清晨血皮质醇小于 3μg/dl，FT_3 和 FT_4 降低伴 TSH 水平正常范围，性腺轴激素提示低促性腺激素性性功能减退，胰岛素样生长因子 1（IGF-1）显著降低，结合患者病史考虑垂体前叶功能减退（皮质腺轴、甲状腺轴、性腺轴和生长激素轴）。骨密度检查提示骨质疏松，B 超检查提示甲状腺两叶滤泡结节，前列腺慢性炎症伴钙化灶，血常规提示血红蛋白降低。结合病史，诊断为：① PRL 巨腺瘤（手术、伽马刀治疗后，卡麦角林治疗中）；②垂体前叶功能减退症；③继发性骨质疏松；④甲状腺结节；⑤轻度贫血；⑥慢性前列腺炎。

治疗：继续口服卡麦角林隔日 1mg 治疗 PRL 瘤；针对垂体功能减退，予醋酸可的松 25mg/d，左甲状腺素 75μg/d，拟肾上腺轴和甲状腺轴恢复后再行性腺轴替代。

尽管文献报道成人生长激素缺乏症患者使用生长激素替代治疗可有效改善机体糖脂代谢紊乱、骨代谢、心血管疾病危险因素和生活质量等，并且大部分文献提示该治疗在糖尿病发生、肿瘤复发、恶性肿瘤发生及心血管疾病死亡率方面均相对安全，但是该药物目前在大陆需自费且需注射，并且缺乏大规模随机对照试验，因此对于成人生长激素缺乏症患者在进行生长激素替代治疗前均需严格规范评估，治疗后需要严密随访相关指标，对本例患者给予解释相关利弊后，患者未接受生长激素替代治疗。

轻度贫血首先考虑和甲状腺功能减退相关，待纠正甲状腺功能减退后复查。

骨质疏松，考虑为继发于垂体 PRL 瘤所致的性腺功能减退，肾上腺皮质功能减退和甲状腺功能减退也会加重骨质疏松，遂在积极纠正骨质疏松的病因基础上，给予补充钙和维生素 D 基础上加用阿仑膦酸钠每周 70mg 口服治疗。

【随访与转归】

患者出院 2 个月门诊复查 PRL 70ng/ml，FT_3 及 FT_4 在正常范围，血红蛋白正常，睾酮（0.29nmol/L）仍显著低于正常，卡麦角林、左甲状腺素、醋酸可的松剂量不变，给予十一酸睾酮胶囊 40mg，每日 2 次，同时继续补充钙、维生素 D、阿仑膦酸钠治疗。

患者垂体影像学动态变化见图 1-1，患者 PRL 水平动态变化见图 1-2。

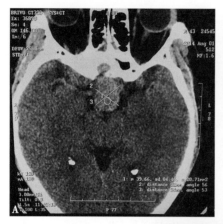
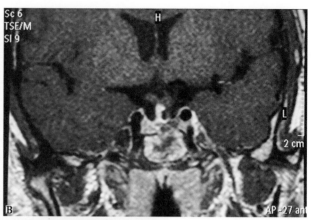
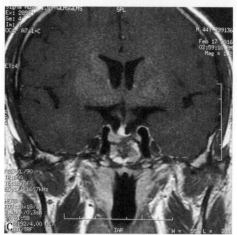

图 1-1　垂体影像学动态变化

A. 2014 年 8 月 1 日首次诊断时 CT；B. 2015 年 1 月 21 日术后 5 个月，放射治疗前；
C. 2016 年 2 月 17 日术后 1 年半，放射治疗后 9 个月

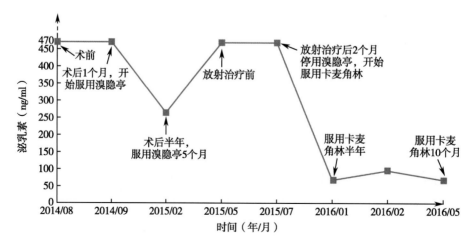

图 1-2　PRL 水平动态变化

【经验与体会】

（一）PRL 瘤概述

PRL 瘤是最常见的有内分泌功能的垂体瘤[1]，约占成人垂体功能性腺瘤的 40%～45%，以 20～50 岁的女性患者多见，成人患者男女比例约 1∶10[2]，女性患者以微腺瘤常见，男性患者以大腺瘤居多。

PRL 瘤的发病机制多年来一直有争议，目前的研究初步认为，PRL 瘤的发生涉及部分原癌基因和生长因子过表达、抑癌基因的低表达以及肿瘤微环境的影响[3]。

垂体 PRL 瘤的临床表现主要包括高 PRL 血症、肿瘤局部压迫症状。如为多激素混合腺瘤或多发内分泌腺瘤病，则表现相应的症状，肿瘤卒中则表现垂体卒中引起的症状[4]。常见症状包括闭经、泌乳、不孕不育、流产、视野缺损、视力下降及头痛等。其中，在男性患者，雄激素水平下降可导致性欲减退、阳痿、射精量及精子数目减少、不育及骨质疏松等。因男性患者症状隐匿且特异性低，常被忽视导致就诊时间晚。

PRL 瘤诊断的主要依据是血清 PRL 显著升高、影像学提示有垂体瘤，排除引起血清 PRL 升高的药物、肝肾功能不全、女性妊娠等情况[5]。在此应特别指出，因 PRL 为多巴胺抑制为主的调控，故当出现垂体柄阻断效应时，也会出现高 PRL 血症，因此垂体 PRL 瘤还需与垂体非 PRL 腺瘤引起的垂体柄效应相鉴别，鉴别要点为与 PRL 水平与垂体瘤大小显著正相关，PRL 微腺瘤 PRL 水平常 >100ng/ml，大腺瘤 PRL 水平更是显著升高，而非 PRL 垂体大腺瘤引起的垂体柄效应其 PRL 水平常 <100ng/ml。

（二）PRL 瘤首选药物治疗，什么情况下考虑非药物治疗呢？

PRL 瘤治疗首选多巴胺受体激动剂（dopamine agonists，DA）[6]，目前主要有溴隐亭和卡麦角林。国外首选卡麦角林；中国大陆因卡麦角林尚未上市，选用溴隐亭治疗。非药物治疗包括手术和放射治疗。

《中国垂体催乳素腺瘤诊治共识（2014 版）》建议 PRL 瘤患者下述情况考虑手术治疗[2]：①垂体微腺瘤经药物治疗 3～6 个月无效或效果欠佳者；②药物治疗不良反应大不能耐受者；③巨大垂体腺瘤伴有明显视路压迫，药物治疗无法控制血催乳素和缩小肿瘤体积，或经药物治疗 3～12 个月后，血催乳素水平降至正常，但肿瘤体积仍没有变化，需考虑垂体无功能腺瘤可能；④侵袭性垂体腺瘤伴有脑脊液鼻漏，或药物治疗后出现脑脊液鼻漏者；⑤带瘤生存的心理承受能力不足或拒绝长期服用药物治疗者；⑥药物治疗或其他原因引致垂体瘤卒中，表现剧烈头痛和急剧视力减退者；⑦垂体大腺瘤伴囊变，药物治疗通常无法缩小肿瘤体积；⑧经验丰富的术者认为有较高手术全切除预期，且充分考虑到患者手术的意愿。手术并发症主要包括垂体前叶功能减退、一过性或持续性尿崩症、抗利尿激素分泌不当以及术中导致的组织损伤。

该病例存在视力下降、视物模糊，MRI 示垂体巨腺瘤，考虑巨 PRL 瘤出现视交叉压迫，外院行手术治疗。在此需指出，除了急性肿瘤卒中诱发视力急剧下降需要急诊手术减压之外，DA 仍然是绝大多数 PRL 大或巨大腺瘤患者的首选治疗。对于敏感病例，开始药物治疗后 1 或 2 周内既可以使 PRL 水平迅速下降，同时肿瘤明显缩小，视力改善。DA 治疗通常能有效恢复视觉功能，其效果与外科行视交叉减压手术相当。所以，视野缺失的大腺瘤患者不再被认为是神经外科急症。但在一些耐药病例，药物治疗几个月肿瘤体积也不会明显缩小。因此我们医生需要不断学习更新相关知识，强调亚专科化的优势。

患者手术治疗后考虑 PRL 瘤残留，溴隐亭抵抗，在我国大陆卡麦角林不可获得，遂行立体定向放射治疗。放射治疗包括外照射放疗和立体定向放射外科治疗，《中国垂体催乳素腺瘤诊治共识（2014 版）》[2] 指出由于 DA 治疗对 PRL 腺瘤有良好疗效，且手术切除肿瘤或减压能够快速缓解占位性效应和临床症状，因此多数情况下，外照射放疗和立体定向放射外科治疗仅作为药物无效、不耐受，手术后残留、复发，或一些侵袭性、恶性 PRL 腺瘤患者的选择。但是应特别指出，PRL 瘤对放疗较为不敏感，且放疗可增加垂体功能低下风险，放疗后远期的脑血管病、神经认知障碍也不可忽视，因此 PRL 瘤放疗应严格把控适应证。

（三）雄性激素在男性 PRL 瘤患者的使用

性腺功能减退是 PRL 瘤患者的主要和常见表现，也是导致骨质疏松的主要机制之一，而纠正性腺功能低下是治疗主要目标之一。经药物治疗 PRL 水平恢复正常后，PRL 瘤患者下丘脑 - 垂体 - 性腺轴的功能异常多数可恢复正常，男性勃起功能障碍和性欲低下明显改善，生精能力也逐渐恢复。部分患者因垂体瘤压迫或手术损伤导致促性腺激素细胞功能障碍，在血清 PRL 水平下降后睾酮水平仍不能恢复正常，此时可补充雄激素以恢复和保持男性第二性征或用促性腺激素治疗恢复生育功能[2]。

该患者经手术、放射治疗和药物综合治疗后，PRL 仍未控制正常；鉴于患者已经存在垂体肾上腺和甲状腺轴的功能减退，预测其性腺轴功能减退不仅仅是由于高 PRL 血症，为改善第二性征提高生活质量、防治骨质疏松，在积极调整卡麦角林药物剂量控制 PRL 同时，应积极补充雄性激素。

（四）PRL 瘤患者的骨质疏松机制和治疗

PRL 瘤患者 PRL 分泌过多，PRL 可通过以下途径参与骨质疏松的发生[7]：① PRL 对骨转化的直接作用：成骨细胞中表达有 PRL 受体，高 PRL 水平可使成骨细胞的增殖减少，进而削弱骨的形成和矿化；PRL 还可以通过成骨细胞中细胞核因子 κB 受体活化因子配体 / 骨保护素途径的表达增加来促进骨的重吸收[8]。②性激素缺乏：PRL 可以通过短反馈机制，使下丘脑促性腺激素释放激素（gonadotropin-releasing hormone，GnRH）的分泌失调，导致促性腺激素分泌不足，进而引起性腺激素（雌激素、雄激素）的缺乏。女性雌激素水平低下可使成骨减少，破骨增加，最终导致骨量减少和骨质疏松[9]。雌激素水平低下还可以激活炎症因子，促进破骨细胞的增殖和活化，骨吸收增强，进而引起骨量减少和骨质疏松[10]。此外，雌激素水平低下使骨组织对甲状旁腺激素（parathyroid hormone，PTH）的敏感性增加，降钙素水平降低，导致破骨细胞活性增加，骨吸收增强。男性雄激素不足可使 1, 25 二羟基维生素 D_3 活性及数量降低，抑制肠道对钙的吸收，骨基质生成减少；雄激素缺乏导致转化生长因子、胰岛素样生长因子减少，白介素 -6（interleukin-6，IL-6）增加，抑制了成骨细胞的增殖、分化，导致骨量减少。雄激素还可以通过转化为雌激素参与骨代谢的调节[11]。

针对继发于 PRL 瘤的骨质疏松，要控制 PRL 水平，恢复性激素水平，同时在补充钙和维生素 D 基础上，给予抗骨质疏松药物治疗[12]。

【专家点评】

该病例是垂体 PRL 巨腺瘤，因视力下降、视物模糊就诊发现，先后给予手术治疗、溴隐亭、放射治疗，最后开始卡麦角林治疗。该患者总体而言选择了各种治疗手段，最终 PRL 水平和肿瘤得到了有效控制，但是也出现了垂体前叶功能减退。

应当指出 PRL 瘤首选多巴胺受体激动剂药物治疗（遗憾的是目前大陆卡麦角林未上市）。该患者因视力下降、视物模糊就诊，首选手术治疗，可以理解；术后溴隐亭 5mg 每日 3 次治疗未能控制 PRL 提示溴隐亭抵抗，选用伽马刀治疗残留病灶也是合理的。随后继续服用溴隐亭依旧未能控制 PRL。最后患者知情同意后自行购买卡麦角林，疗效显著。临床上建议使用大陆尚无供应的药物时本着为患者提供更好治疗方案为本的同时，应做好充分的告知，包括国内外治疗指南建议、药物有效性和安全性异同、药物相关法规等。

参 考 文 献

[1] Melmed S，Casanueva FF，Hoffman AR，et al. Diagnosis and treatment of hyperprolactinemia: an endocrine society clinical practice guideline. J Clin Endocrinol Metab，2011，96（2）：273-288.

[2] 中国垂体腺瘤协作组. 中国垂体催乳素腺瘤诊治共识（2014 版）. 中华医学杂志，2014，94（31）：2406-2411.

[3] 季立津，鹿斌，史虹莉. 泌乳素瘤发病机制研究进展. 医学综述，2016，22（1）：55-59.

[4] Klibanski A，Clinical practice，prolactinomas. N Engl J Med，2010，362（13）：1219-1226.

[5] Wong A，Eloy JA，Couldwell WT，et al. Update on prolactinomas. Part 1：Clinical manifestations and diagnostic challenges. J Clin Neurosci，2015，22（10）：1562-1567.

[6] Rao AS，Camilleri M. Review article：metoclopramide and tardive dyskinesia. Aliment Pharmacol Ther，2010，31（1）：11-19.

[7] 章秋. 常见垂体疾病与骨质疏松的研究进展. 安徽医药，2015，19（11），2053-2056.

[8] Ziotti G，Chiavistelli S，Giustina A. Pituitary diseases and bone. Endocrinol Metab Clin North Am，2015，44（1）：171-180.

[9] Di Somma C，Colao A，Di Sarno A，et al. Bone marker and bone density responses to dopamine agonist therapy in hyperprolactinemic males. J Clin Endocrinol Metab，1998，83（3）：807-813.

[10] 国林，刘建. 免疫因素与骨质疏松. 中国骨质疏松杂志，2010，16（3）：225-228.

[11] 郗亮，阮衍泰. 男性高泌乳素血症. 中国计划生育学杂志，2012，20（6）：426-428，432.

[12] Bolanowski M，Halupczok J，Jawiarczyk-Przybylowska A. Pituitary disorders and osteoporosis. Int J Endocrinol，2015，2015：206853.

病例2 泌乳素微腺瘤药物治疗妊娠后——停药还是继续?

季立津 撰写　鹿斌 指导

【导读】

青年女性,月经不规律半年,孕前检查发现PRL升高,影像学提示垂体微腺瘤,甲氧氯普胺(胃复安)兴奋试验提示不能兴奋,根据病情综合判断,诊断为PRL微腺瘤,予溴隐亭2.5mg/d治疗。患者服药后月经规律来潮,PRL控制良好,成功妊娠。妊娠期间是否需要停药?是否需要定期随访PRL水平?是否需要随访MR?

【病例简介】

患者,女,31岁。2014年5月16日于外院行孕前检查发现PRL升高达2122.4mIU/L(正常参考值108.78~557.43mIU/L);2014年5月20日复查PRL 93.67ng/ml,来门诊就诊。追问病史,近半年多有月经紊乱,表现为周期延长,最长周期3个月,无泌乳、头痛、恶心、怕冷、乏力、多尿等表现。曾有服用中药史,外院查TSH正常。2014年6月29日行垂体增强MR(图2-1)示:冠状位T_1WI平扫示垂体高度约为6.4mm,垂体两侧近海绵窦旁信号欠均匀,可见略低信号灶,与正常垂体分界欠清,增强后呈低强化;垂体柄轻度左偏,蝶鞍无明显扩大,视交叉形态、信号均未见明显异常。放射诊断:垂体微腺瘤可能,请结合内分泌检查随访。为进一步明确诊断,于2014年7月3日收入内分泌科病房。

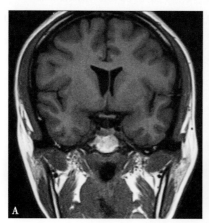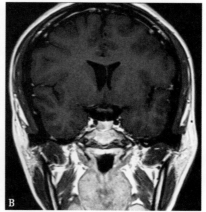

图2-1　垂体增强MR
A. 冠状位T_1WI平扫;B. MR增强

月经史:初潮 14 岁,6～7 天 /30 天,末次月经时间为 2014 年 6 月 28 日。

体格检查:体温 36.7℃,脉搏 72 次 / 分,呼吸 18 次 / 分,血压 120/72mmHg,身高 168cm,体重 64kg,BMI 22.68kg/m²。神清,精神可,粗测视野正常,全身浅表淋巴结未及。甲状腺未及肿大,心肺无殊,腹软,无压痛、反跳痛;肝脾肋下未及,肝肾叩击痛阴性,肠鸣音存在,双下肢无水肿。无触发溢乳。

【诊治经过】

2014 年 7 月 3 日入院行胃复安兴奋试验:基础 PRL 值 99.56ng/ml,胃复安兴奋后 PRL 峰值 135ng/ml。综合影像学结果,诊断 PRL 微腺瘤,予溴隐亭 2.5mg/d。

门诊随访,PRL 逐渐下降,溴隐亭治疗 2 个月后 PRL 17.8ng/ml,自觉月经较前规律,周期维持在 28～30 天。

2014 年 10 月 9 日第一次怀孕,门诊继续予溴隐亭 2.5mg。孕 49 天自然流产,予清宫,行绒毛染色体检查示:染色体核型 47,XX,+22。其间未停用溴隐亭,继续 2.5mg/d。流产后月经规律来潮,后定期随访 PRL(图 2-2)。

2016 年 2 月第二次怀孕,2016 年 5 月 26 日查 PRL 28.2ng/ml。2016 年 6 月 15 日孕 12 周时停药。孕期未再复查 PRL 及影像学。

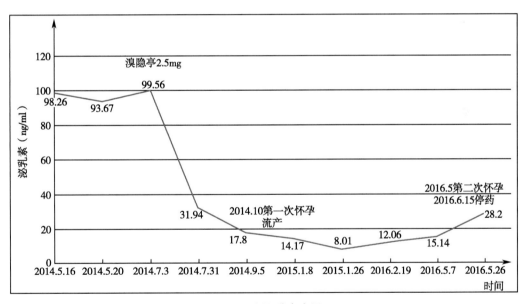

图 2-2　血泌乳素水平

【临床决策】

本病例为年轻女性,孕前检查发现 PRL 升高,伴有月经稀乱症状,影像学提示垂体微腺瘤表现。明确 PRL 瘤诊断后,首选溴隐亭治疗。有效地控制 PRL 水平后成功怀孕。对妊娠期 PRL 瘤女性患者的临床决策,涉及停药、药物安全性以及妊娠期监测三方面。

【随访与转归】

2016 年 12 月顺产一子,母乳喂养,产后 5 个月余因反复发作乳腺炎断奶,重新开始服溴隐亭。

【经验与体会】

(一)PRL 瘤患者妊娠早期是否需要治疗?

对于妊娠期 PRL 瘤患者是否需要用药维持,国内外观点存在分歧。《中国垂体催乳素腺瘤诊治共识(2014 版)》[1] 中推荐:妊娠前有微腺瘤的患者,PRL 降至正常且恢复规律月经后可妊娠;由于维持黄体功能的需要,孕 12 周后停药。然而 2011 年美国内分泌学会高 PRL 血症临床指南 [2] 中推荐:接受多巴胺激动剂治疗的 PRL 微腺瘤患者,一旦发现怀孕,应在医生指导下停药。本例患者依从了国内的共识在孕 12 周后停药,主要考虑到黄体功能的维持。

妊娠早期,随着雌激素升高,PRL 水平在健康女性中也会升高;整个妊娠期间,PRL 可升高达 10 倍,垂体也可增大 2 倍。PRL 瘤的患者其 PRL 水平在孕早期会迅速上升,一部分患者易合并妊娠黄体功能不全,如果和妇产科配合得当,有效纠正黄体功能不全,可以有效避免因黄体功能不全而增加的流产发生。曾有国内学者研究 [3] 发现,高 PRL 血症患者发现妊娠后立即停用溴隐亭,流产率可高达 23.5%,当然缺乏有力的对照导致该数据的可信度下降。一般认为胎盘建立替代妊娠黄体约 12 周,考虑到溴隐亭目前在 PRL 瘤患者孕期使用的证据,并且考虑到国内的医疗形势,对于无法得到有效的妇产科支持时,建议 PRL 瘤患者在此期间小剂量溴隐亭维持,以减少流产的发生。

(二)PRL 瘤孕期药物选择

孕期用药首选溴隐亭,不耐受者可考虑卡麦角林。溴隐亭属于麦角生物碱,为选择性激动多巴胺受体,能有效抑制 PRL 的合成及分泌,在 1985 年就被美国食品和药物管理局(FDA)批准用于治疗垂体 PRL 瘤,其安全性及有效性已得到广泛的证实。虽然溴隐亭可以通过胎盘,但对胎儿的安全性较高,PRL 瘤患者应用溴隐亭治疗,怀孕后自发流产、胎死宫内、胎儿畸形的发生风险与健康人群相仿。国外的临床资料显示 [4],6239 例孕期使用溴隐亭者,妊娠相关不良事件包括流产、异位妊娠、胎停等发生率与普通人群相比没有增加。对出生胎儿进行了 9 年的长期随访未见不良反应,生长发育等各项指标均与其他儿童相仿。

对于溴隐亭不耐受的患者,可改用卡麦角林。卡麦角林亦属于麦角衍生物。与多巴胺 D2 受体有高度亲和力,是长效的多巴胺受体激动剂。在我国大陆尚未上市,但在国外的应用过程中证实,卡麦角林不增加流产、胎停等不良事件及胎儿畸形的发生率。国外研究 [5] 随访 968 例孕期使用卡麦角林的 PRL 瘤患者中,妊娠不良事件及胎儿畸形的发生率与普通人群相仿。

当然,溴隐亭在 PRL 瘤患者孕期使用的数据远多于卡麦角林,如果需要孕期使用,目前更多倾向选择溴隐亭,当溴隐亭不耐受者可考虑卡麦角林。

(三)监测及注意事项

妊娠期不建议监测 PRL 水平。健康女性妊娠后 PRL 可升高达 10 倍,因此妊娠期 PRL

升高不能反映垂体瘤的生长或活动;定期监测 PRL 水平对疾病的诊治并无指导意义,相反可能增加不必要的心理负担。所以,不推荐 PRL 瘤患者在妊娠期监测 PRL 水平。

　　影像学检查,如垂体 MRI 也不推荐在孕期随访。健康女性妊娠后,垂体可增大 2 倍,生产后逐渐缩小。妊娠期 PRL 瘤患者随访 MRI 检查对疾病的诊治指导价值较小。只有当出现严重头痛和 / 或视野改变的症状时,应警惕 PRL 瘤增长,需进行视野及 MRI 检查。一般来说,妊娠期垂体瘤的增长与肿瘤本身的大小有关,微腺瘤增长的风险较低。Molitch[6] 总结了近年的文献报道,发现妊娠后症状性肿瘤增大的风险在微腺瘤患者中为 2.4%(18/764);在接受过手术 / 放射治疗的大腺瘤中为 4.7%(7/148);未接受手术 / 放射治疗的大腺瘤患者为 21.0%(50/238)。单中心研究 [7] 发现,91 例妊娠期停用卡麦角林的患者在孕期均未观察到肿瘤的增长。一般而言,发现症状性肿瘤增大后,重新接受溴隐亭或卡麦角林治疗可以很好地控制肿瘤生长。

【专家点评】

　　对 PRL 微腺瘤治疗后妊娠的患者,应积极和妇产科医生有效沟通,患者无法得到妇产科及时有效医疗支持时,可考虑在孕早期继续使用多巴胺激动剂。目前证据提示多巴胺激动剂在妊娠期的安全性较高,鉴于溴隐亭在 PRL 瘤患者孕期使用的数据远多于卡麦角林,目前更多倾向选择溴隐亭,当溴隐亭不耐受者可考虑卡麦角林。孕 12 周后可考虑停药,整个妊娠期间不建议监测 PRL 水平及影像学检查,但是当出现严重头痛和 / 或视野改变的症状时,需警惕 PRL 瘤增长。

参考文献

[1] 中国垂体腺瘤协作组. 中国垂体催乳素腺瘤诊治共识(2014 版)中华医学杂志,2014,94(31):2406-2411.

[2] Melmed S,Casanueva FF,Hoffman AR,et al. Diagnosis and treatment of hyperprolactinemia:an endocrine society clinical practice guideline. J Clin Endocrinol Metab,2011,96(2):273-288.

[3] 康世眉,陆杉,刘路,等. 高泌乳素血症与不孕症关系的探讨. 广西医科大学学报,2002,19(1):49-51.

[4] Colao A,Abs R,Bárcena DG,et al. Pregnancy outcomes following cabergoline treatment:extended results from a 12-year observational study. Clin Endocrinol,2008,68(1):66-71.

[5] Stalldecker G,Mallea-Gil MS,Guitelman M,et al. Effects of cabergoline on pregnancy and embryo-fetal development:retrospective study on 103 pregnancies and a review of the literature. Pituitary,2010,13(4):345-350.

[6] Molitch ME. Endocrinology in pregnancy:management of the pregnant patient with a prolactinoma. Eur J Endocrinol,2015,172(5):R205-R213.

[7] Auriemma RS,Perone Y,Di Sarno A,et al. Results of a single-center observational 10-year survey study on recurrence of hyperprolactinemia after pregnancy and lactation. J Clin Endocrinol Metab,2013,98(1):372-379.

病例3　育龄女性泌乳素微腺瘤——用药还是手术？

季立津　撰写　　鹿斌　指导

【导读】

育龄期女性，月经紊乱起病，发现 PRL 升高，影像学提示垂体微腺瘤。根据指南推荐，首选多巴胺激动剂溴隐亭治疗。然而接受药物治疗近2年仍未得到缓解，且患者迫切希望月经改善并有生育需求。治疗决策是继续用药还是接受手术呢？特殊人群患者何种治疗方式更适合？

【病例简介】

患者，女，20岁。因"月经紊乱2年"于2013年8月6日入院。患者2011年起无明显诱因下出现停经半年，无乳房胀痛及溢乳，至当地医院妇科就诊检查发现 PRL 271.5ng/ml，查 MRI 发现鞍区异常信号影，T_1 等低信号，T_2 等信号，考虑垂体瘤，予溴隐亭 2.5mg/d 治疗。PRL 有所下降，月经来潮，但仍不规律。至2013年药物逐渐增量至 7.5mg/d，PRL 波动在 42.9～319.6ng/ml。服药期间因心理因素及药物不良反应（恶心等）服药不规则，且溴隐亭剂量未能常规加量。2013年7月至华山医院神经外科门诊就诊，查 PRL 203ng/ml，考虑行手术治疗，停用溴隐亭。为行手术治疗垂体 PRL 瘤入院。

患者无肥胖、紫纹、高血压、多尿、嗜睡、癫痫、头痛、恶心、呕吐等。自发病以来，患者饮食、睡眠可，大小便无异常。

体格检查：体温37℃，脉搏80次/分，呼吸20次/分，血压 97/63mmHg，身高 162cm，体重 49kg，BMI 18.47kg/m^2。神清，精神可，GCS 15分。双侧瞳孔等大等圆，直径 2.5mm，VOS=0.15，VOD=0.4，对光反射灵敏，双侧视野粗测正常，余各组脑神经未见明显异常。四肢肌力5级，肌张力正常。皮肤感觉及位置觉存在。深浅反射正常，病理征阴性。

【实验室及辅助检查】

PRL：281.00ng/ml。

甲状腺功能：TSH 0.605mIU/L，TT_4 82.3nmol/L，FT_4 10.74pmol/L，TT_3 1.20nmol/L，FT_3 4.17pmol/L。

垂体 MRI（图3-1）：垂体右侧低信号灶，提示微腺瘤。

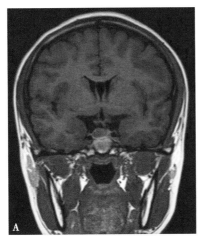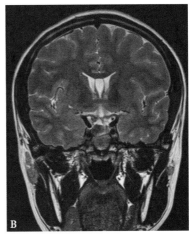

图 3-1　垂体 MR

A：T_1WI 显示冠状位局部垂体稍膨隆，垂体右侧信号欠均匀，可见低信号灶，垂体柄左偏；

B：T_2WI 呈混杂信号灶，蝶鞍无明显扩大，视交叉形态及信号未见明显异常

【诊治经过】

患者以闭经起病，查 PRL 升高近 10 倍，MRI 提示垂体微腺瘤，排除生理性、原发性甲状腺功能减退、药物性等因素，临床诊断垂体 PRL 微腺瘤。溴隐亭药物治疗 PRL 降低，月经来潮，提示有一定疗效。关键是患者药物治疗依从性差且有明显的胃肠道不良反应，导致 PRL 一直未能控制；且患者有生育需求，寻求最佳治疗方案，提交 MDT 讨论。

患者入院后完善术前检查，排除禁忌，于 2013 年 8 月 9 日行全麻下经鼻蝶肿瘤切除术，术中镜下全切除约 1cm×0.5cm×0.5cm 大小灰红色肿瘤及假包膜，质地软，血供一般。鞍隔完整，无脑脊液漏。术中出血少，安返病房。病理证实 PRL 型腺瘤。术后第 2 天复查 PRL 6.99ng/ml，无明显尿崩、出血、脑脊液鼻漏等不良反应，予出院。

【MDT 讨论与临床决策】

问题：PRL 微腺瘤——手术还是药物？

内分泌科意见：该患者为 PRL 瘤育龄期女性患者，月经紊乱为主要临床表现。药物是目前推荐的 PRL 瘤首选治疗，患者服用溴隐亭近 2 年，有消化道不良反应，患者用药依从性欠佳，未坚持规律用药，导致未达到治疗目标。这种情况下换用卡麦角林可能减轻药物不良反应并提高患者的药物治疗依从性，但目前大陆没有卡麦角林；如神经外科对手术治疗全切有把握的话可行手术治疗。

影像医学科意见：患者鞍区磁共振 T_1WI 显示冠状位局部垂体稍膨隆，垂体右侧信号欠均匀，可见低信号灶。T_2WI 呈混杂信号灶，垂体柄左偏。蝶鞍无明显扩大，视交叉形态及信号未见明显异常。影像学提示垂体右侧微腺瘤可能性大，建议行增强 MR 检查。

神经外科意见：该患者为年轻女性，影像学垂体瘤诊断基本明确，结合其症状及内分泌

检查，考虑 PRL 瘤。根据影像学特点，患者垂体微腺瘤位于右侧，肿瘤边界较清楚，垂体柄轻度左偏，手术全切成功率较高，并发症发生概率较低，大多数情况预后良好。由于患者药物治疗有不良反应，依从性差，建议行经蝶垂体瘤切除术。

患者及其家属意见：希望能尽快缓解目前病情，恢复规律月经并能生育；对长期用药存在顾虑，希望能采取安全、有效的治疗方案。

临床综合分析与决策：本病例为年轻育龄期女性，以月经紊乱起病，继发性闭经，结合影像学检查，诊断 PRL 微腺瘤，予溴隐亭治疗。服药期间存在药物不耐受，依从性欠佳，间断治疗 2 年后无论是症状、血清学还是影像学均未得到缓解，选择手术治疗。

【随访与预后】

术后未用溴隐亭治疗，术后 3 个月内月经恢复。分别于 2014 年 8 月、2015 年 11 月生育 2 子，未再监测 PRL 及复查垂体 MRI。

【经验与体会】

PRL 瘤是最常见的功能性垂体瘤，也是众多类型垂体瘤中唯一首选药物治疗的一类。女性患者多见，而育龄期女性作为特殊人群，因有生育需求，在某些临床诊疗决策比如药物长期安全性、依从性、耐受性方面存有争议。

对 PRL 腺瘤的治疗决策，国内的专家共识[1] 以及国外的指南[2] 均推荐首选多巴胺受体激动剂（dopaminergic agonist，DA），主要包括溴隐亭及卡麦角林。临床上治疗 PRL 微腺瘤的首要目的是保留性腺功能、恢复生育功能。实践中发现，药物可以显著有效地控制 PRL 水平，并且一定程度上引起肿瘤的缩小甚至消失。在大腺瘤中，DA 亦作为首选来降低 PRL 并缩小肿瘤体积、改善临床症状。因此，我们对于药物在 PRL 瘤中的治疗地位一直放于优先位置，部分情况可选择手术治疗[3]。

（一）PRL 瘤药物与手术治疗的优缺点[4]

表 3-1　PRL 瘤药物与手术治疗的优缺点

	药物	手术
优点	首选	缓解率高（尤其是微腺瘤）
	便捷	避免药物不良反应
	疗效佳	减轻肿瘤占位效应
	孕期安全	
缺点	无法根治肿瘤	有创治疗
	可能需终生用药	手术相关可能的并发症：垂体功能低下，一过性或持续性尿崩、抗利尿激素分泌不当；视神经损伤、脑脊液鼻漏、周围神经血管损伤、鼻窦炎、颅底骨折等
	可能不良反应：头痛、头晕、恶心、呕吐、鼻腔充血、便秘、直立性低血压；乏力、焦虑、抑郁、酒精不耐受、诱导垂体瘤卒中；心脏瓣膜病（卡麦角林）	不能全切者术后需药物治疗或放射治疗

（二）多巴胺受体激动剂治疗 PRL 瘤的困境

药物治疗经济便捷，在国内患者中接受度较高，但也有其不尽如人意之处，主要包括以下几个方面：

1. 不良反应　溴隐亭最常见的不良反应包括恶心、呕吐、便秘，头痛、头晕、直立性低血压等。卡麦角林不良反应发生率低且轻，但有潜在心脏瓣膜病的风险。另有一个常被忽略的时间累积效应相关的不良反应，即长期应用 DA 后增加"冲动控制障碍"的风险，比如赌博行为、强迫购物、强迫进食、反复机械动作等。其机制可能与 DA 部分激活负责情感、行为、成瘾的中脑区 D_3 受体有关[5]，内分泌医生多不熟悉该不良反应，易被忽视。目前国内仅有溴隐亭，因此一定程度上，一旦个体对药物不耐受即相当于宣告药物治疗的"无效"。本例患者服药溴隐亭后消化道反应明显，对药物治疗耐受性和依从性较差。

2. 治疗时间　目前对于多巴胺激动剂的治疗时间，一般推荐 PRL 水平维持正常 2～3 年后逐渐减量至停药，其间监测 PRL 和影像学变化，如果出现 PRL 反跳升高或病灶增大，需调整剂量或重新开始服药。总体来说，治疗时间较长，特别是大腺瘤患者，停药后病情反跳常见，部分患者需终身药物治疗。

3. 妊娠安全性　妊娠妇女使用溴隐亭治疗，其怀孕后自发流产、胎儿畸形、胎停等发生率与正常妇女妊娠异常发生率相近。虽然关于卡麦角林对妊娠影响的研究相对较少，但现有研究结果均显示卡麦角林不会增加不良妊娠事件的发生风险。然而对于垂体 PRL 微腺瘤患者妊娠期是否停药以及何时停药的问题，国内外存在一定的分歧：2011 年美国内分泌学会推荐使用 DA 治疗的微腺瘤患者，一旦发现怀孕，应在医生指导下停药；国内 2014 年专家共识则指出，微腺瘤患者应在孕 12 周后停药，旨在维持孕早期黄体功能。妊娠期停药除了考虑药物的安全性，还需兼顾生殖功能的维系以及专科医师对疾病的把握度。除去指南推荐的不同，真正临床实践中的执行情况亦有偏差。中东地区及巴西对临床医师的调研中发现[6, 7]，严格按照指南推荐指导 PRL 微腺瘤患者妊娠后停药的比例分别为 64% 及 70%，可见仍有一部分微腺瘤患者整个妊娠期维持用药。

（三）PRL 微腺瘤首选手术还是药物治疗，争议持续

目前国内外对垂体 PRL 瘤手术治疗的适应证基本达成共识，但基于以上复杂问题的存在，近年来也不断有人提出：PRL 微腺瘤患者是否可以首选手术治疗？最近一项 10 年随访研究[8] 比较了首选药物与首选手术的 PRL 瘤女性患者的疗效，发现后者的缓解比例高达 80%，与前者相近；末次随访时（中位随访时间长达 90 个月），药物治疗组和手术治疗组需要药物控制 PRL 的比例分别为 64% 和 32%，即手术治疗者 2/3 的患者可以较长期缓解而无需药物维持。华山医院神经外科对 99 例育龄期女性 PRL 瘤患者回顾性分析发现[9]，76.5% 的微腺瘤患者术后恢复正常月经；17 例有生育需求的术前不孕患者中，14 例成功怀孕并生育；此外，术后第 2 天 PRL 的水平可以准确地反映预后：术后 PRL 降至正常的患者其月经恢复的比例明显高于 PRL > 25ng/ml 的患者。可见手术治疗可以很好地达成 PRL 微腺瘤"保留性腺功能、恢复生育功能"的治疗目的。目前经鼻蝶鞍手术已非常成熟，手术的精确性、安全性高，且并发症的发生率逐年下降。最常见的手术并发症包括垂体功能减退、尿崩，一般仅为一过性且其发生率与肿瘤大小呈负相关。PRL 微腺瘤术后持续性垂体功能减退相对少见。其他并发症如视神经损伤、脑脊液鼻漏、鼻中隔穿孔、颅底骨折等并不常见。垂体微腺瘤的手术并发症发生率总体不超过 5%，死亡率 <1%。手术的疗效与术者经验、肿

瘤大小、侵袭程度及病程密切相关。在有丰富垂体瘤手术经验的医院中，一般 60%～90% 的 PRL 微腺瘤患者可以达到术后的缓解。

本例育龄期女性 PRL 微腺瘤患者在接受溴隐亭治疗 2 年后，由于药物不良反应致依从性差，未能达到理想疗效。根据病灶的影像学特点，外科医生对手术全切有一定的把握，故进行了手术治疗，这完全符合目前国内外治疗指南的推荐意见。最终手术治疗达到了治愈的标准——肿瘤全切、PRL 正常，并且长期随访显示患者的生育功能得到恢复。

值得思考的是，该患者在诊断初是否可以直接推荐手术治疗？

【专家点评】

对于育龄期的 PRL 微腺瘤女性患者，用药与手术均是切实有效的治疗手段。前者经济无创、接受度高、安全性高，但疗程长，需要密切关注时间效应引起的不良反应；后者作为一种有创治疗手段，一般仅做二线推荐，但随着技术的革新以及术者经验的积累，对有把握手术全切的患者，手术一般可取得较好疗效，某种程度可以达到"一劳永逸"。总之，对于个体的治疗选择，还需综合各方面因素（包括患者的主观意愿）来权衡利弊，使患者得到最佳的医治。

参 考 文 献

[1] 中国垂体腺瘤协作组. 中国垂体催乳素腺瘤诊治共识（2014 版）. 中华医学杂志，2014，94（31）：2406-2411.

[2] Melmed S，Casanueva FF，Hoffman AR，et al. Endocrine society. diagnosis and treatment of hyperprolactinemia：an endocrine society clinical practice guideline. J Clin Endocrinol Metab，2011，96（2）：273-288.

[3] Smith TR，Hulou MM，Huang KT，et al. Current indications for the surgical treatment of prolactinomas. J Clin Neurosci，2015，22（11）：1785-1791.

[4] Oh MC，Kunwar S，Blevins L，et al. Medical versus surgical management of prolactinomas. Neurosurg Clin N Am，2012，23（4）：669-678.

[5] Noronha S，Stokes V，Karavitaki N，et al. Treating prolactinomas with dopamine agonists：always worth the gamble? Endocrine，2016，51（2）：205-210.

[6] Vilar L，Naves LA，Casulari LA，et al. Management of prolactinomas in Brazil：an electronic survey. Pituitary，2010，13（3）：199-206.

[7] Beshyah SA，Sherif IH，Chentli F，et al. Management of prolactinomas：a survey of physicians from the Middle East and North Africa. Pituitary，2017，20（2）：231-240.

[8] Andereggen L，Frey J，Andres RH，et al. 10-year follow-up study comparing primary medical vs. surgical therapy in women with prolactinomas. Endocrine，2017，55（1）：223-230.

[9] Yan Z，Wang Y，Shou X，et al. Effect of transsphenoidal surgery and standard care on fertility related indicators of patients with prolactinomas during child-bearing period. Int J Clin Exp Med，2015，8（11）：21557-21564.

病例4 胰腺术后患者高泌乳素血症——多发性内分泌肿瘤1型

孙菲 撰写　鹿斌 指导

【导读】

年轻男性，因腹部不适发现胰腺占位，手术病理提示：神经内分泌肿瘤；PET/CT发现垂体瘤，查泌乳素显著升高，同时甲状旁腺素、血钙升高，核素扫描提示甲状旁腺腺瘤，考虑为多发性内分泌肿瘤（MEN）1型。溴隐亭治疗泌乳素瘤效果明显，但是由于甲状旁腺腺瘤，患者有轻度高钙血症，后续手术治疗的时机和术式选择值得探讨。

【病例简介】

患者，男，36岁。因"胰腺肿瘤手术后发现垂体瘤"于2015年10月入院。2015年6月患者无明显诱因出现进食后腹胀，无腹痛、恶心、呕吐，外院腹部B超提示左中腹低回声肿块。2015年9月当地医院CT检查诊断为"胰腺肿瘤"，行"胰体尾＋脾脏切除术"。术后病理示：（胰体尾）分化好的神经内分泌肿瘤伴囊性变。行PET/CT检查，发现鞍区占位，垂体瘤可能。垂体MRI增强显示：鞍区占位，考虑垂体大腺瘤伴出血（图4-1A）；查PRL＞200ng/ml，血皮质醇174.24nmol/L，FT_4、TSH正常。患者无明显头晕、头痛、多尿、视野缺损等症状，门诊拟"多发性内分泌肿瘤"收入院。胰腺手术后逐步恢复普通饮食，但胃纳欠佳，精神不佳，乏力。

家族肿瘤史：患者父亲患"纵隔肿瘤"，已故；两个伯父，一位患"肝癌"已故，另一位患"胰腺癌及前列腺癌"，经手术治疗目前健在；两个姑姑，一位患"胃癌"，另一位患"肝癌"，均已故。

【实验室及辅助检查】

（一）入院前检查

2015年9月15日复旦大学附属中山医院病理科胰腺术后会诊报告：（胰体尾）分化好的神经内分泌肿瘤伴囊性变（肿瘤2枚，大小分别为5cm×4.5cm×4cm及2.5cm×2cm×1.5cm），核分裂象未见，Ki67约1%，符合2010版WHO标准G1 NET，结合免疫组化，肿瘤细胞分泌PP，因Menin缺失表达，建议检查随访其他内分泌器官。胰腺切缘未见肿瘤浸润。网膜及脾未见肿瘤累及。免疫组化：Ki67（1%＋），SSR2（＋＋＋），SSR5（＋＋），ATRX（＋＋），DAXX（＋），Menin（－），Insulin（－），Gastin（－），Soma（－），PP（部分＋），VIP（－），PS6（－），P70S（核＋），

4EBP1（−），mTOR（−），PmTOR（−），PAKT（−），TSC2（++），PTEN（核++），重复Menin（−）。

2015年9月28日外院PET/CT检查："胰体尾部+脾脏切除术后"，术区片絮状模糊影及液性密度影，FDG代谢轻度增高，考虑术后渗出伴炎性摄取。垂体窝结节状稍高密度占位，FDG代谢明显异常增高，考虑垂体瘤。鼻咽部炎症；双侧颈部淋巴结炎性增生。双肺上叶及左肺下叶背段多发肺大疱；右肺中叶及双肺下叶纤维增殖灶；双肺下叶背侧坠积性效应，炎症待排，随访；左侧胸腔少量积液伴左肺下叶膨胀不全；右侧肺门淋巴结炎性增生。上腹壁手术瘢痕生理性摄取；左侧髂骨骨岛。

（二）入院后检查

血电解质：血钙2.63mmol/L↑，血磷0.99mmol/L。

甲状旁腺素148ng/L↑。

垂体各轴激素：血皮质醇（上午8：00）5.27μg/dl，尿皮质醇5.40μg/24h；甲状腺功能：TSH 1.50mIU/L，TT_3 1.38nmol/L，TT_4 67nmol/L，FT_3 3.59pmol/L，FT_4 8.89pmol/L↓；性腺轴激素：LH 2.19IU/L，FSH 3.06IU/L，T 3.54nmol/L↓；GH 0.50mU/L，IGF-1 104μg/L；PRL＞470ng/ml↑。

腹部、泌尿系、颈部B超：脾脏已切除，胰腺术后。肝脏、胆囊、双肾未见明显异常。双侧输尿管未见明显扩张。甲状腺右叶小结节可能。甲状腺右叶中部背侧低回声区，来自甲状旁腺可能大，左侧甲状旁腺未显示。双侧颈部淋巴结未见明显肿大。

甲状旁腺核素扫描：甲状腺右叶上部放射性滞留。

骨密度：腰椎、左股骨颈T值分别为−2.9及−1.9，Z值分别为−2.8及−1.6。

视野：正常。

【诊治经过】

诊断：患者泌乳素＞470ng/ml，鞍区磁共振显示垂体大腺瘤，泌乳素大腺瘤诊断明确；血钙2.63mmol/L伴甲状旁腺素升高，原发性甲状旁腺功能亢进症诊断明确；此外，患者既往有胰腺神经内分泌肿瘤手术史。综合以上，诊断为"多发性内分泌肿瘤1型（multiple endocrine neoplasia type 1，MEN1）"。查骨密度提示骨质疏松，考虑原因可能为原发性甲状旁腺功能亢进症和继发于垂体泌乳素瘤的性腺功能减退。

治疗：①胰腺术后胰腺外分泌功能不足，予胰酶肠溶胶囊改善消化功能。②泌乳素瘤：予溴隐亭2.5mg/d起始量口服治疗。患者视野正常，评估垂体各轴腺功能：皮质醇（上午8：00）5.27μg/dl，考虑患者低血糖兴奋试验存在风险且当时促皮质素暂无可用药物，未进一步行激发试验，结合患者垂体大腺瘤伴有明显精神差、疲乏无力等症状，暂予醋酸可的松25mg/d口服治疗，待随访进一步明确HPA轴功能诊断。甲状腺功能正常。睾酮3.54nmol/L↓，首先考虑高泌乳素血症所致。③继发性骨质疏松：予阿仑膦酸钠口服治疗。

关于甲状旁腺功能亢进症的治疗进行多学科讨论。

【MDT讨论与临床决策】

问题：对患者甲状旁腺功能亢进症治疗的时机及术式应如何选择？

内分泌科意见：2012年美国内分泌协会对MEN1的诊疗指南明确指出，MEN1患者的甲状旁腺功能亢进症的治疗首选手术,但其手术的方式和时机尚无明确建议。结合该患者近期胰腺手术史、血钙水平、骨密度水平和个人意愿,如果暂不手术,可在溴隐亭治疗泌乳素瘤和监测电解质、骨密度的基础上,暂予口服药物对症治疗甲状旁腺功能亢进症,可选用二膦酸盐,必要时可联合西那卡塞。

外科意见:MEN1 中的甲状旁腺功能亢进可选的手术方式包括甲状腺次全切(3.5 个腺体)或全切术 + 甲状旁腺自体移植于前臂。无论采用何种术式,在术后都有可能出现低钙血症或复发。目前关于手术时机国际上尚无共识,推荐出现症状性高钙血症时行手术治疗。本例患者为年轻男性,目前血钙轻度升高,有骨质疏松,考虑原因可能与甲状旁腺功能亢进及泌乳素瘤所致的性腺功能减退均相关,溴隐亭治疗可有效降低泌乳素水平,改善性腺功能,因而有一定的改善骨密度的可能。因此,虽然该患者有手术指征,但是结合其意愿及当前情况,可暂缓手术治疗,予内科药物治疗和密切随访。

临床综合分析与决策:溴隐亭治疗控制高泌乳素血症,改善性腺功能;口服阿仑膦酸钠每周 70mg 治疗,定期随访血钙、血磷、骨密度。建议行基因检测和家系筛查。

【随访与转归】

患者初服用溴隐亭有明显消化道不良反应,剂量逐渐加量至早 2.5mg、中午 2.5mg、晚 7.5mg。

2016 年 4 月治疗半年后复查晨血皮质醇 18.7μg/dl,提示肾上腺皮质轴功能正常,停用醋酸可的松;甲状腺功能正常;泌乳素明显降低,睾酮正常(表 4-1),垂体增强 MRI 显示垂体瘤较前缩小(图 4-1B),提示溴隐亭治疗有效。查血钙 2.55mmol/L,甲状旁腺素 104ng/L,腰椎、左股骨颈 Z 值分别为 −2.7、−1.5;未行甲状旁腺定位检查;继续二膦酸盐治疗。

2016 年 12 月复查泌乳素进一步下降(表 4-1),性腺、甲状腺和肾上腺皮质功能正常,垂体瘤进一步缩小(图 4-1C);血钙 2.49mmol/L。继续溴隐亭和二膦酸盐治疗。

表 4-1　血钙、激素变化随访

检测指标	2015 年 10 月	2016 年 4 月	2016 年 12 月
血钙(mmol/L)	2.63↑	2.55↑	2.49
甲状旁腺素(ng/L)	148↑	104↑	110↑
泌乳素(ng/ml)	470↑	81.69↑	59.16
皮质醇(μg/dl)	5.27	18.7	8.23
卵泡刺激素(IU/L)	3.06	5.68	6.02
睾酮(nmol/L)	3.54↓	10.7	7.68

【经验与体会】

(一)MEN1 的诊断

多发性内分泌肿瘤 1(MEN1)由位于 11 号染色体长臂 13 区(11q13)*men1* 基因突变引起。其在原发性甲状旁腺功能亢进症的患者中发病率为 1%~18%,在胃泌素瘤患者中的发

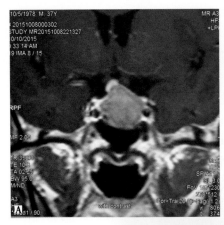
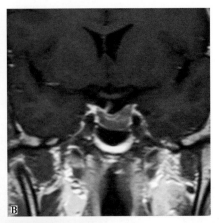
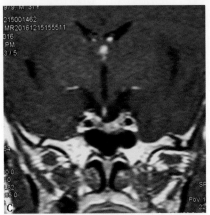

图 4-1 溴隐亭治疗前后垂体增强 MRI

A. 2015 年 10 月溴隐亭治疗前；B. 2016 年 4 月溴隐亭治疗半年；
C. 2016 年 12 月溴隐亭治疗 1 年余

病率为 16%～38%，在垂体瘤患者中不足 3%。其临床表现与累及器官相关。其中受累器官以甲状旁腺（parathyroid glands）、垂体（pituitary）和胰腺（pancreas）为常见，又称 3P 综合征。其中甲状旁腺腺瘤发生率为 90%；胰腺内分泌肿瘤发生率 30%～70%，其中胃泌素瘤 40%，胰岛素瘤 10%，无功能 PP 腺瘤（20%～55%），胰高血糖素瘤（小于 1%）；垂体腺瘤发生率 30%～40%，其中泌乳素瘤 20%，生长激素瘤 10%，促肾上腺皮质腺瘤 <5%；其他相关肿瘤：肾上腺皮质瘤（40%），嗜铬细胞瘤（<1%），支气管神经内分泌肿瘤（2%），胸腺神经内分泌肿瘤（2%），胃神经内分泌瘤（10%），脂肪瘤（30%），血管纤维瘤（85%），胶质瘤（70%），脑膜瘤（8%）[1]。一个 MEN1 家系中家庭成员各自受累的腺体可各不相同。

MEN1 的诊断满足以下三个条件中的任意一个即可确立 [1]：①两个或两个以上的 MEN1 相关的原发性内分泌肿瘤（如甲状旁腺腺瘤，胰腺内肿瘤，垂体腺瘤）；②发现一个 MEN1 相关的内分泌肿瘤且有直系亲属已确诊 MEN1；③无症状、生化正常或影响学正常但已证实了胚系突变。

本病例中，患者胰腺肿瘤手术后病理提示神经内分泌肿瘤，且患者家族史中多位亲属患有"消化道肿瘤"，故应对该患者进行 MEN 的相关筛查。

（二）MEN1 垂体瘤治疗方案的选择

MNE1 各内分泌肿瘤的治疗手段与非 MEN1 患者的各相应肿瘤相似。但与非 MEN1 患者的垂体瘤相比，MEN1 患者的垂体瘤体积更大、功能更活跃、治疗效果更差[2]。MEN1 垂体瘤中 60% 为泌乳素瘤，首选多巴胺受体激动剂药物治疗[3]。本例患者口服溴隐亭治疗垂体泌乳素大腺瘤 1 年余，泌乳素基本恢复正常，睾酮升高，垂体肿瘤体积明显缩小，治疗效果理想。如果最大剂量溴隐亭治疗（5mg，每日 3 次）不能有效控制泌乳素水平和垂体瘤体积，则考虑溴隐亭抵抗，可换用卡麦角林或手术治疗。

（三）MEN1 患者甲状旁腺腺瘤手术时机及手术方式的选择

甲状旁腺腺瘤在 MEN1 中的发生率为 90%，2012 美国内分泌学会 MEN1 指南推荐甲状旁腺腺瘤经双侧开放式探查行甲状旁腺次全切（3.5 个腺体）或全切术 + 自体移植。关于次全切还是全切，手术时机选择在患病早期还是晚期，目前仍有争议[1]。MEN1 甲状旁腺腺瘤通常是 4 个腺体受累，次全切手术（切除 3.5 个腺体）有可能复发；另外也有可能发生低钙血症，从而需要长期口服维生素 D 和钙治疗。甲状旁腺全切术 + 自体移植（甲状旁腺移植于前臂）如果移植成功，可避免长期口服维生素 D 和钙治疗；另外如果高钙血症复发，可在局麻下切除前臂上移植的甲状旁腺，从而避免再次行全麻下颈部手术[4]。有症状的甲状旁腺亢进症的手术时机需要综合考虑术者的手术经验、长期随访血钙的便利性以及患者自身的手术意愿。本例患者表现为轻度高钙血症及骨质疏松，无明显的高钙相关临床表现，是否手术治疗及手术时机值得讨论。

本例患者充分了解内外科意见，了解手术后复发可能，且目前高钙血症临床症状不明显，患者无手术意愿，选择保守治疗，定期监测血钙。

同时，2012 美国内分泌学会 MEN1 指南推荐甲状旁腺切除术的同时行经颈胸腺切除术（该患者未行甲状旁腺切除术，且曾行奥曲肽显像未见胸腺明显异常）。据报道 MEN1 胸腺瘤有显著升高的死亡风险（风险比 4.29）[5]，需对胸腺每 1～2 年随访一次 CT 或 MRI[1]。

【专家点评】

该病例为典型 MEN1（胰腺神经内分泌瘤，垂体泌乳素瘤，原发性甲状旁腺功能亢进），通过该病例初步了解了 MEN1 的诊断和治疗，虽然该病例暂未发现胸腺瘤，但应了解 MEN1 胸腺瘤风险较高，故应着重随访。关于 MEN1 甲状旁腺功能亢进症手术治疗的时机和术式选择需要综合考虑术者的手术经验、长期随访血钙的便利性、骨化三醇（或维生素 D 类似物）临床是否较易获得以及患者自身的手术意愿。本病例中患者选择药物治疗改善高钙血症和骨质疏松，同时应积极随访血钙、骨密度等，在随访中如出现临床表现的变化，仍应积极手术治疗。

参 考 文 献

[1] Thakker RV, Newey PJ, Walls GV, et al. Clinical practice guidelines for multiple endocrine neoplasia type 1（MEN1）. J Clin Endocrinol Metab, 2012, 97（9）: 2990-3011.

[2] Beckers A, Betea D, Valdes Socin H, et al. The treatment of sporadic versus MEN1-related pituitary adenomas. J Intern Med, 2003, 253（6）: 599-605.

[3] Melmed S, Casanueva FF, Hoffman AR, et al. Diagnosis and treatment of hyperprolactinemia: an endocrine society clinical practice guideline. J Clin Endocrinol Metab, 2011, 96(2): 273-288.

[4] Tonelli F, Marcucci T, Fratini G, et al. Is total parathyroidectomy the treatment of choice for hyperparathyroidism in multiple endocrine neoplasia type 1? Ann Surg, 2007, 246(6): 1075-1082.

[5] Goudet P, Murat A, Binquet C, et al. Risk factors and causes of death in MEN1 disease. A GTE (groupe dètude des tumeurs endocrines) cohort study among 758 patients. World J Surg, 2010, 34(2): 249-255.

病例5　溴隐亭抵抗的侵袭性泌乳素微腺瘤十年长成大腺瘤

郑杭萍　撰写　　叶红英　指导

【导读】

年轻女性，15岁停经，检查发现垂体PRL瘤，溴隐亭5mg，每日3次，治疗无效后停用；改中药治疗2～3年，未监测PRL，月经基本恢复。随后未行任何治疗，持续闭经。25岁再次就诊发现PRL高于检测上限，垂体肿瘤明显增大，开始卡麦角林治疗，肿瘤明显缩小，PRL降低但仍明显高于正常。

稀释检测PRL的临床意义和方法有哪些？可采取哪些策略处理溴隐亭抵抗？而对于卡麦角林治疗欠敏感又有哪些处理策略？二甲双胍对PRL瘤有哪些治疗作用？替莫唑胺对于侵袭性PRL瘤有哪些治疗作用？有哪些关于侵袭性PRL瘤的预后相关因子研究？中药治疗PRL瘤是否有效？

【病例简介】

患者，女，25岁。2014年10月首次就诊于华山医院内分泌科门诊。患者2002年月经初潮，月经规律，经期5～6天，周期28～30天。2004年无明显诱因下出现月经稀发后停经，无泌乳，就诊查PRL>200ng/ml，垂体MRI提示鞍区占位（图5-1A），病灶直径1cm左右，诊断侵袭性垂体瘤可能。予溴隐亭治疗，2个月内逐步加量至5mg，每日3次，治疗8个月后复查PRL>200ng/ml，月经仍未来潮。后改用中药治疗8个月余（具体不详），患者自诉月经来潮，月经经期及周期基本正常，遂维持中药治疗2～3年，月经恢复正常持续1～2年，其间未复查PRL。后患者因煎药困难停用中药治疗，再次出现月经稀发后闭经。2011—2014年患者未接受治疗，其间持续闭经，未复查PRL及垂体MRI。患者自诉整个病程中无头痛、头晕、视物模糊和视野缺损等症状。查体无殊。

【实验室及辅助检查】

激素：PRL>470ng/ml；晨血皮质醇14.43μg/dl；TSH 1.269mIU/L；TT_3 1.56nmol/L；TT_4 93.5nmol/L；FT_3 4.95pmol/L；FT_4 15.48pmol/L；E_2 18.4pmol/L，FSH 5.21IU/L，LH 0.85IU/L，P 3.5nmol/L。

鞍区MRI增强（图5-1B）：鞍区可见形态不规则肿块影，T_1WI等高信号混杂影高信号，左侧颈内动脉被包绕。增强扫描病灶不均匀强化。病灶累及蝶窦、斜坡上部和左侧海绵窦，垂体柄右偏,视交叉结构清晰。结合临床,诊断考虑侵袭性垂体瘤。

【诊治经过】

患者既往溴隐亭 5mg,每日 3 次,治疗 8 个月,PRL 仍高于检测范围,月经未恢复,存在溴隐亭抵抗,目前垂体瘤体显著增大,告知目前卡麦角林在 PRL 瘤治疗中的地位和供应现状,患者选择卡麦角林治疗。患者自 2014 年 10 月开始服用卡麦角林,以每周 1mg 为起始剂量,监测 PRL 及影像学变化。2014 年 12 月复查 PRL＞470ng/ml,2015 年 1 月稀释检测 PRL 高达 1874ng/ml。

2015 年 2 月复查垂体 MRI(图 5-1C),病灶有所缩小,将卡麦角林加量至每周 1.5mg;2015 年 6 月复查 PRL 为 1343.67ng/ml,2015 年 7 月卡麦角林加至每周 2mg;2015 年 8 月复查垂体 MRI 病灶明显缩小,2015 年 8 月、2015 年 9 月复查 PRL 较前降低,但仍高达 700ng/ml。治疗过程中药物剂量情况、血清 PRL 水平、垂体腺瘤大小见图 5-2 和表 5-1。2015 年 10 月垂体病多学科门诊进行讨论。

【MDT 讨论与临床决策】

问题:如何对卡麦角林治疗部分有效的侵袭性 PRL 瘤给予进一步治疗?

内分泌科意见:侵袭性 PRL 瘤首选药物治疗,溴隐亭抵抗者考虑换用卡麦角林。目前卡麦角林每周 2mg 治疗 3 个月,病灶有明显缩小,血清 PRL 水平明显降低,但仍显著高于正常,月经未恢复。患者 27 岁年轻女性,治疗目的除控制肿瘤大小外,更重要的是降低 PRL 水平恢复生育功能。由于卡麦角林供应特殊情况和费用问题,可考虑药物外的联合治疗方案(特别是手术治疗),以缩小肿瘤体积。

神经外科意见:根据影像学特点预测手术无法全切肿瘤,手术部分切除瘤体(即缩减肿瘤)能否有助于术后药物控制 PRL 疗效尚无法确定,但可作为备选治疗方案;患者卡麦角林治疗 10 个月,垂体 MRI 提示肿瘤明显缩小,但 PRL 仍未降至正常。有文献报道二甲双胍可降低 PRL 水平,也有研究者正在进行二甲双胍治疗 PRL 瘤的研究,初步结果(未发表)显示有效。可尝试超适应证联用二甲双胍治疗。

神经放射外科意见:可增加卡麦角林治疗剂量,若 PRL 不能降至正常,在患者对放射治疗可能引起垂体功能减低等风险充分理解的前提下,也可考虑予以局部放射治疗,以协助降低 PRL。

患者和家属意见:希望尽可能采取安全、经济、有效的治疗方案,缓解目前的病情,希望月经恢复,希望生育。

临床综合分析与决策:增加卡麦角林使用剂量,试验性联用二甲双胍,随访 PRL 和鞍区 MRI,关注月经是否恢复。

【随访与转归】

患者继续卡麦角林每周 2mg,并联合二甲双胍 0.5g 每日 3 次治疗,2016 年 1 月查 PRL 降至 500ng/ml 左右，卡麦角林加量至每周 3mg，继联用二甲双胍 0.5g 每日 3 次治疗。其后卡麦角林逐步加量，2016 年 2 月 27 日停用二甲双胍，前后共联用二甲双胍 4 个月余。2016 年 12 月 23 日复查 PRL 为 148.3ng/ml，仍闭经，遂将卡麦角林加量至每周 6mg，2017 年 3 月复查 PRL 为 147.4ng/ml，月经恢复。调整的药物剂量情况、血清 PRL 水平、垂体瘤大小见图 5-1、图 5-2 和表 5-1。

表 5-1　治疗过程中患者垂体 MRI 病灶大小

日期	左右径（cm）	高（cm）	前后径（cm）	出血	强化	T_1WI 信号
2014 年 10 月 14 日	3.5	2.8	3.1	小片	较均匀低强化	混杂
2015 年 2 月 8 日	3.2	2.6	3.0	增多	较均匀低强化	混杂
2015 年 8 月 2 日	3.1	2.2	2.8	小片	不均匀强化	混杂
2016 年 8 月 13 日	3.0	1.9	2.7	基本吸收	不均匀强化	稍低信号
2017 年 4 月 23 日	2.8	1.7	2.5	吸收	不均匀强化	低信号

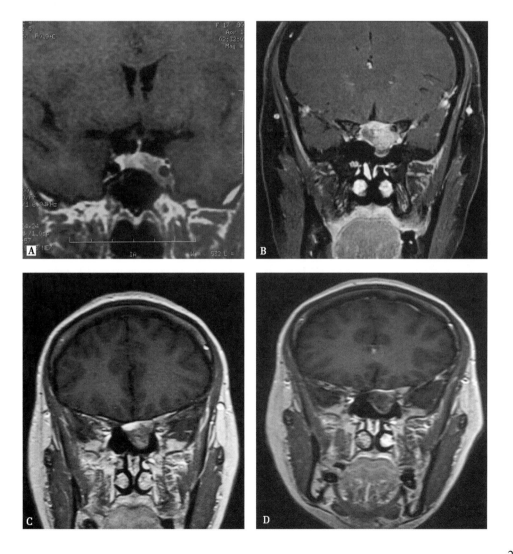

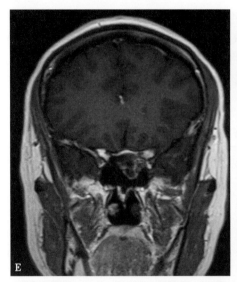
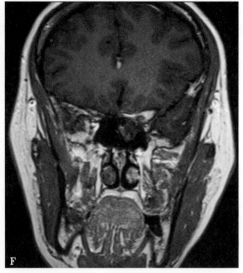

图 5-1 患者垂体 MRI 动态变化

A. 2006 年 4 月 11 日首次诊断时；B. 2014 年 10 月 14 日停止治疗 3 年后，卡麦角林治疗前；
C. 2015 年 2 月 8 日卡麦角林治疗 3 个月余；D. 2015 年 8 月 2 日卡麦角林治疗 9 个月；
E. 2016 年 8 月 13 日卡麦角林治疗又一年；F. 2017 年 4 月 23 日卡麦角林治疗两年半

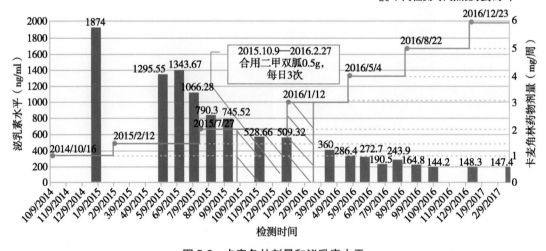

图 5-2 卡麦角林剂量和泌乳素水平

患者治疗过程中有便秘，服用乳果糖可缓解，无头晕、恶心等其他不良反应。每年检查心脏超声未见异常。

【经验与体会】

PRL 瘤是最常见的功能性垂体瘤，男女比例为 1 : 10，多为微腺瘤，特别是女性。仅 5%～10% 的微腺瘤可进展为大腺瘤。该患者在诊断初肿瘤直径约 1cm，但影像学提示边界不清、侵袭海绵窦。在停止治疗数年后再次就诊时，瘤体明显增大超过 3cm。事实上，该 PRL 瘤侵袭生长的特点提示瘤体有持续增大的可能。

（一）PRL 瘤的药物治疗和溴隐亭抵抗

国内外推荐的 PRL 瘤治疗方案见图 5-3[1]，首选多巴胺受体激动剂（dopamine agonist，DA）治疗。DA 主要包括溴隐亭和卡麦角林。溴隐亭治疗可使 80%～90% 的微腺瘤和 70% 的大腺瘤患者的 PRL 水平和生育功能恢复正常，同时使瘤体缩小；卡麦角林作用更强、持续时间长，可使 95% 的微腺瘤和 80% 的大腺瘤患者达到治疗目标。该患者溴隐亭 5mg 每日 3 次最大剂量治疗 8 个月，PRL 仍高于检测高限，属于溴隐亭抵抗（定义：每天 15mg 溴隐亭治疗 3 个月以上仍不能使 PRL 恢复正常）。溴隐亭抵抗者首选换用卡麦角林治疗。据文献报道，85% 溴隐亭抵抗的 PRL 瘤患者经卡麦角林治疗（每周 3.5mg）PRL 恢复正常，如增加卡麦角林剂量，可进一步使部分患者 PRL 恢复正常。

该患者经卡麦角林每周 2mg 随后每周 3mg 剂量的治疗，瘤体明显缩小，PRL 显著降低，但一直未能达到 PRL 正常、月经恢复的治疗目的。

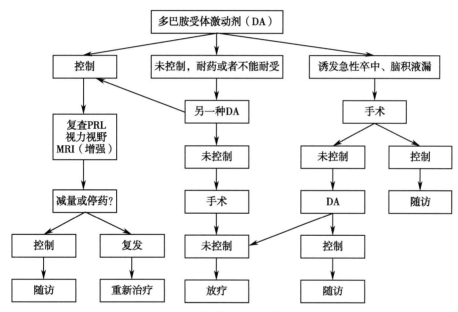

图 5-3 指南推荐泌乳素瘤的治疗流程

（二）卡麦角林常规剂量治疗 PRL 瘤未达标时的处理策略

每周 3.5mg 卡麦角林治疗 3 个月以上仍不能使 PRL 恢复时应考虑其他治疗方案，包括：①增加卡麦角林剂量：文献中最高剂量可达每周 9mg。文献报道使用卡麦角林治疗帕金森病（剂量：2～6mg/d）的患者心脏瓣膜病变发生率可高达 28.6%[2]。建议卡麦角林超常规剂量治疗者应随访心脏超声了解心脏瓣膜情况。②减容手术：多巴胺激动剂药物抵抗是外科手术干预的适应证之一。减容手术可显著降低患者 PRL 水平，而且有助于减少术后卡麦角林药物的使用剂量[3]。③放疗：立体定向放疗和放射外科可以作为药物及手术治疗未达标的病例备选方案[4]。④雌激素拮抗剂：由于性激素替代治疗（雌孕激素、雄激素）可能会降低多巴胺激动剂类药物的疗效，故可试验性使用选择性雌激素受体调节剂或芳香化酶抑制剂以增强多巴胺激动剂类药物的作用[5]。但本患者有恢复正常月经周期和生育的治疗需求，故不适用本治疗。⑤生长抑素受体激动剂：经证实，垂体 PRL 腺瘤表达所有的生长抑素受体（somatostatin receptor，SSTR）的 5 种亚型，尤其 SSTR5 在 70% 的垂体 PRL 腺瘤中占主导且有人证实其激活能抑制 PRL 分泌[6]。⑥试验性新药治疗：替莫唑胺（temozolomide，TMZ）是一种烷化物，最早开始应用于临床是作为神经系统肿瘤（如神经胶质瘤）的化疗药物，在近 10 年里，TMZ 逐渐被应用在垂体恶性肿瘤以及侵袭性垂体腺瘤的治疗中。最早的成功案例报道于 2006 年，Syro 医生团队成功用替莫唑胺治愈了一例侵袭性 PRL 瘤患者，自此不断有病例陆续被报道。目前认为，肿瘤细胞表达的 DNA 修复酶 O^6 甲基鸟嘌呤 -DNA- 甲基转移酶可以作为 TMZ 治疗应答是否良好的预测因子：DNA 修复酶 O^6 甲基鸟嘌呤 -DNA- 甲基转移酶水平低，意味着 TMZ 的高治疗应答率；DNA 修复酶 O^6 甲基鸟嘌呤 -DNA- 甲基转移酶水平高，则意味着 TMZ 的低治疗应答率。以 28 天为一个疗程，经典的治疗剂量为 150～200mg/m²，持续 5 天，再不断重复治疗[7]。有研究提示，在经历 3 个疗程之后，若应答效果明显降低（表现为肿瘤体积减小不明显或 PRL 指标无明显改善），则预示患者的不良预后[8]。值得关注的是，垂体侵袭性 PRL 瘤对 TMZ 应答率明显优于垂体促肾上腺皮质激素腺瘤与垂体无功能瘤，可高达 73%[9]。

上述每个候选处理方案在可行性、疗效、安全性和费用方面各有优缺点，生长抑素受体激动剂和替莫唑胺费用昂贵，且不适合用于孕期；放射治疗起效缓慢，且有可能导致垂体功能减退；手术也有其局限性和并发症的风险。全面综合考虑后，该患者选择逐步增加卡麦角林剂量的治疗方案，最终 PRL 逐步下降，瘤体逐步缩小，月经恢复。如果疗效不能维持可再考虑其他方案。

（三）目前关于二甲双胍治疗高 PRL 血症的研究

有文献报道，高剂量的二甲双胍（2.55～3g/d）可以显著降低精神类药物所致的高 PRL 水平，并改善高 PRL 血症所引起的相关临床表现[10]。另外，有文献报道，在多囊卵巢综合征（polycystic ovarian syndrome，PCOS）患者中联合使用卡麦角林（每周 0.5mg）及二甲双胍（1g/d），可以显著降低血清 PRL 水平，从而改善月经周期[11]。PCOS 治疗指南中，提到二甲双胍适用于治疗肥胖或有胰岛素抵抗的患者，而越来越多的研究也提示，二甲双胍在治疗 PCOS 的过程中不仅可以改善胰岛素敏感性，还可以对 LH、PRL 水平有协同调节作用[12]。可见，二甲双胍可以辅助降低高 PRL 血症患者的血清 PRL 水平。但是到目前为止，关于二甲双胍在垂体 PRL 瘤治疗作用的基础及临床研究均十分有限。

（四）中药治疗 PRL 瘤

中国古代医学中虽没有垂体瘤的记载，但根据其临床表现，可归属于祖国医学"头痛""头风""脑瘤""青盲"等范畴。目前，一般认为垂体瘤是痰瘀互结、邪毒积聚的主要病理基础。脑垂体位于脑髓，为人体分泌中枢，中医认为肾藏精，主骨生髓，邪之所凑，其气必虚，而致肾精不足。因此中医是从痰瘀论治、从肾而论，确定了化痰祛瘀、补肾填精的治疗原则。国内有不少研究发现[13，14]，单用中药治疗尤其是中药联合溴隐亭治疗，对于垂体 PRL 腺瘤可以起到较好的疗效。博大精深的中医药对于垂体 PRL 瘤的远期治疗效果、女性患者月经恢复等治疗方面可能有优势。中西医结合治疗 PRL 瘤，辨证论治，取长补短，可能有助于增强疗效，在抑制溢乳、促进排卵方面起到一定的协同作用。

（五）稀释检测 PRL 的指征、方法和临床意义

在 PRL 瘤的诊断和治疗中，部分情况下需要进行稀释测定血清 PRL。一是 PRL 高于检测范围的上限，稀释检测获得绝对值有助于了解病情动态变化，对评估药物疗效有着重要的临床意义。二是垂体大腺瘤的患者 PRL 轻度升高，需要鉴别是无功能垂体瘤垂体柄阻断效应所致的高 PRL 血症还是垂体 PRL 瘤因 Hook 效应致使血清 PRL 测得远低于实际水平。此时稀释测定血清 PRL 即可确认有无 Hook 效应干扰，从而区分两者情况。

常用的 PRL 检测方法有电化学免疫分析、化学发光免疫分析法等。稀释测定 PRL 时，可使用极低值血清按 1∶100 人工稀释后测定。目前有仪器可自动对超线性标本行稀释后重新检测，仅在机器自动稀释仍然超线性的情况下，再使用极低值血清做人工稀释后再重新上机检测。

该患者诊断治疗初的血清 PRL 水平均高于检测高限，药物治疗后 PRL 水平不能及时准确反映药物治疗效果；后经稀释检测后，PRL 测定值无疑对临床上用药剂量的调整、治疗决策的判断提供了很好的参考意义。

【专家点评】

该病例向我们展示了 PRL 瘤在数年内从 1cm 长到 3.5cm 的大腺瘤的过程。该患者有溴隐亭抵抗，使用卡麦角林常规治疗剂量可有效降低 PRL 和缩小肿瘤体积，但仍不能达到 PRL 正常和月经恢复的治疗目标。在知情同意的前提下，将卡麦角林剂量增加至每周 6mg 后 PRL 进一步降低、肿瘤进一步缩小，月经恢复。

该病例的治疗过程中卡麦角林加量稍慢，可能与其不易获得和价钱昂贵有关。另外，神经外科干预缩小肿瘤体积也有可能协助药物控制激素水平，患者和家属理解手术不能根治的情况下可以尝试。

参 考 文 献

[1] Casanueva FF，Molitch ME，Schlechte JA，et al. Guidelines of the pituitary society for the diagnosis and management of prolactinomas. Clin Endocrinol，2006，65：265-273.

[2] Zanettini R，Antonini A，Gatto G，et al. Valvular heart disease and the use of dopamine agonists for Parkinson's disease. N Engl J Med，2007，356（1）：39-46.

[3] Vroonen L，Jaffrain-Rea ML，Petrossians P，et al. Prolactinomas resistant to standard doses of cabergoline：a multicenter study of 92 patients. Eur J Endocrinol，2012，167（5）：651-662.

[4] Wong A，Eloy JA，Couldwell WT，et al. Update on prolactinomas. Part 2：Treatment and management strategies. J Clin Neurosci，2015，22（10）：1568-1574.

[5] Molitch，M.E. Management of medically refractory prolactinoma. J Neurooncol，2014，117（3）：421-428.

[6] Pisarev H，Pawlikowski M，Kunert-Radek J，et al. Expression of somatostatin receptor subtypes in human pituitary adenomas-immunohistochemical studies. Endokrynol Pol，2009，60（4）：240-251.

[7] Bruno OD，Juárez-Allen L，Christiansen SB et al. Temozolomide therapy for aggressive pituitary tumors：results in a small series of patients from Argentina. Int J Endocrinol，2015：587893.

[8] Ghazi AA，Rotondo F，Kovacs K，et al. Treatment of invasive silent somatotroph pituitary adenoma with

temozolomide. Report of a case and review of the literature. Endocr Pathol，2015，26（2）：135-139.

[9] Liu JK，Patel J，Eloy JA. The role of temozolomide in the treatment of aggressive pituitary tumors. J Clin Neurosci, 2015, 22（6）：923-929.

[10] Krysiak R，Kowalcze K，Szkrobka W，et al. The effect of metformin on prolactin levels in patients with drug-induced hyperprolactinemia. Eur J Intern Med，2016，5（30）：94-98.

[11] Ghaneei A，Jowkar A，Hasani Ghavam MR，et al. Cabergoline plus metformin therapy effects on menstrual irregularity and androgen system in polycystic ovary syndrome women with hyperprolactinemia. Iran J Reprod Med，2015，13（2）：93-100.

[12] Billa E，Kapolla N，Nicopoulou SC，et al. Metformin administration was associated with a modification of LH, prolactin and insulin secretion dynamics in women with polycystic ovarian syndrome. Gynecol Endocrinol，2009，25（7）：427-434.

[13] 张珩，张秋娟，张红智，等. 中医药治疗 62 例泌乳素型脑垂体腺瘤的临床研究. 现代中西医结合杂志，2013，22（6）：625-626.

[14] 陈洁，张秋娟，汪涛，等. 垂宁方治疗 PRL 型垂体腺瘤的临床疗效研究. 河北医学，2016，22（12）：2090-2092.

病例6 月经不调的高泌乳素血症患者发现垂体微腺瘤就是泌乳素瘤吗？

刘思颖 撰写　鹿斌 指导

【导读】

年轻女性，因月经不规律就诊，发现高泌乳素（prolactin, PRL）血症，垂体 MRI 提示垂体微腺瘤。询问病史，发现患者正在使用舒必利，停药后 PRL 水平恢复正常，垂体其他各轴腺功能提示正常，最终考虑为"药物性高 PRL 血症、垂体无功能微腺瘤"。本病例提示应注意高 PRL 血症病因的鉴别诊断，并非 PRL 升高伴垂体腺瘤均为垂体 PRL 瘤。

【病例简介】

患者，女，25 岁。因"月经量减少 3 年，发现 PRL 升高 1 个月"于 2014 年 5 月华山医院门诊就诊。患者 2011 年开始无明显诱因出现月经量减少，月经周期欠规律，周期延长，无乳房肿胀及泌乳。1 个月前外院查 PRL 4774mU/L（正常参考范围 0～395mU/L）。自患病以来患者无明显头晕头痛，无明显视物模糊。为求 PRL 升高原因华山医院就诊。患者精神状态一般，体重较前略有增加。

体检：血压 112/64mmHg，身高 157cm，体重 57.5kg，BMI 23.32kg/m²，心、肺、腹体检无殊，无触发溢乳。

【实验室及辅助检查】

血 PRL 171.24ng/ml↑。

TSH 2.026mIU/L。

性腺轴激素：E_2 276.4pmol/L，P 18.39nmol/L，LH 2.75IU/L，FSH 1.68IU/L，DHEA 5.96μmol/L，HCG＜0.132mIU/ml，T 1.16nmol/L。

垂体 MR（图 6-1）：垂体底部偏左侧可见 T_1 略低信号灶，与正常垂体分界欠清，增强后呈低强化，T_2 3D-SPACE 序列见垂体底部偏左侧高信号灶，考虑垂体微腺瘤可能大。

【诊治经过】

追问病史获悉患者 2 个月前因"左上腹胀"就诊于外院"消化心理科"，处方"舒必利"口服中。根据患者目前检查结果，初步诊断为"高 PRL 血症：药物性？ PRL 瘤？"。

31

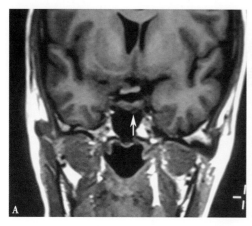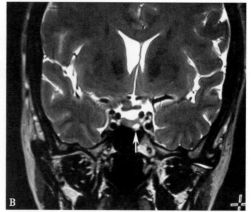

图 6-1 垂体 MRI

A. T_1 增强：图中箭头所示部分为低强化灶；B. T_2 3D-SPACE 序列：图中箭头所示高信号灶

鉴于患者腹胀症状未经专科医生诊治，嘱患者暂停"舒必利"，消化科和心理精神科专科进一步诊治。停药后复测血清 PRL 为 27.53ng/ml，考虑为药物性高 PRL 血症。因垂体 MRI 显示微腺瘤，对垂体其他轴腺激素水平进行了评估，结果均正常，嘱 1 年后复查垂体 MRI 观察病情变化。患者月经不规律建议妇产科就诊。

【临床决策】

在诊疗过程中的首要问题是判断高 PRL 血症的病因。影像学检查提示该患者存在垂体微腺瘤；同时，该患者服用可疑药物"舒必利"，因此高度怀疑为药物性高 PRL 血症。停药后复测 PRL 水平恢复正常，可以确定该诊断。

【经验与体会】

（一）高 PRL 血症的病因鉴别

PRL 有生理性波动：其分泌呈现脉冲式，并有"夜间高白天低"的昼夜节律。血清 PRL 水平受很多的因素影响[1]，引起血清 PRL 水平升高的原因大致可分为三种，即生理性、药物性和病理性（表 6-1）[2, 3]。在临床上发现 PRL 升高时，应当慎重诊断 PRL 瘤。

经过详细的病史询问，一般可以排除生理性和药物性高 PRL 血症；二者均排除后应考虑病理性高 PRL 血症，需进行相应的进一步检查（如甲状腺功能、肝肾功能、鞍区 MRI 增强等）以明确病因。

泌乳素瘤（prolactinoma，PRL 瘤）是最常见的功能性垂体瘤，也是高 PRL 血症最常见的病因之一。有症状的 PRL 瘤年发病率约为 6/10 万～50/10 万，尸检发现 10.9% 存在垂体微腺瘤，其中 44% 为 PRL 瘤[3]。根据华山医院的数据[4]，在 2000 余例有病理诊断的垂体瘤中，PRL 瘤占 24.7%。PRL 肿瘤的大小通常与 PRL 水平呈正相关。

PRL 瘤的诊断要点[5]：① PRL 瘤的血清 PRL 水平一般 >100ng/ml，若 >500ng/ml 则提

表6-1 高PRL血症病因

生理性
性交、哺乳、妊娠、睡眠、压力、胸壁刺激等
巨PRL血症
病理性
下丘脑垂体柄损伤
肿瘤:颅咽管瘤、生殖细胞瘤、下丘脑转移瘤、脑膜瘤,以及其他侵犯蝶鞍垂体的各种肿瘤
空蝶鞍
原发性垂体炎如淋巴细胞性垂体炎
压迫垂体柄的垂体大腺瘤
Rathke囊肿
放疗、创伤(鞍上手术等)
垂体高分泌:PRL瘤、混合瘤
系统性疾病:原发性甲状腺功能减退症、慢性肾功能不全、肝硬化、癫痫发作、假孕
药物性
麻醉药物、抗惊厥药、抗抑郁药物、抗组胺药物、抗高血压药物、多巴胺拮抗剂、多巴胺合成抑制剂、雌激素类(口服避孕药)、镇静安神药、抗精神病药、神经肽类药物、阿片类药物

示为PRL大腺瘤;②排除其他引起高PRL血症的原因,如生理性和药物性(若怀疑药物引起的高PRL血症,停药3天后复测PRL);③影像学存在垂体腺瘤的证据。

该患者有月经量减少等症状,发现血PRL升高同时MRI提示垂体微腺瘤,如未详细询问病史,很容易误诊为"PRL微腺瘤"。

对于高PRL血症伴垂体占位性病变均应注意鉴别病因,占位性病变可能为垂体微腺瘤、垂体大腺瘤、鞍区非垂体瘤性占位、垂体瘤样增生、垂体炎症性病变等。垂体大腺瘤患者如果PRL水平低于200ng/ml,经过稀释测定排除Hook效应后,常考虑非PRL瘤垂体柄阻断效应导致的高PRL血症;鞍区非垂体瘤性占位如颅咽管瘤、鞍区脑膜瘤、胶质瘤等也常引起垂体柄阻断效应;严重原发性甲状腺功能减退患者,可伴有PRL升高,垂体瘤样增生(MRI显示垂体对称增大均匀强化),经L-T$_4$治疗后甲状腺功能恢复,MRI复查垂体常可恢复正常;垂体炎性病变常有垂体前叶功能减退、尿崩症或头痛,糖皮质激素治疗往往有效。

巨PRL血症和Hook效应为高PRL血症病因鉴别诊断中可能遇到的特殊情况,临床发生率较低,不推荐常规考虑,但是建议在临床表现和实验室检查明显不匹配时考虑鉴别。巨PRL血症:PRL由位于6号染色体的*prl*基因独立编码,在血液中发挥生物学作用的形式为199个氨基酸的23kDa的单肽蛋白质。除了单体形式之外,PRL在血清中还会以二倍体、四倍体以及和IgG抗体结合形成的免疫复合物形式存在,其分子量大,不容易通过毛细血管壁,因此无法与靶细胞的PRL受体结合而发挥生物学作用。这类聚合体在体内的半衰期较长,在循环中不断累积。由于聚合体的形式不会影响其免疫原型,因此可以被目前的PRL检测手段识别。常规的血清PRL免疫分析系统无法识别单体和聚合体,需要特殊的手段如聚乙二醇沉淀方法进行鉴别。同时此类患者并不表现高PRL血症相应的临床表现,如性腺功能减退。钩状效应(hook effect):当PRL浓度太高时,PRL分别与固相抗体及酶标抗体相结合,而不再形成夹心复合物,从而使检测结果低于样品中实际含量。可以对血液进行1:100

稀释，测定血液中真实的 PRL 水平。患者 PRL 轻度升高而垂体为大腺瘤，建议通过稀释测定 PRL。如 PRL 仍只是轻度升高，则提示非 PRL 瘤；如 PRL 升高百倍，则为 PRL 瘤。

（二）药物性高 PRL 血症的处理

PRL 的分泌受下丘脑 PRL 释放因子（PRF）和 PRL 释放抑制因子（PIF）调节，很多药物通过增强 PRF 或者拮抗 PIF，使 PRL 分泌增加，或通过影响多巴胺水平间接影响 PRL。目前已经证实的可以引起 PRL 水平升高的药物主要包括如下几类[6-8]：①雌激素类：如口服避孕药物；②多巴胺拮抗剂：消化系统用药如甲氧氯普胺等，抗精神药物如吩噻嗪类（氯丙嗪、奋乃静）、丁酰苯类；③多巴胺消耗药物（心血管用药）：如甲基多巴、利血平等；④多巴胺转化抑制剂：如阿片肽、吗啡等；⑤单胺氧化酶抑制剂：如苯乙肼；⑥ H_2 受体阻滞剂：如西咪替丁；⑦三环类抗抑郁药：如阿米替林；⑧促甲状腺激素释放激素（TRH）与血管活性肠肽（VIP）；⑨其他：如甘草。

还有一些目前尚不为人知的可引起 PRL 升高的新药，需要大量的临床观察来证明。在本病例中，患者口服可疑药物舒必利，故高度怀疑为药物引起的高 PRL 血症，停药后 PRL 水平恢复正常，症状完全缓解，进一步证实了药物性高 PRL 血症的诊断。

2017 年抗精神病药物引起的医源性高 PRL 血症的专家共识[9]推荐，当患者无高 PRL 血症症状时，可暂时观察。PRL > 50ng/ml 或有相应症状时，如有可能可考虑换用其他抗精神病药物，无法换用药物则可考虑减少药物剂量，同时加用阿立哌唑（该药极少引起 PRL 升高）。但换用药物前需了解患者此前用药史和疗效，评估病情反复的风险；减少药物剂量可能并不能改善高 PRL 血症，同时有导致精神疾病病情恶化风险。其实高 PRL 血症主要抑制性腺功能，导致骨量减少和骨质疏松等，此外部分研究报道可能和代谢相关，因此必要时可以通过性激素替代治疗、抗骨质疏松治疗等手段防治其症状。至于使用多巴胺受体激动剂如卡麦角林、溴隐亭治疗，有研究证实其控制高 PRL 血症的有效性，但同时可能使精神疾病病情恶化，建议谨慎使用。

结合该患者腹胀主诉，建议患者暂停舒必利，消化科和心理科进一步诊治。

【专家点评】

临床上诸多患者因月经紊乱就诊发现高 PRL 血症，但是应当指出高 PRL 血症并不一定是其月经紊乱的原因，在 PRL 水平恢复后如果仍存在月经不规律，应于妇产科就诊明确其他可能原因。

高 PRL 血症的病因鉴别较复杂，首先应排除药物、原发性甲状腺功能减退及局部胸壁刺激等原因，特别是药物，有时需要反复询问病史方能获悉，对此类患者停药 3 天以上复测 PRL 水平常可鉴别。

参 考 文 献

[1] Horseman ND, Gregerson KA. Prolactin actions. J Mol Endocrinol, 2013, 52（1）: 95-106.

[2] Wass J, Owen K. Oxford Handbook of Endocrinology and Diabetes. 3rd ed. USA, New York: Oxford University Press, 2013: 141.

[3] Klibanski A. Clinical practice. Prolactinomas. New Engl J Med, 2010, 362（13）: 1219-1226.

[4] 赵雪兰, 蒋翠萍, 李益明. 2001例手术治疗垂体瘤患者临床分析 //2008内分泌代谢性疾病系列研讨会暨中青年英文论坛论文汇编. 2008: 86-87.

[5] Melmed S, Casanueva FF, Hoffman AR, et al. Diagnosis and treatment of hyperprolactinemia: an endocrine society clinical practice guideline. J Clin Endocr Metab, 2011, 96(2): 273-288.

[6] Voicu V, Medvedovici A, Ranetti AE, et al. Drug-induced hypo- and hyperprolactinemia: mechanisms, clinical and therapeutic consequences. Expert Opin Drug Met, 2013, 9(8): 955-968.

[7] Besnard I, Auclair V, Callery G, et al. Antipsychotic-drug-induced hyperprolactinemia: physiopathology, clinical features and guidance. Lencéphale, 2014, 40(1): 86-94.

[8] 中华医学会妇产科学分会内分泌学组. 女性高催乳素血症诊治共识. 中华妇产科杂志, 2016, 51(3): 161-168.

[9] Montejo ÁL, Arango C, Bernardo M, et al. Multidisciplinary consensus on the therapeutic recommendations for iatrogenic hyperprolactinemia secondary to antipsychotics. Front Neuroendocrin, 2017, 45: 25-34.

第二部分
肢端肥大症

病例 7　肢端肥大症——肠癌，生长抑素类似物治疗有效

孙菲　撰写　鹿斌　指导

【导读】

垂体生长激素瘤初诊断常规结肠镜筛查发现结肠癌，及时手术治疗。术前使用生长抑素类似物，呼吸道软组织阻塞症状改善，GH、IGF-1 下降，垂体瘤体积缩小。经蝶垂体瘤术后生化缓解，未见病灶残留。肢端肥大症患者术前是否需要使用生长抑素类似物？肢端肥大症是否必须行结肠镜筛查？

【病例简介】

患者，女，62 岁。因"发现血糖、血压升高伴面容渐改变 1 年余"入院。患者入院前 1 年常规体检发现空腹血糖 7.2mmol/L，血压 140/90mmHg，血糖未予特殊处理，口服珍菊降压片治疗高血压，血压控制在 130/80mmHg 左右。随后 1 年内自觉容貌改变，眉弓突出，鼻唇肥厚，手指粗大，打鼾，鞋码由 37 码增大至 39 码，伴易怒，双眼视力下降。无头痛，无视野缺损，无鼻塞流涕，无乏力、恶心、呕吐。

否认糖尿病、高血压及肿瘤家族史。

体格检查：身高 158cm，体重 60kg，BMI 24.0kg/m²；眉弓突出，鼻唇肥厚，下颌前突，牙缝增宽。双侧甲状腺未及肿大，未触及结节。双肺呼吸音清，心率 90 次 / 分，律齐，腹软无压痛，肝脾肋下未及。双下肢无水肿，手、足掌肥厚，手指、足趾末端粗大。

【实验室及辅助检查】

HbA1c: 7.7%。

血脂：TC 6.39mmol/L↑，TG 3.52mmol/L↑。

垂体各轴激素：IGF-1 1088μg/L↑；血皮质醇（上午 8：00）16.60μg/dl；TSH、TT₃、TT₄均正常；LH 14.9IU/L，FSH 33.7IU/L，PRL 5.38ng/ml。

甲状腺 B 超：甲状腺两叶结节，部分伴囊变。

肺功能检查：吸气肌和呼气肌肌力减退，呼吸中枢驱动力增高，肺弥散功能轻度减退。

骨密度：低骨量，腰椎正位骨密度低于正常，T 值 −1.9，Z 值 −0.3。

垂体增强磁共振（图 7-1A）：鞍区异常信号占位，T_1WI 以低信号为主，边缘清晰，可见明显的"腰身"征，垂体柄左移。肿块向上生长压迫视交叉，与右侧海绵窦关系密切。增强

扫描肿块呈不均匀强化，最大层面大小为 17mm×13mm×17mm。放射学诊断：鞍区占位，考虑垂体大腺瘤。

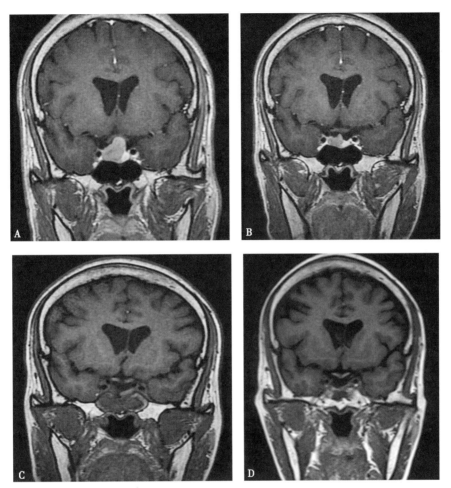

图 7-1　垂体增强磁共振
A. 治疗前；B. 奥曲肽治疗 3 个月；C. 手术后 3 个月；D. 手术后 1 年

【内分泌功能试验】

高糖抑制试验中 GH 的谷值为 5.07μg/L。

奥曲肽敏感试验（奥曲肽 100μg 皮下注射前后每小时采血测定 GH），0、1、2、3、4、5、6 小时结果分别是 12.2、1.0、0.3、0.2、0.4、0.5、0.7μg/L。

【诊治经过】

功能诊断：根据患者肢端肥大症状体征、高糖抑制试验显示 GH 不能被抑制、IGF-1 升高，垂体增强磁共振提示大腺瘤，垂体生长激素大腺瘤明确。

评估垂体其他各轴功能均正常,也不考虑混合瘤。

并发症评估:①口服葡萄糖耐量试验和糖化血红蛋白结果提示糖尿病,考虑为继发于肢端肥大症的特殊类型糖尿病,治疗予二甲双胍 0.5g,每日 2 次,联合瑞格列奈 1mg,每日 3 次控制血糖;②胆固醇 6.39mmol/L↑,甘油三酯 3.52mmol/L↑,予阿托伐他汀调脂;③考虑继发性高血压,考虑到术后可能缓解,暂未调整降压方案;④甲状腺 B 超检查提示甲状腺两叶结节,部分伴囊变,定期随访甲状腺 B 超;⑤建议患者行肠镜检查筛查结肠息肉及结肠癌,患者要求回当地医院进行;⑥其他相关检查:肺功能检查和骨密度检查见上述。

同时行奥曲肽敏感试验,结果显示 GH 抑制达 90% 以上,提示患者对生长抑素类似物(somatostatin analogs,SSAs)治疗敏感。

【MDT 讨论与临床决策】

问题:术前是否使用奥曲肽治疗?

内分泌科意见: 肢端肥大症的治疗方法有手术、药物、放疗等。经蝶窦手术是绝大部分患者的首选方案,目前患者奥曲肽敏感试验提示患者可能对 SSAs 治疗较为敏感,且打鼾症状明显提示存在上呼吸道软组织阻塞,可考虑手术前使用 SSAs 治疗改善呼吸道并发症,增加手术安全性。

神经外科意见: SSAs 可以迅速减轻软组织肿胀,降低麻醉插管相关并发症风险;也可以改善并发心衰患者的心功能,提高麻醉安全。该患者呼吸肌肌力减退,建议术前使用长效奥曲肽治疗,提高麻醉安全。

临床综合分析与决策: 予注射用醋酸奥曲肽微球 20mg 肌内注射,每月 1 次,建议治疗 3 个月。

【随访与预后】

出院后院外行结肠镜检查提示乙状结肠癌,病理提示(乙状结肠)浅表黏膜内腺体高度不典型增生,局灶考虑癌变(高级别上皮内瘤变)。首次出院后 1 个月回华山医院行"乙状结肠癌根治术"治疗。术前查 IGF-1、GH 正常。术后病理:(乙结肠)隆起型腺癌,Ⅱ级,侵及黏膜下,上、下切缘未见肿瘤累及,肠周有淋巴结 7 枚,其中 1 枚见癌转移(1/7)。术后 1 个月开始予静滴奥沙利铂 200mg d1 + 口服替吉奥 2 粒(每日 2 次)d1~d14 方案化疗。继续每月长效奥曲肽治疗。

长效奥曲肽治疗 3 个月后复诊,鼻唇肥厚、打鼾、手指肿胀较前减轻;IGF-1 正常(图 7-2),高糖抑制试验 GH 可被抑制(见表 7-1);垂体 MRI 提示垂体瘤较前缩小(见图 7-1B)。OGTT 空腹血糖 6.7mmol/L,2 小时血糖 10.6mmol/L,糖化血红蛋白 6.1%,调整降糖方案:停用瑞格列奈,改为二甲双胍 0.5g,每日 3 次。停用降压药后血压控制可,复查血脂达标,暂停降压、降脂药治疗。

2015 年 1 月 27 日华山医院行经蝶垂体瘤切除术。术后 3 个月再次评估垂体肾上腺皮质轴、甲状腺轴、性腺轴功能仍均正常,IGF-1 240μg/L,高糖抑制试验生长激素谷值 0.04μg/L(表 7-1)。垂体磁共振提示:垂体术后改变(见图 7-1C)。评估并发症:糖尿病空腹血糖 5.4~

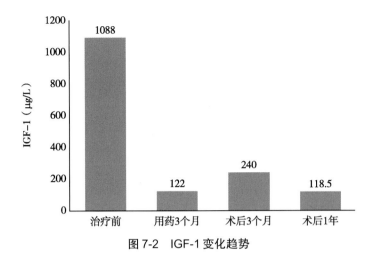

图 7-2　IGF-1 变化趋势

6.5mmol/L，HbA1c 5.8%，遂停用降糖药，仅生活方式干预。血压、血脂仍均正常。术后 1 年复查肠镜未见异常，垂体磁共振提示：垂体术后改变（见图 7-1D）。复查甲状腺 B 超较前无明显变化，血糖、血脂、血压均正常。

表 7-1　治疗前后高糖抑制试验结果

治疗时间节点	项目	0min	30min	60min	120min	180min
奥曲肽治疗前	血糖（mmol/L）	8.7	9.3	15.0	17.3	15.6
	GH（μg/L）	7.50	5.58	5.07	6.34	5.30
奥曲肽治疗 3 个月后	血糖（mmol/L）	6.7	7.6	9.3	10.6	10.6
	GH（μg/L）	0.19	0.12	0.08	0.42	0.76
手术治疗 3 个月后	血糖（mmol/L）	6.0	9.3	13.4	12.2	6.3
	GH（μg/L）	0.08	0.04	0.15	0.15	0.11

【经验与体会】

（一）肢端肥大症患者结肠镜筛查的必要性

肢端肥大症由于 GH 长期过度分泌可导致全身软组织、骨和软骨过度增生，引起面容改变、手足肥大、皮肤粗厚、内脏增大、骨关节病变等。此外，垂体肿瘤压迫症状、糖尿病、高血压、心脑血管疾病、呼吸系统疾病以及结肠癌等恶性肿瘤发生率也会相应增加[1]。肢端肥大症患者就诊时病程可能已达数年甚至 10 年以上。临床上，诊断和治疗的延误会使并发症发生率明显增加。

由于肢端肥大症患者的 GH 及 IGF-1 升高，其中 IGF-1 有促进有丝分裂和抗凋亡的作用[2]，肢端肥大症患者直结肠腺瘤患病率增加。其中增生性腺瘤的患病风险增加 8 倍，结肠癌的患病风险增加了 7.4 倍[2,3]。2014 美国临床内分泌医师学会（American Association of Clinical Endocrinologists，AACE）指南[4]推荐在诊断为肢端肥大症后患者需进行结肠镜筛查；首次结肠镜正常且经治疗 IGF-1 水平正常的，每 10 年复查一次肠镜；首次肠镜发现息肉或 / 和持续 IGF-1 升高的，需每 5 年进行一次肠镜检查。

本例患者首次诊断确诊肢端肥大症后进行结肠镜筛查，发现结肠新生物，病理提示（乙状结肠）浅表黏膜内腺体高度不典型增生，局灶考虑癌变（高级别上皮内瘤变）。遂行外科手术治疗，术后病理（乙结肠）隆起型腺癌，Ⅱ级并行术后化疗。及时合理的筛查有助于患者的早期诊断和早期治疗，改善预后。

（二）生长抑素类似物在肢端肥大症治疗中的价值

2014 年 AACE 指南 [4] 推荐，肢端肥大症的治疗方法有手术、药物、放疗。经蝶窦手术是绝大部分患者的首选方案。放疗作为辅助疗法，用于手术、药物治疗后仍有活性病变的患者。

用于治疗肢端肥大症的药物有三类：多巴胺受体激动剂，包括溴隐亭、卡麦角林；生长抑素类似物（SSA），包括奥曲肽长效制剂、兰瑞肽；生长激素受体拮抗剂，培维索孟。生长抑素可通过生长抑素受体（somatostatin receptor，SSTR）抑制垂体释放 GH；SSTR 有 5 个亚型，其中垂体生长激素腺瘤主要表达 SSTR2 和 SSTR5；奥曲肽和兰瑞肽主要通过与 SSTR2 结合产生类似生长抑素的作用，抑制垂体瘤释放 GH[5, 6]。SSA 还可以使垂体瘤体积缩小，通常出现在治疗后 3 个月内或者后续治疗中，但如果停药，肿瘤体积可能再次增大 [7]。另外，肢端肥大症由于长期过量分泌 GH 导致全身软组织增生，包括口咽部软组织、舌头，引起睡眠呼吸暂停，咽喉软组织及声带肿胀增加麻醉并发症风险（插管困难、拔管延迟）；有部分患者可并发高输出量心衰、室性心律失常，也增加麻醉风险。SSA 可以迅速减轻软组织肿胀，改善睡眠呼吸暂停，降低麻醉插管相关并发症风险；也可以改善并发心衰患者的心功能，提高麻醉安全 [4]。

2014 年 AACE 指南 [4]、肢端肥大症共识工作组专家共识 [7] 推荐不能手术的患者首选 SSA 药物治疗，对 2/3 的患者有效；术后仍有 GH/IGF-1 升高推荐 SSA 治疗，如果有鞍区内的肿瘤残留则可以考虑再次手术；有严重并发症的（喉头黏膜增厚、睡眠呼吸暂停、心功能不全）推荐术前使用 SSA 治疗以降低手术风险。

本例患者手术前评估有上呼吸道阻塞症状，接受 3 个月长效奥曲肽治疗，打鼾症状明显改善，提示上气道阻塞好转，有利于后续两次手术麻醉中气管插管顺利进行。奥曲肽治疗后复查 IGF-1 正常，随机 GH 0.6μg/L，高糖抑制试验 GH 谷值可至 0.5μg/L，达到生化缓解；复查垂体增强 MRI 提示肿瘤较前片明显缩小。生化缓解、肿瘤缩小都对手术全切后的生化缓解起到一定作用。

结肠肿瘤症状常较隐匿，一旦出现症状再进行诊断常已处于晚期。肢端肥大症患者结肠肿瘤风险升高，对于肢端肥大症个体患者而言，肠镜筛查可以显著提高早期诊断率和治疗率；由本案例可以体会，肢端肥大症患者进行结肠镜筛查是十分必要的。手术前根据患者肿瘤大小、并发症情况（睡眠呼吸暂停、心功能不全）等给予长效奥曲肽治疗，可提高手术安全性。

【专家点评】

该病例为典型的垂体生长激素大腺瘤，患者术前存在呼吸肌肌力减退，呼吸道软组织增生，术前使用长效奥曲肽治疗 3 个月，呼吸道梗阻现象改善，垂体瘤体积缩小。肠镜筛查诊断出结肠癌及时手术治疗改善了患者的预后。

参 考 文 献

[1]　Ben-Shlomo A，Melmed S. Acromegaly. Endocrinol Metab Clin North Am，2008，37（1）：101-122，viii.

[2]　Lois K，Bukowczan J，Perros P，et al. The role of colonoscopic screening in acromegaly revisited：review of current literature and practice guidelines. Pituitary，2015，18（4）：568-574.

[3]　Dutta P，Bhansali A，Vaiphei K，et al. Colonic neoplasia in acromegaly：increased proliferation or deceased apoptosis? Pituitary，2012，15（2）：166-173.

[4]　Katznelson L，Laws ER Jr，Melmed S，et al. Acromegaly：an endocrine society clinical practice guideline. J Clin Endocrinol Metab，2014，99（11）：3933-3951.

[5]　Christofides EA. Clinical importance of achieving biochemical control with medical therapy in adult patients with acromegaly. Patient Prefer Adherence，2016，10：1217-1225.

[6]　Sherlock M，Woods C，Sheppard MC. Medical therapy in acromegaly. Nat Rev Endocrinol，2011，7（5）：291-300.

[7]　Giustina A，Chanson P，Kleinberg D，et al. Expert consensus document：A consensus on the medical treatment of acromegaly. Nat Rev Endocrinol，2014，10（4）：243-248.

病例8 肢端肥大症术后残留，伽马刀治疗后嗜睡高钠血症

陶然 撰写　叶红英 指导

【导读】

青年男性，面容进行性改变、手足进行性变大10余年才被注意到特殊体征，查GH升高，MRI发现垂体大腺瘤；术后残留行伽马刀治疗后9个月，患者出现乏力、嗜睡、记忆力减退，复查GH未控制达标，而MRI发现视交叉、下丘脑出现异常强化影。新发情况如何诊断和治疗？如何进一步控制GH高分泌？

【病例简介】

患者，男，31岁，口腔科医师。因"手足粗大10年，加重2年"于2014年12月17日入院。患者面容进行性改变、手足进行性变大10余年，直至2013年5月才注意到肢端肥大面容，查随机GH＞50μg/L，MRI（图8-1）提示垂体瘤（2.5cm×1.5cm）。

2013年6月于外院行经鼻蝶垂体瘤切除术，病理提示垂体GH瘤。2013年9月（术后3个月）复查MRI（图8-2）提示垂体GH瘤术后残留，随机GH 8μg/L。

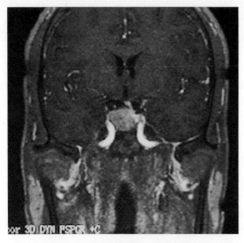

图8-1 手术前垂体MRI增强

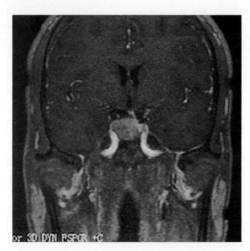

图8-2 术后3个月垂体MRI

外院即行伽马刀治疗（中心剂量40Gy，周边剂量20Gy，等剂量50%，靶点数20，治疗范围95mm×115mm×100mm）。其后肢端肥大体征较前无明显变化，未再复查GH和IGF-1。

2014 年 6 月(术后 1 年、伽马刀后 9 个月)出现乏力、嗜睡、精神恍惚、记忆力减退,症状逐渐加重,伴左眼视野缺损。查随机 GH > 50μg/L,MRI(图 8-3)提示垂体 GH 瘤术后残余,视交叉、下丘脑出现异常强化影,呈边缘不规则花环状强化,病灶中央为无强化坏死区。

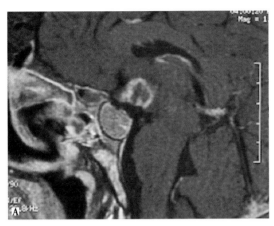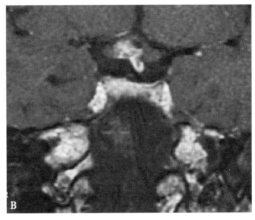

图 8-3 行伽马刀后 9 个月垂体 MRI 增强
垂体瘤术后残留,视交叉、下丘脑异常强化影,考虑迟发性放射坏死。A. 矢状位;B. 冠状位

2014 年 8 月复查 MRI(图 8-4)提示下丘脑区病灶增大,考虑放射性脑病可能。

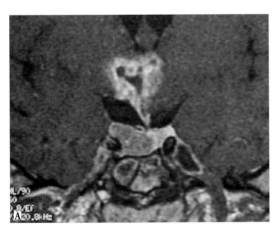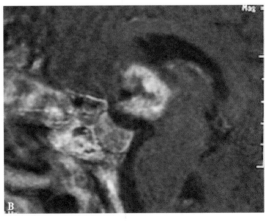

图 8-4 行伽马刀后 11 个月垂体 MRI 增强
垂体瘤术后残留,视交叉、下丘脑异常强化影,考虑迟发性放射坏死。A. 矢状位;B. 冠状位

予以甘露醇 250ml 加地塞米松 2.5mg 治疗后,精神好转,食欲增加。2014 年 12 月停用,患者再次出现乏力、嗜睡、精神恍惚、食欲减退;复查 MRI(图 8-5)视交叉、下丘脑仍可见异常强化影。为进一步诊治入院。

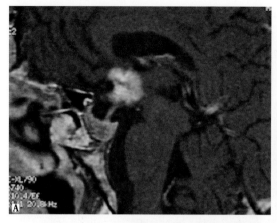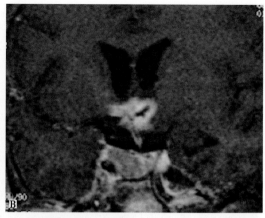

图 8-5　甘露醇和地塞米松治疗 3 个月后垂体 MRI 增强

垂体瘤治疗后，垂体右侧低信号灶；视交叉、下丘脑异常强化影，病灶较前有所缩小。A. 矢状位；B. 冠状位

体格检查：推车入院，中度脱水貌，嗜睡，对答不切题；认知功能减退；典型肢端肥大体征：眉弓稍粗，鼻梁稍宽，上唇增厚，四肢肢端增厚增粗。

【实验室及辅助检查】

血糖：FBG 7.8mmol/L↑，$P_{2h}BG$ 13.6mmol/L↑。

生化检查：K^+ 3.50mmol/L；Na^+ 179mmol/L↑；血肌酐 144μmol/L↑；TG 4.32mmol/L；血尿酸 1.287mmol/L↑。

血渗透压 377mOsm/kg H_2O↑，尿渗透 663mOsm/kg H_2O。

随机 GH 4.8mU/L，IGF-1 1122μg/L↑（参考范围：115～358μg/L）。

血皮质醇（上午 8：00）9.78μg/dl。

甲状腺功能：TSH 0.0230mIU/L↓，FT_3 4.57pmol/L，FT_4 9.59pmol/L↓，TT_3 2.12nmol/L，TT_4 113.50nmol/L。

性腺轴激素：LH 9.75IU/L，FSH 8.20IU/L，T 5.87nmol/L↓。

PRL 31.82ng/ml↑。

【诊治经过】

根据临床表现、实验室检查、影像学检查，临床诊断：肢端肥大症（垂体 GH 瘤术后残留，伽马刀治疗后，生化未缓解）；下丘脑综合征（下丘脑迟发性放射性脑病），原发性高血钠；特殊类型糖尿病（继发于肢端肥大症和外源性糖皮质激素）。

予口服、静脉补液扩容治疗 12 天，缓慢降低血钠，血肌酐，尿酸和 TG 恢复正常；予甘精胰岛素 10U 睡前皮下注射，口服伏格列波糖 0.2mg（每日 3 次），瑞格列奈 1mg（每日 3 次）控制血糖良好。

针对患者的下丘脑病灶及垂体 GH 瘤残留，MDT 讨论下一步治疗方案。

【MDT 讨论与临床决策】

问题 1：如何诊断和治疗下丘脑区放射性脑病？

内分泌科意见：患者典型垂体 GH 瘤，术后残留行伽马刀治疗。现生化未缓解，出现乏力、嗜睡和精神恍惚、胡言乱语等神经精神症状，伴严重高钠血症，MRI 提示垂体 GH 瘤术后残留伴视交叉、下丘脑出现异常花环状不规则强化影，功能诊断为下丘脑综合征。我们予以相应的补液扩容后血钠、血肌酐恢复正常，予以相应的口服药联合长效胰岛素治疗，控制血糖良好。下丘脑及视交叉区病灶性质及下一步处理方案有待 MDT 讨论明确。

影像医学科意见：患者术前垂体典型的大腺瘤，术后残留。现伽马刀治疗后，MRI 显示视交叉、下丘脑出现异常强化影，呈边缘不规则花环状强化，病灶中央为无强化坏死区。下丘脑病灶性质多样，包括炎症、肿瘤、损伤（颅脑外伤、手术创伤、放射性损伤等）。本例垂体 MRI 平扫 T_1 呈低信号，T_2 呈高信号，有时较难与肿瘤鉴别，结合伽马刀治疗病史，首先考虑为迟发性放射性脑病。

神经放射外科意见：随着放射治疗技术的不断改进，放射性脑病发生率显著降低。按其发生时间分为急性、亚急性和迟发性。临床表现与发生时间和部位密切相关。MRI 平扫 T_1 呈低信号，T_2 呈高信号，有时较难与肿瘤鉴别。结合该患者的病史、伽马刀后出现的下丘脑病灶，首先考虑下丘脑区的放射性脑病。治疗首选糖皮质激素抗炎，甘露醇降颅压和神经营养的药物对症治疗。

临床综合分析与决策：除对症治疗外，予醋酸泼尼松 10mg，每日 2 次治疗。

问题 2：肢端肥大症如何进一步治疗以促进生化达标？

内分泌科意见：垂体 GH 瘤治疗方法包括手术、药物和放射外科治疗。对于局灶生长、具有潜在手术治愈可能的垂体大腺瘤患者，手术是一线治疗方法。手术治疗未能达到激素生化缓解者，药物治疗和 / 或放射治疗为有效的辅助治疗。患者为非侵袭性大腺瘤，首次经蝶手术后残留病灶明确；辅以伽马刀治疗是合理选择。伽马刀治疗后 15 个月，GH 和 IGF-1 仍未达标；结合下丘脑放射性脑病暂不适合再次手术，可以选择药物治疗。

神经外科意见：患者影像学提示为非侵袭性大腺瘤，可以选择再次经蝶手术治疗，但患者目前合并下丘脑放射性脑病，再次行手术治疗风险极大，建议生长抑素类似物（somatostatin analogs，SSAs）药物治疗。

放射外科意见：放射性脑病是头颈部肿瘤放射治疗的罕见并发症之一。结合患者出现嗜睡、精神恍惚和严重的高钠血症等下丘脑综合征，建议予以积极的对症处理。残留的 GH 瘤病灶不适宜再行放射治疗。

临床综合分析与决策：SSAs 治疗。

【随访与转归】

患者经入院后治疗，电解质恢复正常，血糖控制良好。MDT 讨论后针对放射性脑病开始加用醋酸泼尼松 10mg，每日 2 次口服；2014 年 12 月 26 日予 SSAs 注射用醋酸奥曲肽微球（善龙）20mg 臀部深部肌内注射治疗 GH 瘤，每 4 周一次。监测血糖、血压、电解质。

2015 年 3 月复查,患者记忆力、认知较前有所好转,体重增加 10kg,无视力视野缺损;复查 MRI(图 8-6)下丘脑病灶较前明显缩小。

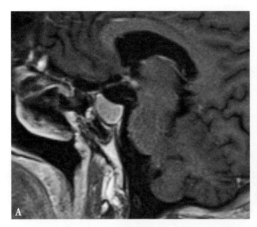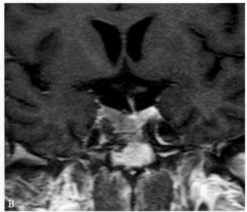

图 8-6 泼尼松和 SSA 治疗 3 个月后垂体 MRI 增强

垂体瘤治疗后,垂体右侧可见一 T_1W 低信号灶 1.7cm×0.9cm;下丘脑病灶较前明显缩小。

A. 矢状位;B. 冠状位

醋酸泼尼松减量为 5mg,每日 3 次,每 4 周减一片。GH 动态曲线:GH 波动于 2.6～3.0mU/L,IGF-1 仍高于正常但较前下降(1021μg/L),予 SSAs 注射用醋酸奥曲肽微球每月 30mg 注射。查 LH 8.07IU/L,FSH 11.50IU/L,T 4.94nmol/L↓,TSH 0.4410mIU/L↓,TT₃ 0.56nmol/L↓,TT₄ 36.20nmol/L↓,FT₃ 2.21pmol/L↓,FT₄ 5.33pmol/L↓,考虑与患者病情和药理剂量糖皮质激素治疗有关,暂未予替代,密切随访甲状腺功能和性腺激素水平;血糖控制良好,HbA1c 5.6%。

2015 年 6 月 30 日改醋酸泼尼松 5mg/d 为醋酸可的松早 25mg、晚 12.5mg 治疗,查 TSH 1.7480mIU/L,TT₃ 1nmol/L↓,TT₄ 59.70nmol/L,FT₃ 3.45pmol/L↓,FT₄ 8.85pmol/L↓,给予左甲状腺素片 25μg/d 替代。

2015 年 10 月 23 日复查 GH 0.4mU/L,IGF-1 550μg/L↑,患者因经济因素,自行停用醋酸奥曲肽微球,随访 GH 及 IGF-1(图 8-7)。复查血皮质醇(上午 8:00)0.59μg/dl,继续予口服醋酸可的松治疗;复查 TSH 0.2490mIU/L↓,T₃ 1.03nmol/L↓,T₄ 55.60nmol/L,FT₃ 2.70pmol/L↓,FT₄ 8.19pmol/L↓,左甲状腺素片增量为 37.5μg/d。

2016 年 8 月复查血皮质醇(上午 8:00)1.88μg/dl,调整醋酸可的松为早 2/3 片、下午 1/3 片;TSH 0.923mIU/L,TT₃ 1.3nmol/L,TT₄ 88.3nmol/L,FT₃ 3.78pmol/L,FT₄ 14.74pmol/L,继续左甲状腺素片 37.5μg 替代;LH 9.84IU/L,FSH 12.16IU/L,T 11.37nmol/L;PRL 9.5ng/ml,;HbA1c 4.4%,FBG 5.2mmol/L,TG 2.46mmol/L↑,继续二甲双胍 500mg(每日 2 次)控制血糖,非诺贝特 0.16g(每日 1 次)控制血脂。

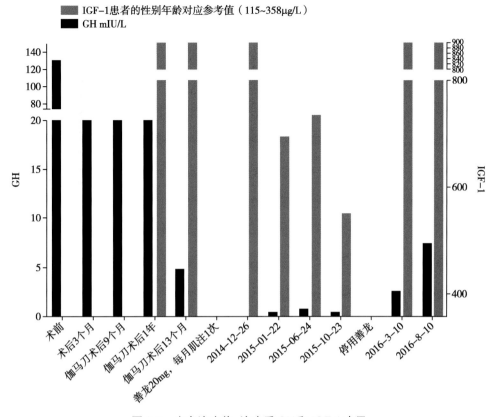

图 8-7　患者治疗前、治疗后 GH 和 IGF-1 水平

【经验与体会】

（一）肢端肥大症早期诊断困难

患者本人为口腔科医生，在综合性医院工作，病程却已超过 10 年！据初步调查分析，肢端肥大症患者诊断前的平均病程为 7～10 年[1]。垂体 GH 瘤约 80% 为大腺瘤，除与 GH 瘤本身分泌 GH 相关外，与早期诊断率低有一定的关系。提高公众和医务人员对该病典型体征的识别，并在初发糖尿病、初发或难以控制的高血压、睡眠呼吸暂停综合征等患者中进行筛查，将有助于提高其早期诊断，从而提高治愈率。其次，肢端肥大症影响全身各个系统（心血管、呼吸、骨骼、某些系统肿瘤形成等），诊断时应予以全面评估[2]，包括血压、血脂、心电图、心脏彩超、睡眠呼吸监测、甲状腺超声和肠镜等选择性检查。

（二）肢端肥大症治疗疗效关键

肢端肥大症治疗目前国内外均有相应的指南[3,4]，从治疗目标、治疗方法及治疗流程指导临床。治疗方法包括手术、药物和放射外科治疗。微腺瘤患者，以及局灶生长、存在手术治愈可能的垂体大腺瘤患者，手术是一线治疗方法。影响手术疗效的关键因素包括肿瘤的大小和生长方式，侵袭性生长者手术疗效差；同时术者经验至关重要，经有经验的神经外科医生手术，微腺瘤治愈率 >85%，大腺瘤 40%～50%[4]。手术治疗未能达到激素生化缓解者，药物治疗和 / 或放射治疗为有效的辅助治疗。

（三）放射性脑炎的识别和治疗、预后

放射性脑病（radiation encephalopathy，REP）是头颈部肿瘤放射治疗的并发症之一，鼻咽癌放疗后发生率较高。其发生除与放射治疗的方法、剂量相关外，与患者的年龄、血管病变和化疗等也相关[5]，随着放射治疗技术的不断改进，REP 发生率显著降低。文献报道伽马刀治疗 REP 发生率仅 0.18%[6]。按发生时间分为急性、亚急性和迟发性。临床表现与发生时间和部位密切相关。MRI 平扫 T_1 呈低信号，T_2 呈高信号，有时较难与肿瘤鉴别。治疗方法主要包括糖皮质激素抗炎，甘露醇降颅压和给予神经营养的药物。亚急性 REP 部分可逆。患者在伽马刀治疗后 9 个月出现乏力、嗜睡和精神恍惚、胡言乱语等神经精神症状，伴严重高钠血症，结合患者尿量 1～2L/d，尿量不多，尿渗透压不低，排除尿崩，功能诊断为下丘脑综合征。垂体 MRI 提示垂体 GH 瘤术后残留伴视交叉、下丘脑出现异常花环状不规则强化影，结合伽马刀治疗病史，考虑为迟发性放射性脑病。国内有个别报道鞍上肿瘤伽马刀治疗后发生下丘脑综合征[7]。

下丘脑功能多样，炎症、肿瘤、损伤（包括颅脑外伤、手术创伤、放射性损失等）等病变可导致下丘脑功能紊乱，表现为垂体及靶腺功能障碍、体温调节、睡眠、摄食、水盐调节障碍、排汗异常等[8]。临床上应对下丘脑综合征除了积极补充垂体靶腺各种激素外，短期内必须关注渗透压调节、渴感中枢功能异常所致的水电解质紊乱，重点纠正水电解质紊乱；长期需关注摄食障碍和睡眠障碍等带来的肥胖和血糖血脂代谢异常。该患者在补充生理盐水并鼓励饮水后血钠缓慢降低、积极用药理剂量的糖皮质激素治疗，后渴感恢复，水电解质紊乱未再现。但认知功能、睡眠障碍、摄食等目前尚未能完全恢复，需要长期关注并纠正相应的代谢紊乱，以改善长期预后。

【专家点评】

肢端肥大症的早期识别和诊断有待通过大众健康教育和医护工作人员的专业培训来提高；亚专科化多学科合作是提高垂体瘤疗效减少并发症的关键；下丘脑放射性脑病的治疗经验值得学习和分享。

参 考 文 献

[1] Rajasoorya C，Holdaway IM，Wrightson P，et al. Determinants of clinical outcome and survival in acromegaly. Clin Endocrinol，1994，41（1）：95-102.

[2] Mestron A，Webb SM，Astorga R，et al. Epidemiology，clinical characteristics，outcome，morbidity and mortality in acromegaly based on the Spanish Acromegaly Registry（Registro Espanol de Acromegalia，REA）. Eur J Endocrinol，2004，151（4）：439-446.

[3] 中华医学会内分泌学会，中华医学会神经外科学学会，中国垂体腺瘤协作组. 中华医学会 2013 肢端肥大症诊治指南. 中华医学杂志，2013，93（27）：2016-2111.

[4] Katznelson L，Laws ER，Melmed S，et al. Acromegaly：an endocrine society clinical practice guideline. J Clin Endocrinol Metab，2014，99（11）：3933-3951.

[5] Rahmathulla G，Marko NF，and Weil RJ. Cerebral radiation necrosis：a review of the pathobiology，diagnosis and management considerations. J Clin Neurosci，2013，20（4）：485-502.

[6] 徐建新，周跃飞，赵洪洋. 垂体生长激素腺瘤伽玛刀治疗的预后及相关因素分析. 中华神经外科疾病研究杂志，2009，8（4）：346-349.

[7] 董闽田. 鞍上肿瘤伽玛刀术后下丘脑综合征1例分析. 中国误诊学杂志，2007，7（25）：6066-6067.

[8] Shlomo M，Senior VP，Academic A. The Pituitary. 3rd ed. New York：Academic Press，2011：303-341.

病例9 难治的青少年垂体生长激素瘤

范琳玲 撰写 叶红英 指导

【导读】

年轻女性，13岁时因阵发性头痛伴月经周期延长就诊，未予以明确诊断。7个月后自觉手足粗大，嘴唇肥厚，体重和身高增加，头痛加重。检查发现垂体生长激素瘤，向左侧呈侵袭性生长。予生长抑素类似物（somatostatin analogs，SSAs）治疗3个月后经蝶行垂体瘤手术，手术病理提示不典型腺瘤。术后3个月复查发现垂体瘤残余，生化未缓解。术后持续头痛，再予SSA治疗3个月无明显疗效，增加剂量治疗3个月仍无改善。如何选择进一步治疗方案？如何早期识别青少年生长激素瘤？头痛问题如何解决？

【病例简介】

患者，女，2000年5月出生。2011年初潮，月经不规律；2013年9月出现阵发性头痛伴月经周期延长，当地医院查空腹血糖升高（具体数值不详），头颅磁共振平扫未见异常。给予"二甲双胍片"治疗，血糖控制正常。2014年1月阵发性头痛加重，发作时无法入睡（视觉模拟量表，visual analogue scale，VAS，评分9分），不伴恶心、呕吐。2014年4月注意到手足粗大，嘴唇肥厚，体重73kg，身高172cm（父亲、母亲、姐姐身高分别为169cm、162cm、156cm，遗传身高162.5cm）；1年内体重增加20kg，身高增加10cm。垂体MRI增强（图9-1）发现鞍区占位（2.6cm×1.3cm），向左侧侵及海绵窦，包绕颈内动脉，考虑侵袭性垂体瘤。

查随机GH 166.92μg/L，IGF-1 1208μg/L（性别年龄相应参考值：220.0～996.0μg/L）；口服葡萄糖耐量试验（oral glucose tolerance test，OGTT）提示GH不能被抑制（GH谷值77.31μg/L），糖耐量受损（impaired glucose tolerance，IGT）。诊断为侵袭性垂体GH瘤，并发IGT、甲状腺结节。予以醋酸奥曲肽微球（善龙）治疗（20mg，肌内注射，每4周一次）。SSA治疗3个月，头痛未减轻。复查随机GH 79.62μg/L，IGF-1 772μg/L，垂体MRI病灶未见明显缩小（图9-2）。

2014年8月行经鼻蝶垂体瘤手术，病理：GH瘤，高细胞增殖指数（MIB-1：8%）：提示鞍区不典型垂体GH瘤。2014年11月术后3个月复查GH 13.5μg/L，IGF-1 908μg/L提示生化未缓解；MRI增强示垂体瘤残留（图9-3）。

再次醋酸奥曲肽微球20mg治疗，肌内注射，每4周一次。2015年1月行SSA治疗后3个月复查OGTT试验提示IGT，GH谷值降至15.12μg/L，IGF-1仍为716μg/L；查肠镜示结肠多发息肉，活检病理示（横结肠）绒毛状腺瘤，行肠镜息肉摘除治疗。2015年2月改醋酸奥曲肽微球 30mg,肌内注射,每4周一次。

患者治疗后头痛情况未缓解,醋酸奥曲肽微球注射后1周内有加重现象;出现牙痛,但口腔科检查未见异常;头部发冷,乏力嗜睡;持续停经。饮食治疗控制血糖可,体重无进一步增加,血压正常。2015年6月垂体病多学科门诊就诊讨论进一步的治疗方案。

查体:身高 175cm,体重 73kg,嘴唇稍增厚,鼻翼稍增宽,颧骨增宽,下巴稍往前,牙缝无增宽,眉弓无明显突出,手足肥大,双膝关节轻度压痛,未见紫纹,双下肢无水肿。

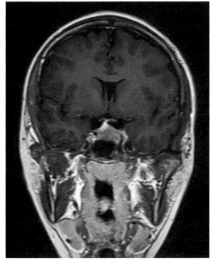

图9-1 术前垂体 MRI 增强提示垂体瘤呈侵袭性

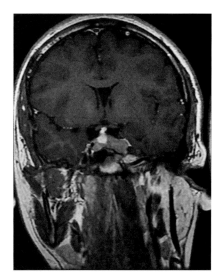

图9-2 SSA 治疗3个月 MRI 提示垂体瘤未见明显缩小

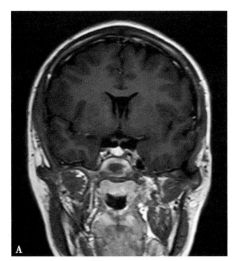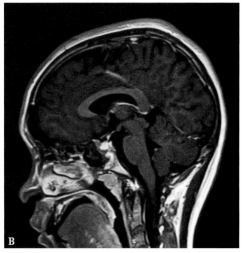

图9-3 术后3个月垂体 MRI 提示垂体瘤术后残余
A. 冠状位;B. 矢状位

【实验室及辅助检查】

GH 高糖抑制试验：血糖水平提示 IGT，GH 谷值 27.73μg/L↑；IGF-1 939μg/L↑。

血生化：HbA1c 5.80%，尿酸 0.34mmol/L，TC 6.92mmol/L↑，TG 4.13mmol/L↑，LDL-C 3.71mmol/L↑。

性激素：E_2 21.90pmol/L，P 0.80nmol/L，LH 1.49IU/L，FSH 4.04IU/L，PRL 0.90nmol/L，DHEA 3.75μmol/L，T 0.44nmol/L。

甲状腺功能：正常。

血皮质醇（上午 8：00）：17.60μg/dl。

甲状腺 B 超：甲状腺两侧多发结节，良性可能。

MRI：垂体瘤残留病灶较 2014 年 11 月增大（图 9-4）。

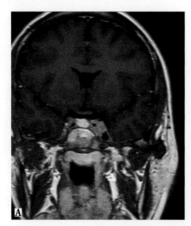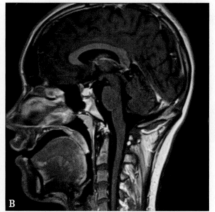

图 9-4　术后 1 年复查垂体 MRI 提示垂体瘤术后残留病灶较前增大
A. 冠状位；B. 矢状位

【内分泌功能试验】

黄体生成素释放激素（luteinizing hormone releasing hormone，LHRH）兴奋试验：LH 峰值 35.81IU/L，FSH 峰值 15.50IU/L。

【诊治经过】

患者头痛和月经紊乱起病，身高明显高于遗传身高，肢端肥大面容欠典型，高糖不抑制 GH 和 IGF-1 升高、MRI 显示鞍区侵袭性垂体瘤，手术病理证实其为侵袭性垂体 GH 大腺瘤。患者的 LHRH 兴奋试验结果提示 LH、FSH 可良好兴奋，闭经考虑为 GH 分泌过多所致，肾上腺和甲状腺轴功能正常。同时发现糖耐量异常、甲状腺结节和结肠息肉等并发症。

治疗上关键在于侵袭性垂体GH瘤术后残留病灶的后续处理。术后残留病灶经醋酸奥曲肽微球治疗后头痛未缓解、生化未缓解、残留病灶有所增大。如何处理残留病灶提交MDT讨论。

【MDT讨论与临床决策】

问题：不典型垂体GH瘤如何治疗？

内分泌科意见：根据临床表现、实验室检查和影像学，诊断垂体GH瘤明确，并发糖耐量异常、高脂血症、高尿酸血症、甲状腺结节、结肠息肉（摘除术后）。问题在于患者垂体瘤为侵袭生长，手术无法全切，且病理发现Ki67指数明显升高，按2004年WHO病理分类，属于不典型垂体GH瘤，术后海绵窦残留；醋酸奥曲肽微球经增加剂量仍未能使GH、IGF-1控制正常，且临床头痛症状突出，影响生活质量；是否可进行伽马刀治疗？联用多巴胺受体激动剂或换用SSAs如醋酸兰瑞肽治疗。患者的LHRH兴奋试验结果提示LH、FSH可良好兴奋，闭经考虑为GH分泌过多所致，且肾上腺和甲状腺轴功能正常，可予性激素周期疗法。

神经外科意见：根据影像学特点，垂体瘤向左侵袭海绵窦，包绕颈内动脉，手术不能全部切除垂体瘤组织。术后垂体瘤组织残余，不建议再次进行手术治疗。建议使用药物治疗联合放射外科治疗。

神经放射外科意见：考虑到患者年仅15岁，而病灶侵犯海绵窦，垂体被肿瘤凸形包裹，为治疗肿瘤的同时保护正常垂体的功能，考虑予以容积分割治疗，先治疗侵犯较大的左侧。由于是容积分割治疗，建议患者的第二次治疗应该在首次伽马刀治疗后的3～6个月。

患者和家属意见：希望尽可能采取安全、有效的治疗方案，改善头痛症状，控制身高和体重的增长。

临床综合分析与决策：神经放射外科伽马刀联合SSAs（醋酸兰瑞肽）治疗，随访GH和IGF-1指标，以及鞍区垂体瘤残留情况，监测患者身高、体重和月经情况。

【随访与转归】

2015年8月左侧病灶行伽马刀放射外科治疗（gamma knife radiosurgery, GKS）：受照区平均剂量34.8Gy，周边剂量24Gy，等剂量42%，靶点数11，治疗体积5.76ml，照射时间133.6分钟。随后开始醋酸兰瑞肽治疗（40mg肌内注射，每两周1次）。患者头痛逐步缓解（疼痛评分5分），眼睛、耳朵、牙齿疼痛伴随头部发冷症状未缓解。2016年5月复查MRI左侧病灶缩小（图9-5）。2016年8月伽马刀治疗后1年随诊，饮食治疗控制血糖正常，月经周期疗法维持。

2016年9月右侧病灶行伽马刀治疗，受照区中心剂量50Gy，周边剂量24Gy，等剂量48%，靶点数7，治疗范围22.0cm×13.2cm×16.1mm。

2017年4月随访，身高175cm，体重68kg（下降5kg），患者头痛明显改善，血压正常，GH和IGF-1较前降低（图9-6），甲状腺、肾上腺皮质功能正常。继续SSAs（醋酸兰瑞肽）治疗和雌孕激素周期疗法。

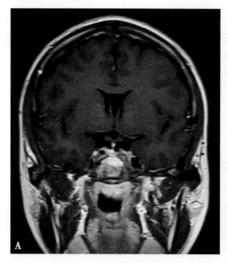 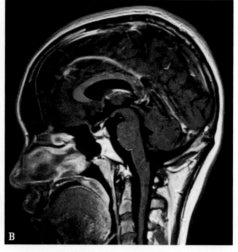

图 9-5 伽马刀后 9 个月（2016 年 5 月）垂体 MRI 提示垂体左侧病灶缩小
A. 冠状位；B. 矢状位

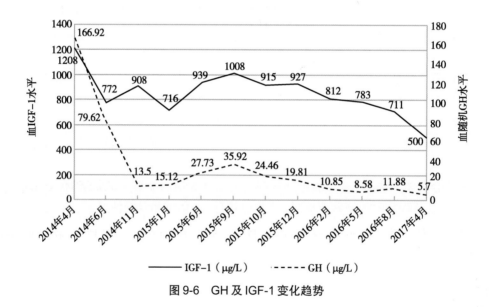

图 9-6 GH 及 IGF-1 变化趋势

【经验与体会】

（一）青少年垂体 GH 瘤的早期识别

该患者 11 岁初潮后月经紊乱未重视；13 岁因头痛就诊，头颅 MRI 平扫未发现异常；14 岁注意到容貌改变和身高明显高于遗传身高伴体重增加；内分泌检查提示 GH 过多分泌，结合影像学上垂体肿瘤呈侵袭生长，临床诊断为侵袭性垂体 GH 大腺瘤。青少年垂体 GH 瘤临床表现欠典型，介于巨人症和肢端肥大症之间，早期不易识别。Colao 等[1] 报告的 13 例（女性 5 例）15～20 岁的青少年垂体 GH 瘤，仅 3 例患者主诉生长过快，同时男孩均表现为垂体占位效应如头痛和视力改变就诊；女孩均伴月经紊乱就诊，其中 2 例伴头痛症状。影像学均显示为大腺瘤,11例呈侵袭性。关注儿童青少年的生长速度和月经紊乱等非特异症状,可能促进青少年垂体GH瘤的早期诊断。

(二) 不典型垂体瘤

2004年WHO中枢神经系统肿瘤分类[2],将垂体瘤分为垂体腺瘤、不典型垂体腺瘤(atypical pituitary adenoma,APA)和垂体癌。不典型垂体瘤的诊断标准为:MIB-1增殖指数>3%,p53染色阳性和可见核分裂象。2016年报道的来自葡萄牙[3]和意大利[4]的两项研究结果发现,手术治疗的220例和434例垂体瘤患者中,APA分别占12.7%和11.5%;大腺瘤和微腺瘤中APA比例分别为19.7%(葡萄牙)/4.9%(意大利)和13.1%(葡萄牙)/7.5%(意大利)。APA中,大腺瘤占82%,约45%的患者影像学上表现为典型的侵袭证据。来自葡萄牙的报道中APA患者中39.3%为功能性垂体瘤,免疫组化染色结果显示:垂体PRL瘤、GH瘤、ACTH瘤和TSH瘤中APA比例分别为20.8%、0%、16.2%和13%,而7例寂静型ACTH瘤中2例为APA,38例GH同时其他激素阳性染色(原文未将其定义为混合瘤)的患者中10.5%为APA;随访5年以上的病例中,APA复发率是典型垂体腺瘤的7倍。来自意大利Marialaura的报道GH瘤APA中8.3%,PRL瘤占19.6%。Saeger[5]和Zade等[6]均发现在非典型垂体瘤中最常见的是无功能腺瘤和GH瘤。结果提示APA多数表现为侵袭性生长的大腺瘤,但非侵袭的微腺瘤也可能是APA,只有通过病理方能诊断。由于APA的高复发率,术后的进一步评估和治疗及随访显得尤为重要。

2017年WHO垂体肿瘤分类公布。从10年以上的研究回访来看,沿用此APA诊断标准,缺乏有效的预后指示作用,因此2017新分类不再建议使用"非典型腺瘤"这一术语。但明确提出了需要临床医生密切和关注的"高风险垂体腺瘤"概念,包括稀疏颗粒型生长激素细胞腺瘤、男性泌乳素细胞腺瘤、Crooke细胞腺瘤、寂静型ACTH细胞腺瘤、多激素型Pit-1阳性腺瘤。但病理通过有丝分裂计数Ki67指数评估肿瘤细胞增殖潜能,结合MRI影像或术中判断侵袭性,仍有助于临床判断患者预后。

(三) 多学科联合综合治疗垂体GH瘤

手术是垂体GH瘤的首选治疗方式,可以联合药物治疗和放射治疗[7]。药物治疗目前主要有多巴胺受体激动剂(dopamine agonists,DA)、SSA、生长激素受体拮抗剂(growth hormone receptor antagonist,GHRA)三种,可以单独用或者联合使用[8]。放射治疗可以抑制肿瘤生长和控制激素分泌,并且一项对684例手术治疗的垂体瘤患者的临床研究发现放疗对GH瘤和无功能腺瘤的效果显著[9]。青少年垂体GH瘤治疗达标尤为重要,但总体治疗效果仍有待提高,Rostomyan等[10]报道仅39%患者GH/IGF-1控制达标。目前尚无针对垂体GH不典型腺瘤诊治和预后的相关报告。该患者术后根据病理确诊为不典型GH腺瘤,MIB-1高达8%。术前醋酸奥曲肽微球治疗部分有效,术后垂体瘤体积缩小,但生化以及临床症状无明显改善,继续以SSA治疗生化改善不明显,残留病灶反而有所增大,应选择放射治疗。伽马刀属于放射外科治疗方法,是目前术后残留的GH腺瘤的二线或三线治疗。虽然比传统放疗精确很多,但仍有发生垂体功能低下可能,因而尽可能保护正常垂体功能是医患共同关心的焦点。

该患者为未成年女性,左右两侧海绵窦均有残留,左侧术后增大较为明显,病灶离视神经通路相对较远,但正常垂体组织被肿瘤包绕,如果单次伽马刀治疗,垂体的吸收剂量很高,理论上容易出现治疗后垂体功能减退。而容积分割治疗可以在确保肿瘤足够剂量同时间可能减少中间正常垂体组织的照射量，且可以让正常组织有足够修复时间，从而降低垂体功能减退风险。该患者左侧放射治疗联合药物治疗改善了症状，降低了 GH 高分泌，局部病灶有所缩小。右侧海绵窦残留病灶应及时接受放射治疗。

（四）垂体 GH 瘤患者的头痛问题

该患者以头痛为首要症状就诊。在垂体 GH 瘤患者，头痛发生率达 85%，高于其他垂体瘤[11]。研究发现头痛和肿瘤大小并没有必然联系：部分垂体大腺瘤患者手术后，肿瘤体积明显缩小，但头痛未见改善[11]；头痛也常发生在 GH 微腺瘤[12]。但并不排除由于肿瘤体积增大导致硬脑膜拉伸而发生的头痛，另外基因因素、生化指标以及流行病学因素也和头痛有一定相关性[11]。目前针对垂体 GH 瘤的手术、药物和放射治疗方法中，SSA 是改善头痛最有效的药物[11]，研究结果提示[13]奥曲肽可以改善 75%～80% 肢端肥大症患者头痛症状。Mortini 等[14]对 500 例肢端肥大症患者术后头痛评估发现，在术后生化控制患者中头痛发生率是 19.1%，在生化未控制的患者中头痛发生率为 25.5%；术后头痛控制或头痛未控制患者中 GH 的水平是相似的，提示头痛缓解和生化指标 GH 和 IGF-1 缓解并没有什么必然联系，而可能与其抑制血管活性肽的释放有关[15]。作为垂体 GH 瘤术后残留治疗的有效补充治疗，有报道 9.6% 患者短期内头痛加重，可能与局部水肿有关，糖皮质激素治疗有效[16]。该患者术前 SSA 治疗、手术治疗和术后 SSA 加量均未能缓解疼痛，而伽马刀治疗是否会加重头痛是重要顾虑。所幸，患者左侧病灶接受伽马刀治疗后联合 SSA 治疗，头痛症状明显改善。临床实践中，垂体 GH 瘤患者的头痛评估、处理和随访有待改善。

【专家点评】

垂体 GH 瘤的诊断难点在于早期识别和诊断，青少年患者尤为困难；该患者为青少年，垂体 GH 腺瘤侵袭生长，且生长速度快，手术未能全切，术后积极联合药物和放射治疗，以达成治疗目标；垂体 GH 瘤患者头痛发生率高，且严重影响患者生活质量，应予以评估、随访和积极处理。该患者的综合处理获得了良好的治疗效果。建议青少年垂体 GH 瘤患者行基因检测。

参考文献

[1] Colao A，Pivonello R，Di Somma C，et al. Growth hormone excess with onset in adolescence：clinical appearance and long-term treatment outcome. Clin Endocrinol，2007，66（5）：714-722.

[2] Fahlbusch R，Buslei R. The WHO classification of pituitary tumours：a combined neurosurgical and neuropathological view. Acta Neuropathol，2006，111（1）：86-87.

[3] Tortosa F，Webb SM. Atypical pituitary adenomas：10 years of experience in a reference centre in Portugal. Neurologia，2016，31（2）：97-105.

[4] Del Basso De Caro M，Solari D，Pagliuca F，et al. Atypical pituitary adenomas：clinical characteristics and role of ki-67 and p53 in prognostic and therapeutic evaluation. A series of 50 patients. Neurosurg Rev，2016，40（1）：105-114.

[5] Saeger W，Ludecke DK，Buchfelder M，et al. Pathohistological classification of pituitary tumors：10 years of experience with the German Pituitary Tumor Registry. Eur J Endocrinol，2007，156（2）：203-216.

[6] Zada G，Woodmansee WW，Ramkissoon S，et al. Atypical pituitary adenomas：incidence，clinical charac-teristics，and implications. J Neurosurg，2011，114（2）：336-344.

[7] 徐钰，肖群根，刘胜文，等. 二次经鼻蝶入路垂体瘤显微切除术45例. 华中科技大学学报（医学版），2012，41（3）：358-360.

[8] Jallad RS，Bronstein MD. The place of medical treatment of acromegaly：current status and perspectives. Expert Opin Pharmacother，2013，14（8）：1001-1015.

[9] Oruckaptan HH，Senmevsim O，Ozcan OE，et al. Pituitary adenomas：results of 684 surgically treated patients and review of the literature. Surg Neurol，2000，53（3）：211-219.

[10] Rostomyan L，Daly AF，Petrossians P，et al. Clinical and genetic characterization of pituitary gigantism：an international collaborative study in 208 patients. Endocr Relat Cancer，2015，22（5）：745-757.

[11] Giustina A，Gola M，Colao A，et al. The management of the patient with acromegaly and headache：a still open clinical challenge. J Endocrinol Invest，2008，31（10）：919-924.

[12] Forsyth PA，Posner JB. Headaches in patients with brain tumors：a study of 111 patients. Neurology，1993，43（9）：1678-1683.

[13] Levy MJ. The association of pituitary tumors and headache. Curr Neurol Neurosci Rep，2011，11（2）：164-170.

[14] Mortini P，Losa M，Barzaghi R，et al. Results of transsphenoidal surgery in a large series of patients with pituitary adenoma. Neurosurgery，2005，56（6）：1222-1233.

[15] Levy MJ，Matharu M，Goadsby PJ. Chronic headache and pituitary tumors. Curr Pain Headache Rep，2008，12（1）：74-78.

[16] Losa M，Gioia L，Picozzi P，et al. The role of stereotactic radiotherapy in patients with growth hormone-secreting pituitary adenoma. J Clin Endocrinol Metab，2008，93（7）：2546-2552.

病例 10 肢端肥大症——三次手术、两次 伽马刀的困局如何解?

马增翼 撰写 寿雪飞 指导

【导读】

中年男性,以"面容手足粗大"等典型肢端肥大症症状起病,查随机生长激素 34.3μg/L↑,MRI 发现垂体瘤。患者先后 3 次接受经蝶垂体瘤切除手术,每次手术间隔仅为 1 年。第三次术后 3 个月、6 个月行伽马刀治疗。2016 年 8 月随访发现病灶明显增大为 2.0cm×1.7cm。复查第三次病理 Ki-67 指标约 30%。

肢端肥大症诊断容易,但是通过综合治疗达到内分泌功能完全缓解达标仍是挑战,尤其是侵袭性不典型垂体 GH 瘤。亚专科、多学科合作是成功治疗的关键。

【病例简介】

患者,男,57 岁。因"面容手足变化 10 余年,经蝶垂体瘤三次术后",于 2015 年 9 月华山医院内分泌科首次就诊。患者 2011 年 6 月因鼻塞外院就诊,被医生识别有肢端肥大面容,查随机生长激素(growth hormone, GH)34.3μg/L↑,磁共振成像提示垂体瘤(影像资料遗失)。当地医院于 2011 年 6 月行经蝶垂体瘤切除术。术后病理示:垂体腺瘤,P53(弱 +),Ki-67 5%~6%,GH(-),PRL(-)。术后肿瘤少量残留,随机 GH 17.4μg/L(45.2mU/L)↑,嘱观察随访。2012 年 5 月患者至医院复查 MRI 示术后残留肿瘤增大(图 10-1A),于当地行第二次经蝶垂体瘤切除术,病理示垂体腺瘤,Ki-67 3%~5%,P53(-)。术后 3 个月复查存有肿瘤残留(图 10-1B),嘱观察。2013 年 6 月复查 MRI 提示肿瘤明显增大(图 10-1C),遂行第

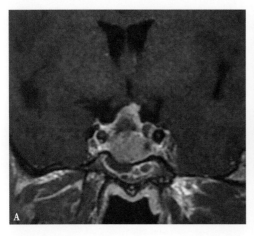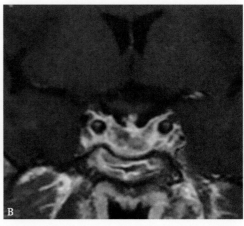

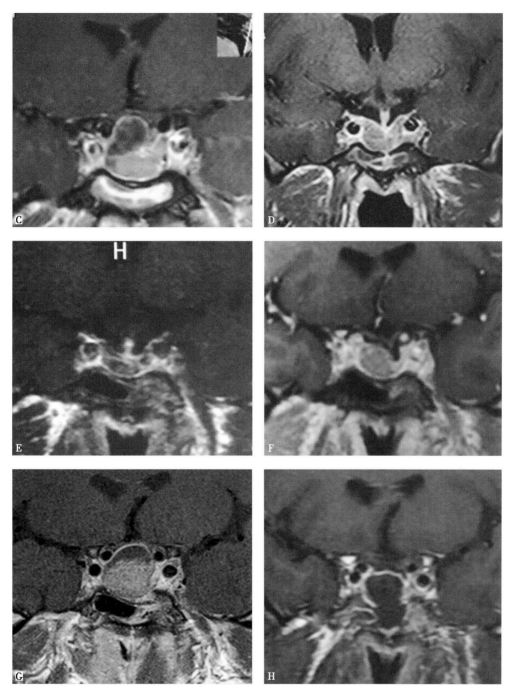

图 10-1 患者既往鞍区 MRI 回顾

A. 2012 年 5 月第二次术前垂体 MRI 增强提示：垂体瘤；B. 第二次术后 3 个月垂体 MRI 提示：垂体 GH 瘤术后残留；C. 2013 年 6 月第三次术前垂体 MRI 增强提示：垂体大腺瘤；D. 第三次术后 3 个月 MRI 提示，垂体 GH 瘤术后残留，拟行伽马刀治疗；E. 两次伽马刀后 6 个月，肿瘤控制较好；F. 2016 年 6 月伽马刀后 2 年 5 个月，垂体 MRI 增强提示肿瘤复发；G. 2016 年 10 月第四次术前，肿瘤较前增大明显；H. 第四次术后，肿瘤达镜下全切，术后随机 GH 0.5mU/L

三次手术，术后病理示垂体腺瘤，P53 少数阳性，GH（+），Ki-67 30%。患者遵医生建议于术后 3 个月、6 个月分别两次行立体定向伽马刀放射治疗，针对鞍区病灶以 35% 等边缘剂量曲线包绕，照射剂量为 9～9.2Gy/（F·d），具体照射计划不详，伽马刀治疗后肿瘤控制较好，患者每年坚持随访（图 10-1D～E）。2016 年 6 月（伽马刀治疗后两年半）复查鞍区 MRI 发现肿瘤增大（图 10-1F），同年 8 月患者复查鞍区 MRI 发现肿瘤增大明显（图 10-1G），至华山医院 MDT 门诊就诊，经讨论予先收治内分泌科行全面评估后至神经外科手术治疗。

体格检查：体温 36.7℃，脉搏 82 次 / 分，呼吸 18 次 / 分，血压 130/80mmHg，身高 173cm，体重 70kg。发育正常。患者肢端肥大症面容：体毛及面容皮肤粗糙、上颌变宽、前额隆起、鼻唇增厚、下颌增宽、手指及脚趾各关节粗大、手足部皮肤皱褶明显、足跟部肥厚。

【实验室及辅助检查】

血、尿、粪常规及肝肾功能基本正常。

血皮质醇（上午 8：00）：0.21μg/dl↓。

甲状腺功能：TSH 0.086mIU/L↓，TT_3 1.16nmol/L↓，TT_4 47.6nmol/L↓，FT_3 3.73pmol/L，FT_4 9.69pmol/L↓。

性腺轴激素：LH 0.48IU/L↓，FSH 1.96IU/L↓，T 0.09nmol/L↓。

IGF-1 846μg/L。

FBG：6.1mmol/L；HbA1c：6.3%。

胸片、心电图、心脏超声：未见异常。

鞍区 MRI（见图 10-1G）：垂体瘤，大小约 2.0cm×1.7cm。

睡眠监测：睡眠呼吸暂停低通气综合征，重度阻塞型；夜间睡眠低氧血症，重度。

肠镜：结肠黑变病。

超声：双侧甲状腺结节样病灶，TI-RADS：2 类；胆囊小息肉。

【内分泌功能试验】

GH 高糖抑制试验：GH 谷值 3.85μg/L（10.01mU/L）。

【诊治经过】

根据患者的临床表现和既往手术病理，垂体 GH 瘤诊断明确；根据患者病理中 P53、Ki-67 结果，结合反复手术、术后残留病灶生长快速和放射治疗疗效差的情况，诊断为不典型垂体 GH 瘤。同时并发糖尿病，睡眠呼吸暂停低通气综合征、甲状腺结节以及结肠黑变病等疾病。

患者三次手术史，两次伽马刀放射治疗，目前查晨血皮质醇 <3μg/dl、TT_3、TT_4、TSH 降低和 T、FSH、LH 降低，诊断垂体功能减退诊断明确。予醋酸可的松早 25mg 和下午 12.5mg、左甲状腺素 50μg（每日 1 次）以及十一酸睾酮 40mg（每日 2 次）替代治疗。

针对患者垂体瘤病灶和目前生化未缓解情况，MDT 讨论下一步处理方法。

【MDT 讨论与临床决策】

问题：不典型垂体 GH 瘤三次手术和两次伽马刀治疗后如何进一步处理？

影像科意见： 患者第二次术前垂体 MRI 增强提示垂体瘤，瘤体向鞍上发展，压迫视交叉。第二次术后 3 个月垂体 MRI 提示：鞍区内强化不均，可见 GH 瘤术后残留。7 个月后第三次术前垂体 MRI 增强提示：垂体大腺瘤，较前片病灶可见明显增大，向鞍上发展，并见坏死囊变区域。第三次术后 3 个月 MRI 仍提示垂体 GH 瘤术后残留，建议行伽马刀治疗。两次伽马刀治疗后 6 个月 MRI 可见肿瘤尚控制较好。伽马刀术后 2 年 5 个月，垂体 MRI 增强提示肿瘤复发。4 个月后（第四次术前）肿瘤较前增大明显，继续向鞍上及鞍底生长。该病例为一例较为明确的不典型垂体瘤，肿瘤生长较快，复发频繁，术后鞍内解剖结构混乱，本次治疗后应密切规律、定期复查垂体 MRI 增强（建议每三个月复查一次），如发现病灶体积增大，侵犯周围结构，提示复发可能。

内分泌科意见： 患者有典型肢端肥大面容，随机 GH 高达 34.3μg/L，MRI 提示垂体腺瘤术后残瘤增大。虽然术前未行 GH 高糖抑制试验和血清 IGF-1 检测，但"肢端肥大症，垂体 GH 瘤"的诊断明确，且经手术病理证实。其次，该患者因长期肢端肥大症激素未缓解而影响全身多个系统（心血管、呼吸等），本次收治内分泌科首先予以全面评估，了解已出现并发症，并及时针对垂体功能减退进行激素替代治疗。对于该病例，患者已经历 3 次手术及 2 次伽马刀治疗，血皮质醇（上午 8:00）0.21μg/dl↓，FT₄ 9.69pmol/L↓，垂体前叶功能减退诊断明确，需即刻行相应的激素替代治疗。该患者术前评估示心肺功能尚可耐受手术，无明显手术禁忌，如能全切，手术仍应为首选治疗方式。如经济条件许可，且药物敏感，则可先尝试使用生长抑素类似物注射治疗。

神经外科意见： 目前，针对潜在手术治愈可能的垂体大腺瘤患者，手术仍为一线治疗方法 [1, 2]。不典型垂体瘤因绝大多数为大腺瘤或者侵袭性垂体瘤，所以手术技术特别是初次手术治疗尤为重要。该患者最近 MRI 增强示肿瘤未侵犯右侧海绵窦，侵袭左侧海绵窦情况为 Knosp II 级，尚有全切可能，所以经内分泌科全身状况评估、排除手术禁忌后仍应首选经蝶手术治疗。本例患者已经行 3 次经蝶手术及 2 次伽马刀治疗，蝶窦及鞍区瘢痕组织增生严重，手术风险较大，术中应注意严密保护正常垂体并时刻利用多普勒超声定位双侧 ICA 走行位置，如肿瘤质地较软，可利用刮匙及吸引器缓慢吸出；若质地较韧，也应轻柔操作，逐步切除肿瘤，避免粗暴撕扯。

神经放射外科意见： 现患者垂体前叶功能减退与放疗关系不除外。但考虑到此例患者病理为非典型垂体瘤且反复复发，放射治疗仍不可少。患者前两次伽马刀治疗剂量均偏小，应根据病理结果适时调整照射剂量。如患者再次接受手术治疗，术后 3 个月随访复查时可根据鞍区 MRI 情况行伽马刀治疗，周边剂量应 >20～25Gy，最好包裹整个术前肿瘤范围（若医院条件不同则普通放射治疗及射波刀均可选择）。放疗期间及放疗后应密切监测垂体内分泌功能，警惕垂体危象的发生。

临床综合分析与决策： 本病例经 MDT 门诊讨论结论，该患者虽已经历 3 次手术，但从 MRI 上来看，肿瘤侵袭左侧海绵窦情况为 Knosp II 级，尚有全切可能，建议先行内镜下经蝶垂体瘤切除术，争取术中全切，达术后内分泌缓解。同时根据术中情况、术后 MRI 及血 GH

指标制定进一步治疗方案。

【随访与转归】

与患者及家属充分沟通告知手术风险和预后，于 2016 年 10 月 14 日行内镜下经蝶垂体瘤切除术，肿瘤呈灰红色，质地软，血供一般，最终达镜下全切除（术后磁共振证实）（见图 10-1H）。术后病理报告内容：不典型垂体 GH 型腺瘤，GH（+），P53（−），Ki-67 15%（图 10-2）。术后第 3 天随机 GH 0.5mU/L（0.2μg/L）。

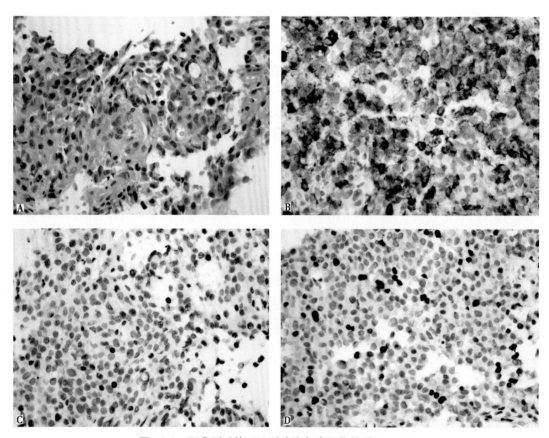

图 10-2　不典型垂体 GH 型腺瘤免疫组化结果（×400）

A. 瘤细胞核异型，核分裂象可见；B. 瘤细胞 GH 阳性表达；C. P53 部分阳性；D. Ki-67 标记细胞增殖指数较高（约 8%）

患者术后生化达完全缓解标准，3 个月后复查 MRI 未见肿瘤复发，考虑到病理类型为不典型垂体瘤及多次手术史和放疗史，建议来院行伽马刀治疗，照射包括整个术前肿瘤范围，周边剂量 25Gy。伽马刀治疗期间及治疗后患者未出现视力下降、垂体危象等并发症，HPA 轴及 HPT 轴合理替代治疗。

目前患者接受内分泌科长期随访观察并维持口服醋酸可的松早 25mg、下午 12.5mg，左甲状腺素 25μg/d 替代治疗，患者整体情况较好。2017 年 3 月 9 日来医院随访，血 GH 0.6～0.7μg/L，IGF-1 274μg/L，鞍区 MRI 增强未见肿瘤复发，嘱半年后来医院继续随访。

【经验与体会】

不典型垂体瘤的识别和综合治疗

根据 2004 年 WHO 的病理诊断标准，不典型垂体瘤（atypical pituitary adenomas，APA）病理确诊需要满足以下几点：Ki-67 指数 >3% 和 / 或 P53 阳性；核分裂象增多；无其他地方转移 [3]。APA 并不罕见，但总是被忽视。据文献报道，APA 占垂体瘤比例 2.7%～14.8%，其中绝大多数为大腺瘤（82%～100%）[4, 5]，APA 在垂体瘤各亚型中均有发生，不同功能垂体瘤不典型腺瘤发生率存在差异 [6]。在既往垂体瘤病例报告中，APA 中约 45% 的患者影像学上表现为典型的侵袭性垂体瘤。有文献报道称，在随访 5 年以上的病例中，APA 复发率 7 倍于典型垂体瘤 [4]。APA 具有生长快、全切率低、易复发等特点，如果初次手术能做到镜下全切，则患者病情进展程度及复发概率均会得到有效控制。充分有效联合手术、放射治疗是控制难治性垂体瘤的关键所在，必要时也可尝试联用化疗药物。

APA 影像学上主要特点为侵袭性改变：体积较大，形态不规则，可见分叶样改变。由于生长较快，常可发生出血、坏死或囊变，因此其密度或 MRI 信号常不均匀，增强后亦呈明显不均匀强化。肿瘤可向上生长突入鞍上池，压迫或侵犯视神经；向下侵入蝶窦，或向两侧侵入海绵窦包绕颈内动脉。蝶鞍扩大，前后床突骨质吸收、破坏、鞍底下陷。除了鞍内，肿瘤还可生长至鞍外，侵犯脑实质。手术或放疗后随访中，反复复发亦是本病的特点。术区结构紊乱，残留病灶形态异常且迅速增大，开始侵犯周围组织可提示复发可能。

肢端肥大症影响全身各个系统（心血管、呼吸、骨骼、某些系统肿瘤形成等），诊断时应予以全面评估，包括血压、血脂、心电图、心脏彩超、呼吸睡眠功能的检测，甲状腺超声和肠镜等选择性检查。对于 APA 病例，患者往往经历多次手术及放化疗，所以出现垂体前后叶功能减退的比例较高。大多需要内分泌科进行全面、规律的密切随访，观察垂体各激素轴波动情况，特别是针对围术期的术前及术后激素水平的评估，及时发现垂体功能减退并对其进行相应的替代治疗。一般建议术后每 3 个月进行一次随访，随访内容包括鞍区 MRI 增强和垂体前后叶功能，以及针对不同肿瘤亚型选择性对各靶器官、靶系统进行监测。

替莫唑胺作为一种活性甲基化化合物，能够将甲基转移到 DNA 上，引起 DNA 蓄积性损伤，并最终经细胞凋亡导致细胞死亡，替莫唑胺在脑胶质瘤的治疗中已成为常规序贯治疗手段。有文献报道替莫唑胺可以较好地控制不典型垂体瘤或垂体癌的肿瘤细胞增殖进程 [7]。对于多次手术、放疗或药物治疗难以控制的病灶，或可考虑联用替莫唑胺进行治疗。有综述统计在已报道的替莫唑胺治疗案例中，约 42% 的肿瘤体积缩小，27% 的肿瘤未见继续增大 [8]。替莫唑胺治疗不典型垂体瘤的推荐用法为：$(150～200mg/m^2) \times 5$ 天，每月为 1 个疗程，3 个疗程后评估影像和 / 或生化缓解情况，总治疗计划应满 12 个疗程。但因目前还缺乏大规模临床试验结果，替莫唑胺应用于不典型垂体瘤的疗效及总体预后情况还有待考证。

【专家点评】

此病例是典型的难治性功能型垂体瘤治疗策略的选择困惑。对于接受多次治疗后短期内复发的垂体瘤病例，应密切关注病理结果、随访治疗效果（影像和生化），及时识别及诊断

APA。当患者经过多次手术及放疗后，后续治疗策略的选择应尤为谨慎，患者整体机体耐受及心理情况均应纳入评估体系。该患者复发肿瘤直径 2cm 左右，局限于鞍内尚有全切可能，且年纪、整体身体情况均耐受手术，无明显手术禁忌，遂先选取外科手术治疗。如肿瘤侵袭海绵窦等周边组织较严重，也可选择先尝试使用生长抑素类似物进行 3～6 个月术前短期治疗，如肿瘤缩小，侵袭等级下降，则可增加全切概率。如术后未缓解，应联合放射、药物治疗等密切随访观察，必要时可尝试联用化疗药物。同时，应密切监测患者合并症及垂体各轴的功能，给予合理干预，改善患者生活质量和预后。

2017 年公布的 WHO 内分泌系统肿瘤分类新版本摒弃了不典型垂体腺瘤这一分类诊断，建议通过评估肿瘤增殖潜能，如计数核分裂象和 Ki-67 指数，以及周围组织有无肿瘤侵犯等其他临床参数，来评估个体病例是否考虑为具有侵袭性生物学行为的腺瘤。基于病例诊治的时间，本病例依旧保留了不典型垂体瘤这一诊断。

参 考 文 献

[1] 中华医学会内分泌学分会，中华医学会神经外科学分会，中国垂体腺瘤协助组. 中国肢端肥大症诊治指南. 中国实用内科杂志，2013，33（7）：519-524.

[2] Katznelson L，Laws ER Jr，Melmed S，et al. Acromegaly: an endocrine society clinical practice guideline. J Clin Endocr Metab，2014，99（11）：3933-3951.

[3] Al-Shraim M，Asa SL. The 2004 world health organization classification of pituitary tumors: what is new. Acta Neuropathol，2006，111（1）：1-7.

[4] Tortosa F，Webb SM. Atypical pituitary adenomas: 10 years of experience in a reference centre in Portugal. Neurologia，2016，31（2）：97.

[5] Del Caro MD，Solari D，Pagliuca F，et al. Atypical pituitary adenomas: clinical characteristics and role of ki-67 and p53 in prognostic and therapeutic evaluation. A series of 50 patients. Neurosurg Rev，2017，40（1）：105.

[6] Zada G，Woodmansee WW，Ramkissoon S，et al. Atypical pituitary adenomas: incidence，clinical characteristics，and implications. J Neurosurg，2011，114（2）：336-344.

[7] Ji Y，Vogel RI，Lou E. Temozolomide treatment of pituitary carcinomas and atypical adenomas: systematic review of case reports. Neurooncol Pract，2016，3（3）：188.

[8] Halevy C，Whitelaw BC. How effective is temozolomide for treating pituitary tumours and when should it be used. Pituitary，2017，20（2）：261-266.

病例 11　闭经伴心力衰竭——原来是三激素混合瘤

何敏　撰写　　张朝云　指导

【导读】

　　44 岁女性，垂体生长激素腺瘤术后 10 年，出现心悸、胸闷气促、不能平卧，临床诊断为"心功能不全"；垂体功能评估结果提示生长激素（GH）升高，合并甲亢和高泌乳素血症。患者的诊断到底是什么？下一步如何治疗？如何进行随访？

【病例简介】

　　患者，女，44 岁。因"垂体生长激素瘤术后 10 年，胸闷气促 3 个月"于 2015 年 10 月入院。患者于 2005 年陪朋友于 A 医院就医时被发现面容改变，皮肤粗糙，嘴唇肥厚，鼻子增宽，下颌增大前突，并伴有手足增大。行头颅 CT 检查发现"垂体瘤"，诊断"垂体生长激素瘤"，行垂体瘤切除术，术后病理示垂体腺瘤，免疫组化显示 GH、PRL、TSH 阳性。手术前后未行垂体功能评估。术后手足增大、面部症状无好转。2011 年出现血压升高，接受"北京降压 0 号"治疗，血压控制在 140/80mmHg 左右。2015 年 7 月无明显诱因下出现活动后胸闷、心悸和气促，进行性加重，夜间不能平卧。2015 年 9 月就诊于 B 医院，查血 GH>33.8μg/L↑，FT_3 8.18pmol/L↑，FT_4 36.72pmol/L↑。心脏超声：左心明显增大，左室壁收缩活动普遍减弱（EF 23%），二尖瓣重度反流，右心增大，三尖瓣中度反流，考虑"心功能不全"。予呋塞米 20mg/d，螺内酯 20mg/d，地高辛 0.125mg/d，美托洛尔 12.5mg/d、曲美他嗪 20mg（每日 3 次）、依那普利 10mg/d，治疗后症状缓解不明显。2015 年 10 月就诊于 C 医院，查垂体增强 MRI 示：蝶窦 - 斜坡病变，垂体瘤复发可能（图 11-1A、B）。患者求诊于华山医院神经外科，转至内分泌科收住入院。病程中无口干、多饮、多尿。

　　个人史：28 岁闭经，未诊治。

　　体格检查：体温 36.5℃，脉搏 65 次 / 分，呼吸 25 次 / 分，血压 117/88mmHg，身高 159cm，体重 72kg。神志清楚，发育正常，声音低沉，稍气促。皮肤粗厚，前额隆起，口鼻增大，口唇肥厚，下颌增大前突，牙齿稀疏，咬合不良。甲状腺不大。手足粗大。心界扩大，二尖瓣区可及收缩期杂音。双下肢无水肿。

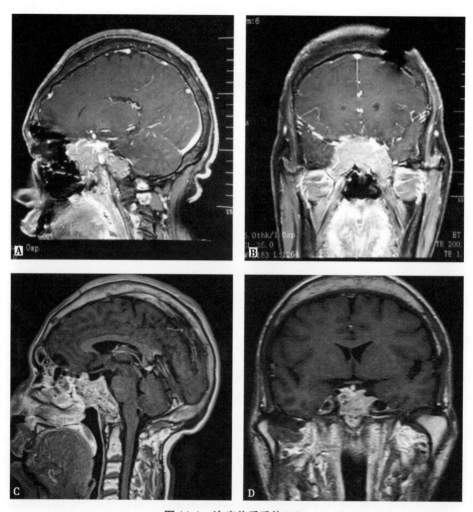

图 11-1　治疗前后垂体 MRI

A、B. 2015 年 10 月矢状位和冠状位 T_1 增强；C、D. 2016 年 5 月矢状位和冠状位 T_1 增强

【实验室及辅助检查】

空腹血糖 5.4mmol/L，HbA1c 6.5%。

激素检查：随机 GH、IGF-1、TSH、FT_3、FT_4、PRL 检查结果见表 11-1；血皮质醇（上午 8：00）12.78μg/dl，ACTH 79.7pg/ml；FSH 0.38IU/L，LH 0.1IU/L，E_2 54.2pmol/L。

心脏超声：①结构诊断：全心扩大，左室整体收缩活动减弱；重度二尖瓣反流；中度肺动脉高压伴中度三尖瓣反流。②功能诊断：左心收缩功能重度减退（LVEF 32%），左心舒张功能重度减退。

胸部 X 线及 CT：两肺纹理增多，心影增大（图 11-2）。

B 超：甲状腺多发结节，左叶中下部一枚伴粗钙化。

视野检查：右眼上方视野缺损，左眼正常。

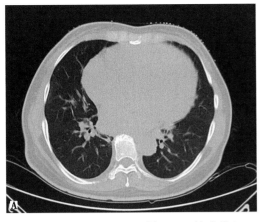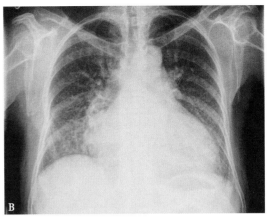

图 11-2 治疗前（2015 年 10 月）胸部影像学检查
A. 胸部 CT 平扫；B. 胸片

【诊治经过】

患者 10 年前外院垂体瘤手术，查阅病理为垂体腺瘤，GH、PRL、TSH 免疫组化阳性；入院后查随机 GH、IGF-1、TSH、FT_3、FT_4、PRL 明显升高，垂体 GH-PRL-TSH 混合腺瘤诊断明确。E_2 54.2pmol/L，FSH 0.38IU/L，LH 0.1IU/L，提示性腺轴功能减退，考虑与 PRL 升高、垂体大腺瘤压迫侵袭及手术损伤有关。血皮质醇（上午 8：00）12.78μg/dl，提示肾上腺皮质轴功能正常；无口干、多饮、多尿，血、尿渗透压正常，提示垂体后叶功能正常。

并发症评估：①患者有明显活动后气急，夜间不能平卧，心脏超声提示全心扩大，左心收缩功能重度减退（LVEF 32%），左心舒张功能重度减退，诊断为"心功能不全，NYHA 分级Ⅳ级"。患者同时存在 GH 及甲状腺激素的过度分泌，考虑肢端肥大症与甲亢伴发的心肌病变有关。②甲状腺 B 超提示甲状腺结节伴粗钙化。③患者心功能不全，暂未进行肠镜检查。④空腹血糖及糖化血红蛋白正常。⑤患者在确诊肢端肥大症后 6 年出现高血压，发现高血压时 40 岁，考虑其高血压系继发于垂体瘤，过多分泌的 GH 和 TSH 参与其发病。

最后诊断：垂体 GH-TSH-PRL 混合瘤（术后残留），垂体性腺轴功能减退，慢性心功能不全（NYHA Ⅳ级），甲状腺结节，继发性高血压。

患者心功能状况无法耐受手术，申请多学科讨论后续治疗方案。

【MDT 讨论与临床决策】

问题：该患者如何进行后续治疗？

内分泌科意见：患者垂体 GH-TSH-PRL 混合瘤诊断明确，根据国内外生长激素腺瘤诊疗指南，首选手术治疗。本例患者肿瘤压迫视交叉，存在视野缺损，有手术指征。但该患者存在严重心脏并发症，心功能 NYHA Ⅳ级，无法耐受手术治疗。对于全身情况差，无法耐受手术治疗的患者，指南建议可先给予药物治疗，全身状况改善后再考虑手术治疗。药物治疗首选生长抑素类似物（somastatin analogues，SSAs），可联用多巴胺受体激动剂，但需长期使用，且价格比较昂贵。患者心脏超声结果提示全心扩大，左室整体收缩活动减弱，重度二尖瓣反流，中度肺动脉高压伴中度三尖瓣反流，预计药物治疗后心脏结构及心功能改善到能够耐受手术的可能性较小，是否可在药物治疗的同时给予放射治疗。

神经外科意见： 患者有手术指征但存在禁忌证，且影像学结果提示其肿瘤无法达到手术全切。同意内分泌科意见，建议选择放射治疗联合药物治疗。

放疗科意见： 目前放射治疗并不是垂体瘤的首选治疗方法，但当垂体瘤术后残留或复发时，放疗往往是一种重要的治疗手段，当患者有手术禁忌证时，放疗也可以作为主要治疗手段。常规分割放疗治疗垂体瘤多数有效，但起效较慢，如果放疗剂量过高，容易引起或加重垂体功能减退。本例患者有手术禁忌，即使创造手术条件也无法全切，同时患者无法长期负担 SSAs 治疗费用，建议进行放射治疗。考虑患者为 GH-TSH-PRL 混合瘤且肿瘤体积大，建议采用常规分割放疗技术同时联合药物治疗。随访垂体激素变化及影像学变化，评估疗效同时监测肾上腺皮质功能。

临床综合分析与决策： 本例患者诊断明确，结合全身状况及家庭经济条件，积极治疗并发症同时行放射治疗联合药物治疗，续以规范随访。

【随访与转归】

患者于 2015 年 11 月 16 日开始接受放射治疗，鞍区鞍旁颅底及鼻咽部病灶区域先予 4000cGy/20Fx，适形调强放疗技术（IMRT），6MV-X 射线。放疗近 20 次时，复查头颅 MRI 提示病灶稳定。12 月 15 日调整照射靶区继续放疗，予鞍区鞍旁颅底及鼻咽部病灶局部推量至 5200cGy/26Fx，患者反应不大，治疗顺利，12 月 22 日结束放疗。

放疗结束后给予溴隐亭 2.5mg（每日 3 次）、注射用醋酸奥曲肽微球 20mg/28d 联合治疗。

2016 年 5 月复查垂体 MRI 提示垂体瘤明显缩小（见图 11-1C、D）。2016 年 10 月复查 IGF-1 670μg/L，随机 GH 3.3μg/L；TSH 0.6240mIU/L，TT$_3$ 1.84nmol/L，TT$_4$ 84.1nmol/L，FT$_3$ 3.63pmol/L，FT$_4$ 11.77pmol/L；PRL 6.5ng/ml；血皮质醇（上午 8：00）10.24μg/dl（表 11-1）。心衰症状明显好转。继续溴隐亭 2.5mg（每日 3 次）、注射用醋酸奥曲肽微球 20mg/28d 联合治疗。

表 11-1 治疗前后激素水平

日期	TSH (mIU/L)	FT$_3$ (pmol/L)	FT$_4$ (pmol/L)	TT$_3$ (nmol/L)	TT$_4$ (nmol/L)	GH (μg/L)	IGF-1 (μg/L)	F (μg/dl)	PRL (ng/ml)
2015 年 10 月（治疗前）	1.631	7.13	26.04	4.43	277.3	72.4	1197	12.78	470
2016 年 10 月（治疗后）	0.624	3.63	11.77	1.84	84.1	3.3	670	10.24	6.5

【经验与体会】

（一）垂体瘤多激素腺瘤

垂体瘤是常见的颅内神经内分泌肿瘤，临床分为功能性和无功能性垂体瘤。功能性垂体瘤除了导致占位效应外，还由于过度分泌激素危害患者健康。功能性垂体瘤按分泌的激素不同而进行分型，其中部分腺瘤可同时分泌多种激素。在所有垂体腺瘤中，临床上多激素垂体腺瘤占所有垂体腺瘤的 4%，而免疫组化多种激素阳性的腺瘤比例则高达 10%[1]。随着免疫组化技术的进步，近来的文献报道在手术切除的垂体瘤中，多激素腺瘤（分泌 2 种或以上激素的腺瘤）比例可高达 31%～36%，主要为同时分泌 GH 和 PRL 的肿瘤或同时分泌 LH 和 FSH 的肿瘤[2]。

多激素腺瘤可分为两种类型：一种是同一肿瘤细胞同时分泌多种激素，另一种是肿瘤内具有几种分泌不同激素的细胞类型。对两种类型的鉴别有赖于电镜、免疫荧光、原位杂交、克隆分析等技术。

多激素腺瘤的发病机制目前仍不清楚，可能由于祖细胞的异常分化或成熟细胞的再次多向分化导致[2]。本例患者的腺瘤同时分泌 GH、PRL 和 TSH，可能由于分泌 GH、PRL 和 TSH 的细胞的祖细胞在分化过程中涉及共同的转录因子，即 Prop-1 和 Pit-1。

免疫组化诊断的多激素腺瘤临床上是否表现出症状，不同文献报告的比例有所差异。有文献报告 2/3 的多激素腺瘤无临床激素过多症状，即沉默；但也有文献报告高达 70% 的患者表现症状，主要表现一种激素过多症状，最多的是 GH 过多，而表现为 TSH 过多症状的十分罕见[2]。分泌 TSH 的垂体瘤中约 30% 为多激素腺瘤，其中 17.9% 同时分泌 GH、10.2% 同时分泌 PRL[3]。

与单一激素腺瘤相比，多激素腺瘤常常更易侵袭和复发，Ki-67 指数更高[4]。本例患者影像学上可见肿瘤明显侵袭蝶鞍和斜坡。

准确评估垂体瘤的功能状态，对选择治疗方案和指导后续随访计划十分重要。

（二）GH-TSH-PRL 混合瘤的心脏并发症突出

该患者临床上同时表现为 GH、TSH 和 PRL 过多分泌的临床和实验室证据，非常罕见。

肢端肥大症可导致诸多并发症，其中，心血管系统病变是最严重的并发症之一，是导致患者死亡的主要原因。病程超过 10 年的肢端肥大症患者几乎都存在心血管系统病变，约 80% 未经治疗的肢端肥大症患者在 60 岁以前死于各种心血管系统并发症。由肢端肥大症所致的心脏病变，除外其他致病因素的参与，称为肢端肥大性心肌病。通过治疗使 GH 及 IGF-1 的水平恢复到正常，可以有效阻止肢端肥大症心肌病的进展。心脏彩超、MRI 检查证实，早期有效控制血浆 GH 和 IGF-1 水平，心脏功能的损害通常是可逆的[5]。

甲状腺激素异常增多可导致心律失常、高动力性循环。长时间甲状腺激素过多不予治疗可导致心脏搏出量增加，左心室肥厚，心律失常，由于液体过负荷导致心脏前负荷增加，最终导致心力衰竭[6]。

此患者同时存在生长激素及甲状腺激素过多，并长期未得到纠正，心脏问题尤为突出。

目前肢端肥大症的国内和国外指南均强调在患者初诊时进行并发症的评估，同时也推荐治疗后每 3～6 个月进行随访，以评估疗效及并发症[7, 8]。此例患者如能在术前及术后进行规范评估和随访，及时发现激素过高及并发症并予以积极治疗，当可避免出现严重心脏并发症。

（三）GH-TSH-PRL 瘤的治疗

不同功能的垂体瘤治疗有所差别。PRL 瘤首选药物治疗，GH 瘤、TSH 瘤、ACTH 瘤和多激素瘤都首选手术。药物治疗方面，GH 瘤首选 SSAs，其他还有多巴胺受体激动剂和 GH

受体拮抗剂；TSH 瘤首选 SSAs，另可选抗甲状腺药物控制甲亢。

SSAs 治疗可使 50% 左右的肢端肥大症患者达到生化控制[7]，使 73%～100% 的 TSH 腺瘤患者甲状腺功能恢复正常，20%～70% 的患者肿瘤体积缩小[9]。多巴胺受体激动剂溴隐亭治疗 PRL 瘤的缓解率约 70%～90%[10]。此外，多巴胺受体激动剂对 10% 左右的肢端肥大症患者有效[7]，同样可能对 TSH 瘤有效，特别是合并 PRL 升高的患者[9]。另外文献报道显示，肢端肥大症患者合并心肌病者使用 SSAs 治疗后心脏体积快速缩小，连续治疗 6 个月后，心脏体积和舒张期充盈有效改善；经过 6～12 个月的治疗，心脏功能进一步改善[5]。

该 GH-TSH-PRL 混合瘤呈侵袭性生长，手术无法全切，且因长期未控制而并发严重的心脏病，因此不建议手术治疗，首选 SSAs 联合溴隐亭治疗。如果药物疗效满意，可长期维持治疗。但患者无法承担长期的药物治疗，则选择常规分割放射治疗。现代放疗多采用适形调强放疗技术，该技术定位精准，肿瘤内部接受的放疗剂量均匀一致，周围正常组织损伤小。虽然放疗治疗垂体瘤有效，但起效较慢，传统分割放疗需要 6 个月到 2 年才能起效，极少数甚至长达 5～15 年。在放疗起效的空窗期内联用药物治疗有助于更快地控制激素水平。

因此，常规分割放射治疗联合 SSAs 及溴隐亭治疗是本例患者的最佳选择。治疗后生化水平明显好转，肿瘤体积缩小，心功能不全症状好转。

【专家点评】

垂体腺瘤的患者需进行功能评估及全身相关并发症的评估，以明确肿瘤类型及全身状况，制定治疗方案；垂体瘤术后患者需进行规范随访，以评估是否缓解，并制定后续治疗方案，避免并发症的发生或及时处理并发症；垂体瘤的治疗应根据患者具体情况制定个体化方案，并需要各相关学科进行多学科合作。

参 考 文 献

[1] Melmed S. William's Textbook of Endocrinology. 13th ed. Philadelphia：Elsevier/Saunders，2016：258.

[2] Luk CT，Kovacs K，Rotondo F，et al. Plurihormonal pituitary adenoma immunoreactive for thyroid-stimulating hormone，growth hormone，follicle-stimulating hormone，and prolactin. Endocr Pract，2012，18（5）：121-126.

[3] Beck-Peccoz P，Persani L. Thyrotropin-secreting pituitary adenomas.（2015-07-01）[2017-09-02] http://www.thyroidmanager.org/chapter/thyrotropin-secreting-pituitary-adenomas.

[4] Pawlikowski M，Kunertradek J，Radek M. Plurihormonality of pituitary adenomas in light of immunohisto-chemical studies. Endokrynol Pol，2010，61（1）：63-66.

[5] 凌伟华，惠国桢. 肢端肥大性心肌病的研究进展. 中华神经外科杂志，2015，31（10）：1067-1068.

[6] Jabbar A，Pingitore A，Pearce SH，et al. Thyroid hormones and cardiovascular disease. Nat Rev Cardiol，2017，14（1）：39-55.

[7] 中华医学会内分泌学分会，中华医学会神经外科学分会，中国垂体腺瘤协作组. 中国肢端肥大症诊治指南（2013 版）. 中华医学杂志，2013，93（27）：2106-2111.

[8] Katznelson L，Laws ER Jr，Melmed S，et al. Acromegaly：an endocrine society clinical practice guideline. J Clin Endocrinol Metab，2014，99（11）：3933-3951.

[9] Amlashi FG，Tritos NA. Thyrotropin-secreting pituitary adenomas：epidemiology，diagnosis，and management. Endocrine，2016，52（3）：427-440.

[10] 中华医学会神经外科学分会，中华医学会妇产科学分会，中华医学会内分泌学分会. 高催乳素血症诊疗共识. 中华医学杂志，2011，44（3）：712-718.

病例 12 侵袭性生长激素巨腺瘤非手术治疗

俞一飞 撰写 张朝云 指导

【导读】

29 岁女性，以"手足增大 2 年、闭经 1 年半"就诊，实验室检查提示 GH 和 IGF-1 显著升高，垂体增强 MRI 显示鞍区 4cm×3cm 的巨大占位，并侵犯右侧海绵窦。面对这种巨大的侵袭性垂体瘤，应如何制定其治疗方案？手术是唯一选择吗？

【病例简介】

患者，女，29 岁。因"手足增大 2 年、闭经 1 年半"于 2015 年 9 月来华山医院就诊。患者自 2013 年起出现鼻唇增厚，下颌变突，皮肤粗糙，手指变粗，双手发胀，鞋码增大，未予重视。患者自 2014 年 4 月开始闭经。2015 年 9 月于内分泌科门诊就诊，查 PRL 88.04ng/ml↑，随机 GH 为 12.4μg/L↑，IGF-1 为 825.0μg/L↑（正常参考值：115.0～358.0μg/L）；垂体增强 MRI 示：鞍内及右侧鞍旁占位，病灶大小为 42mm×25mm，考虑垂体瘤侵犯右侧海绵窦（图 12-1）。为进一步诊治收治入院。

体格检查：身高 171cm，体重 70kg，BMI 23.94kg/m²，血压 109/67mmHg，鼻翼及嘴唇增厚、下颌前突、皮肤粗糙、手指粗大。

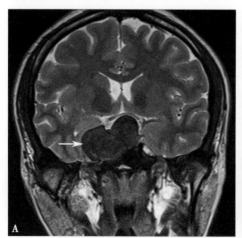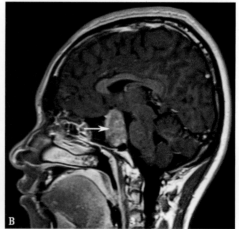

图 12-1 2015 年 9 月初诊时垂体增强 MRI 示垂体瘤（箭头所示）
A. 冠状位；B. 矢状位

【实验室及辅助检查】

血、尿、粪常规及肝肾功能正常。

GH 高糖抑制试验结果见表 12-1。

表 12-1　GH 高糖抑制试验

检测指标	0min	30min	60min	120min	180min
血糖（mmol/L）	4.8	8.4	7.1	7.0	7.6
GH（µg/L）	11.15	10.54	11.34	9.00	10.31

糖化血红蛋白（HbA1c）：6%。

GH 与 IGF-1 动态变化详见后表 12-2。

甲状腺功能：TSH 1.26mIU/L，TT_3 1.22nmol/L↓，TT_4 66.30nmol/L，FT_3 3.84pmol/L，FT_4 13.76pmol/L。

性激素：E_2 97.90pmol/L，P 1.74nmol/L，LH 5.14IU/L，FSH 4.32IU/L，PRL 9.61ng/ml

血皮质醇（上午 8：00）15.60µg/dl，ACTH 10pg/ml。

甲状腺 B 超：未见明显异常。

心脏超声：未见结构明显异常，左心收缩、舒张功能正常。

骨密度：同龄人范围内。

肠镜：结肠、直肠黏膜未见器质性病变。

【诊治经过】

患者入院后完善相关检查，口服 75g 葡萄糖行高糖抑制试验，GH 最低值为 9µg/L↑，不能被抑制到 1µg/L 以下，结合 MRI 表现，明确诊断为垂体生长激素型腺瘤，行快速奥曲肽抑制试验，GH 从基础 8.4µg/L 降至最低为 2.0µg/L（GH 降低 76%）。评估其他垂体各轴功能正常，无心脏、甲状腺、胃肠道并发症。

经多学科讨论，考虑到其肿瘤侵袭性生长、手术无法全切，先给予生长抑素类似物（SSAs）醋酸奥曲肽微球 20mg 肌内注射，每 4 周 1 次。患者连续接受 SSAs 治疗 4 个月后，于 2016 年 3 月第 2 次入院评估，患者自诉 SSAs 治疗后手足紧绷感好转，无其余不适。复查随机 GH 4.3µg/L↑，IGF-1 520µg/L↑；垂体增强 MRI 示：垂体右侧占位，大小约 21mm×20mm，向鞍下及右侧海绵窦生长，包绕右侧颈内动脉（图 12-2）。SSAs 治疗后肿瘤明显缩小，但仍包绕海绵窦，手术仍无法全切，经多学科讨论后决定继续给予 SSAs 药物治疗。患者继续接受药物治疗 3 个月，2016 年 6 月第三次入院评估，复查随机 GH 12.5µg/L↑，IGF-1 617µg/L↑。垂体增强 MRI 示右侧见不规则异常信号占位，大小约 21mm×20mm，病灶向鞍下及右侧海绵窦生长，包绕右侧颈内动脉（图 12-3）。

患者接受 SSAs 治疗 4 个月，GH 与 IGF-1 均明显降低，肿瘤体积缩小 50%。但肿瘤仍包绕右侧颈内动脉，手术难度大。鉴于患者对 SSAs 治疗敏感，因此继续给予 SSAs 治疗。

SSAs 治疗 7 个月后，GH、IGF-1 水平反而较前一次略有升高，复查鞍区 MRI 显示肿瘤体积无进一步缩小。如何制定下一步治疗方案？

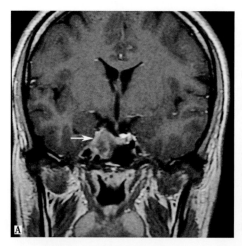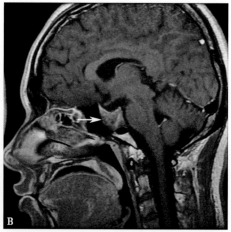

图 12-2　2016 年 3 月长效奥曲肽治疗 4 个月后复查垂体增强 MRI 示肿瘤较前明显缩小（箭头所示）
A. 冠状位；B. 矢状位

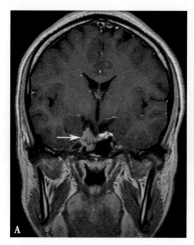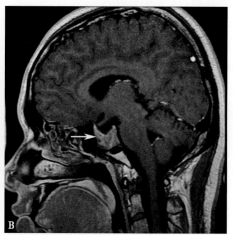

图 12-3　2016 年 6 月长效奥曲肽治疗 7 个月后复查垂体增强 MRI，与 2016 年 3 月相仿，病灶如箭头所示
A. 冠状位；B. 矢状位

【MDT 讨论与临床决策】

问题：侵袭性垂体 GH 瘤 SSA 治疗不能缓解，如何进一步治疗？

内分泌科意见：本例患者具有典型的肢端肥大临床表现，实验室检查显示 GH 过度分泌，肢端肥大症诊断明确，结合影像学显示巨大的侵袭性垂体瘤，垂体生长激素腺瘤诊断明确。由于肿瘤呈侵袭生长，手术无法全切，而奥曲肽敏感试验提示 GH 下降 76%，因此选用 SSAs 治疗。

使用 SSAs 治疗 7 个月，GH、IGF-1 显著下降，肿瘤体积缩小 50%，为外科手术干预创造了条件，建议神经外科手术治疗，如手术不能全切，可在术后继续给予 SSAs 治疗或联合伽马刀治疗；另一种治疗方案是直接给予放射治疗联合 SSAs 治疗。

神经外科意见：本例患者为巨大侵袭性垂体瘤，尽管 SSAs 治疗后体积明显缩小，但肿瘤仍然包绕颈内动脉，手术无法达到全切目的；建议放射外科治疗，辅助药物治疗。

放射外科意见：本例患者肿瘤位置特殊，侵犯右侧海绵窦，手术无法全切，药物治疗目前无法达到完全生化缓解，可以选用伽马刀治疗。在放疗起效前的阶段，可联合 SSAs 治疗。

临床综合分析与决策：SSAs 治疗后肿瘤明显缩小，但手术仍无法全切。进行伽马刀治疗，联合 SSAs。

【随访与转归】

患者于 2016 年 7 月接受伽马刀治疗，中心剂量 36Gy，周边剂量 18Gy，靶点数 21，治疗范围 26.6mm×25.5mm×22.4mm。伽马刀治疗 GH 腺瘤的标准剂量一般要超过 20Gy，考虑到患者对垂体功能保留要求较高且病灶较大，仅给予 18Gy 的周边剂量。

术后患者诉轻度头痛，为持续性双侧疼痛，约 1 个月后缓解。

术后患者每 4 周接受醋酸奥曲肽微球 20mg 治疗。手脚紧绷感明显好转，余无不适。自 2016 年 6 月月经恢复，周期 28～35 天。

2017 年 2 月患者伽马刀术后半年再评估，查 GH 3.65μg/L、IGF-1 468μg/L↑，较前下降（表 12-2），其他各轴功能正常，垂体 MRI（图 12-4）示：垂体右侧缘见不规则异常信号占位，病灶包绕右侧颈内动脉，大小约 21mm×20mm。

继续 SSAs 治疗，2017 年 5 月复查 GH 3.19μg/L，IGF-1 386μg/L（表 12-2）。

表 12-2　GH 和 IGF-1 水平及治疗方案

日期	GH（μg/L）	IGF-1（μg/L）	IGF-1 指数	治疗
2015 年 9 月 29 日	12.42	825	2.304	初诊
2015 年 11 月 24 日	11.15*	810	2.263	注射用奥曲肽微球 20mg
2015 年 12 月 29 日	2.69	872	2.436	注射用奥曲肽微球 20mg
2016 年 1 月 25 日	3.00	749	2.092	注射用奥曲肽微球 20mg
2016 年 2 月 24 日	3.12	663	1.852	注射用奥曲肽微球 20mg
2016 年 3 月 3 日	4.35*	520	1.453	第二次入院
2016 年 3 月 24 日	4.62	521	1.453	注射用奥曲肽微球 20mg
2016 年 4 月 21 日	11.54	773	2.159	注射用奥曲肽微球 20mg
2016 年 5 月 19 日	14.12	774	2.162	注射用奥曲肽微球 20mg
2016 年 6 月 15 日	13.81*	617	1.723	注射用奥曲肽微球 20mg
2016 年 7 月 9 日			伽马刀治疗	
2016 年 8 月 1 日	7.65	728	2.034	注射用奥曲肽微球 20mg
2016 年 9 月 29 日	15.42	604	1.687	注射用奥曲肽微球 20mg
2016 年 10 月 28 日				注射用奥曲肽微球 20mg
2016 年 11 月 28 日	6.85	621	1.735	注射用奥曲肽微球 20mg

续表

日期	GH（μg/L）	IGF-1（μg/L）	IGF-1 指数	治疗
2016 年 12 月 28 日	3.12	556	1.553	注射用奥曲肽微球 20mg
2017 年 2 月 7 日	2.92	587	1.640	注射用奥曲肽微球 20mg
2017 年 3 月 7 日	3.65	468	1.307	注射用奥曲肽微球 20mg
2017 年 4 月 12 日	3.31	400	1.117	注射用奥曲肽微球 20mg
2017 年 5 月 9 日	3.19	386	1.078	注射用奥曲肽微球 20mg

注：*表示住院期间平均动态 GH 的平均值，其余为随机 GH

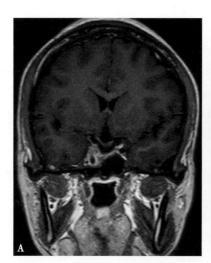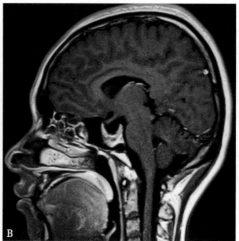

图 12-4　2017 年 2 月伽马刀治疗 7 个月后复查垂体增强 MRI
A. 冠状位；B. 矢状位

【经验与体会】

（一）肢端肥大症的治疗方法

根据国内外最新的相关指南[1, 2]，肢端肥大症的治疗方法包括手术、药物和放射外科治疗。治疗目标是达到生化缓解，即随机 GH 值 <2.5μg/L，OGTT 中 GH 谷值 <1μg/L，IGF-1 水平下降至与年龄和性别匹配的正常范围内。要兼顾疗效最大化及垂体功能的保护，根据每例患者的具体情况设计个体化治疗方案。

总体而言，对于微腺瘤及局灶生长、具有潜在手术治愈可能的垂体大腺瘤，手术是一线治疗方法。影响手术疗效的关键因素包括肿瘤的大小和生长方式，侵袭性生长者手术疗效差，同时术者经验至关重要。有经验的神经外科医生手术，微腺瘤治愈率 >85%，大腺瘤 40%～50%[3]。对于预期手术无法完全切除的大腺瘤且无肿瘤压迫症状的患者及不适合接受手术的患者也可首选药物，其中，SSAs 是首选的药物。

（二）SSAs 在肢端肥大症中的应用

药物治疗在肢端肥大症治疗中扮演越来越重要的作用，目前常用的药物有 SSAs、多巴胺受体激动剂和 GH 受体拮抗剂等，其中 SSAs 是首选的药物治疗。

天然的生长抑素是一种半衰期仅为 2~3 分钟的环肽，下丘脑合成的生长抑素可作用于 GH 细胞的生长抑素受体（somatostatin receptor, SSR），抑制 GH 的释放。合成的 SSAs（临床上常用包括奥曲肽和兰瑞肽）可以模拟生长抑素的生理作用，抑制 GH 过度分泌。SSAs 还可以通过抑制肿瘤细胞合成血管内皮生长因子（VEGF），抑制肿瘤血管新生，从而发挥抗肿瘤作用[4]。2013 年中国肢端肥大症诊治指南中指出 SSAs 在肢端肥大症治疗中的 5 个阶段均能发挥作用：①对于预期手术无法完全切除的大腺瘤、不愿意以及不适合手术的患者的一线治疗；②对有严重并发症、基本状况较差患者的术前治疗，改善心肺功能，降低麻醉和手术风险，提高大腺瘤患者术后缓解率；③用于术后残余肿瘤的辅助治疗；④用于放疗发挥作用之前的过渡治疗；⑤用于高血压、心功能不全、呼吸功能障碍并发症的治疗。

（三）SSAs 治疗肢端肥大症的疗效

Colao 等[5]统计结果显示，SSAs 治疗使 97% 以上患者的肿瘤生长得到控制，平均肿瘤体积缩小超过 30%；长时间（> 12 个月）SSAs 治疗能使 50% 以上患者的肿瘤体积缩小超过 50%，55% 的患者 GH 和 IGF-1 达标。此外 SSAs 能明显改善患者的临床症状，如头痛、疲劳、多汗、关节痛、感觉异常，并带来明显的心血管获益、改善呼吸功能障碍[6-8]。

（四）SSAs 治疗的不良反应

SSAs 不良反应主要为注射部位反应（红斑或肿胀）和胃肠道症状（腹泻、腹胀、恶心和呕吐），一般为轻至中度，而且通常是一过性的。长期使用 SSAs 可以使胆囊淤泥或胆结石发病率增加，通常没有症状，没有显著临床意义，不需要手术干预，可定期超声检测[2]。其他少见的不良反应包括血糖升高、低血糖、脱发等。

（五）放射治疗在肢端肥大症中的应用

放射治疗通常不作为垂体 GH 腺瘤的首选治疗方案。最常用于术后残留病灶和复发病灶的辅助治疗。对于不能手术、药物疗效不佳或者不能耐受的患者，放疗可作为选择的治疗方法[1,2]。通常放射治疗需要 6 个月至 2 年才能起效，甚至部分需要 5~15 年才能完全发挥作用。因此在等待放疗起效的期间可联合药物治疗。但由于其对视力的影响，并非所有患者都适合接受放射外科治疗。肿瘤与视交叉或视神经距离最好大于 5mm，以避免视力损害。

放射治疗最常见的并发症为垂体前叶功能减退，长期研究随访显示放射治疗 15 年后超过一半的患者会出现垂体功能减退[9]。少见的并发症还包括视力受损、放射性脑坏死、脑血管疾病、认知功能减退和继发性恶性肿瘤[9]。

（六）立体定向放射外科治疗——治疗肢端肥大症的新选择

立体定向放射外科治疗是放射外科治疗的一种，其最主要特点是剂量投射精确。该治疗选择性针对腺瘤组织进行单次大剂量照射，而周边的正常组织受到辐射较小。目前研究表明：与传统放射治疗相比，伽马刀治疗垂体 GH 腺瘤对于生化缓解和减小肿瘤体积方面更为有效和安全[10]，并且缓解病情更快[11]、可相应降低视觉功能受损和垂体功能减退发生率[12]。有关伽马刀作为首选治疗有效性报道较少，Castinetti 等[13]对伽马刀治疗的肢端肥大症患者进行长期随访，首次指出伽马刀作为首选治疗与神经外科术后再次治疗其成功率无显著差别。

【专家点评】

本例是典型且常见的侵袭性垂体 GH 瘤，如何合理地综合运用手术、药物、放射治疗，以求有效控制肿瘤同时最大程度保护垂体功能，是临床上一大挑战。

目前国内外对这种侵袭性大腺瘤有以下几种治疗方案：一是长期药物治疗；二是先用 SSAs 治疗 3～6 个月，再行手术治疗；三是先行减瘤手术，后续行药物治疗或者放疗。本例选用的是先行 SSAs 治疗，肿瘤体积缩小 50%，GH 和 IGF-1 下降，这时选用伽马刀治疗确实是一种勇敢的尝试。目前伽马刀治疗后半年余，联合 SSAs 治疗中，GH、IGF-1 稳步下降中，月经恢复，其他垂体各轴功能正常，临床症状明显改善。长期的疗效有待进一步的随访。

相信在不久的将来，随着手术技术的提高、新药物的开发以及放疗技术的进步，侵袭性垂体瘤的总体缓解率会有显著的提高。届时患者也有更多的选择，实现真正的个体化治疗。

参 考 文 献

[1] 中华医学会内分泌学分会，中华医学会神经外科学分会，中国垂体腺瘤协作组．中国肢端肥大症诊治指南（2013 版）．中华医学杂志，2013，93（27）：2106-2111．

[2] Katznelson L，Laws ER Jr，Melmed S，et a1．Acromegaly：an endocrine society clinical practice guideline. J Clin Endocrinol Metab，2014，99（11）：3933-3951．

[3] Starnoni D，Daniel RT，Marino L，et al．Surgical treatment of acromegaly according to the 2010 remission criteria：systematic review and meta-analysis. Acta Neurochir，2016，158（11）：2109-2121．

[4] Grozinsky-Glasberg S，Shimon I，Korbonits M，et a1．Somatostatin analogues in the control of neuroendocrine tumours：efficacy and mechanisms. Endocr Relat Cancer，2008，15（3）：701-720．

[5] Colao A，Auriemma RS，Pivonello R．The effects of somatostatin analogue therapy on pituitary tumor volume in patients with acromegaly. Pituitary，2016，19（2）：210-221．

[6] Melmed S．Medical progress：acromegaly. N Engl J Med，2006，355（24）：2558-2573．

[7] Maffezzoni F，Frara S，Doga M，et al．New medical therapies of acromegaly. Growth Horm IGF Res，2016，30-31：58-63．

[8] Tolis G，Angelopoulos NG，Katounda E，et al．Medical treatment of acromegaly：comorbidities and their reversibility by somatostatin analogs. Neuroendocrinology，2006，83（3-4）：249-257．

[9] Hannon MJ，Barkan AL，Drake WM．The role of radiotherapy in acromegaly. Neuroendocrinology，2016，103（1）：42-49．

[10] Voges J，Kocher M，Runge M，et a1．Linear accelerator radiosurgery for pituitary macroadenomas：a 7-year follow-up study. Cancer，2006，107（6）：1355-1364．

[11] Lee CC，Vance ML，Xu Z，et al．Stereotactic radiosurgery for acromegaly. J Clin Endocrinol Metab，2014，99（4）：1273-1281．

[12] Attanasio R，Epaminonda P，Motti E，et a1．Gamma-knife radiosurgery in acromegaly：a 4-year follow-up study. J Clin Endocrinol Metab，2003，88（7）：3105-3112．

[13] Castinetti F，Taieb D，Kuhn JM，et a1．Outcome of gamma knife radiosurgery in 82 patients with acromegaly：correlation with initial hypersecretion. J Clin Endocrinol Metab，2005，90（8）：4483-4488．

病例 13　肢端肥大症并发严重心力衰竭成功手术

俞一飞　撰写　张朝云　指导

【导读】

本病例是位有 20 多年病程的肢端肥大症患者,就诊时已出现严重心力衰竭表现,心脏超声显示射血分数仅 25%,此时才就诊并被识别出有肢端肥大症。面对如此棘手的情况,该如何选择治疗方案? 患者的预后又如何?

【病例简介】

患者,男,44 岁。因"肢端肥大 20 余年,双下肢水肿 50 余天",于 2015 年 6 月 23 日入院。患者 20 余年前开始逐步出现鼻翼及嘴唇肥大,四肢关节粗大等,鞋码从 44 码增加到 48 码,体重从 80kg 增加至 115kg。其间曾行"甲状腺手术"、诊断为高血压并长期接受药物治疗。2014 年 2 月患者因"胸闷、呼吸困难伴双下肢水肿 2 天余"至当地省医院就诊,考虑心功能不全,予依那普利、地高辛对症治疗,首次被注意到肢端肥大症特征,查 GH > 34.8μg/L ↑,PRL 154.79ng/ml ↑,MRI 示垂体大腺瘤伴出血,诊断"肢端肥大症"。2014 年 3 月于华山医院就诊,复查 GH 44.23μg/L ↑,PRL 273.20ng/ml ↑,心电图示左前分支传导阻滞,心脏超声示:①全心扩大,双心室整体收缩活动减弱;②左室肥厚;③中度二尖瓣反流,EF% 29% ↓。患者于 2014 年 3 月 31 日收入内分泌科病房,入院后查 NT-pro BNP 1460pg/ml ↑,继续予依那普利 5mg(每日 2 次),地高辛 0.125mg(每日 1 次),监测地高辛浓度,后加用美托洛尔 6.25mg(每日 2 次),曲美他嗪 20mg(每日 2 次)。住院期间行高糖抑制试验示 GH 最低值 30μg/L,IGF-1 666μg/L ↑,PRL 273.20ng/ml,皮质醇(上午 8:00)16.39μg/dl,睾酮 8.95nmol/L,TSH 9.929mIU/L,FT_4 11.68pmol/L,FT_3 4.03pmol/L。肠镜未见器质性病变。结合患者 MRI 鞍区占位,诊断:垂体大腺瘤(GH/PRL 混合瘤);高血压;慢性心力衰竭;甲状腺部分切除术后,亚临床甲状腺功能减退。行奥曲肽抑制试验,GH 最低值 5.8μg/L,较基线下降 85.8%。考虑到患者心功能较差、无法耐受手术,先给予生长抑素类似物(SSAs)奥曲肽 20mg 肌内注射,联合溴隐亭 1.25mg/d 起始,逐渐加量至 7.5mg/d 治疗。

自 2014 年 4 月至 9 月,患者先后行 6 次奥曲肽治疗,并于 2014 年 9 月 23 日再次入院评估,体检发现嘴唇变薄,面部皮肤较前细腻,鼻翼变小,胸闷气急等症状较前好转,体重下降 6kg。入院后复查动态 GH 曲线平均 GH 2.56μg/L,IGF-1 357μg/L ↑,PRL 187.1ng/ml,FT_3 2.96pmol/L ↓,FT_4 8.37pmol/L ↓,TSH 4.909mIU/L,开始左甲状腺素 25μg/d 替代治疗。垂体增强 MRI(图 13-1):鞍区占位,大小约 16mm × 24mm × 35mm(与 2014 年 2 月治疗前相比无明显变化)。复查心电图：窦性心律，频发室性早搏，呈多源性，完全性左束支传导阻滞。Holter示心律失常，室性早搏（多源性）。心脏超声：①全心扩大，双心室整体收缩活动减弱；②左室肥厚；③中度二尖瓣反流；④主动脉根部及升主动脉增宽伴轻度主动脉瓣反流；⑤肺动脉增宽，轻度肺动脉高压；⑥少量心包积液。功能诊断：左心收缩功能及舒张功能均重度减退，射血分数29%。请神经外科、心内科、麻醉科进行术前评估，认为麻醉及手术风险极高，建议继续药物治疗。

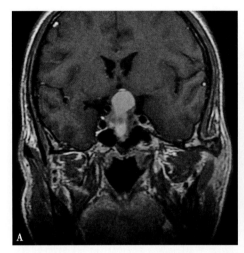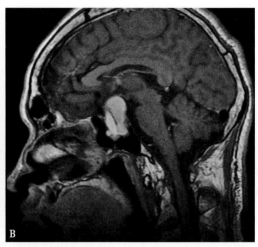

图13-1　2014年9月鞍区增强MRI

16mm×24mm×35mm占位，边缘清晰；垂体柄显示不清。肿块向上生长压迫视交叉，鞍上池部分闭塞，鞍底下陷；向右侧侵及海绵窦（A. 冠状位；B. 矢状位）

患者因特殊原因从2014年10月起停用溴隐亭及SSAs，仅服用降压药和抗心衰药物：依那普利10mg（每日1次），曲美他嗪20mg（每日3次），地高辛0.125mg（每日1次），美托洛尔12.5mg（每日2次），螺内酯20mg（每日1次）。2015年3月患者再次出现活动后胸闷气喘，伴双下肢水肿等症状，2015年4月、5月两次入住外院行利尿、强心等对症支持治疗，同年6月起患者开始下肢水肿加重，尿量减少，为进一步治疗再次入院。

体格检查：体温36.8℃，脉搏101次/分，呼吸35次/分，血压128/88mmHg，身高180cm，体重115kg，BMI 35.49kg/m²。神志清，精神萎，气急貌，肢端肥大症面容，两肺呼吸音低，左肺闻及少许干性啰音，双下肺闻及明显细湿性啰音。心尖搏动点位于左第五肋间隙与腋前线交界处，心界向两侧扩大，心律齐，未闻及明显病理性杂音。腹部膨隆，全腹无压痛及反跳痛，移动性浊音阳性，肠鸣音减弱。双下肢明显指凹性水肿，右下肢皮肤发红，皮温较对侧高。

【实验室及辅助检查】

血常规：白细胞10.10×10⁹/L↑，中性粒细胞绝对值8.06×10⁹/L↑。

心肌酶谱：LDH 251U/L↑，CK 46U/L，CKMB活度5U/L。

降钙素原：0.20ng/ml↑。

Pro-BNP：18649pg/ml↑。

FBG：5.4mmol/L；HbA1c：6.9%。

动态 GH 平均值 20.72μg/L，IGF-1 238μg/L；PRL 138.2ng/ml；皮质醇（上午 8：00）16.20μg/dl；睾酮 0.62nmol/L↓。

甲状腺功能：TSH 13.7690mIU/L↑，FT_3 3.11pmol/L↓，FT_4 10.02pmol/L↓。

垂体增强 MRI（图 13-2）：鞍区占位，大小 16mm×24mm×36mm，与 2014 年 9 月片相仿。

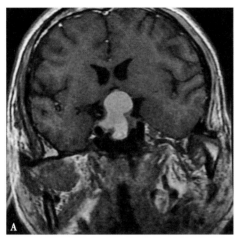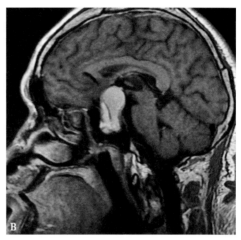

图 13-2　2015 年 6 月鞍区增强 MRI

16mm×24mm×36mm 占位，与 2014 年 9 月相仿（A. 冠状位；B. 矢状位）

心脏超声：①结构诊断：全心扩大，左室肥厚，左室收缩活动显著减弱；轻中度二尖瓣反流；轻度肺动脉高压，肺动脉增宽；少至中等量心包积液；左室射血分数（LVEF）为 20%。②功能诊断：左心收缩功能重度减退。

胸片（图 13-3）：右下肺少许炎症，双侧少量胸腔积液，心脏明显增大，心包少量积液。

视野检查：右眼中心视野中心偏鼻侧小范围缺损；左眼中心视野颞下象限缺损。

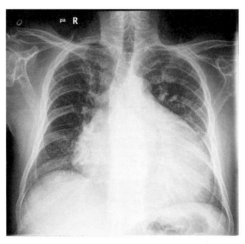

图 13-3　2015 年 6 月胸片

右下肺少许炎症，双侧少量胸腔积液，心脏明显增大，
心包少量积液

【诊治经过】

根据病史及相应的化验和辅助检查结果,患者垂体大腺瘤(GH/PRL 混合瘤可能)诊断明确,继发高血压和慢性心力衰竭急性发作,肺部感染。垂体肾上腺皮质轴功能正常,中枢性性腺功能减退。甲状腺功能减退与甲状腺手术和垂体大腺瘤占位有关,TSH、T_3、T_4 激素谱表现为非典型的原发性或中枢性甲状腺功能减退的特点。

入院后予半卧位休息、持续低流量吸氧、心电监护、监测血压及血氧饱和度,记录 24 小时出入液量。继续左甲状腺素替代治疗,托拉塞米联合螺内酯利尿,地高辛联合美托洛尔强心、控制心室率,硝酸异山梨醇酯扩张血管减轻心负荷,曲美他嗪营养心肌,阿莫西林克拉维酸联合左氧氟沙星抗感染,注射用奥曲肽微球、溴隐亭治疗原发病等治疗。经上述治疗,患者病情明显好转,能平卧位休息,活动后无明显气急,腹水基本吸收,无胸腔积液,LVEF 从入院时 20% 升至 22%,Pro-BNP 从入院时 18649pg/ml 降至 3947pg/ml,血压、心率控制良好,双下肢水肿明显好转。

【MDT 讨论与临床决策】

问题 1:患者药物治疗疗效评估如何？如何选择后续治疗方案？

内分泌科意见:患者为中年男性,垂体大腺瘤(GH/PRL 混合瘤)诊断明确。患者不规律使用 SSA 联合溴隐亭治疗 1 年余,肿瘤体积与前相仿,GH、IGF-1、PRL 均较治疗前明显下降,但未达到生化缓解。此外该患者合并严重的慢性心力衰竭 3 年余,左心射血分数仅20%。调整抗心衰方案后,心衰症状明显好转,BNP 明显下降。但目前如不能尽快使患者GH 和 IGF-1 降至正常范围,患者的心功能将进一步恶化,直至危及性命。患者后续可继续使用 SSAs 和溴隐亭治疗,建议其在全身状况允许的情况下进行手术治疗。

神经外科意见:手术是垂体生长激素型腺瘤的首选治疗方法。对于微腺瘤及局灶生长、具有潜在手术治愈可能的垂体大腺瘤患者,手术可作为一线治疗方法。以经鼻蝶手术为主。手术的禁忌证包括有鼻腔和副鼻窦急性感染,心、肝、肾严重疾病无法耐受手术者。该患者心功能极差,麻醉及手术风险大,建议患者继续药物治疗或者行放射外科治疗。

放射外科意见:目前放射治疗最常用于术后病情未完全缓解以及肿瘤残留和复发垂体瘤患者的辅助治疗。放射治疗包括传统放疗和放射外科治疗,传统放疗由于照射精度相对较差,对正常组织影响较大而较少用于垂体瘤等良性肿瘤的治疗;而放射外科由于精度较高,对于不能手术、药物疗效不佳或者不能耐受手术的患者,可作为备选治疗方法。但放射外科治疗后起效时间较长,平均需要 4～5 年,其间激素水平逐步下降但仍然较高;且放射治疗后有相对较高比例垂体前叶功能减退风险,发生率 30%～40%,需要终生激素替代治疗。该患者 EF 值仅 20%,手术风险大,放疗 / 放射外科可作为一种替代治疗方案。但由于该患者无法承担放疗 / 放射外科治疗后长期使用 SSAs,因此,如能控制麻醉手术风险,仍然建议首选手术治疗。

患者及其家属的意见和选择:患者表示无法承受长期 SSAs 治疗的费用,愿意承担风险尝试手术治疗。

问题 2：患者是否具备手术条件？如何降低手术风险及提高手术成功率？

心内科意见：目前患者无显著临床心衰表现，无绝对手术禁忌，但 EF 仅 22%，且全心扩大，手术风险大，而且患者治疗心衰的药物已达最大可耐受量，调整余地不大。如不行手术治疗可能无法扭转心功能不全的发展趋势，需向患者仔细阐述利弊。

麻醉科意见：①与患者及家属充分沟通，告之其麻醉和手术风险极高，围术期发生急性全心衰、恶性心律失常、死亡风险极高。术后肺部并发症，脑梗死，需戴管呼吸机治疗风险大。②患者可能存在严重气道狭窄，需要清醒插管，若插管失败，可能致重要器官缺血缺氧，危及生命。③若患者需行手术治疗，手术风险极高，需至医务处行重大手术备案。④术前药物改善心功能，保持电解质平衡。

内分泌科意见：患者自上次出院后规律服药，原发病和心功能不全病情稳定，未进一步加重。如今患者及家属自身手术意愿强烈，原则上尊重患者个人意愿，并全力配合其他科室。

神经外科意见：患者目前治疗无法迅速有效改善病情，手术是唯一选择，但是合并严重心功能不全，EF 仅 22%，麻醉和手术风险极大，需术前充分告知患者和家属手术风险。

问题 3：手术入路的选择及理由有哪些？

神经外科意见：若该患者行手术治疗，首选经鼻 - 蝶窦入路，该入路在经蝶窦显微手术中应用最广泛，具有如下优点：①入路较短，安全简便，损伤较小，病人恢复快；②不需唇下或鼻腔黏膜切口，避免了鼻腔及鼻中隔黏膜的解剖和重建，减少了鼻、口腔、鼻中隔、鼻窦发生并发症的可能性；③如肿瘤复发，再次手术较易施行。

【随访与转归】

患者出院后规律服用药物，于 2016 年 3 月 28 日再次入院评估，查平均动态 GH 23.35μg/L↑，IGF-1 703μg/L↑，复查甲状腺功能正常，予停用左甲状腺素；查肾上腺皮质功能正常，性腺功能减退。排除禁忌后患者于 2016 年 4 月 13 日在全麻下行显微镜下经蝶垂体瘤切除术，术中见肿瘤呈灰白色，质地软，血供中等，显微镜下分块切除，最后共切除病灶约 2.8cm×2.5cm×2.3cm 大小，达显微镜下全切除。手术病理示灰白灰黄碎组织，共直径 1cm。免疫组化结果：CgA（+），GH（+），PRL（+），TSH（-），FSH（-），LH（-），ACTH（+/-），P53（-），CK（+），Ki67（1%+）。结论：（鞍区）垂体多激素型腺瘤（GH + PRL）。术后未发生脑脊液漏、出血、感染等并发症。

术后患者恢复情况良好，无明显乏力、纳差、神志淡漠，无尿量明显增多，无胸闷、心悸、气短、双下肢水肿等不适。

术后 1 个月遵医嘱将醋酸可的松减量为早 25mg、下午 12.5mg，至心内科随访，调整抗心衰方案为地高辛 0.125mg（每日 1 次），螺内酯 20mg（每日 1 次），托拉塞米 5mg（每日 1 次），硝酸异山梨酯 10mg（每日 3 次），曲美他嗪 20mg（每日 3 次），美托洛尔 12.5mg（每日 2 次）。

术后 5 个月复查 GH 3.62μg/L，PRL 30.63μg/L；甲状腺激素：FT$_3$ 2.66pg/ml，FT$_4$ 0.94ng/dl，TSH 6.892μIU/ml。术后半年体重下降 7.5kg。

2017 年 3 月术后 1 年再次来内分泌科评估，复查 IGF-1 352μg/L↑，随机 GH 1.92μg/L，高糖抑制试验 GH 可被抑制到 0.08μg/L，PRL 35.58ng/ml↑，垂体增强 MRI 示垂体瘤术后改变（图 13-4）。垂体其他各轴功能正常。复查心脏超声：全心扩大，左室肥厚，左室收缩活动显著减弱,右室收缩活动减弱;主动脉根部及升主动脉增宽;肺动脉增宽;左心收缩功能及舒张功能重度减退,LVEF 27%。

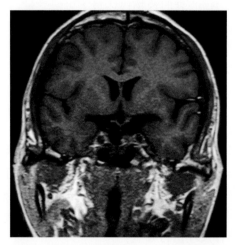

图 13-4　2017 年 3 月(术后 1 年)鞍区增强 MRI
垂体瘤术后改变,垂体左侧结节灶

【经验与体会】

(一)肢端肥大症的早期识别

患者肢端肥大体征逐步进展,病程长达 20 余年。其间因肢端肥大症相关疾病(甲状腺肿和结节、高血压)多次医院就诊,均未被识别。可见提高医护人员对该病典型体征的识别,有助于提高其早期诊断,从而提高治愈率。

(二)肢端肥大症全身并发症评估

肢端肥大症是一种起病隐匿的慢性内分泌疾病,如不控制 GH/IGF-1 将导致全身各种并发症,患者的平均寿命减少 10 年。各系统常见并发症包括高血压、心肌肥厚、心律失常、肺功能异常、睡眠呼吸暂停、糖代谢异常、高甘油三脂、关节炎、腕管综合征、甲状腺结节、结肠息肉发生率升高,心理问题包括抑郁、焦虑等。因此,诊断时应对患者进行全面评估。

(三)肢端肥大症的心血管系统并发症

心血管系统病变是肢端肥大症患者的严重并发症,是导致肢端肥大症患者死亡的主要原因。病程超过 10 年的肢端肥大症患者几乎都会发生心血管系统的病变,后者是导致肢端肥大症患者死亡的最主要原因,约 80% 未经治疗的肢端肥大症患者在 60 岁以前死于各种心血管系统并发症。由肢端肥大症所致的心脏病变,除外其他致病因素的参与,称之为肢端肥大症性心肌病[1],约 60% 的肢端肥大症患者合并该并发症[2]。

(四)肢端肥大性心肌病

肢端肥大性心肌病病理特征主要表现为心肌向心性肥厚基础上的心室扩张,以左心室病变为主。临床上,肢端肥大性心肌病的发生发展包含三个阶段。早期,年轻、病程短的患者中,表现为心脏肥大、心率增快及收缩期心搏出量增加。到了疾病中期,心脏肥大进一步明显,出现舒张期功能障碍的征兆以及收缩期功能不足的表现。如果疾病未加治疗,则发展为终末阶段，出现静止期收缩功能障碍，表现为扩张型心肌病的心力衰竭[3,4]。

肢端肥大性心肌病起源于 GH 和 IGF-1 对心肌的作用。长期过高的 GH 和 IGF-1 可增加细胞内游离钙离子浓度，增强心肌纤维钙离子通道敏感性，最终增强心肌收缩力。此外，GH 还有独立于 IGF-1 导致心肌肥厚的作用，体外实验也发现，GH 导致的心肌肥厚同时伴有心室扩张和心肌细胞长度的增加[5]。过多的 GH 还可以通过在肾小管水平活化钠-钾-ATP 泵，活化肾素-血管紧张素系统及抑制心源性尿钠肽的释放，导致水钠潴留，细胞外容积增加[6]。有研究表明高血压是肢端肥大症患者心脏病变发生的独立危险因素，并与心脏形态以及功能异常的发生有关，可引导和促进左心室体积增加、左心室后壁肥厚、室间隔肥厚及舒张期和收缩期心脏功能障碍[2]。Colao 等[7] 报道年龄和病程是影响肢端肥大性心肌病发生最主要因素：病程超过 10 年，年龄大于 50 岁的肢端肥大症患者发生心脏病变的风险是病程小于 5 年，年龄小于 40 岁患者的 3.3～14.2 倍。

通过治疗（手术/药物/放疗）使 GH 及 IGF-1 的水平恢复到正常，可以有效阻止心肌病的进一步发展，减少肢端肥大性心肌病的发生率和病死率。目前生长抑素类似物是治疗肢端肥大症的首选药物。有报道显示，肢端肥大症患者使用生长抑素类似物治疗后心脏体积快速缩小，连续治疗 6 个月后，心脏体积和舒张期充盈有效改善，经过 6～12 个月的治疗，心脏功能改善更加明显[7]。而一旦心脏功能损害发展至心衰阶段，治疗遵循慢性心衰治疗原则：一般治疗包括去除诱发因素、监测体重、限盐限水、心理治疗；药物治疗包括利尿剂、ACEI/ARB、β 受体阻滞剂、地高辛、醛固酮受体拮抗剂等联合使用。

【专家点评】

本病例是肢端肥大症并发严重心衰，与患者超过 20 年的病程、高 GH、高血压、糖尿病等危险因素有关。幸运的是在多学科努力下，患者最终成功手术，目前预后良好。尽管临床上肢端肥大症导致心力衰竭的发生率并不高，但仍有部分患者在诊断肢端肥大症时即已出现了严重心力衰竭。这也提示肢端肥大症本身病程隐匿，提醒我们面对这种特殊体貌患者时要多注意，早期筛查 GH 和 IGF-1，以早期做出诊断。

另外肢端肥大症患者也常见各种类型心律失常，包括异位心律、阵发性房颤、阵发性室上性心动过速、病态窦房结综合征、室性心动过速及束支传导阻滞等，也可伴发瓣膜损害，而这些心脏的异常表现在病程中可反过来加重患者心血管功能的损害。这也提示我们在疾病诊治过程中应完善 Holter、心脏超声等常规检查，尽早发现问题并加以干预。

从目前的临床经验来看，肢端肥大症早期的心脏受损，如心室肥厚和舒张功能减退，经过激素水平的控制，是可以减轻或部分逆转的；而一旦发展至心力衰竭阶段，即便 GH 水平能够控制正常，已经纤维化或坏死的心肌及心功能衰竭等都是不可逆转的。对于这部分患者来说，最重要的是采取有效手段治疗心衰，保护剩余的心功能和预防心源性猝死。

参 考 文 献

[1]　Lugo G，Pena L，Cordido F. Clinical manifestations and diagnosis of acromegaly. Int J Endocrinol，2012，2102：540398.

[2]　Colao A，Ferone D，Marzullo P，et al. Systemic complications of acromegaly：epidemiology，pathogenesis，

and management. Endocr Rev，2004，25（1）：102-152.

[3]　Palmeiro CR，Anand R，Dardi IK，et al. Growth hormone and the cardiovascular system. Cardiol Rev，2012，20（4）：197-207.

[4]　Colao A，Marzullo P，Di Somma C，et al. Growth hormone and the heart. Clin Endocrinol，2001，54（2）：137-154.

[5]　Colao A. The GH-IGF-1 axis and the cardiovascular system: clinical implications. Clin Endocrinol，2008，69（3）：347-358.

[6]　Fario S，Cittadini A，Biondi B，et al. Cardiovascular effects of short term growth hormone hypersecretion. J Clin Endocrinol Metab，2000，85（1）：179-182.

[7]　Colao A，Pivonello R，Grasso L，et al. Determinants of cardiac disease in newly diagnosed patients with acromegaly: results of a 10-year survey study. Eur J Endocrinol，2011，165（5）：713-721.

第三部分
库欣综合征和库欣病

病例 14　两次岩下窦采血结果不一的库欣病

黄山　撰写　沈明　指导

【导读】

49 岁女性,高血压 10 余年,高血糖 8 年,向心性肥胖 5 年,双下肢水肿 3 年。内分泌功能试验结果提示 ACTH 依赖性库欣综合征。MRI 未发现垂体病灶,双侧岩下窦采血(bilateral inferior petrosal sinus sampling, BIPSS)不支持库欣病诊断,寻找异位 ACTH 病灶无果。两年后再次行 BIPSS,结果为中枢优势,确诊为库欣病。行经鼻蝶鞍区探查术,术中探及垂体瘤,全切除之。术后获内分泌缓解。出院后患者出现胸闷、乏力、呼吸困难、不能平卧,结合心脏超声检查结果,诊断为梗阻性肥厚型心肌病(hypertrophic cardiomyopathy, HCM)急性发作,予 β 受体阻滞剂、利尿、降压治疗后好转。本病例主要探讨:

1. MRI 阴性的库欣病如何诊断?

2. 库欣病患者 BIPSS 假阴性的处理和防范。

3. 肥厚梗阻型心肌病的诊断和治疗,是否与库欣病相关?

4. 针对库欣病患者术后肾上腺皮质功能减退状态,如何行糖皮质激素替代治疗?

【病例简介】

患者,女,49 岁。因"高血压 10 余年,月经紊乱、血糖升高 8 年,向心性肥胖 5 年,双下肢水肿 3 年",于 2011 年 6 月入住华山医院内分泌科。

患者 10 余年前被诊断为高血压病,最高 180/110mmHg,经多种口服降压药物治疗,血压仍控制不佳。2003 年无明显诱因下出现停经,查空腹血糖 19mmol/L,诊断为糖尿病,先后予二甲双胍、阿卡波糖等药物治疗,血糖控制不佳。2006 年出现面部充血、四肢发红、腹部膨隆。2008 年出现双下肢水肿,致行走困难。2009 年出现右胫前皮肤溃烂、渗出,经久不愈。2011 年 4 月入住内分泌病房,予硝苯地平控释片 30mg(每日 2 次)、缬沙坦 80mg(每日 2 次)降血压,氢氯噻嗪 25mg(每日 2 次)、螺内酯 20mg(每日 3 次)利尿消肿,生物合成胰岛素(诺和灵 30R)早 18 单位、晚 18 单位,餐前 30 分钟皮下注射控制血糖。患者血糖控制可,双下肢水肿消退,但血压仍较高,后加用可乐定 150μg(每日 3 次)、多沙唑嗪 4mg(每日 2 次)、美托洛尔 12.5mg(每日 2 次)。同时予阿托伐他汀钙片每晚 20mg 调脂,阿仑膦酸钠片 70mg(每周 1 次)治疗骨质疏松等对症支持治疗。查血皮质醇升高、昼夜节律消失,24 小时尿游离皮质醇(24hour urine free cortisol, 24hUFC)升高,小剂量地塞米松抑制试验(low dose dexamethasone suppressing test, LDDST)不被抑制,大剂量地塞米松抑制试验(high dose dexamethasone suppressing test，HDDST）可被抑制（详见表 14-1），体部 CT 增强扫描示"两侧肾上腺增粗，右侧为著"，垂体增强 MRI（详见图 14-1）示"部分性空蝶鞍、鞍内未见明确占位灶"。为进一步行 BIPSS 明确诊断收住入院。

体格检查：体重 69kg，身高 166cm，BMI 24.04kg/m²，血压 160/100mmHg，神清，皮肤痤疮，满月脸，多血质，腹部膨隆，四肢皮肤发红菲薄，双小腿、双足凹陷性水肿明显，未见紫纹；神经系统查体无特殊。

【实验室及辅助检查】

2011 年 4 月血皮质醇、ACTH、24hUFC、LDDST、HDDST 结果详见表 14-1。

表 14-1　治疗前患者血、尿皮质醇及 ACTH 检测值

日期	血皮质醇（μg/dl）			血 ACTH（pg/ml）			24hUFC（μg/24h 尿）	LDDST-F（μg/dl）	HDDST-F（μg/dl）
	8：00	16：00	24：00	8：00	16：00	24：00			
2011 年 4 月	38.43	23.11	17.67	58.1	43.5	36.8	381.15	27.5	8.06
2011 年 6 月	42.64	27.01	19.79	68.4	34.2	30.8	367.56	未做	未做
2013 年 8 月	39.11	17.95	24.19	61.1	19.7	16.5	658.26	未做	22.05

生化检查：ALT 20U/L，AST 15U/L，ALP 180U/L↑，GGT 14U/L，TBA 2μmol/L，TC 7.16mmol/L↑，TG 4.59mmol/L↑，HDL-C 1mmol/L，LDL-C 3.94mmol/L↑。FBG 5.6mmol/L，HbA1c 6.7%，空腹 C 肽 1.27μg/L，空腹胰岛素 12mIU/L。

垂体内分泌检查：E_2 93.6pmol/L，LH 1.19IU/L，FSH 5.64IU/L，T 2.55nmol/L↑，PRL 15.1ng/ml，TSH 1.198mIU/L，TT_4 87.5nmol/L，TT_3 1.21nmol/L↓，FT_4 12.14pmol/L，FT_3 3.54pmol/L。

心电图检查：心脏逆钟向转位，ST-T 改变，左心室高电压。

超声心动图（表 14-2）：左室壁增厚，左心收缩功能正常，左室射血分数（left ventricular ejection fraction，LVEF）67%，左心舒张功能中度减退（E 峰与 A 峰比，E/A 0.8）。

表 14-2　心脏超声主要结果

日期	室间隔（mm）	左室后壁（mm）	左室流出道压差（mmHg）	LVEF（%）	E/A	E/E
2011 年 6 月	14	11	--	67	0.8	11.3
2013 年 8 月	13	12	--	58	0.5	7.8
2014 年 5 月	17	15	46	68	0.6	10.9
2015 年 9 月	18	15	50	75	0.9	8.5

2011 年 4 月垂体增强 MRI：见图 14-1。

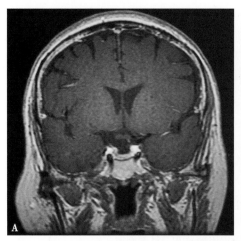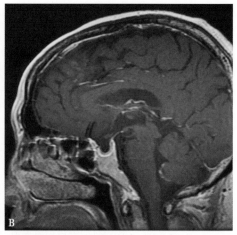

图 14-1 鞍区增强 MRI（2011 年 4 月）
垂体偏小伴部分空蝶鞍、未见明确占位病灶（A. 冠状位；B. 矢状位）

【诊治经过 1】

患者表现为高血压、糖尿病、水肿，库欣综合征体征比较典型，查血和尿皮质醇升高、LDDST 不被抑制，库欣综合征诊断明确；查 ACTH 轻度升高，考虑 ACTH 依赖性；垂体增强 MRI 未见明确的鞍区占位灶，进一步的病因诊断需行 BIPSS。

入院后完善对库欣综合征各项合并症的评估，主要包括电解质、血糖、血脂、血压、心电图等，继续控制血糖、血压，对症治疗。

2011 年 6 月 BIPSS 结果提示：基线中枢 / 外周 ACTH 比值 <2，去氨加压素兴奋后比值 <3（详见表 14-3），不支持库欣病诊断。进一步行全身正电子发射断层扫描（positron emission tomography-computed tomography，PET-CT）检查未发现异常病灶；因为条件受限，未行奥曲肽扫描检查。

【MDT 讨论与临床决策】

问题：ACTH 依赖性库欣综合征如何进一步明确病因诊断？如果无法明确，如何处理？

影像科意见：鞍区平扫及增强 MRI 提示部分空蝶鞍、垂体偏小，未见明确的占位灶，根据影像学检查无法诊断或排除 ACTH 型垂体瘤。全身 PET-CT 检查亦未见明显氟代脱氧葡萄糖（fluorodeoxyglucose，FDG）代谢异常增高的占位病灶。故单靠影像学检查难以明确病因诊断。

内分泌科意见：患者症状、体征符合库欣综合征的典型表现，血皮质醇明显升高，昼夜节律消失，24hUFC 升高，LDDST 不被抑制；血 ACTH 不低，故 ACTH 依赖性库欣综合征诊断明确。进一步行 HDDST，可被抑制，提示库欣病可能性大。但 MRI 未见病灶，BIPSS 检查结果不支持库欣病诊断。BIPSS 为诊断库欣病的"金标准"[1]，其灵敏度、特异度均高于 HDDST。要考虑异位 ACTH 分泌综合征（ectopic adrenocorticotropic hormone syndrome，

EAS）诊断的可能性。

按 EAS 行进一步检查，目前未发现可疑病灶。根据文献报道，常规检查发现 EAS 病灶的概率不足 50%，须加强随访，反复多次寻找潜在的病灶。

然而需要注意的是，BIPSS 检查有假阴性的可能性；假阴性与血管变异、操作者经验等因素相关；同步测定泌乳素水平加以校正，可降低假阴性率[2, 3]。如果随访 EAS 病灶无果，可建议择期复查 BIPSS。

在诊断和鉴别诊断的同时，应积极治疗各种并发症和合并症。

神经外科意见：目前患者未能明确诊断库欣病，鞍区亦未见明确占位灶，不建议盲目手术。

临床综合分析与决策：皮质醇增多症的定性和定位诊断是决定后续治疗的关键关节。就目前而言，BIPSS 是库欣病诊断和鉴别诊断的"金标准"。该患者病因诊断不明，针对垂体或者肾上腺的手术都是盲目的。皮质醇增多症的病因学检查可能存在一定的假阳性和假阴性，当检查结果存在矛盾时，应首选再次检查。该病例经讨论后决定先采取对症处理，待后续再次检查明确病因诊断。

【诊治经过 2】

患者于 2013 年 8 月再次入住内分泌科，症状体征同前，继续予生物合成胰岛素（诺和灵 30R）控制血糖，予硝苯地平控释片、缬沙坦、美托洛尔、托拉塞米和螺内酯降压、利尿、消除全身水肿。

入院后复查血皮质醇升高且同步 ACTH 升高、皮质醇昼夜节律消失，24hUFC 升高，HDDST 不被抑制（详见表 14-1）。垂体 MRI 未见明确的占位病灶（图 14-2）。

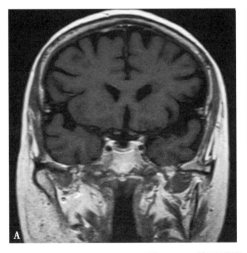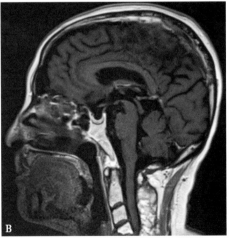

图 14-2　鞍区增强 MRI（2013 年 8 月）
鞍区增强 MRI 与 2011 年 4 月相仿（A. 冠状位；B. 矢状位）

经患者知情同意后行第二次 BIPSS 检查，结果提示：基线中枢 / 外周 ACTH 比值 >2，去氨加压素兴奋后比值 >3，右侧与左侧之比 >1.4（右侧优势）（详见表 14-3），库欣病诊断明确。

表 14-3 两次 BIPSS 联合去氨加压素兴奋试验结果

日期	ACTH（pg/ml）	基线：0min	DDAVP 激发后 5min	DDAVP 激发后 10min
2011 年 6 月	外周	52.5	55	91.4
	左岩下窦	55.6	74.4	108
	右岩下窦	54.1	106	120
2013 年 8 月	外周	35.4	101	92.8
	左岩下窦	42.9	191	220
	右岩下窦	154	1250	378

2014 年 3 月神经外科全麻导航下行经鼻蝶鞍区探查术，术中在鞍底偏右侧切开硬脑膜见橘黄色垂体组织，切开部分垂体后见灰白色肿瘤组织，质地软，血供一般，肿瘤大小约 0.5cm×0.3cm×0.3cm，将肿瘤全切除，并扩大切除部分垂体组织，最后探查垂体左侧未探及肿瘤组织。术后病理证实（鞍区）垂体 ACTH 腺瘤。

术后次日血皮质醇 1.69μg/dl，24hUFC 17.71μg/24h 尿，达缓解标准，予醋酸可的松 25mg（每日 2 次）替代治疗后出院。术后停用降糖药，血糖正常；出院后根据血压情况，快速减停降压药。

出院后 2 周患者出现胸闷、乏力，症状逐渐加重，并出现呼吸困难，夜间不能平卧，无咳嗽咳痰，无胸痛，无心慌，无双下肢水肿。2014 年 4 月至华山医院急诊，查心肌标志物：肌钙蛋白 T 0.043ng/ml↑、pro-BNP 3009pg/ml↑；无电解质紊乱（血钾 4.5mmol/L，血钠 143mmol/L）。心电图示：窦性心律、ST-T 改变。胸部 CT 示：两下肺少许炎症，心脏增大，主动脉及冠状动脉钙化，部分肋骨形态异常。考虑有心衰的可能性，予地高辛、螺内酯、托拉塞米、美托洛尔和缬沙坦治疗；临时用氢化可的松 100mg 静脉点滴，并再次收住内分泌科病房。

入院后行心脏彩超检查，结构诊断：左室肥厚，伴左室流出道梗阻，压差 46mmHg；左房增大。功能诊断：左心收缩功能正常；左心舒张功能中度减退。

请心内科会诊，考虑肥厚梗阻型心肌病（左室流出道梗阻），建议：①停用强心、扩血管药物；②调整利尿剂剂量（口服螺内酯 20mg、托拉塞米 5mg，每日 1 次）；③美托洛尔缓释片 71.25mg、氯沙坦 25mg，每日 1 次。

同时增加糖皮质激素的替代剂量（氢化可的松 40mg，每日 3 次）。患者胸闷、心慌、呼吸困难较前明显好转，予出院，并逐步减少糖皮质激素替代剂量。

【随访与转归】

患者术后体重下降约 10kg，下肢水肿消失，库欣综合征体征逐步消失，血压、血糖正常。心内科门诊随访肥厚梗阻型心肌病。糖皮质激素替代治疗的调整方案：2014 年 7 月调整为氢化可的松 20mg（每日 2 次），2014 年 8 月调整为氢化可的松早上 20mg、下午 10mg。2015 年 3 月门诊查甲状腺功能正常，皮质醇（上午 8:00，服药前）2.69μg/dl，服药后 2 小时血皮质醇 36.07μg/dl，调整为氢化可的松早上 15mg、下午 5mg。

2015 年 9 月住内分泌科复查，诉持续有乏力、纳差，皮质醇（上午 8:00，服药前）6.34μg/dl，调整为氢化可的松 12.5mg（每日 1 次）；复查鞍区增强 MRI 未见肿瘤复发（图 14-3）。复查心脏超声(见表 14-3),请心内科会诊,考虑乏力、纳差与心肌病相关,建议:①继续使用 β 受体阻滞剂(美托洛尔缓释片 23.75mg,每日 1 次),加用曲美他嗪 20mg,每日 2 次;②可考虑肥厚心肌化学消融治疗;③或考虑左室心尖部起搏治疗。

术后第三年患者停用氢化可的松,心内科随访中。

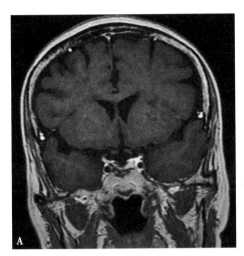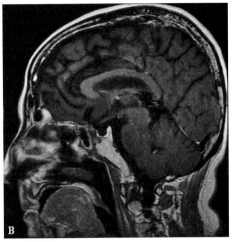

图 14-3　鞍区增强 MRI(2015 年 9 月)
术后鞍区增强 MRI 示垂体右侧份病灶切除后的残腔,未见复发(A. 冠状位;B. 矢状位)

【经验与体会】

(一)MRI 阴性库欣病如何确诊?

库欣病多数由垂体 ACTH 腺瘤导致,现有 MRI 检查不能显示病灶者为 MRI 阴性库欣病,约占库欣病的 15%~20%。

临床上,对于疑似库欣病的患者,应按流程有序进行内分泌检查,包括 24hUFC、血皮质醇昼夜节律、LDDST、ACTH 水平、HDDST 等。对于 ACTH 正常或升高的 ACTH 依赖性库欣综合征,如果 MRI 未显示垂体病灶,或者可见垂体瘤,但有异位 ACTH 综合征(EAS)特点(ACTH 显著升高,甚至 >200pg/ml;低血钾性碱中毒;HDDST 不被抑制等)的患者,应行 BIPSS 以确认病灶所在[4]。BIPSS 诊断库欣病的灵敏度、特异度最高,为诊断库欣病的"金标准"。

BIPSS 专业技术要求较高,也需要一定的经验积累,故建议 BIPSS 在有条件的医院开展。BIPSS 应在患者皮质醇水平升高提示肿瘤活跃分泌 ACTH 时进行,对于周期性库欣病患者,在病情缓解期不适合行 BIPSS。

试验当日患者取仰卧位,局部麻醉后,采用静脉血管造影技术行双侧股静脉穿刺后置入血管鞘及造影导管。在导引导丝的引导下,将 5F 造影导管自股静脉,经下腔静脉和上腔静脉插入颈内静脉,然后进入岩下窦,推注 1~2ml 非离子型造影剂判断位置,插管成功的标志为推注造影剂后岩下窦和海绵窦相继出现充盈。确认置管成功后,同时抽取左右两侧岩下窦静脉血样和股静脉血样,岩下窦与外周血 ACTH 比值超过 2 定义为 BIPSS 阳性,提示 ACTH 的中枢性分泌,即库欣病的诊断。联合促肾上腺皮质激素释放激素(corticotropin releasing hormone,CRH)或去氨加压素兴奋试验可进一步提高其敏感性。该患者首次 BIPSS 结果提示为 EAS。

对 BIPSS 未提示中枢分泌的库欣综合征患者,一般按照 EAS 进行全身可疑病灶的寻找[5]。

（二）BIPSS 假阴性的原因有哪些?如何防范?

该患者常规检查未发现可疑 EAS 病灶,2 年后再次就诊,无典型 EAS 的临床特点,仍首先考虑库欣病。于是进行第二次 BIPSS 检查,结果提示为库欣病。这是华山医院第一例 BIPSS 结果呈假阴性的病例。

在经验丰富的医院,诊断库欣病仍有 1% 至 10% 不等的假阴性率。假阴性的原因主要包括技术原因和岩下窦本身的解剖学变异等。BIPSS 联合 CRH 或去氨加压素兴奋试验,可进一步提高敏感性。近年的研究显示同步测定泌乳素有助于判断导管定位、降低其假阴性率。

目前本中心的做法是采血时留取泌乳素检测标本,如果 ACTH 结果提示为非中枢来源,则进一步检测泌乳素水平加以校正。先计算基线中枢/外周泌乳素比值 K,判断置管是否成功,K>1.8 提示置管成功;K<1.8 者,优势侧基线(或去氨加压素/CRH 兴奋后峰值)中枢/外周 ACTH 比值再除以 K,>1.3 提示中枢来源,<0.6 提示异位,介于 0.6～1.3 者需结合临床和影像等进一步判断,必要时可以考虑复查 BIPSS。

（三）肥厚梗阻型心肌病的诊治和术后肾上腺皮质功能减退的替代治疗

绝大多数 HCM 是常染色体显性遗传性疾病,发病相关的基因位点很多,包括编码心肌肌节蛋白元件和非编码肌节蛋白的修饰基因等。HCM 可分为梗阻型(占 70%)和非梗阻型两类;临床上可以无症状或表现为心悸、胸痛、劳力性呼吸困难、晕厥和猝死等。

该患者 2011 年术前无任何相关症状,心脏超声提示:左室肥厚,左房增大伴轻度二尖瓣反流,升主动脉增宽;左心收缩功能正常,左心舒张功能轻度减退。在随后的随访中,2013 年仍提示心肌肥厚,舒张功能减退(见表 14-2)。2014 年 4 月术后 2 周余出现胸闷、心悸、呼吸困难、不能平卧等症状,根据心脏超声检查结果,确诊为"肥厚梗阻型心肌病",经积极有效治疗后症状缓解。

经文献检索,未发现肥厚梗阻型心肌病合并库欣病的相关报道。两者发病是否有相关性有待进一步研究。

库欣病患者手术成功后一般会出现肾上腺皮质功能减退,临床上常呈现"脱胎换骨"的变化,表现为皮肤蜕皮、全身肌肉关节酸痛、乏力等,给予糖皮质激素替代治疗应遵循阶梯式减量的方法,起始剂量应大于日常的替代剂量,常用醋酸可的松 25mg(每日 3 次)或等效剂量,根据症状缓解情况逐步减量至日常替代剂量,再监测晨血皮质醇水平判断下丘脑-垂体-肾上腺轴的恢复情况,判断何时停药。当患者处于应激状态时(如本例患者出现肥厚梗阻型心肌病急性发作),应增加糖皮质激素剂量至应激剂量,以预防肾上腺危象,待应激缓解后逐步减量。

【专家点评】

双侧岩下窦采血(BIPSS)是库欣综合征诊断和鉴别诊断的金标准,其诊断库欣病的灵敏度为 97%、特异度为 100%，存在微小概率的假阴性率。本病例首次 BIPSS 阴性，2 年后再次 BIPSS 获阳性结果，确诊为库欣病，通过微创手术治愈，其诊疗过程符合库欣综合征的诊治规范，体现了精准治疗的理念。

对于 BIPSS 阴性且 MRI 阴性的库欣综合征患者，首先应排查全身其他病灶致病的可能性，并根据检查结果与相关学科开展联合诊治。如果全身排查未能明确诊断，应定期随访并复查 BIPSS。如果再次 BIPSS 阳性，可行经鼻蝶垂体探查术。由于病灶微小，术中应广泛、全面探查，结合术中冰冻病理仔细分辨肿瘤和正常垂体，尤其是垂体后叶。如果再次 BIPSS 仍阴性，可基本排除库欣病诊断，应考虑 EAS 诊断，积极寻找病灶。

参 考 文 献

[1] 中华医学会内分泌分会. 库欣综合征专家共识（2011 年）. 中华内分泌代谢杂志，2012，28（2）：96-102.

[2] Sharma ST，Nieman LK. Is prolactin measurement of value during inferior petrosal sinus sampling in patients with ACTH-dependent Cushing's syndrome? J Endocrinol Invest，2013，36（11）：1112-1116.

[3] Sharma ST，Raff H，Nieman LK. Prolactin as a marker of successful catheterization during IPSS in patients with ACTH-dependent Cushing's syndrome. J Clin Endocrinol Metab，2011，96（12）：3687-3694.

[4] 冯铭，卢琳，王任直. 规范库欣病的诊疗以提高其诊疗水平. 中华医学杂志，2016，96（11）：833-834.

[5] Nieman LK，Biller BM，Findling JW，et al. Treatment of Cushing's syndrome：an endocrine society clinical practice guideline. J Clin Endocrinol Metab，2015，100（8）：2807-2831.

病例15 复发库欣病再次手术疗效不佳药物治疗后缓解

张逸超 撰写 沈明 指导

【导读】

青年女性，因"体重增加、多毛、满月脸"等症状被诊断为库欣病，经鼻蝶手术后缓解。术后2年复发，再次经鼻蝶手术，但未缓解。库欣病手术治疗效果如何判定？术后如何规范化随访？库欣病手术未缓解者如何进一步治疗？

【病例简介】

患者，女，23岁。因"体重增加伴多毛半年余"，于2015年5月入院。患者2012年10月出现体重增加、多毛伴满月脸，就诊于外院，查血皮质醇升高、昼夜节律消失，24小时尿游离皮质醇（24hour urinary free cortisol，24hUFC）升高，小剂量地塞米松抑制试验不被抑制，血ACTH（上午8:00）54.1pg/ml，大剂量地塞米松抑制试验可被抑制，外院垂体增强MRI（2012年10月）报告提示垂体左缘见5mm×3mm大小异常信号灶，考虑为垂体微腺瘤（影像学资料已遗失）。临床诊断为库欣病，于2012年11月在华山医院行经鼻蝶垂体瘤切除术，术后病理示垂体ACTH型腺瘤。血皮质醇从47.67μg/dl（术前）降至2.66μg/dl（术后12小时），判定为内分泌缓解，予醋酸可的松25mg，每日2次替代治疗。患者自觉症状有缓解，出院后继续服用醋酸可的松2个月余后自行停药，未定期随访。自2014年10月起，患者再次发现体重增加、多毛伴满月脸，为求进一步诊治于2015年5月收住华山医院内分泌科。

体格检查：体温36.5℃，脉搏82次/分，呼吸20次/分，血压129/97mmHg，身高160cm，体重54kg，BMI 21.1kg/m²。发育正常，腹型肥胖，皮肤菲薄，未见瘀斑，全身浅表淋巴结无肿大。满月脸，多血质面容，面部及前胸、后背可见散在痤疮，颈后及背部有脂肪垫。腹稍膨隆，腹壁可见纵向白色皮纹。全身查体未见紫纹。

【实验室及辅助检查】

生化检查：肝功能：ALT 21U/L，AST 21U/L，T-BIL 12.70μmol/L，D-BIL 4.50μmol/L，白蛋白49g/L。肾功能：肌酐50μmol/L，尿酸0.1840mmol/L。TC 4.58mmol/L，TG 0.44mmol/L，HDL-C 1.25mmol/L，LDL-C 2.40mmol/L，游离脂肪酸0.82mmol/L↑。电解质：K⁺ 4.40mmol/L，Na⁺ 140mmol/L。FBG 5.10mmol/L，HbA1c 4.90%。

垂体内分泌检查：血皮质醇（8am-4pm-0am）：31.42μg/dl-28.94μg/dl-28.47μg/dl。血ACTH

（8am-4pm-0am）：58.3pg/ml-72pg/ml-64.6pg/ml。24hUFC 593.56μg/24h。甲状腺激素：TSH 0.3320mIU/L↓，TT$_3$ 0.82nmol/L↓，TT$_4$ 59.70nmol/L，FT$_3$ 3.48pmol/L↓，FT$_4$ 12.22pmol/L。

骨密度检查：腰椎、左股骨颈 Z 值分别为 −1.9、−2.0。

动态血压检查：日间平均血压 121/85mmHg，夜间平均血压 111/76mmHg，夜间、日间的收缩压和舒张压平均比值分别为 0.92 和 0.90。

垂体增强 MRI（图 15-1A、B）：未见明确占位。

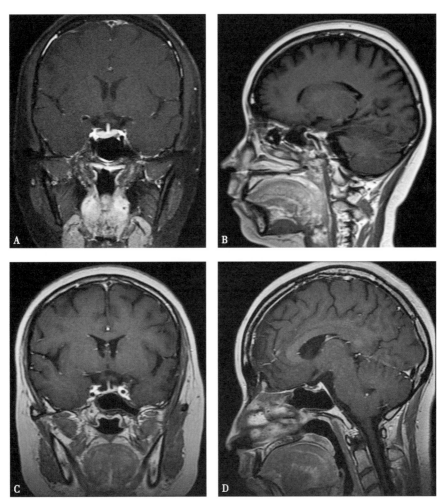

图 15-1　手术前后垂体增强 MRI

A、B. 再次手术前鞍区增强 MRI（A. 冠状位，B. 矢状位）：垂体瘤术后改变，未见明确占位性病变；C、D. 再次手术后鞍区增强 MRI（C. 冠状位，D. 矢状位）：垂体瘤术后改变，未见明确占位性病变

【诊治经过 1】

患者既往库欣病诊断明确，术后病理证实为垂体 ACTH 腺瘤，术后次日血皮质醇达缓解标准，临床症状缓解。近半年来症状再现，查血皮质醇昼夜节律消失、24hUFC 升高、

ACTH 轻度升高（表 15-1），考虑库欣病复发。

患者于 2015 年 9 月在华山医院神经外科行经蝶鞍区探查术。术中广泛探查垂体腺组织，于鞍内右侧份探及可疑灰红色肿瘤组织并切除送检。术后病理提示为垂体腺组织部分增生。

术后动态监测血皮质醇（图 15-2），未达缓解标准。24hUFC 507.75μg/24h↑，提示未缓解。术后 1 个月（2015 年 10 月）及术后 3 个月（2015 年 12 月）随访结果示血皮质醇昼夜节律消失、24hUFC 升高（表 15-1），提示疾病未缓解。术后 3 个月（2015 年 12 月）复查鞍区增强 MRI，报告提示垂体瘤术后改变，未见明确占位性病变（见图 15-1C、D）。提交 MDT 讨论下一步治疗方案。

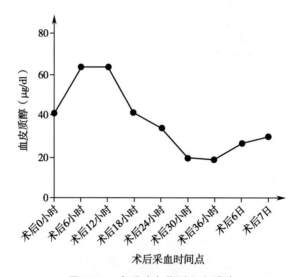

图 15-2 术后动态监测血皮质醇

表 15-1 血、尿皮质醇及 ACTH 检测值

日期	血皮质醇（μg/dl）			血 ACTH（pg/ml）			24hUFC
	8：00	16：00	24：00	8：00	16：00	24：00	（μg）
2015 年 6 月（术前）	31.42	28.94	28.47	58.3	72	64.6	593.56
2015 年 10 月（术后 1 个月）	40.14	41.79	43.41	106	117	101	N/A
2015 年 12 月（术后 3 个月）	34	25	26	83	47	78	922.9
2016 年 11 月	13.36	11.01	14.72	54.3	17.9	52.8	93.6

【MDT 讨论与临床决策】

问题：对于复发库欣病再次手术后未缓解的患者，下一步如何治疗？

影像科意见： 第二次手术前和术后 3 个月垂体增强 MRI 结果均提示"垂体瘤术后改变，未见明确占位性病变"，通过影像学检查无法定位肿瘤。

神经外科意见： 第二次手术探查所获取的可疑组织经病理学检测证实为垂体腺组织增

生，而非腺瘤。后续随访结果提示疾病未缓解，手术疗效不佳。术后 3 个月 MRI 未见明确病灶，短期内不建议再次探查。可考虑针对库欣病的其他治疗方法，密切随访。

放射外科意见：患者二次手术前、后的 MRI 均无法准确定位肿瘤所在，放射外科无的放矢，不建议行放射外科治疗。

放疗科意见：针对本例患者，全垂体放射治疗是一种可供选择的治疗方案，但该疗法引起全垂体功能减退的概率较高。患者为青年女性，未婚未育，暂不建议行放射治疗。

内分泌科意见：本病例为再次手术未缓解的复发库欣病患者，下一步治疗首选药物治疗，次选全垂体放射治疗，也可考虑行双侧肾上腺切除术。可选药物包括针对垂体的帕瑞肽、多巴胺受体激动剂，针对肾上腺的酮康唑、美替拉酮、米托坦，以及拮抗糖皮质激素作用的米非司酮。作用部位不同的药物可以联合使用。酮康唑使用经验较多，可作为首选的药物治疗。

临床综合分析与决策：经 MDT 讨论，并与患者协商，取得患者的知情同意，决定采用口服酮康唑药物治疗，定期随访血、尿皮质醇水平，监控潜在的不良反应。

【诊治经过 2 及随访】

患者于 2015 年 12 月起口服酮康唑治疗（200mg/d），控制血、尿皮质醇水平至基本正常范围（见表 15-1），库欣病症状、体征缓解，肝功能正常。定期随访。

【经验与体会】

（一）库欣病手术治疗效果如何判定？术后如何规范化随访？

库欣病虽为较罕见的神经内分泌肿瘤，但对全身危害巨大。其治疗方法首选手术治疗[1, 2]。2015 版中国库欣病诊治专家共识[3] 对手术疗效有如下总结：库欣病经蝶窦入路手术早期术后缓解率为 65%～98%，长期随访中肿瘤复发率为 2%～35%。对于首次治疗未缓解的患者，再次手术能使 37%～61% 的患者获得缓解，但可能增加脑脊液漏及垂体功能减退的风险。随访 0.3～37 年后发现：7%～34% 的患者出现肿瘤复发，复发部位常位于原发部位或相邻部位。

术后 1 周内的晨血皮质醇测定是目前公认的疗效评估指标，低于 56nmol/L（2μg/dl）的患者长期随访往往可获得完全缓解。24hUFC 可作为辅助评估指标，低于 28～55nmol/L（10～20μg/24h 尿）提示缓解，高于 276nmol/L（100μg/24h 尿）提示未缓解[4]。

该病例第一次手术后次日血皮质醇降至正常，但缺乏长期的监测随访。术后一旦临床症状加重，很难判别复发还是未缓解，高皮质醇血症状态下也难以尽早发现和干预的全身各器官功能和代谢并发症。美国内分泌学会 2015 版库欣综合征临床实践指南以及 2015 版中国库欣病诊治专家共识，对库欣病治疗后提供了较为详细的随访方案。

库欣病患者治疗后（无论是手术、放疗或者药物治疗）均需密切随访，治疗后随访分为近期随访和长期随访。近期随访内容包括高皮质醇血症的缓解情况，以及评估是否出现水电解质紊乱、感染、血栓以及其他手术相关并发症等。而长期随访应规律地评估病情的缓解情况（包括皮质醇水平和鞍区肿瘤是否复发）、垂体前叶其他轴系功能、血压、血脂、血糖、低钾血症和骨质疏松等并发症的治疗和改善情况。所有库欣病患者治疗前后均需接受健康宣教，使其了解长期随访对提高生活质量的重要性。具体随访方案如下：

近期随访：除了术后 1 周内要检测血 ACTH 和皮质醇水平以评估手术疗效外，更需要密切观察库欣病患者的高凝和免疫抑制状态，尽早诊断和治疗血管栓塞和感染。

长期随访：术后 1 个月、3 个月、6 个月、1 年以及此后每年均需要长期随访，密切关注库欣综合征相关临床表现的缓解和复发情况，检测血和尿皮质醇，必要时行地塞米松抑制试验评估病情，行垂体增强 MRI 监控肿瘤是否复发，监测垂体前叶 GH/IGF-1 轴、PRL、性腺轴、甲状腺轴等的功能，必要时给予替代治疗。

监测血压、血糖（必要时行糖耐量试验）、低钾血症和骨质疏松等相关并发症的治疗和改善情况。

在随访计划外，如患者出现疑似复发的临床表现，需及时复诊。

（二）MRI 阴性的库欣病患者的手术治疗

垂体 MRI 阴性的确诊库欣病患者，是垂体手术探查的适应证[5]。确诊依据包括 BIPSS 结果证实 ACTH 为中枢来源，或首次手术病理证实为垂体 ACTH 腺瘤。经蝶窦显微外科手术一直是治疗库欣病的首选。近年来内镜辅助或单纯内镜下经鼻蝶垂体微腺瘤切除及探查手术逐渐被大家所认可。根据华山医院经验，该病例再次手术时若采用内镜下经蝶入路，或可提高探及和切除肿瘤的可能性。

（三）库欣病的药物治疗

库欣病是一类较复杂的罕见病。除了直接影响糖、脂肪、蛋白质、水电解质等各种物质代谢的平衡，还会影响全身多个系统脏器的功能，使机体免疫力下降。如未得到及时诊治，预后差。严重的低血钾、重症感染及心脑血管并发症可危及患者生命[6]。在病灶不明和 / 或不适合手术或手术治疗未获缓解的情况下，积极控制高皮质醇血症可降低患者的并发症发生率和死亡率[7]。

根据 2015 版中国库欣病诊治专家共识，治疗库欣病的药物主要分为三类[8]：第一类，作用于垂体，抑制 ACTH 分泌的帕瑞肽、卡麦角林及赛庚啶等；第二类，作用于肾上腺皮质，抑制皮质醇合成，如酮康唑、甲吡酮、米托坦及依托咪酯等；第三类，作用于靶器官，拮抗糖皮质激素受体，以米非司酮为代表。该病例选用酮康唑治疗后症状得到有效缓解。酮康唑的作用机制是抑制肾上腺、性腺类固醇合成的多个步骤，其有效剂量为 $200 \sim 1800 \mathrm{mg/d}$，可分 $2 \sim 3$ 次口服。目前报道，酮康唑治疗库欣病和异位 ACTH 综合征的有效率分别为 70% 和 50%。酮康唑的不良反应包括胃肠道反应、可逆性肝功能异常 - 重度肝损、乳腺增生、性欲下降、勃起功能障碍、皮疹和嗜睡等。

目前该患者接受酮康唑治疗 1 年余，控制血、尿皮质醇在正常范围，药物疗效可，暂无不良反应。

【专家点评】

库欣病（垂体 ACTH 腺瘤）是诊断和治疗最困难的垂体瘤亚型之一，其复发率明显高于其他亚型。当临床症状、体征和内分泌检查结果明确肿瘤复发后，再次经蝶手术仍是首选治疗方案。当再次手术效果不佳时，积极控制高皮质醇血症非常重要，可以有效地降低皮质醇过多所导致的全身并发症。除手术外，治疗高皮质醇血症的方法包括还放射治疗、药物治疗和双侧肾上腺切除术。放射治疗（尤其是放射外科）对于病灶定位不明确的病例，疗效不确切，且易导致全垂体功能减退。在这种情况下，药物治疗可作为首选方案。其中肾上腺皮质激素合成抑制剂酮康唑的疗效值得肯定，但部分患者可出现药物性肝损，需提高警惕。当上述所有方法仍无法获得有效缓解时，必要时可考虑行双侧肾上腺切除术，但该手术易导致 Nelson 综合征，需密切随访。

参 考 文 献

[1] Nieman LK，Biller BM. Treatment of cushing's syndrome：an endocrine society clinical practice guideline. J Clin Endocrinol Metab, 2015，100（8）：2807-2831.

[2] Molitch ME. Diagnosis and treatment of pituitary adenomas：a review. JAMA, 2017，317（5）：516-524.

[3] 中国垂体腺瘤协作组. 中国库欣病诊治专家共识（2015）. 中华医学杂志, 2016，96（11）：835-840.

[4] Buliman A，Tataranu LG，Paun DL，et al. Cushing's disease：a multidisciplinary overview of the clinical features，diagnosis，and treatment. J Med Life, 2016，9（1）：12-18.

[5] Vitale G，Tortora F，Baldelli R，et al. Pituitary magnetic resonance imaging in Cushing's disease. Endocrine, 2017，55（3）：691-696.

[6] Pivonello R，De Martino MC，De Leo M，et al. Cushing's disease：the burden of illness. Endocrine, 2017，56（1）：10-18.

[7] Lonser RR，Nieman L，Oldfield EH. Cushing's disease：pathobiology，diagnosis，and management. J Neurosurg, 2017，126（2）：404-417.

[8] Cuevas-Ramos D，Fleseriu M. Medical treatment of Cushing's Disease. Minerva Endocrinol, 2016，41（3）：324-340.

病例 16　库欣病发生卒中后缓解又复发，
手术未缓解——如何治疗？

何文强　撰写　　沈明　指导

【导读】

年轻女性，以"体重增加、皮肤紫纹、多饮多尿"起病，根据内分泌功能试验及垂体增强MRI 检查结果，诊断为库欣病。肿瘤自发性卒中后达内分泌缓解。13 个月后复查内分泌功能试验及垂体增强 MRI，结果提示库欣病复发，两次经鼻蝶手术效果不佳，最后经伽马刀治疗后缓解。本病例主要探讨：垂体瘤卒中的发病机制、临床表现、治疗及预后如何？多次手术后仍未缓解的库欣病患者该如何治疗？

【病例简介】

患者，女，17 岁。因"体重增加、皮肤紫纹 4 年余，头痛伴多饮多尿 10 天"，于 2012 年5 月 4 日入住内分泌科。患者自 2008 年起无明显诱因下开始出现体重增加，伴痤疮、皮肤紫纹、月经稀发，症状呈进行性加重，中药调理后月经有改善。2011 年曾发现血压升高，150/90mmHg～160/90mmHg，伴脂肪肝，未治疗，未随访。10 天前患者因烦渴、多饮、多尿（约 8L/d）、头痛伴恶心、呕吐至外院就诊，查 ACTH 位于正常上限（64.1pg/ml），血皮质醇升高、昼夜节律消失，24 小时尿游离皮质醇（24hour urinary free cortisol, 24hUFC）升高，尿比重小于 1.005，小剂量地塞米松抑制试验（low-dose dexamethasone suppression test, LDDST）不被抑制，大剂量地塞米松抑制试验（high-dose dexamethasone suppression test, HDDST）可被抑制（表 16-1），垂体 MRI（图 16-1A）提示鞍区混杂信号占位，最大径约 2.1cm。门诊以"库欣病伴卒中可能"收治入院。

表 16-1　治疗前血、尿皮质醇检测值

检查日期	血皮质醇（μg/dl）			24hUFC（μg/24h 尿）	LDDST（μg/dl）	HDDST（μg/24h 尿）
	8：00	16：00	24：00			
2012 年 4 月	23	32	22.5	235.12	18	20.46
2012 年 5 月	2.72	1.88	1.23	4.8	NA	NA
2012 年 6 月	8.39	3.85	4.43	21.12	NA	NA
2012 年 10 月	14.68	5.93	5.01	69	1.58	NA
2013 年 7 月	19.54	5.69	13.1	216.36	6.38	9.6

注：24hUFC，24 小时尿游离皮质醇；LDDST，小剂量地塞米松抑制试验；HDDST，大剂量地塞米松抑制试验

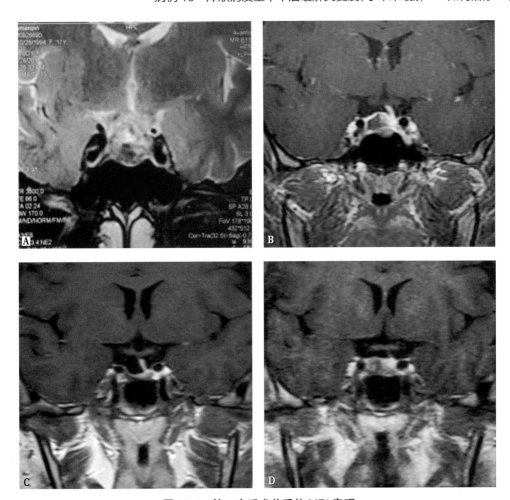

图 16-1　第一次手术前垂体 MRI 表现

A. 2012 年 4 月垂体 MRI 示鞍区混杂信号占位，最大径约 2.1cm；B. 2012 年 5 月 MRI 示垂体右侧份低强化灶；C. 2012 年 6 月 MRI 示垂体强化不均；D. 2013 年 7 月 MRI 示垂体右侧份及下方见低强化灶

　　体格检查：体温 37℃，脉搏 80 次 / 分，呼吸 20 次 / 分，血压 153/98mmHg，身高 162cm，体重 93kg，BMI 35.4kg/m²。神志清，精神可。体型肥胖，满月脸，面部可见痤疮，胸、腹、颈、背部可见脂肪堆积，腹部膨隆，下腹两侧及双下肢皮肤可见紫纹，右大腿内侧可见暗红色瘀斑。双瞳等大等圆，对光反应灵敏，双眼视力 1.0，视野检查基本正常，余各组脑神经查体未见明显异常。

　　否认高血压、垂体瘤家族史。

【实验室及辅助检查】

　　生化检查：肝功能：ALT 205U/L↑，AST 58U/L↑。FBG 4.3mmol/L，HbA1c 5.6%。血脂：TC 4.6mmol/L，TG 1.44mmol/L，HDL-C 1.22mmol/L，LDL-C 2.94mmol/L。

垂体内分泌检查：血皮质醇（8am-4pm-0am）：2.72μg/dl-1.88μg/dl-1.23μg/dl。24hUFC 4.8μg/24h 尿↓。甲状腺激素：TSH 2.25mIU/L，TT$_3$ 1.96nmol/L，TT$_4$ 123.2nmol/L。性腺轴激素：FSH 5.24IU/L，LH 4.86IU/L，E$_2$ 112.2pmol/L，P 0.9nmol/L。

骨密度检查：在同龄人范围内。

垂体 MRI（见图 16-1A）：鞍区可见异常信号占位，T$_1$WI 呈混合高信号，T$_2$WI 呈等低信号，大小约 1.8cm×2.1cm，视交叉受压上抬。

【诊治经过 1】

患者具有皮质醇增多症的典型症状和体征，外院内分泌功能试验结果提示库欣病，MRI 可见鞍区占位，垂体 ACTH 腺瘤诊断明确。本次以突发头痛、恶心、呕吐就诊。入院后复查血皮质醇（上午 8：00）2.72μg/dl↓，24hUFC 4.8μg/24h 尿↓（见表 16-1），复查 MRI（2012 年 5 月 9 日）示鞍区占位较前明显缩小（见图 16-1B），同时监测 24 小时尿量为 4～6L，尿渗透压 190mOsm/kg·H$_2$O，甲状腺功能正常。诊断为：垂体 ACTH 腺瘤卒中，肾上腺皮质功能减退伴中枢性尿崩。予口服醋酸可的松 25mg/d 替代治疗，口服醋酸去氨加压素片治疗尿崩。同时予口服硝苯地平控释片 30mg/d 及替米沙坦 80mg/d 降压，口服谷胱甘肽及双环醇保肝治疗。

患者出院后 1 个月内体重下降 8kg，痤疮、紫纹症状缓解，伴褪皮现象。2012 年 6 月停服醋酸去氨加压素片，尿量正常；查血皮质醇（上午 8：00）8.39μg/dl，24hUFC 21.12μg/24h 尿↓；MRI 示垂体高度正常，T$_1$WI 尚均匀，垂体柄左偏，增强后强化不均，视交叉清晰，原右侧病灶基本消失（见图 16-1C）；改醋酸可的松 12.5mg/d 替代治疗。2012 年 10 月血皮质醇（上午 8：00）14.68μg/dl，24hUFC 69μg/24h 尿，LDDST 可被抑制（见表 16-1），予停用醋酸可的松，监测血、尿皮质醇。

2013 年 7 月查血皮质醇昼夜节律消失，24hUFC 216.36μg/24h 尿↑，LDDST 不被抑制，HDDST 可被抑制（见表 16-1）。MRI 示垂体右侧份及下方见低强化灶，最大径约 0.9cm，与正常垂体边界欠清（见图 16-1D）。考虑垂体 ACTH 腺瘤卒中后复发。

提交 MDT 讨论治疗方案。

【MDT 讨论与临床决策 1】

问题 1：如何治疗卒中后复发的库欣病患者？

影像科意见：患者首诊时行 MRI 检查见鞍区占位，最大径约 2.1cm，呈混杂信号，后续检查见占位自发、进行性缩小，符合垂体瘤卒中的影像学表现。近期复查 MRI 见病灶增大，结合临床和实验室检查，提示肿瘤复发。

内分泌科意见：患者以满月脸、紫纹、向心性肥胖和月经紊乱等库欣综合征的症状起病，其临床表现、内分泌功能试验及影像学检查符合库欣病诊断。根据其后续病情演变及复查的内分泌功能试验及影像学改变，考虑库欣病发生卒中后自发缓解，继发性肾上腺皮质轴功能减退。肾上腺皮质轴功能减退持续约半年后恢复正常。后续内分泌检查提示皮质醇增多症复发，结合影像学表现，考虑肿瘤复发，需进一步治疗，首选手术。

神经外科意见：患者鞍区 MRI 表现为卒中后肿瘤缩小，然后肿瘤复发增大的过程，结合内分泌检查结果，考虑垂体 ACTH 腺瘤卒中后复发。目前 MRI 可见肿瘤，经鼻蝶手术可作为首选的治疗方案。

放射外科意见：患者目前垂体 ACTH 腺瘤诊断明确，体积不大，且离视神经较远，可以行放射治疗。但患者目前一般状况良好，能够耐受手术，且肿瘤有手术全切的可能性，建议先行手术治疗。

临床综合分析与决策 1：患者系垂体 ACTH 腺瘤卒中后缓解又复发，首选经鼻蝶手术治疗。

【诊治经过 2】

患者于 2013 年 8 月 2 日全麻下行导航下经鼻蝶垂体瘤切除术，术中见肿瘤呈灰红色，质软，血供一般，术中镜下全切除肿瘤，术后病理提示垂体 ACTH 型腺瘤。

术后次日晨血皮质醇 19.54μg/dl，24hUFC 553.56μg/24h 尿↑，未达缓解标准，未予糖皮质激素替代治疗。

术后 1 个月（2013 年 9 月）复查血皮质醇 7.47μg/dl，24hUFC 96.81μg/24h 尿，检测值在正常范围。

术后 10 个月（2014 年 6 月）复查血皮质醇昼夜节律消失，24hUFC 227.17μg/24h 尿↑，LDDST 不被抑制，HDDST 可被抑制（表 16-2）。影像学检查：MRI 示垂体右侧份及下方可见低强化灶，最大径约 1cm（图 16-2A）。结合内分泌检查结果和 MRI 影像学表现，考虑库欣病未缓解，提交 MDT 讨论进一步治疗方案。

表 16-2　治疗后血、尿皮质醇检测值

检查日期	血皮质醇（μg/dl）			24hUFC（μg/24h 尿）	LDDST（μg/dl）	HDDST（μg/24h 尿）
	8：00	16：00	24：00			
2013 年 8 月	19.54	NA	NA	553.56	NA	NA
2013 年 9 月	7.47	9.95	9.97	96.81	NA	NA
2014 年 6 月	21.47	20.62	11.85	227.17	16.77	37.2
2014 年 7 月	31.24	NA	NA	NA	NA	NA
2014 年 11 月	17.91	6.74	9.89	152.24	8.38	NA
2015 年 7 月	15.92	9.59	8.69	113.04	3.93	NA

注：24hUFC，24 小时尿游离皮质醇；LDDST，小剂量地塞米松抑制试验；HDDST，大剂量地塞米松抑制试验

【MDT 讨论与临床决策 2】

问题 2：如何治疗首次手术后未缓解的库欣病患者？

影像科：患者增强 MRI 可见鞍内和右侧海绵窦区弱强化灶，考虑为残余肿瘤。

内分泌科：患者术后临床症状如满月脸、水牛背、痤疮、停经等均无明显缓解，内分泌评估提示库欣病未缓解。MRI 示鞍内仍有肿瘤残留。目前患者一般情况良好，建议再次手术。

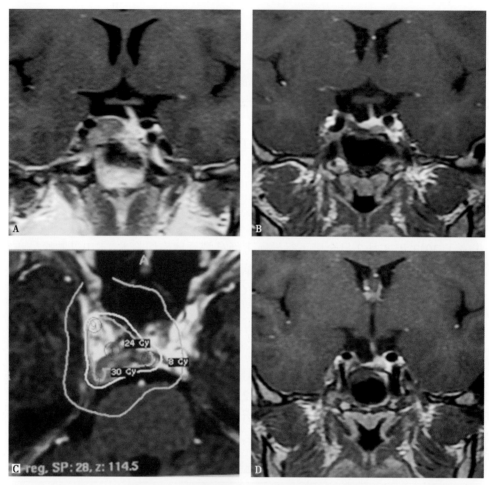

图 16-2　手术后和伽马刀治疗后垂体 MRI 表现
A. 2014 年 6 月（第一次手术后）垂体 MRI 增强示垂体右侧份及下方见低强化灶；B. 2014 年 11 月（第二次手术后）MRI 示右侧海绵窦区不均匀强化；C. 2014 年 12 月（伽马刀治疗）MRI 示伽马刀治疗示意图；D. 2015 年 7 月 MRI 示鞍区未见明显肿瘤残留

神经外科：患者首次手术后血、尿皮质醇虽然曾降至正常范围，但很快再次升高。术后 MRI 可见鞍内和右侧海绵窦有残余肿瘤。根据既往经验，既往手术可导致正常解剖结构紊乱、瘢痕形成，不易分辨肿瘤和正常垂体，残余肿瘤往往质地坚韧，再次手术存在一定的困难。但随着当前内镜器械和技术的不断进步，再次手术仍有全切可能，且患者目前一般情况良好，能够耐受手术，建议行内镜下经鼻蝶手术切除残余肿瘤。

放射外科：患者年轻女性，未婚未育，直接行放疗或伽马刀治疗可能引起垂体功能减退，进而影响生活及生育，建议先行手术治疗。

临床综合分析与决策 2：与患者及其家属沟通，在患方知晓手术风险和预期疗效的前提下，再次手术。

【诊治经过 3】

患者于 2014 年 7 月 28 日全麻下行导航内镜下经鼻蝶垂体瘤切除术，术中见肿瘤呈灰红色，质地软，血供一般，伴纤维瘢痕组织增生，术中次全切除肿瘤，右侧海绵窦内可能有残留。术后病理提示垂体 ACTH 型腺瘤。

术后次日晨血皮质醇 31.24μg/dl。患者的临床症状如满月脸、水牛背、痤疮等均未缓解。

术后 3 个月（2014 年 11 月）复查血皮质醇昼夜节律消失，24hUFC 152.24μg/24h 尿↑，LDDST 不被抑制（见表 16-2）。MRI 提示术后改变，右侧海绵窦区可见不均匀强化（见图 16-2B）。

考虑再次手术后仍未缓解，再次 MDT 讨论下一步治疗方案。

【MDT 讨论与临床决策 3】

问题 3：患者再次手术后症状仍未缓解，该如何进一步治疗？

影像科： 患者 MRI 示右侧海绵窦区不均匀强化，考虑垂体瘤术后残留。

内分泌科： 患者二次术后临床症状仍未缓解，结合实验室检查及影像学表现考虑肿瘤残留。患者目前已行二次手术，仍未缓解，右侧海绵窦可见残留病灶。建议伽马刀治疗，在其起效前，可联合药物治疗。库欣病可供选择的药物如下：①生长抑素类似物（帕瑞肽），但国内目前尚未上市；②多巴胺受体激动剂（溴隐亭或卡麦角林），有效率低；③糖皮质激素合成抑制剂（酮康唑、美替拉酮或米托坦），不良反应发生率较高，不适合长期治疗。在皮质醇增多症得到有效控制前，评估并治疗其并发症，如高血压、高血脂、糖尿病和骨代谢异常等。

神经外科： 该患者通过二次手术切除残余肿瘤的鞍内部分，但在内镜下观察证实肿瘤侵犯右侧海绵窦，强行切除有损伤颈内动脉的巨大风险。建议行放疗或药物治疗。

放射外科： 患者目前残余肿瘤与右侧海绵窦关系密切，手术难度高、风险大、效果欠佳。根据文献报道和既往经验，放射治疗的肿瘤生长管控率达 91%～100%，内分泌缓解率达 50%～83%。该患者残余肿瘤与视神经、视交叉等视路结构有安全距离，建议行伽马刀治疗。

临床综合分析与决策 3： 伽马刀治疗残留病灶。

【诊治经过 4】

患者于 2014 年 12 月行伽马刀治疗，周边剂量为 24Gy（见图 16-2C）。

【随访与转归】

2015 年 7 月评估：患者面部痤疮的症状明显好转，体重减轻 4kg。晨血皮质醇 15.92μg/dl，24hUFC 113.04μg/24h 尿，LDDST 可被抑制，提示内分泌缓解。MRI 未见明显残留病灶（见图 16-2D）。

【经验与体会】

（一）垂体瘤卒中的发病机制、临床表现、治疗及预后

垂体瘤卒中是指由于垂体瘤突发出血或缺血梗死而导致的一组综合征。约 2%～12% 的垂体瘤患者发生过肿瘤卒中。其发病原因多样，包括颅脑外伤、多巴胺受体激动剂或生长抑素类似物治疗、外科手术、血管造影术、内分泌功能试验及自发性卒中等[1]。目前垂体瘤卒中的发病机制尚未阐明，一方面可能与垂体具有丰富的血管网，而肿瘤血管不成熟，且基底膜经常破裂而致出血有关；另一方面，垂体腺瘤对能量的需求较高，对葡萄糖剥夺特别敏感，当其生长过快或肿瘤压迫漏斗、垂体上血管时均可导致血供绝对或相对不足而发生梗死。垂体瘤卒中多发生于大腺瘤。

垂体瘤卒中根据肿瘤是否完全坏死分为完全性卒中和不完全性卒中，前者可因肿瘤完全坏死而自愈，而后者仍存在因肿瘤未完全坏死而复发的可能性[1]。本病例报道的年轻女性患者，其症状、体征、影像学及内分泌检查符合库欣病诊断，其自发缓解后复发的过程，是不完全性卒中的典型表现。卒中根据临床症状可分为临床型卒中和亚临床型卒中，并以后者居多。临床型卒中的最常见症状为剧烈头痛，并可引起视力及视野受损、眼睑下垂、眼肌麻痹等。卒中可通过损伤垂体前、后叶功能，引起全身多激素缺乏。几乎所有垂体瘤卒中患者均伴有生长激素轴功能减退，但此轴功能往往被忽视。肾上腺皮质轴功能减退的发生率约为 50%～80%，并可造成严重的血流动力学障碍及低钠血症，以致威胁生命。甲状腺轴和性腺轴功能减退的发生率约为 30%～70% 和 40%～75%。尿崩症较为少见（<5%），并可被继发的肾上腺皮质功能衰竭或甲状腺功能减退所掩盖。临床上垂体瘤卒中多发生于无功能型垂体瘤，功能型垂体瘤中则以泌乳素瘤较为多见[1]。

ACTH 型垂体瘤卒中后缓解的报道较为少见，而关于此类患者预后的报道更少[2]。本病例报道的患者卒中时无视力、视野受损表现，高皮质醇血症因卒中而完全缓解，并出现肾上腺皮质轴功能减退，合并尿崩症，后续随访过程中垂体前、后叶功能减退自行恢复，具有一定的特殊性。

垂体瘤卒中的治疗可分为保守治疗及手术治疗两种。无论何种治疗方法，垂体瘤卒中的诊断一旦成立，均需给予激素替代治疗。如患者伴有"明显的神经功能受损，进行性视力障碍加重，意识下降"等，建议手术减压。保守治疗和手术治疗对于垂体功能的恢复效果无显著差异，而对于治疗后肿瘤的复发率是否存在差异，尚待进一步研究。此例患者卒中时神志清醒、无视功能障碍，手术指征不强，卒中后其高皮质醇血症迅速缓解，肿瘤明显缩小，同时出现垂体前、后叶功能减退表现，适合保守治疗。

垂体瘤卒中患者无论采取何种治疗方式，均需定期随访。随访内容包括内分泌指标检测及鞍区影像学检查。ACTH 型垂体瘤卒中缓解后复发的病例已有报道，甚至缓解长达 7 年后仍有复发。提示即便卒中后获完全缓解，仍存在复发风险，此类患者仍需坚持长期随访[2]。

（二）首次手术未缓解的库欣病患者该如何治疗？

经鼻蝶手术是库欣病的首选治疗方法[5,6]，为提高手术缓解率，术前最重要的是确立库欣病的诊断。对经过双侧岩下窦采血（bilateral inferior petrosal sinus sampling, BIPSS）确诊但 MRI 可疑或阴性的患者，应由经验丰富的医生来进行手术，以提高手术缓解率。近年来，

垂体疾病的规范化诊治和内镜技术的推广普及使得库欣病的手术疗效不断提高,华山医院单中心的缓解率已达 90%。

对于首次手术后未缓解的病例,由于鞍区解剖结构紊乱、术野内瘢痕形成,肿瘤和垂体组织的分辨比较困难;特别是对于 MRI 阴性的病例,需根据术者经验、手术条件以及双侧岩下窦采血结果,作出综合判断,决定是否进行再次手术。对于术后未缓解的病例,国外部分单位在术后一周即进行第二次手术。考虑到部分患者存在迟发性缓解的现象,国内一般观察、随访至术后 3 个月,若仍未缓解,可再次手术。

再次经鼻蝶手术仍是术后未缓解或复发性库欣病的首选方法。若术中探及明确的肿瘤,应彻底切除。此外,根据笔者的经验,扩大切除瘤周的部分垂体组织可提高手术缓解率、降低肿瘤复发率。若术中未能探及明确的肿瘤,可根据 BIPSS 结果,对 ACTH 优势侧行垂体大部切除。首次手术未缓解者再次手术成功与否取决于瘤体是否明确、病灶是否侵袭和术者的经验,其总体缓解率低于首次手术。

其他治疗方法包括放射治疗、药物治疗及双侧肾上腺切除术[5, 6]。

放射治疗常用于术后未缓解或复发的病例;不适宜或者不愿接受手术的垂体微腺瘤患者;特别适用于无法通过手术全切除的侵袭性微腺瘤。放射治疗分为常规放射治疗和以伽马刀为代表的立体定向放疗。放射治疗后约 50%~83% 的病例可达内分泌缓解,起效时间在 6 个月到 5 年不等(多数在 2 年内)[3]。最常见的并发症为垂体前叶功能减退,发生率为 19%~31.5%[3]。值得注意的是,放射治疗后获内分泌缓解的病例,仍存在复发的可能性。Jagannathan 等报道了 90 例接受放射治疗的库欣病患者,随访结果示内分泌缓解率为 54%,10 例患者达内分泌缓解后再次复发,平均缓解期为 27 个月。

药物治疗多用于短期内控制高皮质醇血症及由其所致的多种严重并发症,或用于手术无法全切除或病灶不明确的病例。目前可供选择的药物不多,多数药物疗效不佳。主要包括类固醇合成抑制剂(如酮康唑、氟康唑)、糖皮质激素受体拮抗剂(如米非司酮)、ACTH 分泌抑制剂(如帕瑞肽、卡麦角林)等,其他作用于 Melanocortin-2 受体、生长激素受体、维甲酸受体等的药物尚在研发当中。目前国内均无供应[4]。

双侧肾上腺切除常作为上述治疗失败的最终治疗,其原理主要是切除 ACTH 的靶器官从而有效缓解高皮质醇血症。但切除肾上腺后,会造成糖皮质激素、盐皮质激素等缺乏,需终身激素替代,且在某些应激状态下可因替代不足而导致肾上腺皮质危象。另一方面,由于缺乏皮质醇对下丘脑的负反馈作用,可使垂体腺瘤生长,增大的肿瘤压迫垂体导致垂体功能减退及 ACTH 分泌增多而出现皮肤色素沉着等症状,称为 Nelson 综合征,发生率为 21%(0%~47%),需进一步行手术或放射治疗[5, 6]。近年来,随着影像学检查的发展和普及,行双侧肾上腺切除术的患者多已经 MRI 检查排除了明确的垂体占位灶,Nelson 综合征的发生率显著降低。

库欣病患者治疗复杂,术后内分泌紊乱发生率高,需结合患者具体病情进行分析,制定个体化的综合治疗策略。

该患者两次手术后未能缓解,与其侵袭海绵窦有关。后经伽马刀治疗后达内分泌缓解。

【专家点评】

垂体瘤卒中分为临床型卒中和亚临床型卒中,后者一般无急性发作的症状,主要表现为影像学上出现肿瘤出血、囊变，临床处理同一般垂体瘤；前者急性发作，突发剧烈头痛、恶心、呕吐、纳差、萎靡不振，伴或不伴急剧进展的视力下降、视野缺损、眼睑下垂、视物重影、发热，严重者甚至昏迷。临床型卒中，尤其是伴有眼睑下垂者，首先需要排除颅内动脉瘤，之后予以激素替代及对症支持治疗，维持水电解质和内环境稳定，当伴有视力严重下降者，有手术指征，其余情况下可保守治疗。

ACTH 型垂体瘤一般较小、位置隐蔽，部分患者 MRI 难以检出明确的肿瘤，术前诊断需结合内分泌功能试验，尤其是 BIPSS。当诊断明确后，手术是首选治疗，绝大多数病例可通过经鼻蝶入路完成，疗效和影像学上肿瘤是否明确、边界是否清楚、是否侵袭、初次手术或再次手术以及外科医师的经验等因素有关。传统观点认为，肿瘤侵犯海绵窦后无法全切除，手术策略为切除肿瘤鞍内部分后，海绵窦内残瘤留待后续放射外科治疗，初次手术后海绵窦内残留一般不考虑再次手术。近年来随着神经内镜技术的进步，尤其是成角镜头的运用，结合神经导航和术中多普勒超声，对于侵犯海绵窦的肿瘤或者残瘤，也可以尝试全切除，提高了库欣病的全切除率和内分泌缓解率。本病例虽然两次手术均未成功全切病灶，但积极尝试全切除的治疗策略还是值得鼓励的。

参 考 文 献

[1] Briet C，Salenave S，Bonneville JF，et al. Pituitary apoplexy. Endocr Rev，2015，36（6）：622-645.

[2] Lacroix A，Feelders RA，Stratakis CA，et al. Cushing's syndrome. Lancet，2015，386（9996）：913-927.

[3] Lee CC，Sheehan JP. Advances in Gamma Knife radiosurgery for pituitary tumors. Curr Opin Endocrinol Diabetes Obes，2016，23（4）：331-338.

[4] Ciato D，Mumbach AG，Paezpereda M，et al. Currently used and investigational drugs for Cushing's disease. Expert Opin Investig Drugs，2017，26（1）：1-10.

[5] Nieman LK，Biller BM，Findling JW，et al. Treatment of Cushing's Syndrome：An Endocrine Society Clinical Practice Guideline. J Clin Endocrinol Metab，2015，100（8）：2807-2831.

[6] 中国垂体腺瘤协作组. 中国库欣病诊治专家共识. 中华医学杂志，2016，96（11）：835-840.

病例 17　库欣病手术后缓解出现高血钙

曽芳芳　撰写　何敏　指导

【导读】

中年女性，54 岁时因面部变圆、体重增加伴血压升高发现库欣综合征，呈 ACTH 依赖性，垂体 MRI 增强提示垂体微腺瘤，双侧岩下窦采血明确库欣病诊断。神经外科手术治疗后库欣病缓解，术后肾上腺皮质功能减退行可的松替代治疗。术后复查发现高钙血症，高甲状旁腺素（parathyroid hormone，PTH），甲状旁腺 ECT 示甲状腺右下方甲状旁腺显影。基因监测发现 *men1* 基因 10 号外显子点突变（1621G＞A），多发性内分泌腺瘤病 1 型（multiple endocrine neoplasia type 1，MEN1）诊断明确。对 MEN1 患者甲状旁腺功能亢进症外科手术的时机如何选择？如何进行 MEN1 患者致病基因检测及家系筛查？

【病例简介】

患者，女，55 岁。因"面部变圆、体重增加半年余"，于 2016 年 7 月 1 日入院。患者 2015 年 10 月开始无明显诱因下出现面部变圆，腹围、体重逐步增加，半年内体重增加 5kg。2015 年 12 月多次自测血压偏高，最高 145/95mmHg。2016 年 6 月就诊 A 医院，查昼夜节律（8：00-16：00-24：00），血皮质醇均＞74.6μg/dl，促肾上腺皮质激素（ACTH）分别为 52.5pg/ml-58pg/ml-64pg/ml；24 小时尿游离皮质醇（24h urinary free cortisol，24hUFC）125～756nmol/24h（正常值：57.7～806.9nmol/24h），行大剂量地塞米松抑制试验 24hUFC 不能被抑制到 50% 以下，垂体 MRI 增强示垂体后份小结节状相对低信号（直径约 3mm），诊断垂体后份微腺瘤可能。肾上腺增强 CT 未见明显异常。查甲状腺功能、PRL 正常，性激素提示绝经期改变。以"皮质醇增多症"收入内分泌科。

家族史：父亲患"肾上腺占位"，58 岁去世。母亲及妹妹因肺癌去世。

体格检查：体温 36.8℃，脉搏 68 次 / 分，呼吸 18 次 / 分，血压 136/90mmHg，身高 152cm，体重 78kg，BMI 33.76kg/m²。腰围 87cm，臀围 84cm。发育正常。满月脸，面色红。全身皮肤黏膜未见瘀点瘀斑，未见紫纹。浅表未及肿大淋巴结。心肺检查（－），腹稍膨隆。四肢检查（－），神经系统检查（－）。

【实验室及辅助检查】

血、尿、粪常规及肝肾功能基本正常，胸片和心电图未见异常。

电解质：血钙 2.51mmol/L，血磷 0.9mmol/L。

PTH 85.5pg/ml↑（正常参考值：6～80pg/ml），25（OH）D 59.3nmol/L。

甲状腺功能、GH、IgF-1、PRL 均正常，垂体性腺轴呈绝经期改变。

昼夜节律（8：00-16：00-24：00）：血皮质醇 34.34μg/dl-38.52μg/dl-30.9μg/dl，ACTH 90.5pg/ml-146pg/ml-63.9pg/ml。

24hUFC：524.88μg/24h↑（正常参考值：30.15～129.13μg/24h）。

午夜一次法小剂量地塞米松抑制试验（low-dose dexamethasone suppression test，LDDST）后血皮质醇（上午 8：00）：32.45μg/dl。

OGTT：见表 17-1。

表 17-1　口服糖耐量试验（OGTT）

项目	0min	30min	60min	120min	180min
血糖（mmol/L）	5.1	13.6	15.4	14.7	8.9
胰岛素（mU/L）	21.8	88.2	139.3	294.5	137.5
C 肽（μg/L）	3.24	7.23	9.75	17.04	11.59

动态血压监测：平均血压 140/90mmHg，清醒平均血压 141/91mmHg，睡眠平均血压 136/87mmHg。

垂体 MRI（3D-SPACE）示垂体右侧占位（约 7mm 大小）（图 17-1）。

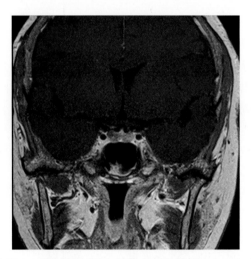

图 17-1　垂体增强 MRI：垂体右侧占位（约 7mm 大小）

表 17-2　双侧岩下窦采血（BIPSS）联合去氨加压素（DDAVP）兴奋试验

血 ACTH（pg/ml）	0min	5min	10min
外周	14.7	117	111
左侧岩下窦	464	>1250	>1250
右侧岩下窦	424	>1250	>1250

骨密度：腰椎、左髋部 T 值分别为 −4.5 及 −2.4。

【诊治经过】

患者的功能诊断：①根据患者向心性肥胖高血压和血尿皮质醇升高，LDDST 血皮质醇不能被抑制，皮质醇增多症诊断明确。血 ACTH 不低，ACTH 依赖性库欣综合征诊断明确。②患者骨密度提示骨质疏松症，考虑继发于皮质醇增多症。③ OGTT、动态血压监测结果提示存在糖尿病及高血压，结合病史，糖尿病、高血压出现于体重增加，满月脸之后，考虑为继发性高血压及特殊类型糖尿病，但明确分型还需要在治疗后皮质醇下降后进行血糖和血压随访，进一步明确。治疗上予二甲双胍 0.5g，每日 3 次控制血糖，继续监测血压。

ACTH 依赖性库欣综合征的病因诊断，垂体 MRI 增强示垂体右侧约 7mm 大小占位，ACTH 水平仅中度升高，考虑库欣病可能大，但外院大剂量地塞米松抑制试验尿皮质醇未抑制到 50% 以下，故进行 BIPSS 联合 DDAVP 兴奋试验，结果支持 ACTH 中枢来源，诊断库欣病。

患者 2016 年 7 月 22 日神经外科行"显微镜下经蝶垂体瘤切除术"。术后病理：（鞍区）垂体腺组织，部分增生待排；免疫组化结果：CgA（+），GH（±），PRL（−），FSH（+），LH（+），ACTH（−），EMA（−），Ki67（1%+），网染（+）。术后 1 周血皮质醇最低 1.83μg/dl，提示术后缓解，予以醋酸可的松（早 50mg、下午 2 点 25mg）替代治疗，根据胃口、精神状况调整剂量。

【术后随访】

2016 年 10 月患者术后 3 个月复查，晨血皮质醇 1.09μg/dl，ACTH 11.2pg/ml，仍处于术后肾上腺皮质功能减退状态，调整醋酸可的松为早 25mg、下午 2 点 12.5mg。评估垂体其他轴功能正常。复查 OGTT 后 2 小时静脉血糖 7.7mmol/L，停用二甲双胍；多次监测血压正常。

随访血钙 2.65mmol/L，血磷 1.05mmol/L，PTH 101ng/ml↑，发现高血钙伴 PTH 升高，考虑甲状旁腺功能亢进症。

患者同时存在库欣病、甲状旁腺功能亢进症，结合其父亲有肾上腺占位的病史，考虑MEN1，行 men1 基因检测，结果示 10 号外显子点突变（1621G＞A），导致 541 位丙氨酸突变为苏氨酸（A541T）。

患者诊断 MEN1 甲旁亢处理方案申请 MDT 讨论。

【MDT 讨论与临床决策】

问题：对该患者 MEN1 相关甲旁亢如何处理？

内分泌科意见：该患者有高钙血症及高 PTH 水平，甲旁亢诊断明确。结合患者同时合并库欣病，基因检测结果提示为 MEN1。首先考虑外科手术治疗，请甲乳外科决定何时及如何手术治疗。

甲乳外科意见：MEN1 相关甲旁亢可选手术治疗，特别是有明显高钙血症患者。外科手术方式有甲状旁腺次全切除术（3.5 个腺体）或全切术伴自体甲状旁腺前臂移植。在患者接受术后出现甲状旁腺功能减退或术后复发可能的前提下，术前进行定位相关检查，如超声、同位素显像和颈部 CT 等。如术前定位检查未能明确增大的甲状旁腺，手术中可能无法找到甲状旁腺，手术不确定性较大。针对此例患者，目前库欣病术后肾上腺皮质功能减退状态，甲状旁腺手术风险增大；且轻度高钙血症尚未内科治疗。建议先予以内科药物治疗，随访血钙、磷水平，定期复查甲状旁腺 B 超，选择合适的手术时机。

神经外科意见：该患者如暂不行甲状旁腺的手术治疗，考虑患者轻度高钙和严重骨质疏松，应予以药物治疗。针对严重骨质疏松，予以二膦酸盐治疗。选用静脉用，可同时有效降低血钙水平。同时监测血钙水平，如血钙升高，可辅以拟钙化合物抑制 PTH 分泌而降低血钙。

临床综合分析与决策：本病例 MEN1 相关甲旁亢诊断明确。可选择的治疗方案有手术或内科药物保守治疗并继续随访。该患者甲状旁腺腺瘤或增生的影像学定位欠明确，手术不确定性较大，目前仅存在轻度高钙血症伴骨质疏松，先予二膦酸盐抗骨质疏松和降血钙治疗，并继续随访血钙、磷水平，如血钙水平升高，可联合西那卡塞。

【随访与转归】

予患者唑来膦酸静滴治疗，复查血钙 2.23mmol/L，予出院。

出院后继续醋酸可的松为早上 25mg、下午 2 点 12.5mg 治疗；当地医院随访血钙波动于 2.69～2.75mmol/L，无恶心、呕吐等高钙血症症状，PTH 最高 158.5pg/ml。

术后 1 年复查晨血皮质醇 9.46μg/dl，行小剂量 ACTH 兴奋试验皮质醇峰值 18.67μg/dl，停用醋酸可的松。评估余垂体激素正常。复查血钙 2.53mmol/L，血磷 0.99mmol/L，PTH 163ng/ml。骨密度提示骨质疏松症（腰椎和左股骨颈 T 值分别为 −4.6 和 −2.6），再次唑来膦酸静滴治疗，复查血钙 2.19mmol/L，血磷 0.69mmol/L。目前随访中。

建议患者进行家系筛查。

【经验与体会】

（一）库欣综合征的病因诊断需逐步进行

库欣综合征（Cushing's syndrome, CS）又称为皮质醇增多症，分为外源性和内源性。其中，内源性 CS 是由于多种病因引起肾上腺皮质长期分泌过量皮质醇所产生的一组症候群[1]。内源性 CS 又分为 ACTH 依赖性和非 ACTH 依赖性。对内源性 CS 的诊断，首先明确是否存在 CS，即定性诊断，其后是定位诊断，即明确病变是来源于肾上腺、垂体或其他部位。最后是病因诊断，即病变的性质。

对疑诊 CS 的患者，如具有满月脸、水牛背、紫纹等临床表现，存在早发的高血压、骨质疏松、肾上腺意外瘤等的患者，首先经过详细的病史询问，主要是外源性糖皮质激素的使用，排除外源性 CS。本例患者即因满月脸，腹围增加（向心性肥胖）而就诊。然后进行库欣综合征的定性诊断。2008 年内分泌学会（Endocrine Society）发表在 *JCEM* 上库欣综合征诊断指南指出[2]，对库欣综合征可选用 24hUFC（至少 2 次）、过夜 1mg 地塞米松抑制试验、午夜唾液皮质醇（2 次）或经典小剂量地塞米松抑制试验（2mg 48h）4 种方法中任一项进行定性诊断。中国垂体腺瘤协作组于 2015 年制定的中国库欣病诊治专家共识[3]，也包括这 4 项定性检查，由于国内唾液皮质醇检查尚未广泛开展，其中的午夜唾液皮质醇改为午夜血清/唾液皮质醇，共识提出若 2 项以上检查异常，则考虑 CS 的诊断。除定性检查外，CS 的定性诊断应结合临床表现。如抑郁、长期酗酒可导致假性 CS，患者上述定性检查可出现假阳性，但常无 CS 的临床表现。本例患者午夜血皮质醇及 24hUFC 均明显升高，小剂量地塞米松抑制试验未被抑制，诊断 CS。在确认 CS 的定性诊断后，需进行下一步定位检查。

中国库欣病专家共识指出[3]，CS 的定位实验室检查包括血 ACTH 的测定及大剂量地塞米松抑制试验（high-dose dexamethasone suppression test，HDDST）。首先，根据血 ACTH 水平将 CS 分为 ACTH 依赖性和非依赖性。若血 ACTH < 10pg/ml，考虑 ACTH 非依赖性 CS；若 ACTH > 20pg/ml，考虑 ACTH 依赖性 CS。该患者血 ACTH > 20pg/ml，诊断 ACTH 依赖性 CS。ACTH 依赖性 CS 包括垂体性库欣综合征（又称库欣病）、异位 ACTH 综合征及异位 CRH 综合征。库欣病（Cushing's disease，CD）占 65%～75% 甚至更高，异位 CRH 综合征极其罕见[1]。HDDST 中，若 UFC 或血皮质醇下降到基线值的 50% 以下支持 CD 的诊断[3]。HDDST 鉴别 CD 与异位 ACTH 综合征的敏感性为 60%～80%，特异性为 80%～90%。2011 年中国库欣综合征专家共识推荐对所有 ACTH 依赖性 CS 行垂体增强 MRI 或垂体动态增强 MRI[1]。认为若 HDDST 能够抑制，垂体病灶（> 6mm）则可确诊库欣病，不需做进一步检查。但同时提出，由于正常人群中 MRI 检出垂体瘤的比例高达 10%，判断结果时需注意。库欣综合征专家共识及中国库欣病诊治专家共识均指出，ACTH 依赖性 CS 如临床、生化、影像学检查结果不一致或难以鉴别病因时，建议行双侧岩下窦静脉取血（BIPSS）以鉴别 ACTH 来源。华山医院对 ACTH 依赖性库欣综合征患者行 BIPSS 的指征包括：垂体 MRI 未见直径 > 6mm 的清晰病灶者；垂体不论有无病灶 ACTH > 200pg/ml 或 HDDST 不能被抑制或严重低血钾碱中毒患者。在经验丰富的医疗中心，BIPSS 联合 CRH 诊断 CD 的敏感性为 95%～99%（主要原因为血管变异置管未到位，通过同步测定泌乳素有助于判断是否到位，PRL 校正 ACTH 结果有助于降低假阴性），特异性为 95%～100%（异位 CRH 分泌可能表现为假阳性）。但 CRH 国内无法获得。由于垂体 ACTH 瘤细胞可表达特异的血管加压素受体 V1b，采用 BIPSS 联合去氨加压素（DDAVP）刺激试验具有很好的可行性。岩下窦（IPS）与外周（P）血浆 ACTH 比值在基线状态≥2 和 / 或 DDAVP 刺激后≥3 提示 CD。该患者大剂量 DST 与垂体 MRI 检查结果不一致，进一步 BIPSS 联合 DDAVP 试验明确诊断为 CD。

该病例 MRI 可见病灶，BIPSS 提示库欣病，且手术后皮质醇低下，支持库欣病的诊断且手术全切肿瘤。但是，手术病理为"垂体腺组织，部分增生待排除"，免疫组化 ACTH（－）。这种情况在库欣病中并不少见，病理结果并不能排除库欣病的诊断。根据术后皮质醇检查结果来看，手术完全切除肿瘤，但送病理的组织中未见肿瘤，可能是取材问题：肿瘤组织都留送生物样本库了，或者肿瘤太小被吸掉了。

库欣病首选经蝶手术治疗，随着亚专业发展和神经外科手术技能的不断改善，库欣病手术治疗缓解率逐年提高。目前华山医院单中心手术缓解率高达 90%，手术不缓解的主要原因从 MRI 阴性变为侵袭生长的 ACTH 瘤。

（二）垂体瘤患者中 1 型多发性内分泌腺瘤的识别和处理

多发性内分泌腺瘤（MEN）综合征的特征性表现为同一患者出现两个或两个以上内分泌腺体肿瘤[4]。MEN 主要分为 1 型和 2 型。MEN1 主要临床表现为甲状旁腺腺瘤、胃肠胰肿瘤（以胃泌素瘤和胰岛素瘤常见）和垂体前叶瘤（以泌乳素瘤常见），又称 3P（pituitary， pancreas，parathyroid）综合征。MEN2 主要表现为甲状腺髓样癌、嗜铬细胞瘤和甲状旁腺增生。临床上对发现某个内分泌腺体肿瘤的时候要注意提高警惕，主要 MEN 的筛查。如垂体瘤的患者注意电解质和 PTH、胰腺超声或 CT 检查。该患者由于被注意到异常的 PTH 和血钙水平，得以第一时间识别并诊断。

根据 2012 年发表在 *JCEM* 上的 MEN1 临床实践指南[5]，满足以下三条之一即可诊断为 MEN1：两个或以上 MEN1 相关内分泌肿瘤；MEN 患者的一级亲属中发生 MEN1 相关肿瘤之一；有 MEN1 突变，可能尚无症状或尚无提示肿瘤发生的生化或影像学异常。该患者有垂体 ACTH 瘤及甲状旁腺肿瘤，有两个 MEN1 相关内分泌肿瘤，诊断为 MEN1。MEN1 的发病由 *men1* 抑癌基因失活突变引起，目前已有千余种突变报道[5]。该患者父母及一个妹妹均已去世，仅对患者本人进行 *men1* 基因检测。结果显示第 9 号外显子 2 个 SNP 位点（1269C＞T 及 1314C＞T），均属于良性基因多态性位点；第 10 号外显子检测到 1 个点突变：1621G＞A，A541T，该突变位点使 541 位丙氨酸突变为苏氨酸，采用工具 Phyre2 进行蛋白质结构预测，未见突变导致的蛋白质三级结构改变，需进一步生物学功能实验证实。关于 10 号外显子相同突变，国内孙逸仙纪念医院有一例报道，患者亦表现为库欣病及甲状旁腺功能亢进症[6]。

MEN1 多腺体受累时，治疗顺序的选择基于各病变的严重程度、病情的轻重缓解及疗效。该患者垂体 ACTH 瘤诊断明确，并存在特殊类型糖尿病及继发性高血压、内分泌性骨质疏松，故选择首先进行垂体 ACTH 瘤手术。

据 2012 年 MEN1 临床实践指南[5]，MEN1 中甲状旁腺功能亢进最常见，发生率约 90%，多为第一个受累腺体，以甲状旁腺主细胞增生或腺瘤为主，表现为高钙血症和血清 PTH 水平升高。本例患者表现为高钙血症、高 PTH 血症。甲状旁腺同位素扫描提示甲状腺右下方放射性滞留，考虑为甲状旁腺显影，故诊断甲旁亢。MEN1 相关甲旁亢首选手术治疗。关于手术方式，由于 MEN1 相关甲旁亢累及多个甲状旁腺腺体，手术时需仔细探查 4 个甲状旁腺。目前推荐最佳的初次手术方式是甲状旁腺次全切除术（3.5 个腺体）或全切术伴自体甲状旁腺前臂移植，同时为预防胸腺类癌的发生，应同时行经颈胸腺次全切除术。术后应检测血钙水平，及早明确术后甲状旁腺功能状态。手术后出现低钙血症需长期口服维生素 D。此外，与散发甲状旁腺腺瘤相比，MEN1 相关甲旁亢术后复发率高，甲状旁腺次全切除术有复发可能，甲状旁腺全切伴自体甲状旁腺前臂移植也有复发可能，若有高钙血症复发，可在局麻下切除移植于前臂的甲状旁腺。MEN1 甲旁亢的手术时机尚存在争议。对于出现高钙血症症状及甲旁亢相关并发症，建议行经颈甲状旁腺次全切除术。对于暂不行甲状旁腺手术或无症状 MEN1 相关甲旁亢者，需定期检测血钙并评估甲旁亢并发症情况。

对于本例患者，目前已出现骨质疏松但也与库欣病相关，但影像学检查甲状旁腺腺瘤并不十分明确，目前仅轻度高钙血症，因此暂不手术，定期监测血钙水平、骨密度，并对甲旁亢进行内科药物治疗。中国甲旁亢诊疗指南[7]建议，甲旁亢的治疗旨在控制高钙血症、减少甲旁亢相关并发症。治疗原则包括适当多饮水，避免高钙饮食，尽量避免使用锂剂及噻嗪类利尿剂。药物治疗包括二膦酸盐、雌激素替代治疗、选择性雌激素受体调节剂及拟钙化合物。本例患者由于消化道耐受性差，给予静脉二膦酸盐治疗。监测血电解质，如出现血钙水平升高，可联合使用拟钙化合物西那卡塞治疗。

（三）MEN1 的家系筛查

由于 MEN1 为常染色体显性遗传疾病，外显率很高。根据文献报道，突变携带者在 50

岁时的外显率可高于 95%[8]。此外，MEN1 临床表现多样，其基因型与表型并无明确对应关系。因此，对患者的 1 级亲属进行基因筛查，有利于早期发现、早期干预与治疗。MEN1 临床实践指南[5]建议，对 MEN1 先证者及一级亲属进行 *men1* 基因筛查；筛查发现的 *men1* 突变基因携带者，应当定期进行生化和影像学检查，筛查肿瘤的发生；对目前健康，无临床及生活指标异常的 *men1* 突变基因携带者，需定期检查、终生随访。

【专家点评】

垂体腺瘤为常见的内分泌肿瘤，绝大多数为散发病例。但少数情况下，垂体腺瘤可作为一些综合征的组分之一，如库欣病可出现于多发性内分泌腺瘤（MEN）、家族性孤立性垂体腺瘤（familial isolated pituitary adenoma，FIPA）。本例库欣病患者，被注意到高钙血症、高 PTH，且有内分泌肿瘤家族史，最终基因检测明确诊断为 MEN1。

MEN1 甲旁亢的手术时机需要多学科商讨进行，在手术治疗前，内科药物治疗仍有效改善血钙水平和骨密度。

参 考 文 献

[1] 中华医学会内分泌学分会. 库欣综合征专家共识（2011 年）. 中华内分泌代谢杂志, 2012, 28（2）: 96-102.

[2] Nieman LK, Biller BM, Findling JW, et al. The diagnosis of Cushing's syndrome: an endocrine society clinical practice guideline. J Clin Endocrinol Metab, 2008, 93（5）: 1526-1540.

[3] 中国垂体腺瘤协作组. 中国库欣病诊治专家共识（2015）. 中华医学会, 2016, 96（11）: 835-840.

[4] Thakker RV. Multiple endocrine neoplasia--syndromes of the twentieth century. J Clin Endocrinol Metab, 1998, 83（8）: 2617-2620.

[5] Thakker RV, Newey PJ, Walls GV, et al. Clinical practice guidelines for multiple endocrine neoplasia type 1（MEN1）. J Clin Endocrinol Metab, 2012, 97（9）: 2990-3011.

[6] 郭宜晨, 段山, 杨川. 多发性内分泌腺瘤病 1 型一例. 新医学, 2015. 46（9）: 634-638.

[7] 中华医学会骨质疏松和骨矿盐疾病分会, 中华医学会内分泌分会代谢性骨病学组. 原发性甲状旁腺功能亢进症诊疗指南. 中华骨质疏松和骨矿盐疾病杂志, 2014, 7（3）: 187-198.

[8] Lemos MC, Thakker RV. Multiple endocrine neoplasia type 1（MEN1）: analysis of 1336 mutations reported in the first decade following identification of the gene. Hum Mutat, 2008, 29（1）: 22-32.

病例18　被误诊为库欣病的异位促肾上腺皮质激素综合征

曾梅芳　撰写　叶红英　指导

【导读】

年轻男性，以"向心性肥胖、满月脸、紫纹"等库欣综合征典型症状起病，实验室检查及功能试验提示 ACTH 依赖性库欣综合征。2006 年首次就诊时 ACTH 80pg/ml，行大剂量地塞米松抑制试验可被抑制，鞍区 MRI 增强示垂体右侧可疑低强化影，临床诊断为"库欣病"，行"经鼻蝶垂体腺瘤切除术"，病理未提示明确的 ACTH 瘤，术后症状未缓解，后经双侧岩下窦静脉采血（BIPSS）考虑为"异位 ACTH 综合征（EAS）"。大剂量地塞米松抑制试验在 ACTH 依赖性库欣综合征定位诊断中的敏感性和特异性如何？BIPSS 在鉴别诊断 ACTH 依赖性库欣综合征中的价值如何？如何寻找 EAS 的原发病灶？

【病例简介】

患者，男，28 岁。因"反复向心性肥胖伴满月脸、紫纹 9 年"，于 2014 年 5 月入院。患者 2005 年 12 月开始出现体重增加伴满月脸、痤疮、紫纹、乏力，2006 年 2 月就诊于 A 院，查血皮质醇升高、节律消失，促肾上腺皮质激素（corticotrophin, ACTH）升高（表 18-1），24 小时尿游离皮质醇（24h urine free cortisol, 24hUFC）为 1206μg/24h（参考值：30.15～129.13μg/24h），行大剂量地塞米松抑制试验示 24hUFC 较基础值下降 53.4%，鞍区增强磁共振（图 18-1A）示"垂体柄左偏，垂体右侧可疑低强化影，垂体微腺瘤不除外"；临床诊断"库欣病"。

表 18-1　不同医院血皮质醇（nmol/L）、ACTH（pmol/L）结果及正常值

检验项目	A 医院 (2006 年 2 月)		B 医院 (2006 年 8 月)		C 医院 (2008 年 9 月)		华山医院 (2014 年 5 月)	
	检测值	正常参考值	检测值	正常参考值	检测值	正常参考值	检测值	正常参考值
皮质醇（上午 8：00）	1011	240～619	1023	83～636	1092	NA	934	171～536
皮质醇（下午 4：00）	1034	240～619	723	83～636	1194	NA	755	64～329
皮质醇（午夜 0：00）	NA	NA	744	83～636	882	NA	790	NA
ACTH（上午 8：00）	17.6	<10.1	5.5	<8.1	63.3	2.6～17.2	59.8	<10.1
ACTH（下午 4：00）	NA	NA	9.5	<8.1	NA	NA	33.0	<10.1
ACTH（午夜 0：00）	NA	NA	7.0	<8.1	NA	NA	40.0	<10.1

注：NA, Not applicable, 未检查该项目或参考值未提供

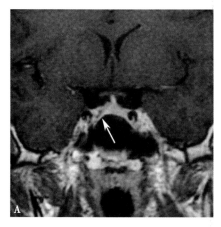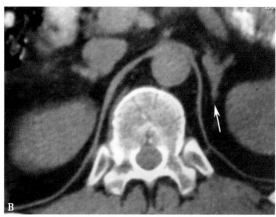

图 18-1　术前鞍区 MRI 及肾上腺 CT（2006 年 2 月）
A. 鞍区增强 MRI：垂体柄左偏，垂体右侧可疑低强化影（箭头所示），垂体微腺瘤不除外；
B. 肾上腺 CT 平扫：左侧肾上腺饱满（箭头所示）

　　2006 年 3 月行经鼻蝶垂体瘤切除术，病理示"垂体前后叶组织"，术后症状较前无明显好转。2006 年 8 月于 B 院复查，血皮质醇昼夜节律消失、ACTH 在正常范围内（见表 18-1），肾上腺 CT 平扫（见图 18-1B）示"左侧肾上腺饱满"。2006 年 9 月行腹腔镜下左肾上腺切除术，术后病理示"左肾上腺结节性增生"，术后症状明显好转。2008 年 1 月再次出现向心性肥胖、痤疮、紫纹，2008 年 9 月于 C 院就诊，查血皮质醇节律消失、ACTH 明显升高（见表 18-1），24hUFC 1068.5μg/24h（参考值：20～90μg/24h），行小剂量地塞米松抑制试验不被抑制，8mg 大剂量地塞米松抑制试验不被抑制（下降 22%），鞍区 MRI 增强示"垂体瘤术后改变"。行双侧岩下窦静脉采血（bilateral inferior petrosal sinus sampling，BIPSS），结果（表 18-2）显示岩下窦与外周血浆 ACTH 比值 <2，考虑"异位 ACTH 综合征（ectopic ACTH syndrome，EAS）"可能大。

表 18-2　2008 年 9 月 BIPSS 结果（pmol/L）

采血次数	外周血 ACTH	左侧岩下窦 ACTH	右侧岩下窦 ACTH
第 1 次	70.1	74.8	78.1
第 2 次	70.6	79.5	80.4

　　检查未发现明确病灶，予口服酮康唑治疗，1 周后血尿皮质醇明显下降，间断用药 3 年，其间体重得到控制。2012 年年底因酮康唑缺药停用，再次出现体重增加伴痤疮，2013 年年底开始口服溴隐亭治疗，但疗效不佳，2014 年 2 月自行停用。为进一步诊治收入院。

　　体格检查：体温 36.8℃，脉搏 78 次 / 分，呼吸 15 次 / 分，血压 130/76mmHg，身高 180cm，体重 79kg，BMI 24.4kg/m²。发育正常，腹型肥胖，皮肤菲薄，未见瘀斑，全身浅表淋巴结无肿大。满月脸，多血质面容，面部及前胸后背可见散在痤疮，颈后及背部有脂肪垫。腹稍膨隆，腹壁可见纵向白色皮纹，右腹部可见 2 个直径约 0.5cm 陈旧性手术瘢痕。大腿内侧及小腿可见紫纹。

【实验室及辅助检查】

血、尿、粪常规及肝肾功能基本正常。

血皮质醇昼夜节律消失、ACTH升高（见表18-1）。

24hUFC：1206.08μg/24h。

胸片和心电图未见异常。

鞍区MRI增强：垂体瘤术后改变，右侧份小低强化灶（图18-2）。

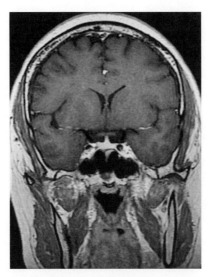

图18-2 鞍区MRI增强（2014年5月）

垂体瘤术后改变，右侧份小低强化灶

【诊治经过1】

根据患者的临床表现和目前的血尿皮质醇结果，库欣综合征诊断明确。根据发病来多次ACTH检测结果和目前的ACTH水平，ACTH依赖性库欣综合征诊断明确。关键在于鉴别库欣病和异位ACTH综合征及后续治疗。

【MDT讨论与临床决策】

问题：定位诊断为库欣病还是异位ACTH综合征？

影像科意见：患者第一次手术前鞍区增强MRI显示垂体增生饱满，垂体右侧可疑低强化影，"微腺瘤"可疑。但正常人群中鞍区MRI增强检查发现垂体微腺瘤的比例高达10%，影像学上的占位并不一定就是病灶所在。鞍区MRI未见病灶也不能排除库欣病。单靠鞍区影像学检查结果尚不能明确是否库欣病。

内分泌科意见：本病例实验室检查及功能试验提示ACTH依赖性库欣综合征，前后2次行大剂量地塞米松抑制试验，但该试验存在一定的假阴性率及假阳性率，该患者第1次检查可被抑制，第 2 次不被抑制；6 年前 BIPSS 结果提示"异位 ACTH 综合征"，但未能找到原发病灶。BIPSS 诊断库欣病特异性 100% 但存在假阴性可能，患者整体病情进展缓慢，常规检查未发现其他病灶。可重复 BIPSS 检查进一步鉴别库欣病和 EAS。如为 EAS，建议全方位寻找原发病灶。确实找不到，可考虑另一侧肾上腺切除术，术后糖皮质激素和盐皮质激素替代治疗；或再用酮康唑类药抑制皮质醇合成。如为库欣病，可否再次垂体探查？

神经外科意见：患者 8 年前行"经鼻蝶垂体腺瘤切除术"，病理提示"垂体前后叶组织"，没有发现 ACTH 瘤组织，术后症状未缓解。从本次手术不能肯定 ACTH 瘤的诊断。同意内分泌科意见，可以考虑再次 BIPSS 检查鉴别。如果结果提示库欣病，可行垂体探查术。

临床综合分析与决策：和患者及家属沟通，解释 BIPSS 重要性，再次 BIPSS 检查。

【诊治经过 2】

再次 BIPSS 联合去氨加压素（desmopressin，DDAVP）兴奋试验结果（表 18-3）提示为 EAS。胸部 CT 增强（图 18-3A）示左肺底间质性改变，可疑小结节；胃肠镜未见明显异常；99 锝奥曲肽显像（图 18-3B）示：左下肺内侧基底段结节影，直径约 12.6mm，放射性摄取增高，考虑为生长抑素受体高表达。

表 18-3　2014 年 5 月 BIPSS 联合 DDAVP 兴奋试验结果（pmol/L）

采血时间点	外周血 ACTH	左岩下窦 ACTH	右岩下窦 ACTH
0min	23.8	32.8	37.0
5min	25.3	38.3	49.9
10min	20.3	33.2	42.2

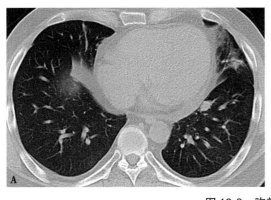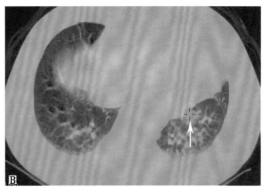

图 18-3　胸部影像学表现

A．胸部 CT 增强：左肺底间质性改变，左下肺内侧可疑病灶；B．奥曲肽显像：左下肺内侧基底段结节影（箭头），直径约 12.6mm，放射性摄取增高

2014 年 6 月胸外科行胸腔镜下左下肺楔形切除术，术中探查：扪及左下肺结节直径 1cm，光滑，以 echelon 关闭切割后楔形切除肺组织，取出标本剖开发现断面灰白色结节，大小约 18mm×12mm。术后病理（图 18-4）：左下肺神经内分泌肿瘤，分泌 ACTH 为主，未见核分裂象，增殖指数 2%，肿瘤内支气管部黏膜可见内分泌细胞增生，考虑异位 ACTH 瘤。术后 3

天复查血皮质醇（上午 8：00）131nmol/L，ACTH 6.1pmol/L，予醋酸可的松替代治疗，逐渐减量至早 25mg、下午 2 点 12.5mg 口服后出院。

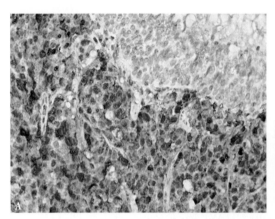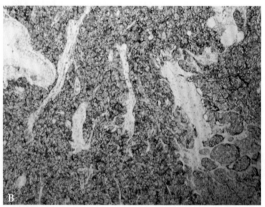

图 18-4　左下肺肿瘤标本免疫组化染色
A. ACTH 染色阳性（×400）；B. SSR2 染色阳性（×100）

【随访与转归】

患者术后 1 个月再次来院复查，晨血皮质醇 4nmol/L，ACTH 3.4pmol/L，复查奥曲肽显像"未见摄取异常增高灶"；术后 5 个月体重下降 11kg，血皮质醇（上午 8：00）348nmol/L，ACTH 4.9pmol/L；逐渐减量并停用醋酸可的松。术后 1 年复查血皮质醇（上午 8：00）517nmol/L，ACTH 6.1pmol/L，提示肾上腺皮质功能正常。

【经验与体会】

库欣综合征是由于多种病因引起肾上腺皮质长期分泌过量皮质醇所产生的一组症候群，可分为 ACTH 依赖性和 ACTH 非依赖性，前者包括库欣病（垂体 ACTH 瘤）和异位 ACTH 综合征。库欣综合征临床上诊断难点之一是早期识别和诊断；难点之二是病因鉴别，特别是库欣病和 EAS 的鉴别；之三是 EAS 原发病灶的寻找，本病例的诊断难点在于后两者。

（一）库欣病和 EAS 的鉴别诊断

库欣病占库欣综合征的 60%～70%，EAS 占 15%～20%。继发于小细胞肺癌等恶性肿瘤的 EAS 患者多起病急（<3 个月），有明显低钾性碱中毒、外周水肿等表现，但往往缺乏典型的库欣综合征症状和体征；部分 EAS 患者起病隐匿，进展缓慢，症状与库欣病类似。两者鉴别诊断的主要方法包括：①血浆 ACTH 浓度：EAS 患者 ACTH 水平较高，多大于 90pg/ml（19.8pmol/L），常超过 200pg/ml；②大剂量地塞米松抑制试验：80%～90% 库欣病患者可被抑制，而 90% EAS 患者不被抑制；③鞍区 MRI 增强检查：50%～60% 库欣病患者 MRI 可显示垂体瘤，如直径 >6mm 可考虑库欣病的诊断；④ BIPSS：两者鉴别的金标准，岩下窦与外周血浆 ACTH 比值在基线状态≥2 或促肾上腺皮质激素释放激素（CRH）或 DDAVP 刺激后≥3 则提示库欣病，反之为 EAS。

EAS 和库欣病的鉴别诊断有时并非易事，原因包括：①两者 ACTH 水平约有 30% 存在重叠；②大剂量地塞米松抑制试验存在一定的假阴性率及假阳性率；③库欣病垂体病灶常为微腺瘤或无明显病灶，而正常人群中鞍区 MRI 增强检查发现垂体微腺瘤的比例高达 10%，因而影像学上的占位并不一定就是病灶所在；④ BIPSS 是高技术要求的创伤性介入检查，近十年国内逐步开展，目前只能在库欣综合征诊治量达一定水平的医院由有经验的介入科医师进行，亦存在一定的假阴性率，且国内暂无 CRH 供应。难以鉴别的典型情况包括：内分泌功能诊断考虑库欣病，但鞍区 MRI 未显示明确病灶；鞍区 MRI 可见垂体瘤表现，临床和内分泌评估考虑 EAS。在这些情况下，应综合患者各项检查结果进行分析判断，并由经验丰富的放射科医师行 BIPSS 以明确是否存在中枢优势分泌，BIPSS 时可使用 DDAVP 代替 CRH 进行刺激试验，建议同时采血测定泌乳素以避免假阴性。另外，部分（44%～69%）EAS 患者血清降钙素水平可升高，甲状腺髓样癌患者阳性率更高，而库欣病患者不升高，有助于鉴别诊断。

该病例两次 BIPSS 检查结果均提示 EAS，下一步应积极寻找异位 ACTH 分泌病灶。

（二）EAS 原发病灶的寻找和治疗

EAS 原发病灶常见于肺或支气管肿瘤，占 50% 以上，其次为胸腺肿瘤、胰腺肿瘤、嗜铬细胞瘤及甲状腺髓样癌，偶见于胃肠道及生殖系统、前列腺等部位的肿瘤。首选的定位检查手段为胸腹部及盆腔的薄层 CT 扫描，阳性率 74%；建议联合胸部、胰腺及盆腔 MRI 检查提高阳性率。异位 ACTH 分泌肿瘤可表达生长抑素受体，使用奥曲肽显像有助于对隐匿病灶的寻找，有时候可以显示 CT 或 MRI 未能发现的病灶，阳性率 49%。PET/CT 多数情况下价值有限，必要时也可使用。另外，消化道内镜及内镜超声有助于胃肠道病灶、胰腺病灶的鉴定，甲状腺 B 超及细针穿刺可用于发现及鉴别甲状腺髓样癌。尽管方法众多，寻找分泌ACTH 的异位病灶仍是临床工作中的巨大挑战。部分隐匿病灶在初次就诊时即使经过多种检查仍不能发现，但可能在长期随访中逐渐显现。在 NIH 90 例 EAS 的病例报道中，17 例患者在随访 6 个月到 12 年之后才发现病灶。即使如此，仍有 12%～36.5% 的病例最终找不到病灶。

在病灶不明的情况下，积极控制皮质醇分泌过多非常重要：这不但可以减少皮质醇过多导致的全身并发症，而且可以为寻找原发病灶争取时间。控制皮质醇首选药物治疗，必要时可行单侧或双侧肾上腺切除术。治疗药物主要为类固醇合成抑制剂，如酮康唑、美替拉酮（甲吡酮）、氨鲁米特、依托咪酯及米托坦，疗效较为肯定。此外，也有使用生长抑素类似物及多巴胺受体激动剂的报道。

该病例在外院第一次行 BIPSS 后诊断 EAS，但常规检查未找到原发病灶，选用酮康唑治疗后症状得到有效缓解。本次入院予重复 BIPSS 检查确认 EAS 诊断，再全面寻找原发病灶。最终通过奥曲肽显像发现左下肺放射性摄取增高的异位病灶，经手术切除病灶后症状得以完全缓解，术后病理证实为分泌 ACTH 的神经内分泌肿瘤。发病后经历 9 年才明确原发病灶，在明确病灶前行肾上腺切除及酮康唑治疗为寻找病灶、最终根治争取了时间。

【专家点评】

本病例库欣病和 EAS 鉴别困难，其起病不急，病程长，无明显低钾碱中毒，皮质醇及

ACTH 升高的程度也并非如典型 EAS，故首次临床诊断为"库欣病"，行"经鼻蝶垂体腺瘤切除术"。据统计，12%～50% 的 EAS 患者曾行垂体手术。故对于临床表现类似库欣病的患者仍应警惕 EAS 的可能，及时行 BIPSS 鉴别诊断。寻找分泌 ACTH 的异位病灶是临床工作中的巨大挑战，需要结合 CT、MRI、内镜、奥曲肽显像等多种检查手段，部分隐匿病灶在初次就诊时即使经过多种检查仍不能发现，但长期随访中可能逐渐显现，故即使开始未发现病灶，仍应长期随访复查，不放弃寻找病灶。在找到原发病灶前，建议积极采用药物抑制皮质醇合成或手术切除肾上腺，以控制皮质醇增多导致的并发症、争取时间。

参 考 文 献

[1] 中华医学会内分泌学分会. 库欣综合征专家共识(2011 年). 中华内分泌代谢杂志, 2012, 28(2): 96-102.

[2] Alexandraki KI, Grossman AB. The ectopic ACTH syndrome. Rev Endocr Metab Disord, 2010, 11(2): 117-126.

[3] 杨叶虹, 张晓龙, 周丽诺, 等. 双侧岩下窦静脉取血联合去氨加压素刺激试验诊断库欣病的价值. 中华内分泌代谢杂志, 2011, 27(11): 880-882.

[4] Raff H. Cushing syndrome: update on testing. Endocrinol Metab Clin North Am, 2015, 44(1): 43-50.

[5] Isidori AM, Kaltsas GA, Pozza C, et al. The ectopic adrenocorticotropin syndrome: Clinical features, diagnosis, management, and long-term follow-up. J Clin Endocrinol Metab, 2006, 91(2): 371-377.

● 第四部分
促甲状腺激素腺瘤

病例 19 促甲状腺激素瘤——甲亢十年患者出现鼻塞

陶然 撰写 叶红英 指导

【导读】

中年男性，表现为高代谢症状伴甲状腺肿大，抗甲状腺药物治疗效果不佳，甲状腺进行性肿大；因鼻塞于五官科检查发现鼻腔占位，MRI 提示颅底占位；神经外科手术前因"甲亢未控制、心衰"请内分泌科会诊。复习患者的甲状腺激素谱发现 T_3、T_4 升高同时 TSH 升高。如何识别垂体 TSH 瘤？如何鉴别诊断？术后残留、无法长期使用 SSAs 行放射治疗仍未能控制甲状腺功能时，如何控制患者的甲状腺功能？

【病例简介】

患者，男，50 岁。2000 年出现怕热、多汗、心悸，伴甲状腺肿大，外院诊断为甲状腺功能亢进症，予甲巯咪唑治疗，治疗不规则（具体不详），症状改善不明显。2008 年出现双侧鼻腔不完全阻塞至逐渐完全阻塞，同时活动耐力降低，夜间不能平卧，呼吸困难。2009 年 12 月于五官科就诊，发现鼻腔占位，行头颅 CT、MRI 检查发现颅底占位（图 19-1）；行鼻腔占位病灶活检，病理提示"垂体瘤"。2010 年 4 月入住神经外科，拟手术治疗垂体瘤，入院查 TT_3 11.51nmol/L↑，TT_4 364.9nmol/L↑，FT_3 30.28pmol/L↑，FT_4 146.65pmol/L↑，TSH 65mIU/L↑；同时患者有胸闷气急，不能平卧，伴下肢水肿及快心率的持续房颤。内分泌门诊就诊考虑"垂体 TSH 瘤，甲亢性心脏病"收入院进一步诊治。

既往史：否认高血压、糖尿病，否认家族甲状腺疾病史。

体格检查：无突眼，甲状腺 3 度肿大，心脏扩大，房颤律，双肺湿啰音，脾大，双下肢凹陷性水肿。

【实验室及辅助检查】

血常规：白细胞 $2.54×10^9$/L↓，血红蛋白 109g/L↓，红细胞 $4.11×10^{12}$/L，血小板 $40×10^9$/L↓。

甲状腺功能及抗体：TSH 15.829mIU/L↑，TT_4 374.8nmol/L↑，TT_3 12.32nmol/L↑，FT_4 142.56pmol/L↑，FT_3 30.8pmol/L↑，TPOAb、TGAb、TRAb 均阴性。

24 小时动态心电图：房颤、频发交界处逸搏，Ⅱ度房室传导阻滞，频发室性异位搏动。

B 超：右侧胸腔积液，脾大。

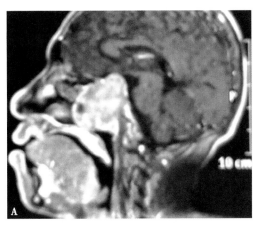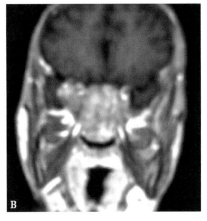

图 19-1　2009 年 12 月术前鞍区 MRI
鞍区巨大占位，向蝶窦和海绵窦侵袭，提示侵袭性垂体瘤（A. 矢状位；B. 冠状位）

【诊治经过】

诊断：根据 TT_3 11.51nmol/L↑，TT_4 364.9nmol/L↑，FT_3 30.28pmol/L↑，FT_4 146.65pmol/L↑ 及患者高代谢症状数十年，功能诊断"甲状腺功能亢进症"；根据 T_3、T_4 高，TSH 15.829mIU/L↑，垂体 MRI 示鞍区巨大占位，病因诊断为"垂体 TSH 大腺瘤"。病程中出现活动耐量下降、双下肢水肿、夜间不能平卧等心衰表现，B 超示浆膜腔积液，心电图提示房颤，考虑"甲亢性心脏病，心功能不全（NY3 级），房颤"。

治疗：予氢氯噻嗪 12.5mg/d、螺内酯 20mg/d、地高辛 0.125mg/d，加用倍他洛克 12.5mg（每日 2 次）、拜阿司匹林 100mg/d 对症支持治疗，同时奥曲肽（2010 年 4 月—20 日，0.1mg，每 8 小时一次皮下注射）治疗，活动耐力改善，可平卧，鼻塞症状明显好转，甲状腺功能逐步恢复正常。2010 年 4 月 21 日至 7 月 31 日兰瑞肽 40mg 肌注（每两周一次），多次复查甲状腺功能在正常范围。2010 年 8 月 5 日 SSAs 治疗 3 个月余复查甲状腺功能 FT_4、TSH 正常偏高范围内，FT_3 升高；垂体 MRI（2010 年 8 月 10 日）（图 19-2）示病灶有所缩小。

2010 年 8 月 13 日开始奥曲肽 0.1mg，每 8 小时一次皮下注射，治疗 5 天甲状腺功能恢复正常。2010 年 10 月 27 日在全麻下行经蝶垂体瘤切除术，术中见部分鼻中隔骨质缺损，肿瘤组织自蝶窦长入鼻中隔黏膜夹层，蝶窦内充满肿瘤组织，质软，血供丰富，鞍底骨质部分破坏。病理报告：鞍区垂体腺瘤，部分表达 TSH。术后 TSH 0.61mIU/L，FT_4 20.97pmol/L，FT_3 4.7pmol/L，性激素、生长激素、泌乳素、皮质醇均正常。术后 1 周复查 TSH 5.275mIU/L，FT_4 58.13pmol/L↑，FT_3 18.73pmol/L↑。术后 2 个月复查垂体 MRI 增强（图 19-3）提示垂体肿瘤部分残留。奥曲肽 0.1mg，每 8 小时一次皮下注射治疗控制甲亢。

2012 年 1 月行放射治疗（8MV-X DT 50Gy/25F）。放射治疗结束后 5 个月，复查 TSH 14.5mIU/L↑，FT_4 125.6pmol/L↑，FT_3 > 30.8pmol/L↑。考虑患者 TSH 瘤术后残留，放射治疗未能及时控制功能，但患者因经济原因无法长期用 SSAs 治疗。

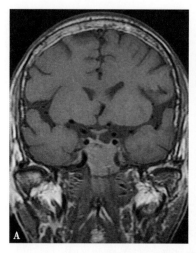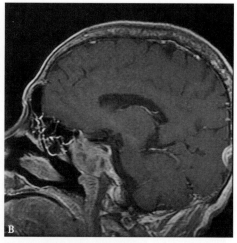

图 19-2　SSAs 治疗 3 个月后垂体 MRI 增强

鞍区见异常信号肿块影,向下生长充满蝶窦,与斜坡分界不清,向两侧生长侵犯海绵窦。
肿块形态不规则,不均匀强化,垂体柄右偏(A. 冠状位;B. 矢状位)

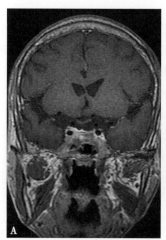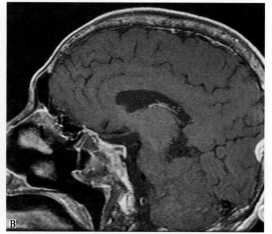

图 19-3　经蝶垂体瘤术后 2 个月垂体 MRI 增强

鞍区结构紊乱,残留垂体形态尚可,信号尚均匀,蝶窦和海绵窦可见肿瘤残留
(A. 冠状位;B. 矢状位)

【MDT 讨论与临床决策】

问题:侵袭性垂体 TSH 瘤术后残留,放疗后半年内未能控制甲状腺功能,SSAs 能有效
控制甲状腺功能,但因经济因素无法使用,后续如何治疗?

内分泌科意见:患者男性,中年起病,抗甲状腺药物(ATD)效果不佳,未在第一时间关注
TSH 水平而及时识别 TSH 瘤。因鼻塞才发现垂体侵袭性大腺瘤,首选手术治疗,病理证实为
垂体 TSH 瘤,术后残留,甲亢未缓解。结合患者无法负担 SSAs,选择放射治疗合理。放射治
疗后 5 个月,甲状腺功能未缓解。在无法继续 SSAs 治疗情况下,后续选用 ATD、甲状腺手

术治疗或 ^{131}I 治疗并非针对病因，各有利弊。ATD 可在一定程度上降低 T_3/T_4 而减轻甲亢的症状，改善心功能，但患者既往治疗经过提示该患者 ATD 不足以良好控制甲亢，且 TSH 显著升高；^{131}I 治疗可有效降低甲状腺激素水平，依然有甲亢复发或继发甲减的可能，如诱发甲减，残留病灶有增大可能；甲状腺手术除手术本身的风险外，大部切除后复发可能性高。

神经外科意见： 患者为侵袭性 TSH 大腺瘤，首选手术，但手术无法全切，病灶残留持续甲亢。后续放射治疗合理，但目前仍处于甲亢状态。目前因侵袭生长残留病灶无法通过再次手术切除，不建议患者再次手术。

神经放射外科意见： 患者男性，因鼻塞发现垂体侵袭性占位，手术治疗后病灶残留，生化未缓解，患者无法负担 SSAs，选择放射治疗合理，放射治疗后 5 个月甲状腺功能仍未缓解。目前不建议患者再次放射治疗或伽马刀治疗，可继续 SSAs 或 ^{131}I 治疗。

核医学科意见： 患者侵袭性 TSH 大腺瘤诊断明确，手术、放射治疗后仍未缓解，SSAs 虽能有效控制甲状腺功能，但患者无法长期负担治疗费用。^{131}I 治疗也是一种选择，但非常规治疗。考虑到 ^{131}I 治疗后，甲状腺激素分泌减少，但垂体 TSH 分泌增加，残留瘤体有增大可能，治疗后需要密切随访甲状腺功能和垂体影像学改变。

患者及其家属意见： 理解目前的诊疗方案各自利弊，考虑经济因素，选择 ^{131}I 治疗。

临床综合分析与决策： ^{131}I 治疗控制甲亢，随访甲状腺功能及影像学改变。

【随访与转归】

患者选择于 2011 年 4 月至 7 月在外院先后 3 次行 ^{131}I 治疗。

2012 年 5 月 18 日和 2012 年 6 月 29 日复查 T_3、T_4、FT_3 和 FT_4 控制正常但 $TSH > 150mIU/L$，自觉健康状况良好，因个人原因拒绝复查垂体 MRI 和口服 LT_4。

【经验与体会】

（一）TSH 不当分泌综合征的鉴别诊断

本病例患者表现为高代谢症状伴甲状腺肿大，甲状腺激素高水平同时未被抑制的 TSH 未被关注，一直接受抗甲亢药物治疗，治疗疗效不佳和治疗不规范致甲亢长期未能控制，并发甲亢性心脏病，表现为房颤、心脏扩大、心功能不全。直至患者出现鼻塞的占位效应，相应的影像学检查发现蝶窦和鞍区占位。对 TSH 瘤这一罕见病的认识有待提高。

垂体 TSH 瘤发病率约 $1/10^7$，仅占垂体瘤的 $1\% \sim 2\%$[1]，属罕见病。可发生于各年龄段，无明显性别差异；$70\% \sim 90\%$ 为大腺瘤，多侵袭性，质地硬；随着体检对甲状腺的关注增加、超敏 TSH 测定方法的应用和影像检查手段的不断改进，临床诊出率有所提高[2,3]，微腺瘤比例逐年提高。垂体 TSH 瘤的临床表现为甲状腺功能亢进的临床表现伴甲状腺肿大和垂体瘤压迫周围组织的占位效应，如头痛、视野缺损、垂体功能减退等[4]。其甲状腺毒症症状通常不如 Graves 病严重，不合并浸润性突眼、胫前黏液性水肿。临床上常因体检发现甲状腺异常或轻微的甲状腺功能亢进相关临床表现或头痛、闭经等症状就诊，甲状腺功能谱显示 T_3、T_4 升高同时 TSH 正常或升高，最终得以诊断。诊断关键点：定位诊断需与原发性甲状腺功能亢进鉴别，病因诊断和中枢性甲状腺激素抵抗综合征鉴别。

无论是体检还是由于甲状腺肿大或甲亢高代谢症状或发现鞍区占位进行甲状腺激素谱检查，如果结果显示 T_3、T_4 升高伴 TSH 正常或升高，即应考虑罕见的"TSH 不当分泌综合征"。这一步的定位诊断鉴别，TSH 水平是简单有效的指标。

面对 TSH 不低的甲亢，即 TSH 不当分泌综合征，鉴别有二：垂体 TSH 瘤或中枢性甲状腺激素抵抗综合征。前者临床特点如上所述。后者为更罕见的疾病，绝大多数属于常染色体显性遗传的单基因病。甲状腺激素受体（TR）的 β 亚基基因突变，垂体不能正常感受循环中甲状腺激素水平，致使循环中甲状腺激素对垂体的负反馈抑制作用减弱，TSH 不当分泌，甲状腺肿大伴甲状腺激素分泌增多。常有家族史，青少年发病。垂体 MRI 多阴性。对于典型的病例两者鉴别并不难，但在年轻、垂体 MRI 提示微腺瘤或未见明确肿瘤征象、无明确家族史的患者诊断颇具挑战性，可借助 TRH 兴奋试验、T_3 抑制试验和甲状腺激素受体基因检测进一步明确。垂体 TSH 瘤患者 TRH 不能兴奋 TSH、T_3 不能抑制 TSH；而中枢性甲状腺激素抵抗综合征患者 TRH 可兴奋 TSH、T_3 可抑制 TSH，基因检测显示基因突变（目前国内 TRH 和 T_3 试剂缺乏，多家医院和基因检测公司可检测 $tr\beta$。）

该患者中年起病，无家族史，甲状腺激素谱提示 T_3、T_4 升高伴 TSH 升高，影像学显示垂体大腺瘤，故术前临床诊断为垂体 TSH 瘤明确，未行基因检测也可确诊，最后病理证实该临床诊断。

（二）TSH 瘤治疗策略及侵袭性 TSH 瘤治疗挑战

垂体 TSH 瘤的治疗首选手术，可辅以 SSAs 治疗或放射治疗。手术的疗效取决于肿瘤的大小和生长方式及术者经验。既往文献报道 192 例 TSH 瘤，32% 术后甲状腺功能正常同时肿瘤完全切除，36% 的患者术后甲状腺功能正常但伴肿瘤残留 [5]，余 32% 患者甲状腺功能未恢复正常、瘤体残留，见于侵袭性大腺瘤患者。术后残留可考虑放射治疗。由于病例罕见，至今尚无放射治疗 TSH 瘤疗效的报道 [6]。根据报道，约 2/3 患者手术或者放射治疗后，甲状腺功能可以恢复正常，还有近 1/3 患者的甲状腺功能无法恢复正常。可用的药物首选 SSAs，通过与瘤细胞表达的生长抑素受体结合发挥作用，抑制 TSH 分泌从而减少甲状腺激素合成和释放，部分肿瘤缩小。目前 SSAs 主要用于 TSH 瘤术前控制高激素水平和术后辅助治疗；根据一些小样本的非随机对照临床试验，SSAs 能够有效控制绝大部分患者的甲状腺功能，50% 患者肿瘤病灶明显缩小。对于手术残留、放射治疗无效、SSAs 无法长期使用（副作用或者高额的费用）的患者是个治疗难题。

ATD、^{131}I 治疗控制 TSH 瘤所致甲亢目前存在争议。报道中约 30% 的垂体 TSH 分泌瘤患者曾接受过 ATD、手术和 ^{131}I 治疗 [1, 2, 4]。因为垂体 TSH 瘤确诊前常常长期被误诊为原发性甲亢且已使用 ATD 治疗，这部分患者常常为侵袭性大腺瘤。有学者认为 ATD 治疗抑制甲状腺激素合成，可能会刺激垂体 TSH 瘤生长 [2]。对于一些无法进行手术，或者通过手术、放疗、SSAs 治疗，不能达到病灶的切除，也不能有效控制甲状腺功能的患者，ATD 也是一种选择。Daousi 等 [7] 报道了 2 例通过 ATD 治疗 8～12 年的随访，甲状腺功能一直控制正常，TSH 有所升高，但瘤体大小和形态并无明显变化；认为对于一些不能或者拒绝其他方式治疗的患者，ATD 治疗是一种选择。

该患者病程长，并发甲亢性心脏病。术前 SSAs 治疗有效控制甲状腺激素水平，联合利尿等对症治疗缓解心功能不全，提高了手术安全性。但由于 TSH 瘤呈侵袭生长，术后残留部分肿瘤组织，导致甲状腺激素高分泌持续存在。由于费用问题，患者无法接受长期的

SSAs 治疗，术后选择了放射治疗。但放射治疗起效慢，在无法承担 SSAs 治疗情况下，选择 ^{131}I 治疗有效缓解甲亢及其相应的可能并发症。考虑到 ^{131}I 治疗后，垂体 TSH 分泌增加，瘤体有增大可能。虽已行鞍区放射治疗，^{131}I 治疗后仍需密切随访甲状腺功能和垂体影像学改变。

【专家述评】

患者出现高代谢症状伴甲状腺肿大，结合甲状腺激素实验室检查，需要考虑罕见的垂体 TSH 瘤可能。垂体 TSH 瘤的治疗是难题，需要联合内分泌科、神经外科、神经放射外科和核医学科一起协同合作进行诊疗。

参 考 文 献

[1] Beck-Peccoz P，Brucker-Davis F，Persani L，et al. Thyrotropin-secreting pituitary tumors. Endocr Rev，1996，17（6）：610-638.

[2] Brucker-Davis F，Oldfield EH，Skarulis MC，et al. Thyrotropin-secreting pituitary tumors：diagnostic criteria，thyroid hormone sensitivity，and treatment outcome in 25 patients followed at the National Institutes of Health. J Clin Endocrinol Metab，1999，84（2）：476-486.

[3] Socin HV，Chanson P，Delemer B，et al. The changing spectrum of TSH-secreting pituitary adenomas：diagnosis and management in 43 patients. Eur J Endocrinol，2003，148（4）：433-442.

[4] Beck-Peccoz P，Persani L，Mannavola D，et al. TSH-secreting adenomas. Best Pract Res Clin Endocrinol Metab，2009，23（5）：597-606.

[5] Beck-Peccoz P，Persani L. Medical management of thyrotropin-secreting pituitary adenomas. Pituitary，2002，5（2）：83-88.

[6] Beckpeccoz P，Lania A，Beckers A，et al. 2013 European thyroid association guidelines for the diagnosis and treatment of thyrotropin-secreting pituitary tumors. Eur Thyroid J，2013，2（2）：76-82.

[7] Daousi C，Foy PM，Macfarlane IA. Ablative thyroid treatment for thyrotoxicosis due to thyrotropin-producing pituitary tumours. J Neurol Neurosurg Psychiatry，2007，78（1）：93-95.

病例 20　中枢性甲状腺激素抵抗综合征

张琼月　撰写　　何敏　指导

【导读】

17岁女性，4年前因乏力发现"甲亢"，抗甲亢药物治疗后发现TSH显著升高，改用左甲状腺素钠片治疗，复查甲状腺功能发现FT₃、FT₄和TSH均升高；进一步行垂体MRI检查提示垂体内小结节状异常信号影。患者不是普通的甲状腺功能亢进症，而是"TSH不适当分泌综合征"，关键在于鉴别垂体TSH瘤与中枢性甲状腺激素抵抗综合征。如何鉴别？又如何治疗？

【病例简介】

患者，女，17岁。因"发现甲状腺功能异常4年余"于2014年10月入院。患者2010年12月因头晕、乏力至当地医院就诊，经检查后诊断为"甲状腺功能亢进"，予口服抗甲状腺药物（antithyroid drug，ATD）治疗（具体药物种类及剂量不详）。2011年5月复查TSH正常，FT_3 5.8pg/ml↑、FT_4 3.0ng/dl↑，予"甲巯咪唑"治疗（具体剂量不详），多次随访甲状腺功能：TSH均正常，FT_3、FT_4均升高。2012年1月复查发现FT_3、FT_4正常，TSH 41.8mIU/L↑，停用甲巯咪唑，开始左甲状腺素钠片100μg/d治疗。2014年9月查TSH 20.57mIU/L↑、FT_3 4.77pg/ml↑、FT_4 2.06ng/dl↑，TPOAb阳性，当地行垂体MRI检查发现垂体内小结节状异常信号影，考虑为垂体微腺瘤，诊断为"垂体瘤、桥本甲状腺炎"，改用"溴隐亭、硒酵母"治疗。2014年10月至华山医院查TSH 8.546mIU/L↑、FT_3 7.4pmol/L↑、FT_4 26.73pmol/L↑，泌乳素以及皮质醇等其他垂体相关激素正常。患病以来精神好，胃纳可、睡眠好，大小便正常，无明显体重下降。

既往史：初潮16岁，平素月经不规律；家族中无类似疾病史。

体格检查：体温36.7℃，脉搏78次/分，呼吸20次/分，血压104/65mmHg，身高161cm，体重42kg，BMI 16.2kg/m²；发育正常，双眼无明显突出，甲状腺弥漫性Ⅱ度肿大，未及杂音，甲状腺质软，双手存在细微震颤，双下肢无水肿。

【实验室及辅助检查】

垂体相关激素：TSH 8.546mIU/L↑、FT_3 7.4pmol/L↑、FT_4 26.73pmol/L↑；泌乳素、皮质醇正常。

甲状腺超声：甲状腺右叶 28mm × 17mm，左叶 24mm × 17mm，峡部厚 7mm，甲状腺腺叶切面形态饱满，表面光滑，包膜完整，内部回声增粗，分布不均匀，其内未见明显占位灶回声；甲状腺腺叶内血流丰富。双侧颈部淋巴结未见明显异常肿大。

垂体增强 MRI（3D SPACE）（图 20-1）：垂体饱满，鞍隔欠平直，垂体高约 9.5mm，垂体柄居中，鞍底未见明显下陷。平扫 T_1WI 垂体信号尚均匀，T_2WI 可见小片稍高信号。增强后垂体右下部见小片低强化。鞍上及两侧鞍旁未见明显异常。

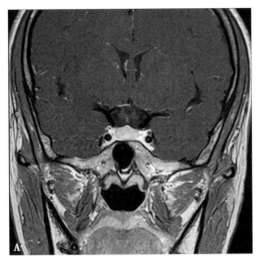
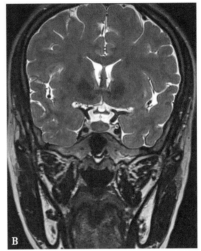
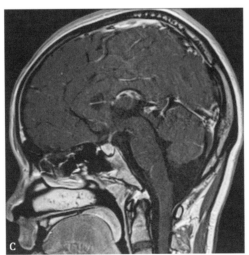

图 20-1　垂体增强 MRI + 3D SPACE
A. T_1 加权增强冠状位图像；B. T_2 加权增强冠状位图像；C. T_1 加权增强矢状位图像

【内分泌功能试验】

奥曲肽抑制试验（奥曲肽 0.1mg，皮下注射，每 8 小时一次，共注射 3 次）结果见表 20-1。

表 20-1　奥曲肽抑制试验中甲状腺激素水平

甲状腺功能检测指标	8am	10am	12am	2pm	4pm	次日 8am	参考范围
TSH（mIU/L）	4.446	2.176	1.48	1.389	1.42	1.95	0.51～4.97
TT_3（nmol/L）	2.65	2.71	2.22	2.22	2.01	1.86	1.23～3.39
TT_4（nmol/L）	150.6	166.5	136.7	145.5	142.4	137.1	54.0～174.0
FT_3（pmol/L）	8.97↑	8.37↑	7.88↑	7.54↑	7.35↑	5.96	3.50～6.50
FT_4（pmol/L）	25.74↑	27.77↑	23.19↑	25.08↑	24.41↑	23.9↑	11.50～22.70

【诊治经过】

患者 4 年前（13 岁）因乏力检查发现"TSH、FT_3、FT_4 明显升高"，当地予以 ATD 口服，因"FT_3、FT_4 降至正常，TSH 明显升高"后予以 LT_4 片治疗，未考虑到罕见的"TSH 不适当分泌综合征"。本次注意到 TSH、FT_3、FT_4 同时升高，行垂体 MRI 增强提示：垂体内小结节状异常信号影，考虑为"垂体微腺瘤"可能。入院诊断 TSH 不当分泌综合征。因国内无法获取 TRH 和 T_3，未行 TRH 兴奋试验和 T_3 抑制试验。行奥曲肽抑制试验，垂体增强 MRI 未见明显垂体腺瘤征象，结合患者为年轻女性，首先考虑中枢选择性甲状腺激素抵抗综合征可能。获得患者知情同意后取外周静脉血细胞抽取 DNA，进行聚合酶链式反应（PCR）扩增测序，检测 $thr\beta$ 基因 10 个外显子，最终发现第 10 外显子存在点突变（图 20-2），诊断明确。患者 $thr\beta$ 基因第 10 外显子的第 453 位密码子处发现一处杂合错义突变位点，密码子由 CCT 改变为 GCT，编码的蛋白质由脯氨酸变为丙氨酸。目前该位点突变已有病例报道[1]。

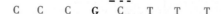

C　C　C　G　C　T　T　T

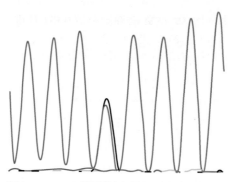

图 20-2　$thr\beta$ 基因第 10 外显子部分测序图

基因检测，针对 $thr\beta$ 基因第 1～10 外显子分别设计 10 对引物，第 10 外显子测序结果如下：c.1642C＞G，CCT453GCT；p.PRO453ALA

患者目前无明显甲亢症状，甲状腺激素仅轻度升高，暂无需药物治疗，嘱严密随访甲状腺功能，定期门诊随访。

【经验与体会】

（一）甲状腺毒血症的诊断思路

甲状腺毒血症是指各种原因所致的血循环中甲状腺激素过多，引起以神经、循环、消化等系统兴奋性增高和代谢亢进为主要表现的一组临床综合征；而甲状腺功能亢进（甲亢）是指甲状腺腺体本身合成和分泌甲状腺激素过多而引起甲状腺毒症的一种。确立甲状腺毒血症的功能诊断后根据 TSH 水平行定位诊断，再行病因诊断。根据 TSH 水平可定位诊断为甲状腺性和中枢性，前者 TSH 显著降低而后者 TSH 正常或升高。甲状腺性甲亢包括最常见的 Graves 病、高功能腺瘤、结节性甲状腺肿伴甲亢、碘甲亢等；中枢性甲亢主要包括垂体 TSH 瘤和选择性垂体甲状腺激素抵抗综合征。临床上不应仅根据血甲状腺激素水平升高即予 ATD 治疗。

（二）甲状腺激素抵抗综合征简介及垂体 TSH 瘤与中枢选择性甲状腺激素抵抗的鉴别

甲状腺激素抵抗综合征（thyroid hormone resistance syndrome，RTH）是以靶器官对甲状腺激素不敏感或敏感性降低为特征，血清 FT_3 和 / 或 FT_4 升高伴 TSH 不被抑制为表现的一种罕见的常染色体遗传性疾病。基因缺陷的程度以及靶器官对 TH 的依赖性和反应性不同，可表现为无明显甲状腺功能异常、甲亢和 / 或甲减，导致其临床表现多样化，极易被误诊误治[2]。根据抵抗部位的不同，可分为全身性甲状腺激素抵抗（generalized resistance to thyroid hormone，GRTH）、选择性垂体甲状腺激素抵抗（selective pituitary resistance to thyroid hormone，PRTH）、选择性外周甲状腺激素抵抗（selective peripheral resistance thyroid hormone，PerRTH）三种类型。

临床上表现为甲亢，T_3、T_4 水平升高而 TSH 未被相应抑制的情况包括垂体 TSH 瘤和选择性甲状腺激素抵抗综合征这两种罕见情况。

垂体 TSH 瘤罕见，占垂体瘤不足 1%，80% 以上为大腺瘤，自主分泌 TSH，不受促甲状腺激素释放激素（TRH）兴奋，同时不能被 T_3 及地塞米松抑制；大部分垂体 TSH 瘤表达生长抑素受体，故生长抑素可抑制垂体 TSH 瘤细胞分泌 TSH 且进一步抑制甲状腺激素，可使部分患者垂体 TSH 瘤缩小。而 PRTH 患者的 TSH 对 TRH 刺激试验多为正常反应，且 TSH 可被 T_3 抑制，但其对生长抑素反应差于 TSH 瘤，故奥曲肽抑制试验有助于两者的鉴别[3,4]。但奥曲肽抑制试验用于鉴别 TSH 瘤和 PRTH，目前尚无明确切点，国内上海交通大学医学院附属瑞金医院报告注射奥曲肽后 24 小时 TSH 瘤患者的 TSH 抑制至基线值的 36% 以下，而 PRTH 患者的 TSH 在基线值的 36% 以上[4]。国外文献报告则发现二者的 TSH 对单次奥曲肽注射后的反应无显著差异，但使用长效生长抑素类似物治疗 2～3 个月后，TSH 腺瘤患者 T_3 和 T_4 水平显著降低，而 PRTH 患者则对治疗无应答，故提示长效生长抑素类似物治疗至少 2 个月后复查有利于鉴别垂体 TSH 腺瘤和 PRTH[5]。

RTH 大多为常染色体显性遗传病，约 80% 为 *thrβ* 基因突变所致，最常见的是点突变，仍有约 15% 的 RTH 不存在 *thrβ* 基因突变，原因不明[6]。

本例患者青少年起病，T_3、T_4 升高同时 TSH 升高，甲状腺弥漫性肿大，奥曲肽抑制试验 24 小时 TSH 抑制至基线的 44%，垂体 MRI 增强扫描未见垂体腺瘤征象，基因检测出 *thrβ* 基因第 10 外显子的第 453 位密码子点突变，诊断 PRTH 明确。

（三）选择性垂体甲状腺激素抵抗综合征治疗现状

目前尚无根治手段，应根据临床表现制定个体化方案。对任何类型的 RTH 都不推荐使用抗甲状腺治疗，包括抗甲状腺药物、同位素碘和甲状腺切除术。通常 GRTH 通过机体代偿性升高的 TH 和 TSH 可以代偿甲状腺激素抵抗，一般不需治疗。如临床表现为甲亢的 PRTH，治疗目的是抑制垂体过度 TSH 分泌的同时不加重甲状腺毒症，首选三碘甲状腺醋酸（triiodothyroaeetie acid, TRIAC）[7]。TRIAC 与 *thrβ1* 基因的亲和力高于 T_3，在体内降解快，不良反应小，是一种既可以强烈抑制 TSH 又不具有代谢活性的甲状腺激素代谢产物，可以改善甲亢症状，缩小甲状腺；但国内尚无该药供应。此外，如有心动过速症状可选择 β 受体阻滞剂改善症状。

【专家点评】

当 T_3、T_4 升高，而 TSH 不被相应抑制（即 TSH 正常或升高）时需考虑 TSH 不适当分泌综合征，最重要的是区分垂体 TSH 瘤与选择性垂体甲状腺激素抵抗综合征（PRTH），可以综合以下几个方面进行鉴别 [8]：发病年龄、有无家族史、垂体 MRI 增强、功能试验结果（TRH 兴奋试验、T_3 抑制试验）、对长效生长抑素类似物的治疗反应，可参考 αGSU（糖蛋白激素 α 亚单位）/TSH 比值以及血清 SHBG（性激素结合球蛋白）和 / 或 ICTP（Ⅰ型胶原羧基端交联肽原）水平，但最终需要进行基因检测以明确诊断（尤其是 *thrβ* 基因）。

参 考 文 献

[1] 刘靖芳，施秉银. 甲状腺激素抵抗综合征一家系 TRβ 基因突变研究. 中华医学遗传学杂志，2006，23（4）：423-426.

[2] 宁光. 内分泌学高级教程. 北京：人民军医出版社，2011：108-117.

[3] 姜晓华，蔡洁，王卫庆，等. 垂体促甲状腺素瘤的临床特点与诊治分析. 中华内分泌代谢杂志，2012，28（9）：729-733.

[4] 姜晓华，方徽园，叶蕾，等. 甲状腺激素抵抗综合征的临诊应对. 中华内分泌代谢杂志，2013，29（2）：165-169.

[5] Beck-Peccoz P, Persani L, Mannavola D, et al. Pituitary tumours: TSH-secreting adenomas. Best Pract Res Clin Endocrinol Metab, 2009, 23（5）：597-606.

[6] 孔艳华. 甲状腺激素抵抗综合征诊疗进展. 临床与病理杂志，2016，36（8）：1229-1233.

[7] Suzuki S, Shigematsu S, Inaba H, et al. Pituitary resistance to thyroid hormones: pathophysiology and therapeutic options. Endocrine, 2011, 40（3）：366-371.

[8] Beck-Peccoz P, Lania A, Beckers A, et al. 2013 European thyroid association guidelines for the diagnosis and treatment of thyrotropin-secreting pituitary tumors. Eur Thyroid J, 2013, 2（2）：76-82.

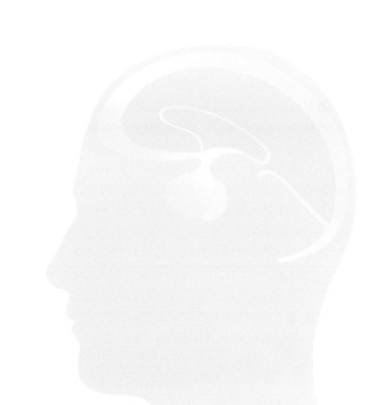

● 第五部分
鞍区其他肿瘤

病例21　颅咽管瘤术后高钠血症、低血糖

苗青　撰写　　叶红英　指导

【导读】

中年男性，因视物模糊、阵发性头痛就诊，发现鞍上占位，手术病理为"颅咽管瘤"；术后出现乏力，予相应激素替代治疗后乏力好转。术后3个月再次出现乏力、咳嗽咳痰、体温升高。入院检查发现血钠高达204mmol/L，反复清晨低血糖。鞍区肿瘤术后高钠血症的临床表现有哪些特点？发生机制是什么？如何治疗？该患者清晨低血糖的病因是什么？如何治疗？

【病例简介】

患者，男，57岁。因"颅咽管瘤术后3个月伴乏力2天"于2015年3月9日入住内分泌科。2014年4月患者无明显诱因下出现双眼视物模糊，偶有阵发性头痛。2014年11月因上述症状加重伴走路不稳于外院就诊，查头颅CT示"鞍区占位"；头颅MRI示"鞍上占位，囊肿样信号为主，考虑颅咽管瘤可能大，第三脑室及双侧脑室扩大"。2014年12月1日开颅行鞍区肿瘤切除术，病理提示：颅咽管瘤。术后视物模糊和阵发性头痛好转。2015年1月23日因"乏力3天"再次外院就诊，查甲状腺功能：FT_3 1.91pmol/L↓，FT_4 5.74pmol/L↓，TT_3 0.82nmol/L↓，TT_4 42.65nmol/L↓，TSH 2.213mIU/L；血皮质醇（上午8：00）<1.00μg/dl↓；血钠159.1mmol/L↑；头颅MRI示颅咽管瘤术后改变，未见明显残留信号灶，双侧额部硬膜下积液；予左甲状腺素片50μg（每日1次）及泼尼松片5mg（每日3次）替代治疗，好转后出院。2015年2月26日因再次乏力2天于外院就诊，查血钠164mmol/L↑，ALT 73U/L↑，皮质醇和甲状腺功能结果不详，调整为左甲状腺素片75μg（每日1次）及氢化可的松片20mg（每日2次）替代治疗后乏力好转。2015年3月3日因尿量增多（具体不详），在本院门诊就诊，予醋酸去氨加压素片0.1mg（每日1次）治疗，2天后出现双下肢水肿，尿量减少，之后自行停用醋酸去氨加压素片，双下肢水肿较前好转。2015年3月7日乏力再现，伴咳嗽、咳痰，痰黄痰、黏稠，不易咳出，并出现神志模糊。患者近期无发热，口温36.5℃左右。现为求进一步诊治来院。

既往史：乙肝病史（小三阳），护肝片保肝治疗，治疗不规范。有高血压病史15年，血压最高达180/100mmHg，曾服用"硝苯地平控释片"降压1周后，自行停药，后未监测血压及服降压药，3个月前在外院术前测血压在150/95mmHg左右，术后监测血压在135/90mmHg左右，未服用降压药。

吸烟史：吸烟 40 年，平均 20 支 / 日，已戒烟半年。

饮酒史：饮酒 40 年，平均 500g/d，常饮白酒，已戒酒 3 个月余。

体格检查：体温 36.5℃，脉搏 88 次 / 分，呼吸 20 次 / 分，血压 131/96mmHg，身高 173cm。神志模糊，回答不切题，被动体位，查体不合作，平车推入病房，全身皮肤黏膜未见异常，双侧瞳孔等大等圆，对光反射灵敏，颈软，无抵抗，颈静脉无怒张，甲状腺无肿大。双肺呼吸音粗糙，未闻及干、湿性啰音。心率 88 次 / 分，律齐。腹平软，全腹无压痛及反跳痛，肝脾肋下未触及，肠鸣音 4 次 / 分。双下肢中度凹陷性水肿。肌力减退，四肢肌力 V⁻，肌张力正常，生理反射正常，病理反射未引出。

【实验室及辅助检查】

血常规：血小板 82×10^9/L，余正常。

肝功能：ALT 242U/L↑，AST 110U/L↑，T-BIL 27.40μmol/L↑，D-BIL 11.60μmol/L↑，ALP 144U/L↑，r-GT 70U/L↑，白蛋白 38g/L↓。

肾功能：尿素 12.30mmol/L↑，肌酐 169μmol/L↑，尿酸 0.7560mmol/L↑。

血电解质：钾 3.6mmol/L，钠 204mmol/L↑，氯化物 153mmol/L↑，二氧化碳结合力 37.40mmol/L↑。

血气分析：pH 7.482，氧饱和度 91.00%。

随机血糖：3.7mmol/L。

HbA1c：5.40%。

心电图示：窦性心律，ST-T 改变（Ⅱ、Ⅲ、aVF、$V_2 \sim V_6$ 导联 ST 段压低 $0.5 \sim 1.5$mm，Ⅱ、Ⅲ、aVF、$V_2 \sim V_6$ 导联 T 波浅倒）。

急诊胸部 CT：右中下肺部炎症可能性大。

头颅 CT：颅内术后改变。

血皮质醇（上午 8：00）：2.20μg/dl↓。

甲状腺功能：TSH 0.0270mIU/L↓，TT_3 1.58nmol/L，TT_4 104.50nmol/L，FT_3 3.75pmol/L，FT_4 14.18pmol/L。

性腺轴激素：LH 0.10IU/L↓，FSH 0.37IU/L↓，T 0.39nmol/L↓，PRL 45.04ng/ml↑。

IGF-1：43.50μg/L↓。

Pro-BNP：295.50pg/ml↑。

血渗透压：367mOsm/kg H_2O。

尿渗透压：477mOsm/kg H_2O。

【诊治经过】

患者入院后急查血电解质提示严重高血钠（204mmol/L）。血常规：白细胞计数 4.31×10^9/L，血细胞比容 53.90%↑，中性粒细胞百分比 53.80%，嗜酸性粒细胞百分比 0.20%↓。肝功能：ALT 242U/L↑，AST 110U/L↑。急诊胸部 CT 提示右中下炎症可能性大，头颅 CT 提示颅内术后改变。结合患者既往病史，有颅咽管瘤手术史及慢性乙型肝炎史，且性腺轴、甲状腺轴、皮质轴功能均低下，结合入院后检查结果，入院诊断为：①颅咽管瘤术后，全垂体前叶功能减退症,高钠血症;②肝功能异常,慢性乙型病毒性肝炎;③肺部感染;④高血压病。

告知病危,予心电监护,胃肠补水 100ml/h 及 5% 葡萄糖注射液及生理盐水降血钠治疗,同时予氢化可的松 200mg/d 应激剂量静脉滴注治疗,头孢哌酮钠 / 舒巴坦钠及左氧氟沙星静脉滴注抗感染,还原型谷胱甘肽等保肝对症治疗,同时予补充左甲状腺素。患者血钠逐渐下降,神志好转,肺部感染明显好转,复查肝功能较前好转;逐步减少氢化可的松剂量至口服氢化可的松片 20mg,每日 3 次。患者血钠下降后尿量明显增加(详见表 21-1),每日尿量由 2000ml 增至 4000～6000ml,随机尿比重 1.006,尿渗透压 149mOsm/kg H_2O,但控制饮水量时尿比重可达 1.015 以上,结合患者高钠血症,考虑部分性中枢性尿崩症,因存在高钠血症且意识、情绪不稳定,暂未行禁水加压试验,直接加用醋酸去氨加压素片治疗(早 0.05mg,晚 0.025mg),24 小时尿量控制在 2000ml 左右。

患者纠正高钠血症后神志好转,2015 年 3 月 16 日清晨出现心悸伴饥饿感,无大汗、无意识障碍,查血钠正常,血糖 2.3mmol/L,饭后无类似症状发生。之后每天监测空腹静脉血糖、胰岛素及 C 肽水平,空腹血糖最低 2.9mmol/L,同步胰岛素 2.1mIU/L;午夜 2 点血糖在正常范围。考虑清晨血糖偏低与患者慢性乙型肝炎、长期酗酒导致肝糖输出减少以及肾上腺皮质功能低下相关,予清晨提前服用氢化可的松,晚餐时改为作用时间更长的泼尼松 5mg 替代,清晨低血糖未再发生。

表 21-1 生化检测结果

日期	ALT (U/L)	AST (U/L)	GGT (U/L)	肌酐 (μmol/L)	钠 (mmol/L)	钾 (mmol/L)	血渗透压 (mOsm/kg H_2O)	尿渗透压 (mOsm/kg H_2O)
3 月 9 日	242	110	70	169	204	3.6	NA	NA
3 月 10 日	177	98	51	116	174	3.4	367	477
3 月 12 日	138	65	51	116	169	3.4	338	NA
3 月 17 日	174	90	164	86	169	3.9	NA	NA
3 月 20 日	NA	NA	NA	NA	149	3.9	306	314

【随访与转归】

患者出院时服用氢化可的松片(早 5:00)20mg、(中午 12:00)20mg;泼尼松片(晚 18:00)5mg,左甲状腺素片 75μg(每日 1 次),醋酸去氨加压素片 50μg(每日 2 次)。监测空腹血糖均在 5mmol/L 左右,住院后 1 个月停用泼尼松,单用氢化可的松。出院 3 个月后查 HbA1c 为 6.1%,其间未再出现低血糖症状;复查服药前血皮质醇为 5.38μg/dl,服药中 24 小时尿皮质醇为 283.16μg/24h,将氢化可的松片改为(早 5:00)20mg、(下午 16:00)10mg 口服,继续左甲状腺素片 75μg(每日 1 次),醋酸去氨加压素片 50μg(每日 2 次),随访血糖及电解质水平维持在正常范围。

【经验与体会】

（一）鞍区肿瘤术后高钠血症的临床表现

钠离子是体内重要的阳离子之一，来源于饮食摄入和消化道分泌液，主要由肾脏排出，其生理功能在于维持细胞外液的晶体渗透压。正常血清钠浓度为 135~145mmol/L。钠离子的紊乱主要通过渗透压的改变影响机体代谢和功能。下丘脑是调节血钠与血浆渗透压的重要器官，视上核分泌的抗利尿激素（antidiuretic hormone，ADH）作用于肾小管调节尿液浓缩和稀释功能，在血钠、血渗透压升高时渴感中枢可通过主动饮水进一步保证血渗透压维持在一个狭窄的正常范围。

临床上高钠血症是指血清钠浓度 >145mmol/L。高钠血症相对于低钠血症其发病率较低，但是一旦发生高钠血症，特别是中、重度高钠血症，其病死率很高，国外报道病死率高达 42%~75%[1]。

高钠血症常导致细胞外液高渗，引起脑组织皱缩，轻者无症状，重者出现意识障碍、脑静脉破裂、蛛网膜下腔出血、硬膜下血肿和颅内血肿等。然而 Ali 等[2] 对相关文献进行 Meta 分析后，认为仅有少量病例报道高钠血症后继发硬膜外血肿，而并无充分的证据证明高钠血症可导致硬膜外血肿，两者之间并无明显相关性。高钠血症患者因脱水，血液黏稠度增加，易形成肺栓塞、脑梗死等。国内有学者认为鞍区肿瘤术后高钠血症、使用地塞米松是并发肺动脉栓塞的高危因素[3]。高渗状态时血糖通常较高，高血糖所致乳酸性酸中毒可加重神经损伤，增加脑梗死面积，导致继发性损伤，而后者被认为是重型颅脑损伤患者预后差的重要因素。重度高钠血症引起脑组织弥漫性脱髓鞘改变，患者可出现认知障碍、锥体外系功能障碍及癫痫发作。高钠血症时，患者机体处于高渗性脱水状态，心、脑、肺、肾等重要器官因低灌注而出现功能损害，可表现为肝肾功能指标的广泛升高，重者诱发多器官衰竭。

该患者在颅咽管瘤术后出现高钠血症，除乏力外已出现神志模糊、回答不切题、查体不合作等情况，考虑与高钠血症相关，在血钠逐步纠正后症状缓解。

（二）鞍区肿瘤术后并发高钠血症的机制及治疗

分析高钠血症的原因和机制对于治疗高钠血症至关重要。由于可交换钠离子（Na^+）、可交换钾离子（K^+）和总的身体含水量是血浆钠浓度的主要决定因素[4]，而体内钾离子含量较为稳定，故高钠血症主要由体内总钠含量增加，或总含水量减少（脱水）导致[5-7]。前者通常是由于使用了高渗氯化钠溶液导致，但大多数高钠血症是由于失水（如中枢性或肾性尿崩症）引起水流失，或低渗性失水（例如由于渗透性腹泻而导致的胃肠道丢失、渗透性利尿）引起的水流失多于钠丢失而导致。有些病人虽然体内钠含量减少，但由于水分流失超过了溶质的损失，因此也产生了高钠血症，如糖尿病非酮症高渗综合征。此外，在医院出现的高钠血症通常是由于不适当的液体管理和水摄入量减少引起[5, 8-10]。另外，一些药物的使用也可能引起血钠升高，如锂制剂、顺铂、两性霉素 B 等[11]。

血钠是最主要的决定人体血浆渗透压的因子。正常人血浆渗透压在抗利尿激素和肾小管重吸收水功能、渴感中枢防御机制作用下维持在很窄的范围（280~295mOsm/kg H_2O）。颅咽管瘤常鞍上生长，累及第三脑室、下丘脑核团，不但影响渗透压感受器和 ADH 合成，还可能破坏渴感中枢功能，导致尿崩症，渴感缺失则减弱主动饮水而导致高钠血症；而高钠血症导致的高渗性脑病进一步加重渴感缺失、主动摄水不能而导致恶性循环。另外，年龄是高钠血症的高危因素，随着年龄的增长，渴感中枢敏感性也减弱[12-15]。

鞍区肿瘤术后高钠血症的治疗，需在纠正高钠血症同时积极治疗原发病，去除病因。血钠 >150mmol/L，血浆渗透压 >295mOsm/kg H$_2$O，尿渗透压 >300mOsm/kg H$_2$O，常提示低血容量性，应以补充水分为主，同时适当补钠、补钾；血渗透压比尿渗透压高，则多是中枢性或肾性尿崩症（等血容量性），需补充水分，以稀释血清钠。

为明确纠正高钠血症所需的体液量，需计算体液总量的缺失量，体液缺失量（L）=［现钠浓度 − 正常钠浓度（140mmol/L）］/140mmol/L × 体液总量［正常为体重（kg）的60%］。补液途径应以静脉和胃肠途径相结合。在治疗过程中监测中心静脉压、血渗透压、尿量、血钠、尿钠及尿比重，结合上述指标调整补液量及补液速度。

高钠血症患者应在48～72小时内补足液体量，但血钠纠正速度不宜超过1mmol/h；对于血清钠 >170mmol/L 的患者，不应该在48～72小时内将其纠正到150mmol/L 以下；对于有较高风险罹患脑组织水肿的患者，在血清钠 <160mmol/L 的情况下不宜行补液疗法；对于鞍区肿瘤术后出现高钠血症几小时内的患者，快速纠正高钠血症能够明显改善预后并且不会引起脑水肿，此类患者血钠纠正速度以每小时 <1mmol/L 为好；而对于出现高钠血症时间较长的患者，应以缓慢速度纠正高钠血症，此类患者血清钠纠正速度不应超过每小时 0.5mmol/L，每天不应超过 10mmol/L。

鞍区肿瘤术后高钠血症患者多半合并尿崩症。该患者就诊初期，血钠高达204mmol/L 机体严重脱水时，并无明显多尿，但尿渗透压相对于血渗透压仍是不适当的低；随着补液治疗，血钠下降，尿量明显增多，说明存在尿崩症。尿崩症患者应用抗利尿激素为最有效治疗，可有效控制尿量同时降低血钠，宜从小剂量开始直至调整到最佳剂量。

结合补液和抗利尿激素的合理使用，多数患者的高钠血症可得到安全有效的纠正。其他报道的高钠血症治疗方法有：日本弘前大学 Kimura 等[16] 报道一例65岁的颅咽管瘤术后患者，并发肺动脉栓塞和致命性高钠血症，给予人类心房钠尿肽治疗后，患者尿中排钠增多，血清钠水平下降，而停用心房钠尿肽后，尿中排钠量下降，血钠水平上升。Nepal 等[17] 报道，使用阳离子交换树脂聚苯 - 乙烯磺酸钠降低血钠取得较好疗效，但尚未在临床上广泛应用。氯磺丙脲和氢氯噻嗪部分有效，但临床效果非常有限，且存在潜在的副作用。在高钠血症治疗过程中应监测激素水平的变化，尤其是糖皮质激素和甲状腺激素，根据激素水平变化决定是否需要补充激素及具体剂量，从而有效治疗高钠血症及其并发症。

近年来有报道连续血液净化治疗高钠血症效果较好，尤以血钠 >180mmol/L 者疗效显著。精确的液体控制能力与良好的血流动力学稳定性使连续血液净化能够有效提高患者氧合及氧的输送能力，改善呼吸功能，有效地清除血中过多的溶质与炎症介质。连续血液净化治疗还能保持有效的脑灌注压，而等渗性脱水有利于脑内血液循环和减轻脑水肿。此外，大剂量的连续血液净化可使者体温下降，降低机体代谢率，这对于鞍区肿瘤术后高热合并脑水肿的患者无疑是有益的。鞍区肿瘤术后高钠血症合并心力衰竭的患者，连续肾脏替代治疗是大有裨益的，早期应用可避免患者出现心脏负荷过重，获得较好临床效果[18]。

（三）低血糖的病因分析及处理

患者高钠血症纠正后，在清晨反复发作心悸伴饥饿感，监测血糖最低 2.3mmol/L，需明确低血糖的原因并进行相应治疗[19]。

患者为空腹低血糖但同步胰岛素低于正常,考虑为非胰岛素依赖性低血糖。结合患者颅咽管瘤病史,虽有垂体功能减退但患者已经进行相应的激素替代,不能单用垂体功能减退症解释其低血糖的发生。结合患者慢性乙型肝炎和长期酗酒病史,考虑慢性肝病加重空腹肝糖输出障碍而导致空腹低血糖。

治疗上予睡前加餐,清晨提前服用氢化可的松,晚餐时改为作用时间更长的泼尼松5mg替代,清晨低血糖情况未再出现。患者出院后1个月内监测空腹血糖均在5mmol/L左右,停用泼尼松片,单用可的松替代,3个月后查糖化血红蛋白为6.1%,其间未再出现低血糖症状。进一步将氢化可的松片改为(早5:00)20mg、(下午16:00)10mg口服,血糖及电解质水平均维持在正常范围。

参 考 文 献

[1] 乔建勇,付宪文,张海军. 中枢性低钠血症18例临床资料分析. 中华神经外科杂志,2005,21(3):159.

[2] Ali SA,Jaspan T,Marenah C,et al. Does hypernatremia cause subdural hematoma in children?: two case reports and a meta-analysis of the literature. Am J Forensic Med Pathol,2012,33(2):132-136.

[3] 钱海,周中清,刘宇翔,等. 颅咽管瘤术后肺动脉栓塞的研究. 中国微侵袭神经外科杂志,2011,20(6):262-263.

[4] Edelman IS,Leibman J,O'meara MP,et al. Interrelations between serum sodium concentration,serum osmolality and total exchangeable sodium,total exchangeable potassium and total body water. J Clin Invest,1958,37(9):1236-1256.

[5] Hoorn EJ,Betjes MG,Weigel J,et al. Hypernatraemia in critically ill patients: too little water and too much salt. Nephrol Dial Transplant,2008,23(5):1562-1568.

[6] Danziger J,Zeidel ML. Osmotic homeostasis. Clin J Am Soc Nephrol,2015,10(5):852-862.

[7] Rose B,Post T. Clinical Physiology of Acid-base and Electrolyte Disorders. 5th ed. New York(NY):McGraw-Hill,2001:746-793.

[8] Liamis G,Tsimihodimos V,Doumas M,et al. Clinical and laboratory characteristics of hypernatraemia in an internal medicine clinic. Nephrol Dial Transplant,2008,23(1):136-143.

[9] Lindner G,Funk GC. Hypernatremia in critically ill patients. J Crit Care,2013,28(2):216. e11-e20.

[10] Shah MK,Workeneh B,Taffet GE. Hypernatremia in the geriatric population. Clin Interv Aging,2014,9:1987-1992.

[11] Liamis G,Milionis HJ,Elisaf M. A review of drμg-induced hypernatraemia. NDT Plus,2009,2(5):339-346.

[12] Robertson GL,Aycinena P,Zerbe RL. Neurogenic disorders of osmoregulation. Am J Med,1982,72(2):339-353.

[13] Kenney WL,Chiu P. Influence of age on thirst and fluid intake. Med Sci Sports Exerc,2001,33(9):1524-1532.

[14] Phillips PA,Bretherton M,Johnston CI,et al. Reduced osmotic thirst in healthy elderly men. Am J Physiol,1991,261(1 Pt 2):166-171.

[15] Stachenfeld NS,DiPietro L,Nadel ER,et al. Mechanism of attenuated thirst in aging: role of central volume receptors. Am J Physiol,1997,272(1 Pt 2):148-157.

[16] Kimura F，Kudo T，Ishihara H，et al. A case of hypernatremia treated with human atrial natriuretic peptide. Masui，2012，61（6）：634-637.

[17] Nepal M，Bucaloiu ID，Norfolk ER. Hypernatremia in a patient treated with sodium polystyrene sulfonate. Int J Nephrol Renovasc Dis，2010，3：141-143.

[18] Park HS，Hong YA，Kim HG，et al. Usefulness of continuous renal replacement therapy for correcting hypernatremia in a patient with severe congestive heart failure. Hemodial Int，2012，16（4）：559-563.

[19] 陈灏珠，林果为，王吉耀. 实用内科学. 第 14 版. 北京：人民卫生出版社，2013：1036.

病例 22 颅咽管瘤术后糖尿病和骨梗死

吴蔚 撰写 叶红英 指导

【导读】

男性患者，57 岁行颅咽管瘤切除术，术后全垂体功能减退，予相应激素替代治疗。术后体重逐渐增加伴高脂血症，术后半年诊断糖尿病。术后 1 年颅咽管瘤复发，行伽马刀治疗。术后 1.5 年诊断骨质疏松，术后 2.5 年诊断骨梗死。颅咽管瘤术后垂体功能减退的发生率是多少？如何合理替代治疗？颅咽管瘤术后代谢异常的发生率及种类如何？骨梗死的原因及特点有哪些？

【病例简介】

患者，男，60 岁。因"颅咽管瘤术后 2 年余，双膝关节疼痛 2 个月"于 2016 年 8 月入院。患者 2013 年 7 月无明显诱因出现反复发热、头痛，就诊于 A 医院，予泼尼松 20mg/d 治疗，查头颅 MRI 示"鞍区占位，大小约 1.5cm×1.2cm"（图 22-1A）。2013 年 11 月收入华山医院神经外科，术前查晨血皮质醇（cortisol, F）2.69μg/dl，甲状腺功能正常，血睾酮低于正常（表 22-1），继续予泼尼松 20mg/d 治疗，行经右侧改良翼点入路鞍上肿瘤切除术，达近全切除，术后病理示：（鞍区）颅咽管瘤。术后予甲泼尼龙治疗，出院后改为口服泼尼松 5mg，每日 3 次，逐渐减量至 5mg，每日 1 次，并予左甲状腺素钠 50μg，每日 1 次替代治疗。2013 年 12 月出现肺部感染，伴乏力、纳差、神萎，伴低钠血症（未查血皮质醇），予甲泼尼龙 40mg 静滴及抗感染等治疗后好转。2014 年 1 月查空腹血糖 4.9mmol/L，未查餐后血糖、未行糖耐量检测；血脂示 TC、TG 升高（表 22-2），开始降脂治疗。2014 年 2 月术后 3 个月复查晨血皮质醇 6.77μg/dl，FT$_4$ 位于正常范围内，睾酮降低（表 22-1），调整为醋酸可的松早 25mg、下午 12.5mg 替代，嘱发热等应激情况适当加量，继续左甲状腺素钠片 50μg，每日 1 次替代，间断给予十一酸睾酮替代；复查 MRI 提示颅咽管瘤术后改变（图 22-1B、C）。2014 年 5 月查空腹血糖 6.3mmol/L，餐后 2 小时血糖 18.6mmol/L（表 22-2），HbA1c 8.8%，诊断为糖尿病，予口服降糖药治疗。2014 年 8 月随访体重较术前增加 8kg（表 22-3），嘱饮食及运动控制；复查晨血皮质醇 3.26μg/dl（表 22-1），继续醋酸可的松早 25mg、下午 12.5mg 替代。

2014 年 11 月 15 日（术后 1 年）复查垂体 MRI 提示鞍上强化结节灶（15mm×14mm），较 2014 年 2 月有所增大（图 22-1D），考虑颅咽管瘤复发可能。2014 年 11 月 26 日于华山医院行伽马刀治疗（中心剂量 26Gy，周边剂量 13Gy，等剂量 50%，治疗范围 17.6mm×17.5mm×17.6mm）。2015 年 5 月随访体重较前进一步增加 2kg（表 22-3），监测血糖控制不佳，HbA1c 9.4%，开

表 22-1　术前及术后垂体激素水平

日期	术前/后	皮质醇* (μg/dl)	糖皮质激素用法	FT$_3$ (pmol/L)	FT$_4$ (pmol/L)	TSH (mIU/L)	FSH (IU/L)	LH (IU/L)	T (nmol/L)	IGF-1 (μg/L)
2013年10月	术前	2.69	泼尼松20mg，每日1次	2.81	12.94	0.032	0.39	0.10	0.09	NA
2013年11月	术后9天	43.29	甲泼尼龙40mg，每日1次	2.03	7.18	0.013	0.55	0.10	0.09	NA
2014年2月	术后3个月	6.77	醋酸可的松早25mg，下午12.5mg	3.27	16.31	0.008	NA	NA	0.09	134
2014年8月	术后9个月	3.26	醋酸可的松早25mg，下午12.5mg	3.17	12.75	0.019	0.89	0.10	0.09	109
2015年7月	术后20个月	5.80	醋酸可的松早16.7mg，下午8.3mg	3.65	13.36	0.021	6.90	2.21	0.09	132
2016年8月	术后33个月	9.06	醋酸可的松早12.5mg，每日1次	3.00	14.82	0.310	4.88	2.32	0.09	107
2016年11月	术后36个月	12.13	停用	3.70	13.27	0.277	NA	NA	NA	145
2017年1月	术后37个月	15.89	停用	NA	NA	NA	NA	NA	NA	NA

注：* 皮质醇为晨8时服药前

始门冬胰岛素 30 联合利格列汀降糖，并予氯吡格雷抗血小板治疗；查骨密度示腰椎正位及左股骨颈骨密度减低，T 值分别为 −3.2 及 −2.3，Z 值分别为 −2.6 及 −1.9，提示骨质疏松，予补钙、维生素 D 及鲑鱼降钙素注射液治疗。2015 年 7 月复查晨血皮质醇 5.8μg/dl，FT$_4$ 位于正常范围低值（表 22-1），调整激素替代剂量为醋酸可的松早 16.7mg、下午 8.3mg，左甲状腺素钠片 62.5μg，每日 1 次；同期患者胰岛素注射部位出现肿胀、硬结，伴瘙痒，随访体重较 2015 年 5 月下降 4kg（表 22-3），查胰岛素抗体、胰岛细胞抗体、抗谷氨酸脱羧酶抗体均阴性，予抗组胺药物治疗，换用多种胰岛素均无好转，胰岛素脱敏成功后再次使用胰岛素制剂仍存在过敏，停胰岛素，予口服瑞格列奈、盐酸吡格列酮、阿卡波糖及利格列汀降糖治疗。2015 年 11 月（术后 2 年、伽马刀后 1 年）复查垂体 MRI 示鞍上强化结节灶较前密实（图 22-1E）。2016 年 2 月出现夜尿次数较多，加用醋酸去氨加压素每晚 50μg 替代，并调整左甲状腺素钠片剂量为 75μg，每日 1 次。2016 年 6 月出现双侧膝关节疼痛，无红肿，行走时疼痛加重，停用利格列汀 1 个月后关节疼痛明显好转，但血糖控制不佳，再次加用利格列汀又出现膝关节疼痛，为进一步治疗及评估收入内分泌科。

表 22-2　术前及术后血糖、血脂水平

日期	FBG（mmol/L）	P$_{2h}$BG*（mmol/L）	TC（mmol/L）	HDL-C（mmol/L）	LDL-C（mmol/L）	TG（mmol/L）
2013 年 10 月	4.2	NA	NA	NA	NA	NA
2014 年 1 月	4.9	NA	7.13	1.43	2.82	6.97
2014 年 5 月	6.3	18.6	7.41	1.26	3.03	7.01
2014 年 8 月	4.6	NA	6.26	1.03	3.3	4.41
2015 年 5 月	7.9	NA	4.49	0.73	1.37	5.72
2016 年 11 月	10.1	14.1	3.13	0.67	1.42	2.98

注：*餐后 2 小时血糖（2 hours postprandial blood glucose，P$_{2h}$BG）

表 22-3　术前及术后体型改变

日期	体重（kg）	BMI（kg/m²）	腰围（cm）	臀围（cm）
2013 年 10 月	65	22.2	NA	NA
2014 年 8 月	73	25.0	99	95
2015 年 5 月	75	NA	NA	NA
2015 年 7 月	71	24.3	97	97
2016 年 8 月	69	23.6	97	97

入院时用药：醋酸可的松早 16.7mg、下午 8.3mg，LT$_4$ 75μg/d，醋酸去氨加压素每晚 50μg；瑞格列奈、盐酸吡格列酮、阿卡波糖及利格列汀降糖；氯吡格雷 50mg/d。

体格检查：血压 117/70mmHg，身高 171cm，体重 69kg，BMI 23.6kg/m²，腰围 97cm，臀围 97cm，四肢关节无畸形，无红肿，双下肢无水肿。

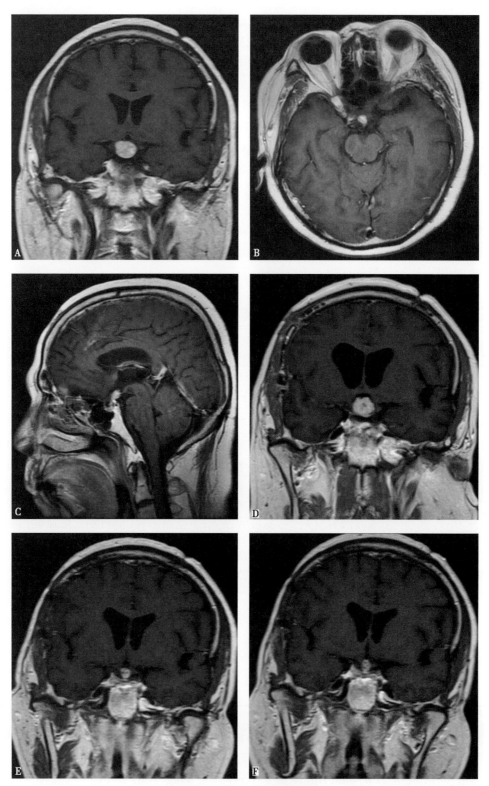

图 22-1　术前及术后垂体 MRI

A. 术前；B、C. 术后 3 个月；D. 术后 1 年；E. 术后 2 年、伽马刀后 1 年；F. 术后 3 年、伽马刀后 2 年

【实验室及辅助检查】

血皮质醇（上午 8：00）：9.06μg/dl。

性激素：FSH 4.88IU/L，LH 2.32IU/L，T 0.09nmol/L。

甲状腺激素：TSH 0.31mIU/L，FT_3 3.0pmol/L，FT_4 14.82pmol/L。

IGF-1：正常。

渗透压：晨血渗透压 299mOsm/kg H_2O、尿渗透压 631mOsm/kg H_2O（睡前服醋酸去氨加压素 50μg，24 小时尿量 2850ml）。

糖代谢：FBG 8.1～9.5mmol/L，餐后血糖 14.4～25.0mmol/L，HbA1c 10%。

C 肽：空腹 2.15μg/L，餐后 2 小时 1.99μg/L。

胰岛素：空腹 81.6mU/L，餐后 2 小时 64.5mU/L。

血脂：TC 3.64mmol/L，TG 3.14mmol/L，LDL-C 1.72mmol/L，HDL-C 0.75mmol/L。

电解质：血钠 143mmol/L。

尿酸：0.288mmol/L。

膝关节 MRI：右侧股骨下段及胫骨上段髓腔内异常信号，右股骨下端骨髓水肿，右膝关节积液；左侧股骨下端水肿，中下段骨梗死可能，左侧膝关节积液（图 22-2）。

【诊治经过】

（一）诊断和诊断依据

结合颅咽管瘤手术和伽马刀治疗病史，垂体激素水平示 F、FSH、LH、T、TSH 降低，FT_4 及尿渗透压在替代治疗后处于正常范围内，血糖、血脂水平及骨密度、膝关节 MRI 结果诊断为"颅咽管瘤治疗后（手术、伽马刀后），垂体前叶功能减退（肾上腺皮质轴、甲状腺轴、性腺轴），中枢性尿崩症；双侧股骨梗死、右侧胫骨梗死；2 型糖尿病；高甘油三酯血症；继发性骨质疏松症"。

（二）垂体功能替代及随访

本次查晨血皮质醇水平较术后 9 个月、20 个月逐渐升高（见表 22-1），提示下丘脑 - 垂体 - 肾上腺（hypothalamus-pituitary-adrenal，HPA）轴功能可能逐渐恢复，且患者一般情况良好，减少醋酸可的松剂量为 12.5mg，每日 1 次；T_4、FT_4 位于正常范围内，继续左甲状腺素钠片（levothyroxine sodium tablets，LT_4）75μg 替代，每日 1 次，剂量维持不变；予十一酸睾酮 40mg，每日 2 次，补充雄性激素；原剂量醋酸去氨加压素治疗下患者尿量控制可，维持治疗。

（三）骨梗死治疗

请骨科会诊认为患者双膝关节无手术指征，予硫酸氨基葡萄糖胶囊 250mg（每日 3 次）和塞来昔布对症治疗，并予丹参多酚酸盐、贝前列腺素钠改善循环，嘱避免上下楼梯、下蹲动作，行康复锻炼。

（四）糖脂骨代谢疾病治疗

入院后监测血糖提示控制不佳，尝试使用诺和灵 R、地特胰岛素等多种胰岛素并加用口服抗过敏药物，注射部位仍有淡红色风团样皮疹，伴瘙痒，无硬结，遂停用胰岛素及口服

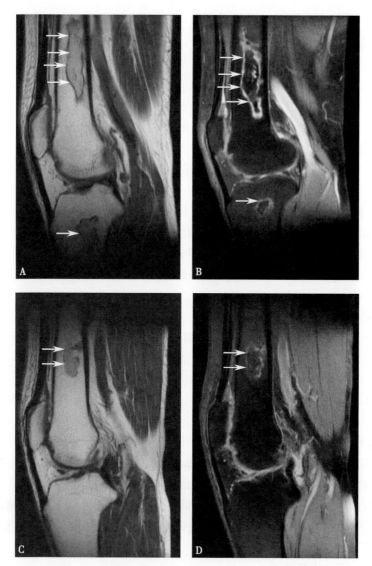

图 22-2　双膝关节 MRI 平扫（白色箭头指示为病灶）

A、B. 右膝关节（A: T_1 加权像，B: STIR 序列）；C、D. 左膝关节（C: T_1 加权像，D: STIR 序列）

药，予艾塞那肽 5μg，每日 2 次，皮下注射治疗，血糖控制平稳。继续非诺贝特 0.16g/d 调脂、碳酸钙 D_3 片每日 1 粒、骨化三醇胶丸 0.25μg/d 补钙及维生素 D，加用阿仑膦酸钠 70mg（每周 1 次）抗骨质疏松；患者患 2 型糖尿病，合并年龄 >50 岁、血脂异常危险因素，根据 2016 年中国 2 型糖尿病患者动脉粥样硬化性脑心血管疾病（atherosclerotic cerebral cardiovascular disease，ASCCVD）分级预防指南，该患者属于高危人群，予抗血小板药物治疗，结合患者既往有反流性食管炎、胃窦炎病史，继续氯吡格雷 50mg/d，患者病情平稳后出院。

【随访与转归】

2016 年 9 月患者注射艾塞那肽后呕吐明显，难以耐受，停用后血糖升高。2016 年 11 月再次行胰岛素脱敏治疗，最后予诺和灵 R 早餐前 5U- 晚餐前 4U 皮下注射联合瑞格列奈 2mg（每日 3 次）、阿卡波糖 100mg（每日 3 次）降糖治疗，FBG 波动于 5.1～6.8mmol/L，餐后血糖 7.2～11.9mmol/L，注射部位未再出现皮疹。

2016 年 11 月（术后 3 年、伽马刀后 2 年）复查垂体 MRI 示颅咽管瘤术后改变（见图 22-1F），血皮质醇（上午 8：00）12.13μg/dl，停醋酸可的松常规替代；2017 年 1 月复查晨皮质醇 15.89μg/dl。

【经验与体会】

颅咽管瘤是罕见的胚胎源性肿瘤，主要发病部位为鞍区 / 鞍旁区，肿瘤本身及其治疗常引起下丘脑垂体功能减退及一系列代谢问题。本病例的特点就在于术后不仅合并垂体多轴功能减退及中枢性尿崩症，还出现了糖、脂、骨代谢异常，甚至发生骨梗死，提醒我们医务工作者对于颅咽管瘤的治疗除了手术和放疗之外，还应着重关注其垂体功能及代谢改变。

（一）颅咽管瘤术后垂体功能减退现状及合理替代

文献报道 40%～87% 的颅咽管瘤患者在诊断时即存在至少一种垂体激素缺乏 [1]，治疗后这一比例高达 86%～100%[2, 3]。华山医院内分泌科回顾性分析了 2011 年 1 月至 2015 年 12 月间就诊的 86 例颅咽管瘤患者术后病例资料，其中 94.2% 存在至少一种垂体激素缺乏，52.3% 为全垂体前叶功能减退 [4]。

垂体功能减退的替代治疗包括围术期治疗及术后长期治疗。2016 年成人垂体功能减退症激素替代指南（下文简称指南）[5] 指出，对明确存在 HPA 轴功能减退者，应术前即刻予应激剂量糖皮质激素，即静脉给予氢化可的松 50～100mg，术后逐渐减量并重新评估 HPA 轴功能；而对 HPA 轴功能正常者需个体化评估围术期是否需要糖皮质激素治疗。术前存在下丘脑 - 垂体 - 甲状腺（hypothalamus-pituitary-thyroid，HPT）轴功能减退者围术期应予左甲状腺素钠片替代，直至术后 6～8 周重新评估垂体功能。

关于术后垂体功能减退患者的长期替代，指南 [5] 推荐 HPA 轴功能低下者采用氢化可的松，每日总量为 15～20mg，若难以获得氢化可的松或依从性差，可使用其他激素，如醋酸可的松、泼尼松。剂量调整应结合患者的症状、合并症及个人意愿，尽量采用可耐受的最小剂量。HPT 轴替代推荐药物为左甲状腺素钠片，替代目标为 FT_4 达到正常范围中等偏上水平，而不以 TSH 水平作为判断标准。对于男性及绝经前女性下丘脑 - 垂体 - 性腺（hypothalamus-pituitary-gonad，HPG）轴功能减退，指南 [5] 推荐在排除禁忌证后予相应性激素替代。合并中枢性尿崩症者，应根据症状及尿量决定是否使用去氨加压素。本例患者术后 3 个月和 9 个月复查晨 8 时血皮质醇分别为 6.77μg/dl 及 3.26μg/dl，虽未行兴奋试验，但患者曾多次于感染、发热时出现恶心、呕吐、神萎等肾上腺糖皮质激素不足表现，提示存在 HPA 轴功能减退，合并 HPT 轴、HPG 轴功能减退，长期口服醋酸可的松、左甲状腺素钠片替代，间断使用十一酸睾酮替代，并口服醋酸去氨加压素控制尿量。

既往文献报道颅咽管瘤术后垂体功能恢复者极为罕见 [6, 7]。华山医院随访的 86 例颅咽管瘤患者中 HPA 轴、HPT 轴功能恢复各 1 例，分别于术后 6 年、术后 6 个月恢复，尿崩症恢复者 3 例，其中 2 例于术后 1 年恢复，1 例于术后 1 年半恢复。该患者术后垂体激素水平呈逐年上升趋势，末次查晨血皮质醇达 15.89μg/dl，提示 HPA 轴功能恢复正常，停用醋酸可的松后无不适。虽然颅咽管瘤术后垂体功能减退恢复的比例极低，但为了减少不必要的激素替代，我们建议定期评估垂体功能，重新判断替代治疗的必要性及调整替代剂量。针对 HPA 轴功能低下，建议评估服可的松前血皮质醇以判断自身分泌水平，> 15μg/dl 提示 HPA 轴功能正常，< 3μg/dl 提示减退，3～15μg/dl 时行促肾上腺皮质激素（adrenocorticotropic hormone，ACTH）兴奋试验或胰岛素低血糖兴奋试验明确。然而，颅脑放疗后垂体激素水平随时间延长呈逐渐降低趋势 [8]，仍需警惕该患者再次出现 HPA 轴功能降低可能，这进一步强调了定期评估的重要性。

（二）颅咽管瘤术后代谢异常

颅咽管瘤本身及其治疗损伤下丘脑可导致体重快速增加，甚至出现重度肥胖，这一临床表现被称作下丘脑性肥胖。文献报道颅咽管瘤术后下丘脑性肥胖的患病率高达 42%～66% [2, 9]，华山医院随访的 86 例颅咽管瘤患者中术前超重者占 36.4%，肥胖者占 16.4%，而末次随访时超重及肥胖的比例分别为 30.2% 和 32.6% [4]。目前观点认为肥胖及体重增加是颅咽管瘤的主要并发症之一，也是颅咽管瘤患者出现其他代谢性疾病及心脑血管事件风险增加的重要危险因素。除了肥胖以外，颅咽管瘤患者术后糖尿病、血脂紊乱、骨质疏松症的发生率也明显高于普通人群 [2, 10]。

在术后长期随访中，该患者出现了一系列代谢异常，包括体重增加（见表 22-3）、高脂血症、糖尿病及骨质疏松。患者术前无糖尿病病史，术后半年新发现糖尿病，随访期间查糖尿病自身抗体阴性、胰岛功能尚可，口服降糖药物有效，符合 2 型糖尿病临床特点。但是近十余年来的基础研究揭示了中枢神经系统在全身糖稳态调节中的重要作用 [11]，因此作者认为不能排除下丘脑损伤在颅咽管瘤患者糖尿病的发生发展中发挥一定作用。由于合并 HPA 轴功能减退，基础血皮质醇水平低，患者表现为以餐后血糖升高为主的特点，在诊断和疗效随访时应重点关注餐后血糖和糖化血红蛋白，在降糖药物选择上临床医生应优先选择以降低餐后血糖为主的药物，必要时可使用胰岛素治疗。该患者使用胰岛素治疗后出现过敏，第一次行胰岛素脱敏治疗成功后再次使用胰岛素治疗时仍出现过敏，进一步增加了治疗的难度。第二次脱敏治疗后至今未再出现注射部位皮疹。

性功能减退是继发性骨质疏松症的明确病因，而外源性给予过量糖皮质激素可进一步增加骨吸收、减少骨形成，糖皮质激素还能减少肠道对钙离子的吸收、增加尿钙排泄，进而加重骨量丢失、增加脆性骨折风险。该患者术前检查明确存在中枢性性腺功能减退，且未规律使用雄激素替代，随访过程中查骨密度明确诊断为骨质疏松症，结合颅咽管瘤术后、性腺轴功能减退病史，诊断为继发性骨质疏松症。在治疗上，继发性骨质疏松症需首先治疗原发病，补充雄激素及避免使用过量的糖皮质激素均有利于增加骨密度；其次为骨质疏松症的一般治疗，包括补充钙及维生素 D、规律的抗阻力锻炼、预防摔倒及戒烟限酒；再次为抗骨质疏松药物治疗，包括二膦酸盐类、降钙素、甲状旁腺激素等。开始治疗后需定期随访骨密度及骨转换标志物监测疗效。

（三）骨梗死

骨梗死指长骨干骺端和 / 或骨干因血供不足引起的骨质坏死，而骨骺部（如股骨头）的缺血性坏死则被称为无血管性骨坏死，两者的主要区别在于后者受累的骨质被关节软骨包绕、组成关节的一部分。

骨梗死的发病率尚不清楚。已知可导致骨梗死的危险因素包括创伤性和非创伤性，在非创伤性因素中，糖皮质激素是引起骨梗死最常见且最重要的原因，这可能与糖皮质激素能降低骨髓干细胞池活性、引起骨基质退行性变、促进骨细胞和成骨细胞凋亡、导致脂代谢异常和高凝状态等诸多因素有关。骨梗死起病多较隐匿，可无明显临床表现，急性骨梗死可引起骨痛。最常见受累部位为股骨远端、胫骨及腓骨近端，其次为股骨近端，上肢骨极少受累。在 X 线片上，骨梗死的典型改变为干骺端或干骺 - 骨干区域骨髓腔中央且不累及骨皮质的不均质硬化病变，病变边缘通常可见壳样或烟雾状硬化，然而疾病早期 X 线上可无改变或仅有与骨干平行的骨膜反应。相对而言，骨梗死的 MRI 改变更具有特征性，病灶边缘多呈扇形、弯曲状，在 T_1 加权像为低信号，在 T_2 加权像或 STIR 序列上为高信号或有双轮廓影，病灶中央的骨髓组织在病变早期呈正常脂肪信号，逐渐发展为信号不均，伴局部低信号。骨梗死治疗以对症处理为主，必要时可行手术清除病灶并充填残腔。通常情况下，骨梗死对机体危害不大，但需警惕两种少见的严重并发症，一是继发恶性纤维组织细胞瘤、骨肉瘤、纤维肉瘤等，二是继发细菌感染[12]。

该患者因双膝关节疼痛查 MRI 发现双侧股骨远端及右侧胫骨近端骨梗死，结合病史考虑其骨梗死可能与患者多次短时间应激剂量糖皮质激素治疗及血脂紊乱有关。临床上需明确糖皮质激素替代前的肾上腺皮质功能减退的诊断，应优化替代剂量，避免替代过量，以减少不良反应的发生率；另一方面该病例仍需长期随访骨病变情况，以期早期发现及干预并发症。

值得一提的是，降糖药物利格列汀的药品说明书明确指出关节痛不良事件的发生率达 8.1%，而该患者的膝关节疼痛在停用利格列汀后明显缓解，恢复使用后再次出现，提示其关节痛症状可能与使用利格列汀有关，而不一定为骨梗死所致。目前尚无证据提示利格列汀与骨梗死的关系。

综上所述，颅咽管瘤的完整治疗方案除了针对病灶的治疗之外，还应包括垂体功能评估及替代、代谢评估及治疗两个重要方面。只有通过神经外科、内分泌科、肿瘤放疗科及影像科的密切合作才能为患者提供最全面的治疗。定期评估垂体各轴功能状态及激素替代剂量，全面评估糖、脂、骨代谢情况是长期随访的关键内容。

【专家点评】

该病例治疗及随访资料较完整，向我们展示了颅咽管瘤起病 - 手术 - 复发 - 伽马刀治疗的完整经过，而术后垂体功能减退、尿崩症以及逐渐出现的糖、脂、骨代谢异常及体重变化，乃至罕见的骨梗死更是让我们对颅咽管瘤的术后并发症有了全面的认识。

颅咽管瘤本身的治疗主要依赖于手术切除及放射治疗，但随着术后生存率的提高，如何改善颅咽管瘤存活者的生活质量是临床医生关注的重点。结合该病例，颅咽管瘤术后定期、规范、全面的内分泌和代谢评估是早期识别及干预代谢性并发症的关键。

参 考 文 献

[1] Muller HL. Craniopharyngioma. Endocr Rev，2014，35（3）：513-543.

[2] Crowley RK，Hamnvik OP，O'Sullivan EP，et al. Morbidity and mortality in patients with craniopharyngioma after surgery. Clin Endocrinol，2010，73（4）：516-521.

[3] Erfurth EM，Holmer H，Fjalldal SB，et al. Mortality and morbidity in adult craniopharyngioma. Pituitary，2013，16（1）：46-55.

[4] 李晓庆. 颅咽管瘤患者内分泌及代谢预后分析 // 复旦大学硕士学位论文. 上海：复旦大学，2016：1-67.

[5] Fleseriu M，Hashim IA，Karavitaki N，et al. Hormonal replacement in hypopituitarism in adults: an endocrine society clinical practice guideline. J Clin Endocr Metab，2016，101（11）：3888-3921.

[6] Honegger J，Buchfelder M，Fahlbusch R，et al. Surgical treatment of craniopharyngiomas: endocrinological results. J Neurosurg，1999，90（2）：251-257.

[7] Karavitaki N，Brufani C，Warner JT，et al. Craniopharyngiomas in children and adults: systematic analysis of 121 cases with long-term follow-up. Clin Endocrinol，2005，62（4）：397-409.

[8] Taku N，Gurnell M，Burnet N，et al. Time dependence of radiation-induced hypothalamic-pituitary axis dysfunction in adults treated for non-pituitary，intracranial neoplasms. Clin Oncol-UK，2017，29（1）：34-41.

[9] Gautier A，Godbout A，Grosheny C，et al. Markers of recurrence and long-term morbidity in craniopharyngioma: a systematic analysis of 171 patients. J Clin Endocr Metab，2012，97（4）：1258-1267.

[10] Pereira AM，Schmid EM，Schutte PJ，et al. High prevalence of long-term cardiovascular，neurological and psychosocial morbidity after treatment for craniopharyngioma. Clin Endocrinol，2005，62（2）：197-204.

[11] Sandoval DA，Obici S，Seeley RJ，et al. Targeting the CNS to treat type 2 diabetes. Nat Rev Drug Discov，2009，8（5）：386-398.

[12] Lafforgue P，Trijau S，Bone infarcts: unsuspected gray areas? Joint Bone Spine，2016，83（5）：495-499.

病例 23　颅咽管瘤术后下丘脑功能紊乱

冯昊　撰写　　沈明　指导

【导读】

中老年男性，PET/CT 诊断为"下丘脑恶性肿瘤"，因担心手术风险而选择立体定向放射治疗。治疗后病情短暂稳定，后继续进展，肿瘤进行性增大。之后行内镜下扩大经鼻入路手术，部分切除肿瘤，术后病理证实为颅咽管瘤。术后反复出现发热症状，最终诊断为下丘脑综合征（下丘脑性肥胖、脂肪肝、垂体前后叶功能减退、下丘脑性发热）。本病例主要探讨：颅咽管瘤如何诊断？颅咽管瘤的治疗有哪些争议和难点？颅咽管瘤患者的远期预后及生存质量如何？

【病例简介】

患者，男，61 岁。因"伽马刀治疗下丘脑占位后 1 年，视力下降、嗜睡伴幻觉 1 天"于 2015 年 9 月入住华山医院神经外科。患者自 2014 年 4 月起无明显诱因下出现头痛、事物模糊伴嗜睡，症状呈进行性加重。于 2014 年 8 月至外院就诊，行 MRI 检查提示"下丘脑占位"，病灶最大径约 20.3mm。2014 年 10 月复查 MRI 示鞍上占位约 35mm×24mm×27mm，较前增大。随后患者出现发热症状，最高体温 38℃，伴多饮、多尿、大便干结、食欲减退，至华山医院内分泌科就诊，诊断为"垂体前叶功能减退（肾上腺皮质轴、甲状腺轴、生长激素轴、性腺轴）伴部分中枢性尿崩症"，给予肾上腺皮质激素和甲状腺激素替代治疗，病情有所缓解。建议穿刺活检以明确病灶性质，但患者及家属因惧怕手术风险未予采纳。出院后至外院行 PET/CT 检查，结果提示"鞍上见一不规则混杂低密度占位，放射性摄取异常增高，摄取范围约 27mm×19mm×15mm，SUV 最大值为 10.8"，影像诊断考虑为"颅内原发性恶性肿瘤"。于外院行立体定向放射外科治疗（中心剂量 20Gy，周边剂量 8Gy）。治疗后患者自觉视力明显改善。2015 年 1 月在外院复查 MRI，结果提示病灶变化不明显。

2015 年 9 月患者再次出现视力下降，嗜睡伴幻觉，入住华山医院神经外科。

现用药：双歧杆菌三联活菌胶囊，曲安奈德益康唑乳膏，左甲状腺素钠片，奥美拉唑肠溶胶囊，醋酸可的松片。

体格检查：体温 36.4℃，脉搏 84 次/分，呼吸 20 次/分，血压 114/82mmHg，身高 174cm，体重 92kg，步态不稳，轻度嗜睡，心、肺、腹查体无特殊。

【实验室及辅助检查】

生化检查：肝功能：ALT 245U/L ↑，AST 85U/L ↑；脂代谢：TC 7.99mmol/L ↑，TG 9.97mmol/L ↑，HDL-C 0.78mmol/L ↓，LDL-C 1.73mmol/L。

垂体内分泌检查：晨血皮质醇 0.43μg/dl；性腺轴激素：E_2 18.40pmol/L，P 0.10nmol/L，FSH 0.10IU/L，LH 0.56IU/L，T 0.09nmol/L ↓；PRL 23.01ng/ml ↑。IGF-1 84.40μg/L；甲状腺轴激素：TSH 0.3860mIU/L ↓，TT_3 1.17nmol/L ↓，TT_4 67.50nmol/L，FT_3 3.15pmol/L ↓，FT_4 10.34pmol/L ↓。

鞍区增强 MRI：鞍上池内见异常信号肿块影，T_1WI 等低信号，欠均匀。增强后不均匀强化。病灶大小约 20mm×35mm×34mm。垂体未见明显受压，垂体柄居中，鞍底未见明显塌陷，垂体信号均匀，增强后未见明显异常强化灶（图 23-1）。

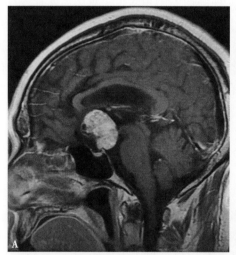
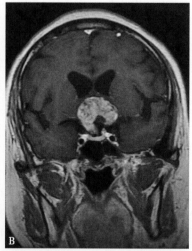

图 23-1　术前 MRI 增强表现

A. 矢状位，可见瘤体明显不均匀强化，垂体未见明显受压，鞍底未见明显塌陷，垂体信号均匀，增强后未见明显异常强化灶；B. 冠状位，可见瘤体明显不均匀强化

头颅 CT：鞍区未见明显钙化（图 23-2）。

【诊治经过 1】

经内分泌评估，患者存在：①垂体前叶功能减退（肾上腺皮质轴、甲状腺轴、生长激素轴、性腺轴）；②部分中枢性尿崩症。继续给予口服激素替代治疗：醋酸可的松早 25mg、下午 25mg，左甲状腺素钠 50μg（每日 1 次），B 超排除前列腺肿瘤后予十一酸睾酮胶丸 40mg（每日 2 次），醋酸去氨加压素片每晚 50μg。

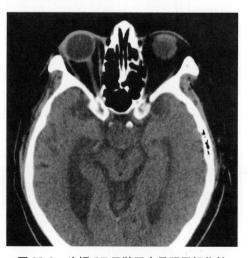

图 23-2　头颅 CT 示鞍区未见明显钙化灶

下丘脑占位病灶经立体定向放射治疗后，目前仍有增大趋势，病因不明，提交 MDT 讨论对策。

【MDT 讨论与临床决策】

问题：该患者下丘脑占位病灶性质如何？如果采取手术治疗，围术期该如何处理？

影像科意见： 结合患者的病史以及本次影像学表现，考虑为颅咽管瘤可能性大，生殖细胞性肿瘤不除外，建议外科手术明确性质。

内分泌科意见： 患者经内分泌评估，存在垂体前叶功能减退以及部分中枢性尿崩症，目前已接受激素替代治疗，病情部分缓解。但病灶体积呈进行性增大，内科保守治疗和立体定向放射治疗不能缓解其占位效应。建议手术治疗，明确病因并争取切除病灶。围术期糖皮质激素替代治疗剂量加大至应激剂量，注意维持水电解质平衡。

神经外科意见： 患者目前存在垂体前叶功能减退、中枢性尿崩和明显的视神经受压症状。垂体前叶功能减退和中枢性尿崩症经内科治疗后，病情有所缓解，但视神经受压唯有采用外科手段干预。考虑到患者曾接受放射治疗，可能造成瘢痕粘连、肿瘤质地变硬、解剖层次不清等困难，且瘤体已累及下丘脑，过于激进的手术方案可能造成严重的并发症，甚至增加死亡风险。故手术计划以解除视神经受压作为主要目标，在尽可能安全的前提下对肿瘤行大部切除，尽可能减少对下丘脑功能的损伤。

临床综合分析与决策： 通过反复沟通使患方充分理解并接受手术风险。内镜下行扩大经鼻入路鞍上肿瘤切除术。围术期注意水电解质平衡，糖皮质激素替代采用应激剂量。

【诊治经过 2】

患者于 2015 年 12 月 8 日全麻下行内镜下扩大经鼻入路鞍上肿瘤切除术，术中见囊壁有钙化，和视交叉、垂体柄粘连，肿瘤发源于垂体柄下端，血供不丰富，术中采取分块切除的策略，部分肿瘤极其坚韧，和视交叉粘连紧密，未强行切除，最终达大部切除。术后复查 MRI 示肿瘤少许残留（图 23-3）。术后病理示颅咽管瘤（乳头型）（图 23-4、图 23-5）。患者于 2015 年 12 月 17 日出院，出院时患者自觉双眼视力、视野较术前有改善，嗜睡和幻觉症状消失。

【随访与转归】

患者术后 1 个月内反复出现发热症状并于 2016 年 1 月 28 日再次入院。入院时患者无头痛，无脑脊液漏，无咳嗽、咳痰，无尿频、尿痛，无腹泻。查血常规：白细胞 $19.1 \times 10^9/L$，中性粒细胞百分比 77.2%。C 反应蛋白、降钙素原正常，肺部 CT 无感染证据。入院后体温波动于 37～38℃，完善尿常规、血培养、腰椎穿刺等检查，同时经验性给予头孢哌酮 - 舒巴坦、哌拉西林 - 他唑巴坦等抗生素治疗，但体温无下降，之后各项检查结果未见感染证据。请抗生素科会诊，并经内分泌科讨论，结合病史考虑下丘脑性发热的可能性较大，诊断为下丘脑综合征（下丘脑性肥胖、脂肪肝、垂体前后叶功能减退、下丘脑性发热）。建议患者继续随访体温以及伴随症状，暂不予特殊处理。

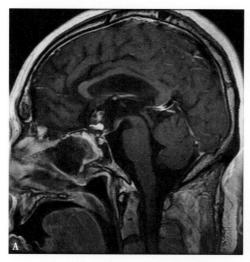
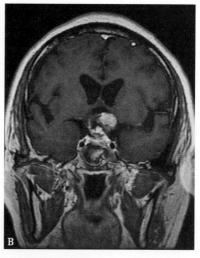

图 23-3　术后 MRI 增强可见瘤体较术前明显缩小

A. 矢状位；B. 冠状位

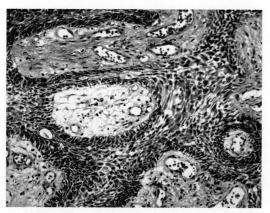

图 23-4　术后病理示颅咽管瘤（乳头型）

鳞状上皮细胞围绕纤维血管轴心形成乳头状结构
（HE×400）

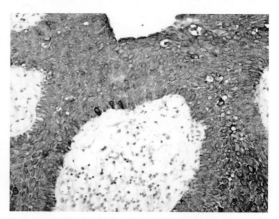

图 23-5　术后病理免疫组化

瘤细胞 CK 阳性（免疫组化法×400）

在后续随访过程中，患者间或有低热症状，劳累后为重，但均未超过 38℃，不伴有其他明显不适症状。定期行内分泌评估，调整激素替代剂量。患者自述食量增加，体重由 75kg 增加至 90kg，BMI 29.7kg/m²。嘱患者低脂饮食，适量运动，并予非诺贝特降脂治疗。外院随访鞍区 MRI 未见残瘤增大。

【经验与体会】

（一）颅咽管瘤简介

颅咽管瘤是来源于颅咽管残余上皮细胞的一种少见的颅内肿瘤，可位于鞍上、鞍内或跨鞍生长，约占原发性颅内肿瘤的 2%～5%，但在儿童原发性颅内肿瘤中占比高达 15%。根据国外统计资料，其发病率约为 0.13/10 万，并且存在 5～14 岁和 50～74 岁两个发病高峰。颅咽管瘤在组织学上表现为良性，但是临床上也可能出现难以预料的生物学行为特点而造成严重的后果。常见的临床表现有头痛、视力下降和内分泌紊乱等。颅咽管瘤的病理分型主要为造釉细胞型和乳头型，其影像学表现与病理分型密切相关。造釉细胞型的颅咽管瘤主要发生于 5～15 岁的儿童，多为囊实混合性，绝大多数可在 CT 上发现钙化灶；而乳头型颅咽管瘤则主要发生于 50 岁以上的成人，CT 上多不伴有钙化表现[1]。MRI 检查对颅咽管瘤同样十分重要，由于其往往具有多囊性和钙化，T_1WI 和 T_2WI 多表现为混合信号，T_1 增强可见强化的囊壁和实质性结构。根据病史、临床表现和典型的 MRI 和 CT 特征，多数颅咽管瘤的诊断较明确，但有时仍需与垂体瘤、鞍区脑膜瘤、视神经胶质瘤等鉴别。颅咽管瘤可选用的治疗手段包括手术和放射治疗，目前多主张首选手术治疗，若手术未能全切肿瘤，则对残余瘤体进行辅助放疗。

在治疗颅咽管瘤病灶的同时应评估垂体前、后叶功能，垂体功能减退者应给予相应的替代治疗。

（二）颅咽管瘤治疗的争议

在颅咽管瘤的治疗策略上目前主要存在两大争议。

争议点之一在于手术的切除程度。激进派的观点认为颅咽管瘤为良性肿瘤，除部分组织与视交叉、垂体柄、下丘脑和第三脑室等粘连外，其他区域与周围组织结构有胶质增生带或蛛网膜分界，应争取全切肿瘤，以减少复发，尤其是对于儿童患者。而保守派的观点则认为在有些情况下完全切除瘤体非常困难，比如瘤体直径大于 4cm、钙化大于 10%、与重要结构关系紧密等。过于激进的手术方案可能造成严重的并发症，甚至增加死亡风险。可行肿瘤部分切除或仅做囊肿穿刺抽液，再行放射治疗，不但手术风险明显降低，而且可以获得与肿瘤全切相似的长期预后[2]。本例中尽管已经采取了较保守的手术策略，但患者术后依然发生了下丘脑功能紊乱的表现，这也印证了手术对于下丘脑功能潜在的严重影响。因此，最大程度地切除肿瘤而不引起严重的并发症应该是颅咽管瘤手术治疗的合理策略。Müller[3] 对儿童颅咽管瘤患者，根据术前下丘脑受累程度进行分级，对下丘脑受累严重的病例采取部分切除加放射治疗的策略，发现可以显著降低术后患儿发生肥胖的概率。

争议点之二在于放疗开始的时间。部分学者主张术后立即行放疗以延缓肿瘤进展；而另一些学者则主张先随访，当肿瘤进展时再行放疗，以减少不必要的放射性损伤。部分研究结果显示即刻放疗能显著减少肿瘤复发率。但同样有研究表明，采取随访策略的患者的整体生存期和无进展生存期与立即行放疗的患者相比无显著差异[4]。

我们期待有大样本的前瞻性随机对照临床试验，为上述争议性抉择提供依据。

（三）颅咽管瘤患者的远期预后和生存质量

颅咽管瘤患者常见的并发症包括视力受损、垂体前叶功能减退、尿崩症、食欲改变及肥胖相关性疾病，如糖尿病、高脂血症、高尿酸和脂肪肝等，另有行为异常、昼夜节律紊乱、体温调节失衡以及心率、血压不稳等较少见的并发症。这些因素综合起来可能会显著影响患者的生存和生活质量。本例患者就先后发生了视力减退、尿崩、垂体前叶功能减退、食欲改变、肥胖、代谢紊乱以及体温调节障碍等多种并发症，最终诊断为下丘脑综合征（下丘脑性肥胖、脂肪肝、垂体前后叶功能减退、下丘脑性发热）。

【专家点评】

颅咽管瘤是一种较为常见的颅内先天性肿瘤,可长在鞍内、鞍旁或鞍上,视交叉前方、后方、下丘脑、第三脑室内等部位。多数患者以视功能障碍、垂体前后叶功能减退起病,肿瘤巨大者可引起下丘脑功能障碍、颅高压、脑积水以及相邻脑叶受压引起的功能障碍,严重威胁病患的生命健康和生活质量。外科手术是治疗颅咽管瘤的首选方法,手术能否全切与下列因素有关:①儿童病人的肿瘤与周边正常组织粘连较少,全切后并发症较少,成人颅咽管瘤多与周围组织粘连紧密,全切后并发症多,致死、致残率高;②初次手术较复发后再次手术容易,全切除的机会较多;③临床上有明显的垂体、下丘脑功能障碍者,只适于做部分切除;④鞍内型及视交叉前型颅咽管瘤较易做全切除,视交叉后型及脑室型全切除机会少。因此,对于儿童病人、初次手术者、术前症状较轻者以及肿瘤位于有利解剖部位的患者,原则上应力争做到肿瘤全切除,以防止复发;而对于肿瘤与神经、血管、下丘脑粘连紧密者,或术前症状较重的患者,不宜强求全切除,宜部分切除肿瘤,对于有脑积水者争取打通脑脊液循环,术后辅以放射治疗。过去颅咽管瘤手术多采取经颅入路,因手术视野受到额叶、视交叉、大脑前动脉等结构的阻挡,暴露范围有限,手术风险较大,术后不良反应较多。近年来,随着神经内镜技术的不断发展,一些有条件的单位采用内镜下经鼻 - 蝶窦 - 鞍结节入路,可在直视下分离和切除肿瘤,保护重要的神经、血管、下丘脑结构,有利于提高手术全切除率、降低术后并发症发生率。术中对于下丘脑、视神经、视交叉、垂体柄及瘤周穿支血管的保护是有效降低术后并发症的重要前提。颅咽管瘤术后并发症以垂体前叶功能减退和水电解质紊乱最为常见,应行垂体前叶激素替代,密切监测、维持水电解质平衡,防治继发性损伤。

参 考 文 献

[1] Müller HL. Craniopharyngioma. Endocr Rev,2014,35(3):513-543.

[2] 周良辅. 现代神经外科学. 第2版. 上海:复旦大学出版社,2015:739-747.

[3] Müller HL. Preoperative staging in childhood craniopharyngioma: standardization as a first step towards improved outcome. Endocrine,2016,51(1):1-3.

[4] Karavitaki N. Management of craniopharyngiomas. J Endocrinol Invest,2014,37(3):219-228.

病例 24　鞍区淋巴瘤

陈政源　撰写　　寿雪飞　指导

【导读】

本例患者为老年男性，以"突发头痛、复视伴右侧眼睑下垂、睁眼无力"等类似垂体卒中症状起病，查体发现右侧动眼神经麻痹，鞍区磁共振提示鞍区占位，实验室检查提示垂体前叶部分功能低下，入院后初步诊断为"垂体大腺瘤伴卒中可能"，遂急诊行经蝶手术，术后最终病理为：（鞍区）弥漫大 B 细胞瘤。转入血液科化疗 8 次后，症状完全缓解，随访 MRI 未见复发。

原发性中枢神经系统淋巴瘤（PCNSLs）为鞍区罕见病，与垂体腺瘤鉴别困难，诊断要点在于提高对疾病的认识，注意 MRI 上是否存在垂体柄增粗、肿瘤强化不均匀等表现，术中注意肿瘤有无出血、坏死，质地是否柔软，是否与邻近解剖结构粘连，最终确诊需要依靠手术病理结果。对于其治疗，外科手术全切肿瘤并非首选，化疗常可取得满意疗效。本案例诊治过程涉及神经外科、血液内科、放射科等多个学科，各学科间通力协作较传统的单一外科治疗模式更有利于提高诊疗效率，确立规范化、个体化的诊疗方案。

【病例简介】

患者，男，53 岁。因"头痛 2 个月，加重伴突发复视 4 天"，于 2015 年 10 月 10 日入院。患者 2015 年 8 月开始无明显诱因下出现间歇性头痛，疼痛部位位于前额，呈胀痛，程度较剧烈，早晨及夜晚加重。同时出现眼周麻木发胀感伴恶心，就诊于外院，头颅 MRI 示"鞍区占位，垂体大腺瘤可能性大"，患者坚持观察随访并拒绝外院手术建议。2015 年 10 月因头痛加重不能耐受，突发复视伴右侧眼睑下垂，睁眼无力，急诊来华山医院。

体格检查：视野粗测无明显缺失，左右视力均为 0.2，右眼睑下垂伴右瞳孔散大（直径 5mm），左侧瞳孔光反应灵敏，右侧瞳孔光反应迟钝，左眼各向活动自如，右眼内、外、上、下活动受限。全身浅表淋巴结未扪及肿大。

【实验室及辅助检查】

血、尿、粪常规及肝肾功能：基本正常。

血皮质醇（上午 8：00）：0.68μg/dl↓。

血 ACTH（上午 8：00）：11pg/ml。

甲状腺功能：TSH 0.025mIU/L↓，TT_4 49.9nmol/L↓，TT_3 0.86nmol/L↓，FT_4 11.08pmol/L↓，FT_3 2.12pmol/L。

性腺轴激素：FSH 2.23IU/L，LH 0.64IU/L↓，T 0.09nmol/L↓。

PRL 20.96ng/ml。

GH 0.1μg/L。

头颅CT（图24-1A）：鞍区可见大小1.1cm×1.3cm的囊实性肿块影。

鞍区MRI（图24-1B～F）：鞍区不规则异常信号肿块影，大小约2.9cm×1.4cm，增强后呈不均匀强化，包绕右侧颈内动脉，考虑"垂体瘤"。

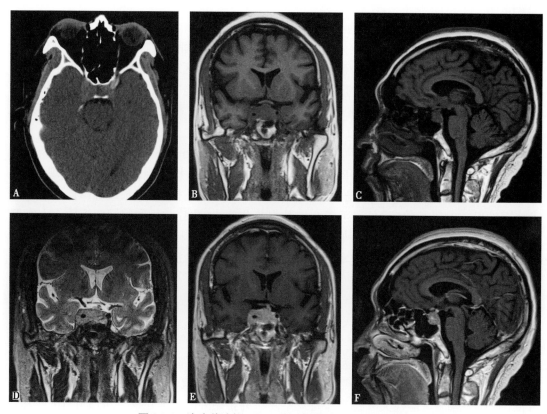

图24-1　治疗前头颅CT（A图）和鞍区MRI（B～F图）

【诊治经过】

患者入院后行内分泌激素检查提示垂体前叶功能低下，立即接受甲状腺激素及肾上腺皮质激素替代治疗，同时于2015年10月11日急诊在全麻下行内镜经鼻蝶入路鞍区病灶切除术，术中见肿瘤组织灰红色，质地韧，血供丰富，因肿瘤侵入右侧海绵窦，包绕颈内动脉，予以大部切除，左侧正常垂体保护完好。术后第1天患者头痛症状缓解，但右侧动眼神经麻痹表现仍存在。术后第5天，患者头痛再次加重，使用卡马西平、甘露醇和对症处理后无明显改善。血液科会诊考虑淋巴瘤可能性大,使用地塞米松 20mg 治疗后症状好转。术后病理切片(图 24-2)最终确诊为鞍区弥漫大 B 细胞瘤。

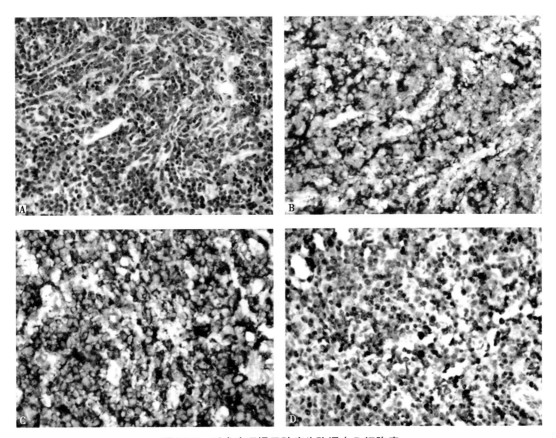

图 24-2 手术病理提示肿瘤为弥漫大 B 细胞瘤

A. 圆核瘤细胞片状密集分布或围绕血管排列,胞质稀少,核异型明显,核分裂像易见(HE ×400);B、C. 瘤细胞 CD79a、CD20 弥漫强阳性;D. Ki67 标记瘤细胞增殖指数较高,约 80%(免疫组化法×400)

2015 年 10 月 20 日转至血液科。流式细胞仪示:骨髓未见明显异常细胞;骨髓穿刺提示:增生骨髓象,粒系增生活跃,红系比例可。PET/CT 提示:术区高密度软组织影,FDG 代谢异常增高,考虑仍有活力肿瘤组织存在。遂制定静脉化疗方案为"环磷酰胺 1.2g d1 + 长春地辛 4mg d1 + 吡柔比星 80mg d1 + 甲氨蝶呤 6.7g + 利妥昔单抗 700mg d1 + 甲泼尼龙 60mg d1~5",分别于 2015 年 10 月 23 日、2015 年 11 月 19 日、2016 年 2 月 18 日行化疗。治疗后 1 个月,患者右侧动眼神经麻痹症状逐渐好转并最终消失,2016 年 2 月 17 日复查 PET/CT 提示:鞍区混杂高密度影,未见 FDG 代谢异常增高;复查鞍区 MRI(图 24-3)提示:未见肿瘤残余。患者出院后于当地医院再行化疗 5 次,方案同前,末次随访(2016 年 12 月 25 日)未见肿瘤复发,垂体功能恢复至正常水平,未再接受激素替代治疗。

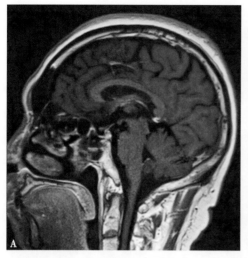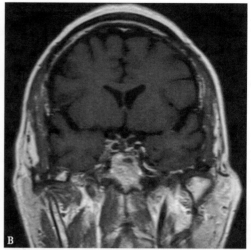

图 24-3 （化疗 3 个月后）复查鞍区增强 MRI 未见肿瘤残余
A. 矢状位；B. 冠状位

【MDT 讨论与临床决策】

问题 1：垂体卒中如何鉴别鞍区原发性中枢神经系统淋巴瘤（primary central nervous system lymphomas，PCNSLs）？

影像科意见： 本病例的头颅 CT 显示病灶呈稍高密度，密度较均匀，边界清。MRI 上 T_1WI、T_2WI 呈等信号，信号较均匀，边界清，增强后明显强化，累及右侧海绵窦，垂体柄左移。虽然患者病史、临床表现，从常见病角度出发首先考虑垂体瘤伴卒中可能，但影像学上并没有卒中的典型影像学特征。

鞍区淋巴瘤比较罕见，表现同颅内其他淋巴瘤相似，由于细胞密集，往往呈 T_1WI、T_2WI 等信号，DWI 高信号，增强后明显强化，而且淋巴瘤有围血管浸润倾向。如果有 DWI 扫描高信号可提示淋巴瘤。另 Capra 报道鞍区 PCNSLs MRI 常可观察到垂体柄增粗，而这一表现在垂体腺瘤很少出现 [1]。Stacey 于术中发现，鞍区 PCNSLs 通常质地较韧且常与邻近结构粘连，而垂体卒中者肿瘤质地一般较软，可见液化、出血及坏死 [2]。患者出现迅速进展的头痛及动眼神经麻痹表现，但影像学检查未发现出血证据，结合术中未见出血及坏死，此时应考虑到鞍区 PCNSLs 可能，应行手术活检明确诊断。

神经外科意见： 回顾本例患者诊治过程，患者以头痛为首发症状，症状快速进展，2 个月后急性加重伴右侧眼睑上抬不能、睁眼无力等动眼神经麻痹表现，同时鞍区 MRI 提示鞍区占位。结合急性病程、典型临床表现、影像学表现首先应考虑垂体腺瘤卒中可能，但术后病理最终证实为鞍区弥漫大 B 细胞淋巴瘤。鉴于垂体腺瘤与鞍区淋巴瘤的治疗方案选择及偏重各有不同，垂体腺瘤倾向于手术全切肿瘤，而鞍区 PCNSLs 对化疗更敏感，手术目的是为了明确病理诊断而并不追求完全切除肿瘤，故 PCNSLs 的正确识别对后续治疗方案的选择显得极为重要。

问题 2：如何治疗鞍区 PCNSLs？

神经外科意见： 患者急性病程，表现为头痛、复视及右侧动眼神经麻痹表现，实验室检查提示垂体前叶功能低下，对于本案例，尽快切除肿瘤、解除肿瘤对正常垂体及海绵窦的压迫十分重要，手术指征明确。术后病理证实为鞍区弥漫大 B 细胞瘤，属于血液系统疾病，化疗效果常满意，进一步的治疗方案可参考血液内科专家意见。

血液内科意见：不同于垂体瘤卒中，手术全切肿瘤并非 PCNSLs 的首选治疗方案，只有当诊断困难时，可行手术明确病理诊断及解除局部压迫。化疗为鞍区 PCNSLs 首选治疗方案，PCNSLs 与体部淋巴瘤的治疗方案不同，通常不采用标准的 R-CHOP 方案和 ABVD 方案，因该方案使用的药物，无法透过血脑屏障，疗效差，患者生存期约 1 年。目前，国外指南推荐采用大剂量甲氨蝶呤或甲氨蝶呤联合其他化疗药物（如替莫唑胺、阿糖胞苷、烷化剂及亚硝脲类等）+CD20 单抗 + 糖皮质激素方案。此类方案患者耐受性好，根据文献报道 18%~65% 患者可完全缓解，中位生存时间达 25~84 个月 [3]。

放射外科意见：化疗为鞍区 PCNSLs 的首选治疗方案。近年来由于放射治疗导致迟发型神经毒性反应、膀胱功能障碍等不良反应的发生率增高，故不作为一线治疗方案。但对化疗效果差或无法耐受的患者，仍可采用放射治疗，治疗后肿瘤多明显缩小，中位生存时间为 10~18 个月 [4]。

内分泌科意见：垂体占位性或浸润性病变都可能引起垂体功能减退，而手术、化疗或放射治疗都可能带来内分泌功能的进一步变化。在整个诊疗过程中，应评估和随访垂体功能，并积极调整治疗方案。同时，肾上腺皮质功能减退者，围术期应予以替代剂量的糖皮质激素，手术日应给予应激替代剂量，术后逐步减量至生理替代剂量。其化疗方案包括大剂量甲泼尼龙，化疗间期停用甲泼尼龙时予以生理替代剂量的糖皮质激素。

【经验与体会】

（一）文献回顾：原发性中枢神经系统淋巴瘤

垂体腺瘤是来源于垂体前叶的良性内分泌肿瘤，是最常见的鞍区疾病，约占颅内肿瘤的 10%~15%[1]。诊疗过程中应注意将垂体腺瘤与一些鞍区少见病变进行鉴别，包括颅咽管瘤、胶质瘤、脑膜瘤、Rathake 囊肿、转移癌、生殖细胞肿瘤、淋巴瘤、垂体脓肿及肉芽肿性炎等 [2]。

中枢神经系统淋巴瘤分为原发性中枢神经系统淋巴瘤和继发性中枢神经系统淋巴瘤，后者实际上是系统性淋巴瘤的脑内侵犯。PCNSLs 仅发生于中枢神经系统内，不累及全身其他部位，约占颅内肿瘤的 1%~4%[5]，主要累及大脑半球、丘脑基底节区等部位，累及鞍区较少见 [1, 2, 6, 7]，且常缺乏特定症状及体征，文献报道鞍区 PCNSLs 患者可出现头痛、视野缺损及垂体前叶功能低下等表现 [1, 6, 7]；除此之外，Stacey 于 2009 年报道 1 例鞍区 PCNSLs 表现为眼睑下垂及面部麻木 [2]；崔壮于 2009 年报道 1 例患者，表现为头痛、呕吐、眼睑下垂。需要指出的是，与身体其他部位的淋巴瘤相比，PCNSLs 一般不出现盗汗、发热、体重减轻等症状。CT 平扫病灶多呈等或稍高密度，MRI 平扫病灶多呈 T_1 低信号，T_2 高信号，增强后呈"云雾状"表现，ADC 值降低伴 DWI 弥散受限。

（二）多学科协作在诊治鞍区少见病中的应用

PCNSLs 发生率低，约占颅内肿瘤的 1%~4%，临床表现酷似垂体瘤卒中的鞍区 PCNSLs 则更为罕见，由于其诊治过程涉及多个学科，因此各学科间通力协作较传统的单一外科治疗模式更有利于提高诊疗效率和确立更加规范化、个体化的诊疗方案。复旦大学附属华山医院自2012年开始建立垂体疾病MDT团队，发展至今已逐步成熟。在本案例中，患者首诊于神经外科，明确鞍区占位后迅速行手术减压以解除症状，当病理明确为淋巴瘤后，神经外科、内分泌科、血液内科、影像科、放射外科专家共同会诊，多学科专家讨论后制定个体化化疗方案并长期随访，随访过程中根据病情安排专病门诊、住院、联合查房及MDT联合门诊，最大限度地提高了诊治的科学性、安全性和有效性。患者现病情已缓解，末次随访未见肿瘤复发。

【专家点评】

垂体腺瘤是鞍区占位的最常见原因，诊疗过程中应注意与一些鞍区少见病变进行鉴别，其中包括PCNSLs。PCNSLs主要累及大脑半球、丘脑基底节区等部位，累及鞍区较少见，且常缺乏特定症状及体征。根据文献报道，鞍区PCNSLs患者可出现头痛、视野缺损及垂体前叶功能低下等表现。

综上，鞍区PCNSLs诊治要点之一是与垂体瘤卒中相鉴别，关键在于提高对疾病的认识，关注MRI上是否存在垂体柄增粗、肿瘤强化不均匀等表现，术中明确肿瘤有无出血、坏死，质地是否柔软，是否与邻近结构粘连，必要时应行快速冰冻病理以确立诊断。诊治要点之二是后续治疗方案的选择，关键要依靠多学科联合诊治，确定个体化治疗方案。

参 考 文 献

[1] Capra M，Wherrett D，Weitzman S，et al. Pituitary stalk thickening and primary central nervous system lymphoma. J Neurooncol，2004，67(1)：227-231.

[2] Wolfe SQ，Hood B，Barker J，et al. Primary central nervous system lymphoma mimicking pituitary apoplexy：case report. Pituitary，2009，12(1)：76-79.

[3] Prodduturi P，Bierman PJ. Current and emerging pharmacotherapies for primary CNS lymphoma. Clin Med Insights Oncol，2012，6(6)：219-231.

[4] Roth P，Korfel A，Martus P，et al. Pathogenesis and management of primary CNS lymphom. Expert Rev Anticancer Ther，2012，12(5)：623-633.

[5] 周良辅. 现代神经外科学. 第2版. 上海：复旦大学出版社，2015：739-747.

[6] Freda PU，Post KD. Differential diagnosis of sellar masses. Endocrinol Metab Clin North Am，1999，28(1)：81-117，vi.

[7] Mathiasen RA，Jarrahy R，Cha ST，et al. Pituitary lymphoma：a case report and literature review. Pituitary，2000，2(4)：283-287.

病例 25　鞍区胶质瘤

叶钊 撰写　寿雪飞 指导

【导读】

40 岁女性，以"头痛、头胀"起病，查体示右眼视野部分缺损，MRI 发现鞍上占位。遂行右侧改良翼点入路鞍上肿瘤切除术。术中见肿瘤源于下丘脑，病理提示为间变型星形细胞瘤（WHO Ⅲ级）。术后行多野适形放疗，至今随访 11 年，未见肿瘤复发。本文主要讨论：①鞍区胶质瘤的诊断及鉴别诊断；②鞍区胶质瘤手术方式的选择及综合治疗策略。

【病例简介】

患者，女，40 岁。因"头痛、头胀间断性发作 3 个月余"，2006 年 6 月于当地医院行鞍区增强 MRI 检查，提示鞍上占位（见图 25-1）。遂为行手术治疗前来华山医院就诊。其间双眼视力有所下降，但无月经紊乱，无溢乳，无肢端增粗、肥胖、痤疮等样貌改变，无口渴、多饮多尿。

神经查体：一般情况良好，左眼视力正常，右眼视敏度下降伴视野局部缺损，双眼无复视，视乳头未见明显水肿，瞳孔等大等圆，直径 2.5mm，对光反射灵敏；余神经查体无明显阳性体征。

【实验室及辅助检查】

垂体 - 肾上腺皮质轴：血皮质醇（上午 8：00）18μg/dl，ACTH 11.9pg/ml。

甲状腺轴：TSH 1.21mIU/L，TT_3 1.23nmol/L，TT_4 124nmol/L，FT_3 3.67pmol/L，FT_4 20.98pmol/L。

性腺轴：E_2 147.7pmol/L，LH 2.01IU/L↓，FSH 4.48IU/L，PRL 70.01ng/ml↑，T 0.19nmol/L↓。

其余血生化指标及尿比重（1.015）正常。

增强鞍区 MRI：鞍上结节样病灶，T_1 低 - 略低混杂信号，垂体柄及视交叉受压，增强可见病灶均匀强化（图 25-1）。

视野检查：右眼中央视野存在散在缺损（图 25-2A），左眼中央视野正常（图 25-2B）。

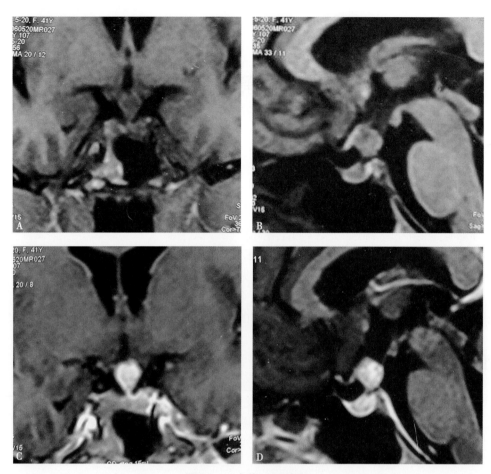

图 25-1 术前 MRI 检查

A、B. 分别为术前冠状位和矢状位 T₁ 平扫，可见鞍上结节样病灶，低 - 略低混杂信号，垂体柄及视交叉受压；C、D. 分别为术前冠状位和矢状位增强扫描，可见病灶均匀增强

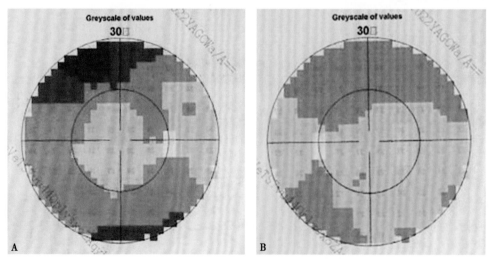

图 25-2 术前双眼视野检查结果
A. 右眼；B. 左眼

【诊治经过】

术前行内分泌激素检测提示高泌乳素血症，垂体前叶功能正常，无尿崩症。鉴于患者鞍上占位已导致视力视野变化，且影像学提示肿瘤存在恶性可能，目前边界尚清楚，故可选择手术治疗。

手术采用右侧改良翼点入路，经第Ⅱ间隙充分暴露肿瘤，可见其呈灰红色，质地较软，由下丘脑表面（肿瘤与正常脑组织分界欠清）沿垂体柄前方向下延伸，正常垂体柄受压位于肿瘤后方，界限清。肿瘤最终达大部切除。

病理报告示：鞍区间变星形细胞瘤（WHO Ⅲ级），镜下可见多形性瘤细胞呈片状密集分布，核异形明显见多核瘤细胞，突起丰富，血管轻度增多。免疫组化结果：瘤细胞，GFAP（+），Syn（-），MGMT（+），P53（-），MIB-1 1%（图 25-3）。

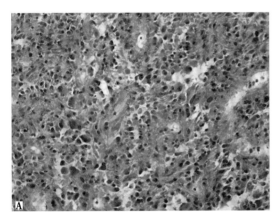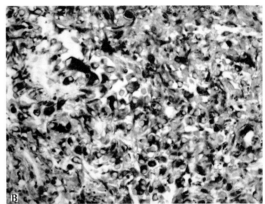

图 25-3　肿瘤组织的病理结果

A. HE 染色示突起丰富的小圆核瘤细胞呈片状分布或围绕血管周围乳头状分布；B. 免疫组化示肿瘤细胞GFAP（+）为弥漫强阳性

术后患者头痛明显缓解，视力视野较术前无明显改变，并发尿崩症，每日尿量大于 5000ml。患者围术期予糖皮质激素治疗，术后恢复良好，出院时仅以口服醋酸可的松及醋酸去氨加压素片替代治疗。术后本拟行替莫唑胺化疗，但因患者药物过敏而停药。术后 1 个月行肿瘤区域多野适形放疗。

【随访与转归】

患者定期复查鞍区 MRI，术后 1 年仍可见垂体柄处局部增粗，考虑为残留肿瘤可能。随访后期，此占位逐渐消失，下丘脑等其余部位均未见肿瘤复发迹象（图 25-4A～D）。

术后以醋酸可的松和醋酸去氨加压素片替代治疗，并定期评估垂体前后叶功能。术后3 个月复查内分泌功能提示甲状腺功能减退，遂予左甲状腺素钠片替代。术后 1 年，患者尿崩自行缓解，停用醋酸去氨加压素，此后长期以醋酸可的松及左甲状腺素钠片替代治疗。内分泌指标随访结果及用药情况详见表 25-1。

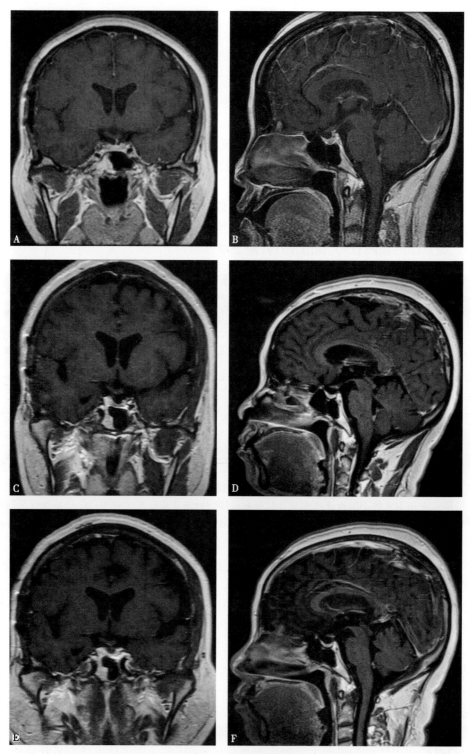

图 25-4　术后 MRI 检查

A、B. 分别为术后 1 年冠状位和矢状位增强扫描，垂体柄处稍有增粗表现，但未见明显肿瘤；C、D. 分别为术后 8 年冠状位和矢状位增强扫描，未见垂体柄增粗，未见明显肿瘤；E、F. 分别为术后 10 年冠状位和矢状位增强扫描，未见垂体柄增粗，未见明显肿瘤

　　至 2017 年 4 月，患者复查自诉记忆力下降，认知功能评估提示轻度减退，考虑可能为放疗引起的脑功能退行性变。鞍区增强 MRI 检查未见肿瘤复发（见图 25-4E、F），内分泌检查示 TSH 0.82mIU/L，TT$_3$ 1.31nmol/L，TT$_4$ 89.6nmol/L，皮质醇 0.64μg/dl，继续予口服左甲状腺素钠片 50μg（每日 1 次）和醋酸可的松片 25mg（每日 2 次）替代治疗。因考虑患者为中年女性，且部分激素对肿瘤作用机制不清，故未行性激素和生长激素替代治疗。

【经验与体会】

　　鞍区胶质瘤发病率低，多见于儿童及青年，占儿童颅脑肿瘤的 3%～5%[1]。其多数起源于视交叉、下丘脑和第三脑室底部，位于鞍上部位；少数可起源于垂体后叶（神经垂体），位于鞍内，易误诊为垂体瘤、颅咽管瘤和生殖细胞瘤等 [2-4]。

　　鞍区胶质瘤的临床表现以视力障碍、视野缺损和内分泌功能紊乱为主，肿瘤增大可伴有头痛、恶心呕吐，压迫三脑室及阻塞门氏孔还可导致脑积水，侵犯垂体柄可导致尿崩，侵犯下丘脑还可导致意识障碍。

　　在影像学上，鞍区胶质瘤相对体积较大，生长方式以局部浸润为主，少数可沿视觉通路生长。肿瘤多为不规则分叶状，内部可多发囊变，无明显钙化及出血，边界光滑锐利，周围水肿少见。CT 平扫为稍低或等密度，MRI 检查 T$_1$WI 呈稍低 - 低信号，T$_2$WI 呈高信号，CT 及 MRI 增强扫描可见实质部分显著强化。鞍内胶质瘤位于蝶鞍后方，局灶性（非浸润性）生长，瘤周无水肿，瘤内可有多发的微囊变，无明显钙化及出血 [5, 6]。

　　根据病理分级，鞍区胶质瘤以低级别星形细胞瘤为主，其中绝大部分为毛细胞星形细胞瘤（WHO Ⅰ级）和弥漫星形细胞瘤（WHO Ⅱ级），少数为间变星形细胞瘤（WHO Ⅲ级），极少数为胶质母细胞瘤（WHO Ⅳ级），而鞍内胶质瘤主要为垂体细胞瘤（WHO Ⅰ级）[4, 7]。

　　目前，手术仍为其首选治疗方案，并随着手术设备的进步，现可根据肿瘤生长部位及对脑组织侵犯程度选择不同的手术入路：鞍上肿瘤可采用经眶锁孔入路或改良翼点入路，其中视神经来源肿瘤可行肿瘤全切，而下丘脑及垂体柄来源肿瘤，因多数恶性程度不高，且扩大切除术易导致严重并发症，如顽固性尿崩、垂体功能低下、高热和昏迷等，可考虑仅行大部切除或活检；鞍内肿瘤可采用经鼻蝶入路，术中充分保护垂体前叶，以肿瘤全切为主；随着内镜设备的应用，部分鞍上的肿瘤也可经鼻入路手术 [8, 9]。依据术中肿瘤切除情况及术后病理，后续可进一步以放疗和 / 或化疗巩固。有研究针对 15 例鞍区胶质瘤患者进行跟踪随访，平均生存期为 43.75 个月，最长可达 11 年，其 1 年生存率为 75%，5 年生存率为 61.5%，平均无进展生存期为 28.6 个月 [2]。总体而言，相较其他部位胶质瘤，鞍区胶质瘤预后明显较好。

　　本病例因肿瘤与下丘脑边界不清，术中无法全切除，术后又因化疗药物过敏而仅行放疗辅助，但术后 11 年仍无肿瘤复发，较为罕见，考虑可能与肿瘤自身特性相关。目前，胶质瘤预后相关的分子标志物检测主要包括内源性 MGMT 启动子甲基化水平、1p/19q 杂合缺失、TERT 启动子突变、TP53 和 IDH1 突变等，可提示肿瘤对放化疗的敏感性，是对传统病理分型的进一步细化，对临床治疗具有较高的指导意义，同时也为今后的靶向药物治疗、免疫治疗和基因治疗等新方法提供依据 [10]。为此，在条件允许情况下，应该积极开展鞍区肿瘤分子病理分型检测。

表 25-1 内分泌随访结果及药物治疗情况

随访项目	2009年3月	2010年5月	2011年3月	2012年2月	2013年11月	2014年7月	2015年4月	2016年6月	2017年4月
ACTH (pg/ml)	/	18.7	19.7	16.1	/	14.2	/	/	13.8
Cor (μg/dl)	0.85	1.27	0.56	0.67	0.8	0.64	0.34	0.61	0.64
TSH (mIU/L)	2.15	1.371	2.351	3.027	4.172	3.078	3.544	2.638	0.82
TT_3 (nmol/L)	1.6	1.73	1.14	1.65	1.45	1.3	1.35	1.49	1.31
TT_4 (nmol/L)	99.7	72.9	78.8	62.1	54.1	64.3	56.9	59.7	89.6
FT_3 (pmol/L)	3.18	3.54	3.02	4.12	3.52	3.53	3.7	3.68	3.55
FT_4 (pmol/L)	11.43	9.37	10.16	7.54	7.02	8.1	8.16	7.7	11.06
E2 (pmol/L)	18.4	21.69	18.4	18.8	21.69	/	18.4	18.4	42.6
LH (IU/L)	2.6	0.53	0.35	0.1	0.14	/	0.1	0.11	0.14
FSH (IU/L)	6.17	2.49	1.82	1.69	1.38	/	1.24	1.2	1.1
PRL (ng/ml)	49.55	0.57	85.21	66.49	59.83	/	55.6	56.4	66.45
GH (mU/L)	/	<0.1	/	0.1	0	0.1	0	0.1	<0.1
IGF-1 (μg/L)	95.1	45.7	83.7	78.4	74.8	91.4	67.1	62.8	93.2
尿比重	1.02	/	1.015	>1.03	1.012	1.012	1.01	1.007	1.014
用药情况	醋酸可的松+左甲状腺素钠片+溴隐亭	醋酸可的松+左甲状腺素钠片	醋酸可的松+左甲状腺素钠片	醋酸可的松+左甲状腺素钠片	醋酸可的松+左甲状腺素钠片	醋酸可的松+左甲状腺素钠片	醋酸可的松+左甲状腺素钠片	醋酸可的松+左甲状腺素钠片	醋酸可的松+左甲状腺素钠片

【专家点评】

此病例是少见的鞍区高级别胶质瘤,病灶组织主要累及垂体柄。术前单凭影像学检查难以确诊,且肿瘤已压迫右侧视神经引起视觉症状,因此手术探查获取病理诊断并解除压迫非常有必要。因该例术中发现病灶和下丘脑边界不清,但和垂体柄界限清楚,因此行病灶大部切除明确病理性质和充分解压即达到手术目的。

鞍区胶质瘤,绝大多数起源于视交叉、下丘脑和第三脑室底部,位于鞍上部位,以低级别星形细胞瘤为主,通常性质较温和、生长缓慢,术后不需要常规行放疗。此例因高级别胶质瘤行放疗,随访过程中预后良好,可能与肿瘤对放疗较敏感有关。今后应继续开展鞍区肿瘤的分子病理分型,对指导制定治疗方案很有必要。

参 考 文 献

[1] Binning MJ, Liu JK, Kestle JR, et al. Optic pathway gliomas: a review. Neurosurg Focus, 2007, 23(5): E2.

[2] Deng S, Li Y, Guan Y, et al. Gliomas in the sellar turcica region: a retrospective study including adult cases and comparison with craniopharyngioma. Eur Neurol, 2015, 73(3-4): 135-143.

[3] Katsuta T, Inoue T, Nakagaki H, et al. Distinctions between pituicytoma and ordinary pilocytic astrocytoma. Case report. J Neurosurg, 2003, 98(2): 404-406.

[4] Muller-Forel W. Intracranial pathology of the visual pathway. Eur J Radiol, 2004, 49(2): 143-178.

[5] 凤建中, 钟国良, 任小平, 等. 鞍区毛细胞星形细胞瘤的 CT 和 MRI 诊断. 实用放射学杂志, 2010, 26(6): 787-789.

[6] 彭旭红, 张雪林, 许尚文, 等. 鞍区胶质瘤的 CT 和 MRI 诊断. 临床放射学杂志, 2005, 24(6): 481-483.

[7] Wang J, Liu Z, Du J, et al. The clinicopathological features of pituicytoma and the differential diagnosis of sellar glioma. Neuropathology, 2016, 36(5): 432-440.

[8] Somma T, Solari D, Beer-Furlan A, et al. Endoscopic endonasal management of rare sellar lesions: clinical and surgical experience on 78 cases and review of the literature. World Neurosurg, 2017, Apr 100: 369-380.

[9] 彭林, 漆松涛. 鞍区胶质瘤的诊断与治疗. 中华神经外科杂志, 2000, 16(3): 149-151.

[10] 《中国中枢神经系统胶质瘤诊断和治疗指南》编写组. 中国中枢神经系统胶质瘤诊断和治疗指南. 中华医学杂志, 2016, 96(7): 485-509.

病例26　鞍区动脉瘤

马增翼　撰写　寿雪飞　指导

【导读】

中年女性，以"视力下降5个月"外院就诊，头颅CT结果提示鞍区占位，MRI检查结果显示鞍上异常信号灶，考虑"垂体瘤"来院就诊。考虑"动脉瘤可能"，行头颅MRA提示左侧大脑中动脉起始端动脉瘤可能。实验室检查各项内分泌指标基本正常。临床诊断为"鞍区占位，动脉瘤可能"。介入科行数字减影血管造影（DSA），术中造影证实左侧颈内动脉颈眼动脉瘤，予以行支架辅助介入栓塞术。鞍区动脉瘤或鞍区肿瘤合并动脉瘤的术前诊断极为关键，如有漏诊或误诊，手术风险极大，尤其是突发大出血时，常会危及患者生命。CTA/MRA是术前诊断动脉瘤必要的筛查措施。

【病例简介】

患者，女，65岁。因"视力下降5个月"，于2015年6月2日入院。患者约2015年1月开始无明显诱因下出现视力逐渐下降，无复视，无头痛、头晕，于入院前2天至当地医院就诊，查血常规、肝肾功能、肿瘤标志物、自身免疫指标、凝血功能等均未见明显异常；甲状腺功能正常；头颅CT结果示鞍区占位约2.2cm×1.8cm，考虑垂体来源肿瘤。经推荐来华山医院就诊。患者患病以来，无溢乳，无多饮多尿，无体重明显增加，无面容改变，无痤疮、紫纹，无乏力、怕冷，无嗜睡等不适症状，无高血压、糖尿病等慢性病史。以"鞍区占位"收治入院。

体格检查：体温36.5℃，脉搏72次/分，呼吸22次/分，血压135/75mmHg，身高161cm，体重55kg。发育正常，体格中等，双侧瞳孔直径2mm，等大等圆，对光反射灵敏，左眼远视力0.6，右眼0.7。粗测双眼颞侧视野缺损，左眼尤甚。

【实验室及辅助检查】

血、尿、粪常规及肝肾功能基本正常。

甲状腺功能：TT$_4$略下降；泌乳素：94.37ng/ml↑；余肾上腺轴、性腺轴激素水平基本正常。

胸片和心电图未见异常。

视野：右眼弥漫性缺损，左眼30°全盲。

鞍区MRI增强（图26-1A、B）：鞍上异常信号灶，动脉瘤可能大，建议头颅MRA增强扫描。

头颅 MRA 增强（图 26-1C）：左侧大脑中动脉起始端动脉瘤可能，建议结合 DSA。

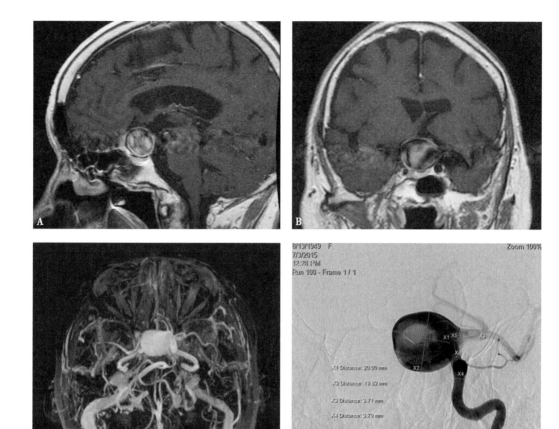

图 26-1　鞍区 MRI 增强及 MRA/DSA 结果

A、B. 头颅 MRI 增强示鞍区巨大动脉瘤可能（A. 矢状位；B. 冠状位）；C. 头颅 MRA 提示左侧大脑中动脉起始端动脉瘤可能；D. 术中造影确诊左侧颈眼巨大动脉瘤

【诊治经过】

入院后考虑鞍区占位性质待查，评估垂体靶腺功能发现高泌乳素血症（考虑为垂体柄阻断效应），其余内分泌功能正常。鞍区 MRI 检查提示动脉瘤可能，行 MRA 检查支持左侧大脑中动脉起始端动脉瘤。

经血管介入科会诊，首先考虑"左侧大脑中动脉起始端动脉瘤"。与病人及家属充分沟通后，介入科于 2015 年 6 月 13 日行 DSA，术中造影证实左侧颈内动脉颈眼动脉瘤，囊性，大小约 20mm×19mm，瘤颈大小 12mm（见图 26-1D）。与家属沟通后行支架辅助介入栓塞术。术中选用 Neuroform 4.5mm×20mm 支架置于动脉瘤颈处，再经微导管依次将不同规格弹簧圈填入动脉瘤腔内，将动脉瘤致密填塞，复查该侧颈内动脉造影证实动脉瘤颈部少许残余,载瘤动脉通畅,颅内血管显影良好,介入手术顺利。患者术后恢复良好,视神经压迫解除后患者术后第1天视力、视野即明显好转。

【MDT 讨论与临床决策】

鞍区动脉瘤如何诊断?主要与哪些疾病鉴别?

影像科意见: 鞍区动脉瘤的术前影像学诊断尤为关键,影像学表现多为鞍区或鞍旁的类圆形病变,CT 平扫显示弧线样或薄环样钙化有助于动脉瘤的确诊,血栓急性期可在 CT 上表现为高密度或稍高密度。动脉瘤的 MRI 信号强度与血流速度、血栓形成与否、含铁血黄素沉积等相关,典型 MRI 表现为瘤内具有流空现象(动脉瘤中血流较快时),但不是每个病例均具有。增强扫描时瘤腔及动脉瘤壁均有强化,而血栓多无强化。对于 MRI/CT 怀疑存在动脉瘤的患者,需要行计算机断层扫描脑血管成像(computed tomography angiography,CTA)或磁共振脑血管成像(magnetic resonance angiography,MRA)加以证实,但最终确诊仍需依靠血管造影成像(digital subtraction angiography,DSA)。

鞍区(鞍旁)动脉瘤主要需与以下疾病鉴别:垂体瘤卒中、海绵窦海绵状血管瘤及鞍旁囊性脑膜瘤。垂体瘤卒中多为垂体瘤急性出血性梗死引起的瘤体突然增大,患者或可有一过性较剧烈头痛史。急性期出血在 CT 上可见高密度,MRI 上多表现为 T_1WI 等信号,T_2WI 低信号,在亚急性期可因细胞外正铁红蛋白富集而表现为 T_1WI 低信号,T_2WI 高信号;鞍旁海绵状血管瘤影像形态上多呈葫芦样生长,病变内罕见出血或钙化,T_1WI 病变呈稍低信号,T_2WI 多见均匀极高信号。增强扫描显著强化;鞍旁囊性脑膜瘤,多见于中年女性,实质部分具有典型脑膜瘤表现,囊腔 T_1WI 呈低信号,T_2WI 呈高信号,信号较均匀。鞍旁动脉瘤常规序列即可见非血栓形成性流空效应,如见鞍旁类圆形病变,应通过 CTA 或 MRA 加以鉴别,DSA 仍为诊断金标准。

内分泌科意见: 鞍区动脉瘤可导致垂体内分泌功能紊乱,与长时间的垂体受压有关。大多数患者的主要临床表现为垂体前叶功能低下和高泌乳素血症(动脉瘤压迫垂体柄所致)[1]。本病例中,患者未出现明显的垂体功能减退症状,实验室检查结果提示垂体前叶功能正常。高泌乳素血症考虑为动脉瘤压迫垂体柄所致。

血管介入科意见: 鞍区动脉瘤常见的临床表现为视野缺损、动眼神经麻痹、头疼等症状。该病例是一个优势颈内动脉眼动脉段的巨大动脉瘤,瘤体直径超过 20mm,属于宽颈巨大动脉瘤。同时该患者对侧大脑前动脉 A1 段及同侧大脑后动脉 P1 段未发育,Willis 环代偿不足,这意味着手术需采用支架辅助栓塞技术保留载瘤动脉。术中颈内动脉闭塞、血栓形成或弹簧圈脱出均可造成大面积脑梗死。手术的要点在于保留载瘤动脉的同时,尽可能地致密栓塞动脉瘤瘤颈的流入道,从而降低复发概率。巨大动脉瘤介入手术过程中因瘤体过大,瘤颈过宽,时常会出现微导丝难以到达远端载瘤动脉的问题,可以通过瘤腔内成形技术将支架置入。早期的普通支架由于网孔大、支撑性能不足,造成瘤颈填塞不够致密,巨大动脉瘤栓塞治疗后的复发率也较高。近年来金属覆盖率更高的新型支架的临床应用,提高了瘤颈的栓塞率,支架本身也有一定的血流导向作用,可以提高动脉瘤闭塞率,并降低巨大动脉瘤的复发率。术后由于置入支架,一般需口服抗血小板药物半年左右,避免发生支架内血栓形成造成的脑缺血事件。

　　临床综合分析与决策：本病例患者术前明确诊断为鞍区动脉瘤，诊断明确后才可行支架辅助介入栓塞，手术顺利，术后复查 DSA 结果满意，患者术后第 1 天视力、视野均明显好转。

【随访与转归】

　　病人术后恢复良好出院。术后 3 个月复查视力、视野均恢复正常，各项内分泌指标恢复正常，垂体功能未受影响。复查 DSA 示左侧颈眼动脉瘤栓塞术后，动脉瘤颈部少许残余，未见动脉瘤复发，载瘤动脉通畅，建议继续规律观察随访。

【经验与体会】

　　鞍区动脉瘤是指位于蝶鞍及其附近结构的脑基底动脉环前半部的动脉瘤，多数起源于 Willis 环分叉处，少数起源于颈内动脉海绵窦段[2]。鞍区动脉瘤临床以鞍上和鞍旁多见，因其易与鞍区其他占位性病变如垂体腺瘤、颅咽管瘤、鞍结节脑膜瘤等混淆，故术前确诊较困难[3]。术前影像学检查对鞍区动脉瘤或者鞍区肿瘤性占位合并动脉瘤的正确诊断至关重要，有条件的医院，对于怀疑鞍区动脉瘤的病例应增加 CTA、MRA 等检查，以避免术中出现难以控制的大出血而导致严重后果。

　　临床上最大的挑战来自垂体瘤合并鞍区动脉瘤。据文献报道称，垂体瘤患者颅内动脉瘤的发生率为 3.7%～7.4%[1]，而 GH 瘤患者合并颅内动脉瘤的比例高达 17%[4]，所以也有专家建议所有 GH 型垂体瘤的病人均应该进行脑 CTA 检查以评估颅底动脉情况[5]。如果术中出现动脉瘤或 ICA 破裂，应紧急对症处理，尝试电凝止血失败后应马上转 DSA 手术室或复合手术室进行血管造影，了解损伤情况并针对性介入栓塞并评估血流代偿情况。

　　神经外科经蝶鞍区手术中突发动脉瘤或颈内动脉破裂是极为凶险的，术者应首先保证沉着冷静，并按以下流程应对处理[6-8]：

　　1．立即将显微吸引器更换为普通中号吸引器（若是内镜手术，另一路吸引器也接普通中号吸引器），尽快吸尽鼻腔内血液，暴露出血部位，如果暴露出血点有困难，可派助手在颈部压迫同侧颈内动脉（internal carotid artery，ICA）降低流量（在喉结旁将颈总动脉直接向后压向颈椎横突）。先用吸引器头端的侧壁抵住破口压迫止血，用明胶海绵适当填塞保护鞍内组织。

　　2．即刻告知巡回护士、麻醉师术中发生情况，呼叫血管介入组告知现况，嘱巡回护士取术前备血并通知血库增加备血（少浆血、血浆、冷沉淀、血小板），通知病房送白蛋白、PPSB 等至手术室；通知患者家属手术室门口待命。

　　3．根据动脉破口的条件，尝试低流量电凝（Storz 双极）、动脉瘤夹夹闭。

　　4．如果不能电凝或夹闭（仅可尝试一次），迅速以肌肉浆填塞破口，脑棉、碘仿纱条填塞压迫止血。

　　5．主刀医生与家属沟通后，迅速转运至 DSA 手术室。

　　6．进行造影检查并根据 ICA 损伤／动脉瘤类型选择介入填塞方案（带膜支架、球囊、弹簧圈、ONYX 胶）。如果动脉瘤难以栓塞，则立刻进行开颅动脉瘤夹闭术。

7. 止血成功后，行对侧 ICA 及椎动脉造影，评估前、后交通动脉的代偿情况。如果代偿较差，应立即行开颅血管搭桥 + 去骨瓣减压术，若脑室有积血，同时行脑室外引流植入 Ommaya。

【专家点评】

此病例是一例典型的颈眼动脉瘤。鞍区动脉瘤多起源于 Willis 环分叉处，少数起源于颈内动脉海绵窦段，对于影像学上发现的鞍区形态规则的囊性病灶，应予以考虑动脉瘤的可能性，并及时通过 MRA 或 CTA 鉴别。颈眼动脉瘤治疗现多以介入治疗为主，如术前评估发现部分病人 Willis 代偿不足时，在有条件的医院可通过支架辅助栓塞技术进行栓塞。术后由于置入支架，一般需口服抗血小板药物半年左右，避免因支架内血栓形成造成的缺血事件。同时，术后应密切关注患者视力变化及垂体功能恢复情况。巨大动脉瘤栓塞治疗后的复发率较高，应充分告知患者及家属，如后续出现突发视力下降、剧烈头痛、呕吐等症状，应马上至就近医院就诊。

参 考 文 献

[1] Wang CS，Yeh TC，Wu TC，et al. Pituitary macroadenoma co-existent with supraclinoid internal carotid artery cerebral aneurysm: a case report and review of the literature. Cases J，2009，2(1): 1-4.

[2] Iqbal J，Kanaan I，Homsi MA. Non-neoplastic cystic lesions of the sellar region presentation, diagnosis and management of eight cases and review of the literature. Acta Neurochir，1999，141(4): 389-397.

[3] Locatelli M，Spagnoli D，Caroli M，et al. A potential catastrophic trap: an unusually presenting sellar lesion. Eur J Neurol，2008，15(1): 98-101.

[4] Manara R，Maffei P，Citton V，Increased rate of intracranial saccular aneurysms in acromegaly: an MR angiography study and review of the literature. J Clin Endocrinol Metab，2011，96(5): 1292-1300.

[5] Alin A，Pinzón TA，Rafael C，et al. Challenges in the diagnosis and management of acromegaly: a focus on comorbidities. Pituitary，2016，19(4): 1-10.

[6] Chin OY，Ghosh R，Fang CH，et al. Internal carotid artery injury in endoscopic endonasal surgery: A systematic review. Laryngoscope，2016，126(3): 582-590.

[7] 王宁，陈革，支兴龙，等. 经鼻蝶入路垂体腺瘤切除术并发颈内动脉损伤的诊断与治疗. 中国现代神经疾病杂志，2008，8(4): 329-333.

[8] 可军，徐睿，赖银妍，等. 经鼻内镜手术颈内动脉损伤的紧急处理与接续治疗. 中华耳鼻咽喉头颈外科杂志，2012，47(7): 554-558.

第六部分
垂 体 炎

病例 27　淋巴细胞性垂体炎——孕期头痛、纳差、多尿，鞍区占位

陶然 撰写　叶红英 指导

【导读】

青年女性，孕晚期发病，头痛纳差伴多饮多尿，产后 MRI 发现鞍区占位，实验室检查提示垂体多轴功能减退。功能诊断明确，如何明确病因诊断？如何治疗？垂体功能是否能恢复？

【病例简介】

患者，女，31 岁。2016 年 2 月孕 32 周时出现持续性头痛伴纳差、烦渴、多饮，日饮水量 4～5L，无发热，查视力、视野、眼压未见明显异常，予吲哚美辛对症治疗。2016 年 4 月底剖宫产后外院查头颅 MRI 示鞍区占位（未见报告），华山医院门诊查血皮质醇（上午 8:00）1.33μg/dl↓，TSH 4.704mIU/L，TT$_3$ 0.68nmol/L↓，TT$_4$ 45.50nmol/L↓，FT$_3$ 2.46pmol/L↓，FT$_4$ 7.38pmol/L↓，E$_2$ 149pmol/L，P 1.06nmol/l，LH＜0.14IU/L，FSH 1.32IU/L；垂体 MRI 示鞍区异常信号，大小 1.8cm×2.5cm（图 27-1）。门诊拟"垂体功能减退，鞍区占位"收入院。

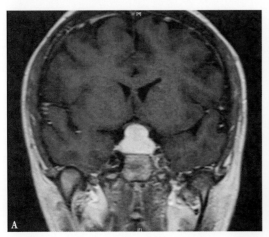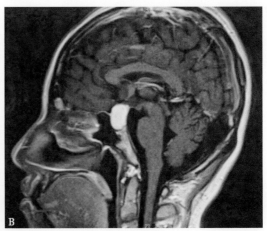

图 27-1　鞍区 MRI

鞍区可见异常信号占位，大小 1.8cm×2.5cm，T$_1$WI 为低信号为主，增强扫描肿块呈明显强化（A. 冠状位；B. 矢状位）

既往史和家族史无特殊。

体格检查：体温 36.5℃，脉搏 72 次 / 分，呼吸 18 次 / 分，血压 113/69mmHg，BMI 20.3kg/m²；神志清楚，发育正常，查体合作，全身皮肤黏膜未见异常，浅表淋巴结无肿大，甲状腺无肿大，生理反射正常，病理反射未引出。下腹部剖宫产瘢痕。

【实验室及辅助检查】

血、尿和大便常规及电解质、肝肾功能正常。血糖正常。

血渗透压：283mOsm/kg H₂O。尿渗透压：246mOsm/kg H₂O。

免疫相关：IgG4 0.3060g/L，CRP＜3.17mg/L，ESR 13mm/h。

HCG 0.84mIU/ml。AFP 4.12μg/L。

胸片和心电图、视力视野检查未见异常。

腹部及泌尿系统 B 超未见明显异常。

【诊治经过 1】

功能诊断：根据临床表现及门诊化验血皮质醇（上午 8：00）1.33μg/dl↓，TSH 4.7040mIU/L，TT₃ 0.68nmol/L↓，TT₄ 45.50nmol/L↓，FT₃ 2.46pmol/L↓，FT₄ 7.38pmol/L↓，入院后 24 小时尿量 4～6L，血渗透压 283mOsm/kg H₂O，尿渗透压 246mOsm/kg H₂O 和影像学检查，"中枢性尿崩症，垂体前叶功能减退"的功能诊断明确。予可的松、左甲状腺素钠和去氨加压素替代治疗。

病因诊断：患者孕晚期起病，表现为头痛和垂体前后叶功能减退，影像学表现为垂体增大均匀强化，临床首先考虑淋巴细胞性垂体炎的诊断，且病灶同时累及腺垂体和神经垂体。但最后确诊有赖于病理。

【MDT 讨论与临床决策】

问题：如何明确鞍区占位病变性质？

内分泌科意见：患者女性，孕期出现头痛伴纳差、多饮、多尿，实验室检查提示全垂体功能减退，垂体 MRI 示异常强化病灶，临床首先考虑垂体炎，淋巴细胞性可能大。如行手术活检，可明确病理诊断。如不行手术活检，可完善其他病因相关检查（朗格汉斯组织细胞增生症、IgG4 相关垂体炎等），排除相关禁忌后予糖皮质激素诊断性治疗并密切随访，根据症状、实验室检查及影像学病灶改变调整用药。如糖皮质激素治疗效果欠佳或病情反复，再行活检明确病理诊断。

放射科意见：患者影像学提示鞍区异常信号（1.8cm×2.5cm），T₁WI 等信号，增强后可见明显均匀强化，形态对称，正常垂体组织未见，垂体后叶高信号消失，前颅底可见线状硬脑膜强化，视交叉受压，未见明显水肿；结合患者发病时间和垂体功能变化，首先考虑垂体炎症可能大，但最终的诊断仍需要病理明确。

神经外科意见：患者女性，孕期出现剧烈头痛同时伴垂体功能减退相关症状，影像学示鞍区异常信号占位,炎症可能;可以行激素诊断性治疗,也可考虑行手术明确病理再行后续治疗。

患者及家属意见: 先行手术明确病理后再行针对性治疗。

临床综合分析与决策: 经蝶行垂体活检明确病理诊断。

【诊治经过2】

患者于 2016 年 6 月 3 日行经鼻蝶垂体肿物活检,病理示:慢性炎症,以淋巴浆细胞为主,CgA(+),CK(灶+),IgG(+/-),IgG4(个别+),CD138(散在数量+),CD2(散+),CD79(散+),KP-1(散在少量+),CD1a(-),S100(散+),Ki67(10%+)(图 27-2)。结合临床,提示淋巴细胞性全垂体炎。

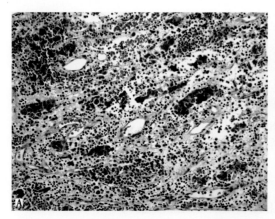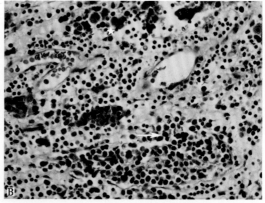

图 27-2 垂体病理结果

HE 染色,A. ×200 倍,B. ×400 倍。垂体腺组织内见大量炎症细胞浸润,以淋巴细胞(→)、浆细胞(★)为主

针对淋巴细胞性垂体炎,予甲泼尼龙 40mg,每日 1 次,连续静脉滴注 10 天,复查 MRI 发现垂体病灶明显缩小(图 27-3),改为口服甲泼尼龙 40mg,每日 1 次,出院。同时补充左甲状腺素钠和去氨加压素。

【随访与转归】

患者口服甲泼尼龙剂量逐步减少:40mg/d×2 周→36mg/d×2 周→32mg/d×2 周→24mg/d×2 周→16mg/d×2 周→8mg/d×2 周→4mg/d×2 周→醋酸可的松 12.5mg/d。

2016 年 7 月 6 日(甲泼尼龙治疗 1 个月),LT_4 补充 2 周,复查 TSH 5.033mIU/L↑,FT_3 3.18pmol/L↓,FT_4 18.01pmol/L,予停用 LT_4;2016 年 8 月(甲泼尼龙治疗 2 个月),停用去氨加压素,停用后 24 小时尿量 2L 左右;2016 年 8 月 25 日(甲泼尼龙治疗 2.5 个月),月经自行恢复;2016 年 8 月 29 日复查甲状腺功能正常(TSH 3.226mIU/L,FT_3 3.39pmol/L↓,FT_4 13.06pmol/L)。另在甲泼尼龙治疗 1 个月余和 3 个月时分别复查垂体 MRI 提示恢复中(图 27-4 和图 27-5)。定期监测晨血皮质醇(图 27-6),提示 HPA 轴功能缓慢恢复中。

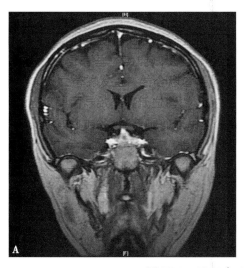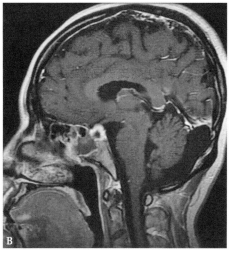

图 27-3　2016 年 6 月 14 日垂体 MRI

2016 年 6 月 14 日（甲泼尼龙 40mg，每日 1 次，静脉点滴治疗 10 天），垂体增厚，中央膨隆，见片状异常信号，T_1WI 呈低信号，增强扫描病灶呈明显低强化（手术切除处），垂体柄居中，蝶鞍无明显扩大，视交叉形态、信号均未见明显异常（A. 冠状位；B. 矢状位）

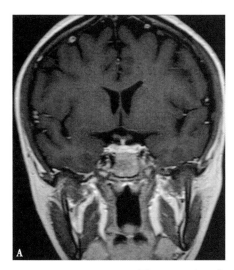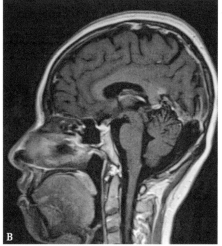

图 27-4　2016 年 7 月 12 日垂体 MRI

2016 年 7 月 12 日（甲泼尼龙治疗 38 天，目前已 32mg，每日 1 次，治疗 10 天）冠状位 T_1WI 平扫示垂体形态显示可，信号欠均匀，增强后垂体中下部可见条状低信号灶，垂体柄居中，蝶鞍无明显扩大，视交叉形态。垂体信号欠均匀（A. 冠状位，B. 矢状位）

2017 年 10 月复诊，患者月经规律，查甲状腺激素水平正常；行小剂量 ACTH 兴奋试验后血皮质醇峰值 12.96μg/dl，IGF-1 76.1μg/L ↓，GH＜0.1mU/L，提示尚存在垂体肾上腺皮质轴功能减退和生长激素缺乏，予可的松 12.5mg/d 继续替代治疗。

治疗过程中随访血糖、血脂、血压未见明显异常。

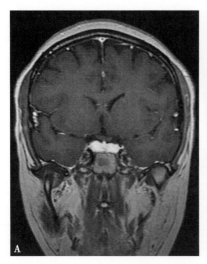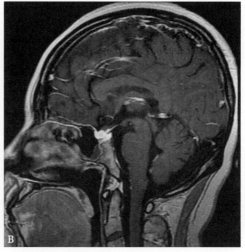

图 27-5　2016 年 8 月 29 日垂体 MRI

2016 年 8 月 29 日(甲泼尼龙治疗 101 天，目前已 4mg/d 治疗 3 天)，冠状位 T_1WI 平扫示垂体形态饱满，信号欠均匀，增强后垂体中下部可见条状低信号灶，垂体柄居中，蝶鞍无明显扩大(A. 冠状位；B. 矢状位)

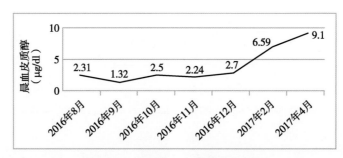

图 27-6　患者晨血皮质醇动态变化

【经验与体会】

（一）如何鉴别和诊断淋巴细胞性垂体炎？

原发性垂体炎主要包括淋巴细胞性垂体炎、肉芽肿性垂体炎、黄瘤病性垂体炎。1962 年 Goudie 和 Pinkerton 首次报道淋巴细胞性垂体炎 [1]，该疾病的发病率低，但属于原发性垂体炎中最常见的类型，常见于 30～40 岁女性，与妊娠关系密切，20%～50% 患者合并其他自身免疫疾病 [2-4]。

Jürgen Honegger 等人对德国全国范围内多中心的 76 例垂体炎患者(入选标准：医生根据患者症状体征、内分泌检查、垂体 MRI 的问卷评估患者垂体炎可能 >50%，MRI 有明确的鞍区病灶；排除标准：医生根据问卷考虑继发炎症可能，颅内存在其他病灶，ACE 或者 IL-2 受体水平异常升高)进行了横断面研究 [5]，是目前关于垂体炎样本量最大的研究，结果显示垂体炎的非内分泌临床表现主要为头痛(50%)及体重增加(18%)，内分泌相关临床表现主要表现为多饮多尿(54%，尿崩症患者中 71% 的鞍区 MRI 示垂体柄增粗)和腺垂体功能减退; 其中仅 11% 与妊娠相关。

原发性垂体炎应与垂体腺瘤、生殖细胞瘤和颅咽管瘤等进行鉴别, 若患者出现剧烈、持续头痛, 有多饮多尿、纳差乏力等可疑垂体功能减退症状, 内分泌检查提示垂体功能减退, 影像学提示垂体弥漫增大, 垂体柄增粗, 病灶舌样延伸, 垂体后叶高信号消失, T_1 低信号, 增强后明显强化等, 均提示垂体炎诊断可能。影像学是鉴别鞍区炎症性占位与垂体腺瘤等肿瘤性占位的重要方法。

原发性垂体炎中, 不同病理类型的临床表现并无显著区别。相较于其他原发性垂体炎, 淋巴细胞性垂体炎患者中女性比例更高, 与妊娠关系密切, 既往报道有 11%～50% 淋巴细胞性垂体炎发生在妊娠晚期至产后 6 个月, 常合并其他自身免疫性疾病, 影像学常表现为鞍区对称性占位、T_1WI 等信号、增强后均匀强化, 正常垂体组织、垂体柄未见, 常向鞍上延伸, 脑膜强化相助, 可伴有囊变。而肉芽肿性垂体炎患者内分泌激素缺乏更严重, 100% 出现生长激素缺乏, 与妊娠几乎无关, 较少合并其他自身免疫性疾病, 影像学表现与淋巴细胞性垂体炎难鉴别; 黄瘤样垂体炎更罕见, 患者年龄平均 20～25 岁, 较其他原发性垂体炎患者年纪轻, 腺垂体功能减退与尿崩较其余两种垂体炎更少见, 影像学常表现为圆形的低信号垂体占位, 常伴垂体柄移位但不增粗。明确垂体炎具体的病理类型有赖于组织病理学诊断。

本例患者为年轻女性, 妊娠后期起病, 临床表现为头痛、纳差、多饮、多尿, 实验室检查提示全垂体功能减退, 影像学提示鞍区异常信号 (1.8cm×2.5cm), T_1WI 等信号, 垂体后叶高信号消失, 增强后可见明显均匀强化, 正常垂体组织、垂体柄未见, 前颅底可见线状硬脑膜强化, 视交叉受压, 未见明显水肿, 无视野缺损, 根据临床表现、实验室检查及影像学, 考虑原发性垂体炎可能大, 最后通过手术明确病理诊断为: 淋巴细胞性垂体炎。

(二) 如何治疗淋巴细胞性垂体炎? 预后如何?

原发性垂体炎较为罕见, 对垂体炎的自然病程缺乏相关数据, 其临床诊断和治疗尚无相应诊治指南或共识。

淋巴细胞性治疗一般分为两部分: ①针对垂体功能减退的替代治疗。包括尿崩症患者的去氨加压素治疗、肾上腺皮质功能减退时的糖皮质激素补充、甲状腺功能减退的 LT_4 替代, 性腺轴的性激素 / 促性腺激素替代; 应注意的是垂体功能减退可能自发恢复或经病因治疗后恢复, 因此监测垂体功能并调整治疗方案是必要的; ②针对淋巴细胞性垂体炎病灶本身的治疗。可选治疗方法包括糖皮质激素 (GC)、免疫抑制剂、手术、放疗或随访观察保守治疗[6-9]。首选 GC 治疗, 但目前对 GC 在淋巴细胞性垂体炎的治疗剂量和疗程缺乏共识。报道的文献中用法各异, 有大剂量短程冲击治疗, 如甲泼尼龙 0.5～1g/d 数日; 有中等剂量起始口服治疗。GC 治疗多数对改善头痛、缩小垂体病灶有效。GC 治疗无效或减量 / 停药后复发者可以联用免疫抑制剂, 如硫唑嘌呤等。手术有助于明确病理, 激素治疗无效患者手术可直接缩小垂体病灶, 快速改善占位效应。随访观察的保守治疗适合症状轻或就诊时已过急性期患者。放射治疗的疗效尚不明确, 不作为首选治疗。

无论是急性期还是慢性期, 垂体功能减退若未及时替代, 特别是肾上腺皮质轴未替代, 在应激情况下可能诱发危象。孕晚期发病者, 未及时行垂体功能评估和治疗时, 分娩或剖宫产可能诱发垂体危象。经及时诊断和治疗, 淋巴细胞性垂体炎的预后良好。部分患者的垂体功能可恢复正常, 未能恢复的需要长期替代治疗。至于哪种治疗有益于垂体功能的恢复尚无定论, 只有各种治疗方案的缓解率报道, 缺乏不同治疗方案的随机对照研究,而且由于每个研究收录的病例数有限,不同研究收录的病例病情程度不一,相互间无法比较。有少量文献报道垂体炎自发缓解[6],Khare 等人[3] 报道了 15 例垂体炎,随访中 33% 垂体功能恢复,尿崩症完全缓解;Hoshimaru 等人[10] 报道了 4 例垂体柄炎症自发缓解。Jurgen Honegger 报道[9] 中 32 例患者使用甲泼尼龙治疗,起始剂量 20~500mg(平均 60mg),治疗时间从 4 天至 1 年不等(平均 2 个月),平均随访 2.3 年,57% 患者使用激素后头痛等症状即刻缓解,垂体功能 70% 患者无变化、15% 部分恢复、15% 患者有进一步减退,MRI 随访显示 66% 病灶缩小、31% 不变、3% 有进展,复发率达 38%,主要出现在激素减量及停药的阶段。既往研究报道激素治疗垂体炎副作用并不显著,但在该研究中发现 64% 患者出现明显的激素相关不良反应。

Honegger 等报道的来自德国的研究中,共有 33 例患者行手术治疗(其中 3 例手术联合大剂量激素治疗):7 例活检、12 例病灶部分切除、13 例病灶全切(还有 1 例不明)。只有 25 例患者有术后垂体功能的随访数据,17 例垂体功能较术前无变化,2 例有部分垂体功能的恢复,6 例有进展。文献报道中手术后垂体功能有恢复的患者约 8%~45%[7,9],尿崩症常为永久性。手术后垂体炎复发率 11%~25%,复发平均出现在术后的 8.4 个月。复发与病灶全切或者部分切除无明显相关,而病灶全切患者的全垂体功能减退更为常见,因此不建议行病灶全切手术。

该患者临床症状明显,手术活检只为明确病理,根据华山医院单中心经验予甲泼尼龙治疗:静滴 40mg×10 天→口服 40mg/d×4 天→36mg/d×2 周→32mg/d×2 周→24mg/d×2 周→16mg/d×2 周→8mg/d×2 周→4mg/d×2 周,共治疗 4 个月后改用口服醋酸可的松 12.5mg/d。其间头痛症状完全缓解,MRI 提示垂体恢复正常,甲状腺轴、性腺轴功能恢复,尿崩症缓解,虽肾上腺皮质醇目前尚未完全恢复,提示治疗效果良好。

【专家点评】

淋巴细胞性垂体炎的早期识别和诊断比较困难,确诊依赖病理结果。本病例中患者妊娠晚期起病,临床表现为头痛、纳差、多饮多尿,内分泌激素检查提示全垂体功能减退,影像学示垂体对称性占位、增强后均匀强化、向鞍上延伸,正常垂体组织、垂体柄未见,提示垂体炎可能大,手术病理结果明确淋巴细胞性垂体炎,激素治疗后症状消失、尿量恢复,垂体前叶功能基本恢复正常,淋巴细胞性垂体炎的治疗经验值得学习和分享。

参 考 文 献

[1] Goudie RB, Pinkerton PH. Anterior hypophysitis and Hashimoto's disease in a young woman. J Pathol Bacteriol, 1962, 83: 584-585.

[2] Buxton N, Robertson I. Lymphocytic and granulocytic hypophysitis: a single centre experience. Br J Neurosurg, 2001, 15(3): 242-245, discussion 245-246.

[3] Khare S, Jagtap VS, Budyal SR, et al. Primary (autoimmune) hypophysitis: a single centre experience. Pituitary, 2015, 18(1): 16-22.

[4] Rivera JA. Lymphocytic hypophysitis: disease spectrum and approach to diagnosis and therapy. Pituitary, 2006, 9(1): 35-45.

[5]　Honegger J, Schlaffer S, Menzel C, et al. Diagnosis of primary hypophysitis in Germany. J Clin Endocrinol Metab, 2015, 100（10）: 3841-3849.

[6]　Caturegli P, Newschaffer C, Olivi A, et al. Autoimmune hypophysitis. Endocr Rev, 2005, 26（5）: 599-614.

[7]　Gutenberg A, Hans V, Puchner MJ, et al. Primary hypophysitis: clinical-pathological correlations. Eur J Endocrinol, 2006, 155（1）: 101-107.

[8]　Caturegli P, Iwama S. From Japan with love: another tessera in the hypophysitis mosaic. J Clin Endocrinol Metab, 2013, 98（5）: 1865-1868.

[9]　Honegger J, Buchfelder M, Schlaffer S, et al. Treatment of primary hypophysitis in Germany. J Clin Endocrinol Metab, 2015, 100（9）: 3460-3469.

[10]　Hoshimaru M, Hashimoto N, Kikuchi H. Central diabetes insipidus resulting from a nonneoplastic tiny mass lesion localized in the neurohypophyseal system. Surg Neurol, 1992, 38（1）: 1-6.

病例28 肉芽肿性垂体炎——反复头痛，鞍区占位

孙全娅 撰写　叶红英 指导

【导读】

年轻男性，以头痛起病，MRI 发现鞍内占位伴显著强化，垂体前叶功能减退，糖皮质激素治疗有效，但停药即反复。临床考虑"垂体炎"。如何明确诊断？如何治疗？预后如何？

【病例简介】

患者，男，30 岁。因"反复头痛 1 年"于 2008 年 6 月入住内分泌科诊治。患者 2007 年 7 月无明显诱因下出现头痛，以左侧为著，呈搏动性、阵发性跳痛，每次发作持续数小时，每 5～6 天发作 1 次，无发热，无抽搐，无肢体感觉、活动障碍，无恶心呕吐，无视物模糊。当地医院查头颅 MRI 未见异常，予扩血管和营养神经治疗无效。2007 年 10 月头痛加重，呈持续性头痛。2007 年 11 月受凉后出现高热，头痛加重，予对症治疗后体温恢复正常，头痛无缓解。行腰椎穿刺，脑脊液压力 230cmH$_2$O，脑脊液白细胞 40 个 /μl，蛋白 882mg/L，未找到隐球菌、抗酸杆菌。胸部 CT：左肺上叶纤维增殖灶。予氨曲南抗感染治疗，头痛仍无缓解。入住当地上级医院，复查脑脊液白细胞 14 个 /ml，淋巴细胞 85%，未见肿瘤细胞，未找到抗酸杆菌、隐球菌，病毒抗体阴性（科萨奇、呼吸道合胞病毒、流感病毒、艾可病毒、腺病毒）。11 月 20 日起予甘露醇静滴后头痛缓解，11 月 21 日鞍区 MRI（图 28-1A、B）示"鞍内占位"。内分泌检查示睾酮、血皮质醇明显降低，12 月 6 日开始予地塞米松 10mg，每日 1 次，连续应用 10 天，复查 MRI 病灶有明显缩小（图 28-1C、D）。12 月 18 日出院口服甲泼尼龙 4mg，每日 1 次，1 个月后停药。2008 年 3 月复查头颅 MRI 病灶再次增大（图 28-1E），予泼尼松 5mg，每日 2 次口服，1 个月后复查头颅 MRI 病灶再次缩小（图 28-1F）。此后仍反复发作头痛，痛时自服泼尼松 5～10mg。2008 年 5 月华山医院门诊查内分泌激素：ACTH＜10pg/ml，晨血皮质醇 0.05μg/dl，24hUFC 44.64μg/24h；TSH 0.5mIU/L，FT$_3$ 4.22pmol/L，FT$_4$ 4.11pmol/L；LH＜0.14IU/L，FSH 2.37IU/L，T＜0.08nmol/L。垂体增强 MRI 示鞍区类圆形异常信号占位，高约 1.3cm，T$_1$WI 以等信号为主，边缘清晰，向上生长压迫视交叉，增强后肿块呈不均匀强化。

自发病来患者自觉胡须生长缓慢，体重增加 5kg，否认畏寒、乏力、纳差、性功能减退、口干、多饮、多尿等。

既往史：十余年前有肺结核史，抗结核治疗 3～4 个月后复查好转（具体不详）。

体格检查：体温 36.5℃，呼吸 20 次 / 分，脉搏 80 次 / 分，血压 126/80mmHg，神清，肥胖

体型，皮肤巩膜无黄染，浅表淋巴结未及肿大，瞳孔等大等圆，对光反射灵敏，颈软，未及甲状腺肿大，心肺听诊无殊，双下肢无水肿。

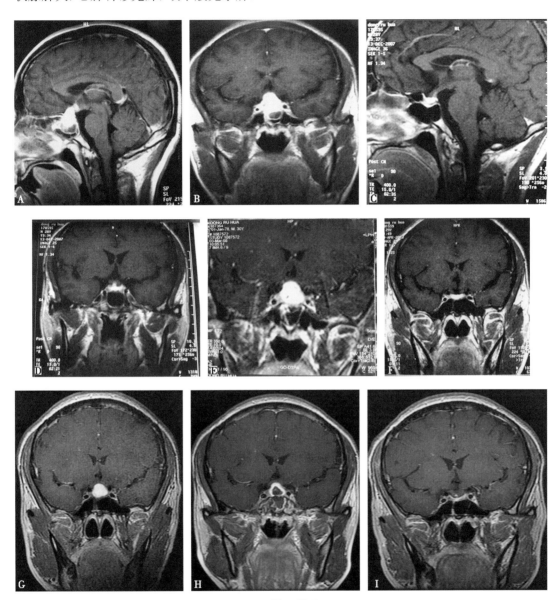

图 28-1 鞍区增强 MRI

A、B. 2007 年 11 月 21 日，首次激素治疗前鞍区 MRI，鞍区占位，呈高信号；C、D. 2007 年 12 月 13 日，地塞米松 10mg（每日 1 次）治疗 1 周后复查，病灶明显缩小；E. 2008 年 3 月 3 日，停用甲泼尼龙 1.5 个月后，病灶较前（图 C、D）增大；F. 2008 年 4 月 10 日，泼尼松 5mg（每日 2 次）治疗 1 个月，病灶明显缩小；G. 2008 年 5 月 20 日，不规律应用泼尼松 5～10mg，病灶明显增大；H. 术后 1 周鞍区 MRI；I. 术后 2 个月鞍区 MRI

【实验室及辅助检查】

血常规：白细胞 6.77×10^9/L，中性粒细胞比例 42%，淋巴细胞比例 50%↑，血红蛋白 142g/L，

血小板 288×10^9/L。

肝肾功能、电解质、血糖：正常。

甘油三酯：2.34mmol/L↑。

CRP：3.3mg/L。ESR：16mm/h↑。

肾上腺皮质功能：血 ACTH（上午 8：00）<10pg/ml↓，血皮质醇（上午 8：00）0.14μg/dl↓，24hUFC 2.15μg/24h↓。

甲状腺功能：TSH 1.3mIU/L，FT_3 2.9pmol/L↓，FT_4 7.69pmol/L↓。

性腺轴激素：LH<0.14IU/L，FSH 1.87IU/L，T<0.08nmol/l。

PRL 3.46ng/ml。

垂体平扫＋增强 MRI（见图 28-1G）：鞍区可见异常信号占位，高约 1.3cm，T_1WI 以等低信号为主，T_2WI 呈略高信号，边缘清晰，肿块向上生长压迫视交叉，增强后明显强化，海绵窦及颈内动脉未见累及。

肺部 CT：左肺上叶陈旧性改变。

B 超：双侧颈部淋巴结增大，形态规则；脂肪肝，左叶低回声结节，血管瘤可能大。

【诊治经过 1】

功能诊断：根据患者内分泌激素检查结果，血皮质醇（上午 8：00）<3μg/dl，ACTH<10pg/ml，FT_3、FT_4 降低，TSH 在正常范围内，T 和 LH、FSH 均低下，垂体前叶功能减退诊断明确。暂无垂体后叶功能减退依据。

病因诊断：垂体病变，有待进一步明确性质。

治疗：予醋酸可的松、左甲状腺素钠片替代治疗。为明确垂体病灶性质，进一步行经蝶垂体病灶活检术。

【MDT 讨论与临床决策】

问题：如何明确垂体病变性质？

内分泌科意见： 该患者以"头痛"起病，激素检验提示垂体前叶功能减退，影像学提示鞍区占位，目前功能诊断及定位诊断明确，但病因不清。患者糖皮质激素治疗有效，停药后复发，故首先考虑原发性垂体炎，继发性垂体炎有待排除，垂体淋巴瘤不除外。垂体炎包括原发性垂体炎和继发性垂体炎[1]（表 28-1），前者以淋巴细胞性垂体炎最多见。但淋巴细胞性垂体炎常见于女性，而该患者为男性，患者虽激素治疗有效，但病情反复，其原因可能与激素治疗剂量和疗程有关，但仍应考虑其他类型的垂体炎或非炎症性疾病。不同病因治疗手段及预后不同，建议外科手术活检以明确病理。

放射科意见： 患者鞍区 MRI 增强可见异常信号占位，高约 1.3cm，T_1WI 以等低信号为主，T_2WI 呈略高信号，边缘清晰。垂体柄右移。肿块向上生长压迫视交叉，鞍上池闭塞。海绵窦及颈内动脉未见累及。增强后明显强化。根据病灶特点提示鞍区占位伴强化后血供丰富，结合激素治疗有效病史可考虑肉芽肿性垂体炎或淋巴细胞性垂体炎。

神经外科意见： 患者鞍区 MRI 增强可见异常信号占位，高约 1.3cm，临床考虑垂体炎，激素治疗有效但病情反复,患者及家属知情同意,为明确诊断可行经蝶垂体病灶活检术,术中行冰冻切片,帮助决定手术范围;如病理证实为炎症,患者病情反复也可考虑手术治疗。

临床综合分析与决策:为明确垂体病变性质,于2008年7月4日行经蝶垂体病灶活检术。

表28-1 垂体炎的分类[1]

原发性垂体炎	继发性垂体炎
淋巴细胞性垂体炎	邻近损害
肉芽肿性垂体炎	Rathke囊肿
黄瘤病性垂体炎	生殖细胞瘤
IgG4相关性垂体炎	颅咽管瘤
混合型垂体炎	垂体肿瘤
淋巴细胞性肉芽肿性垂体炎	全身性疾病
黄瘤病性肉芽肿性垂体炎	韦格纳肉芽肿
	结节病
	梅毒
	朗格汉斯细胞组织增生症
	免疫调节药物
	CTLA-4阻断剂(伊匹单抗)
	INF-α

【诊治经过2】

患者术中冰冻病理提示炎性肉芽肿可能大,遂行大部切除。术后病理(图28-2)示淋巴细胞、浆细胞、多核巨细胞等炎症细胞聚集形成肉芽肿性病变。

术后予头孢曲松、甲硝唑等抗感染,同时予口服醋酸可的松25mg,每日3次,地塞米松10mg静滴3天,减量至5mg静滴2天,术后1周(2008年7月11日)复查鞍区MRI示病灶大部分切除(见图28-1H)。出院时将醋酸可的松调整为早37.5mg、下午12.5mg,并加用左甲状腺素钠片25μg(每日1次),十一酸睾酮40mg(每日2次)替代治疗。出院后改为醋酸可的松早25mg、下午12.5mg,左甲状腺素钠片50μg(每日1次),十一酸睾酮40mg(每日2次)替代治疗。头痛未再出现,1个月后住院随访,患者精神、胃纳状况好,24小时尿皮质醇(108.94μg/24h)、FT₃、FT₄、TT₃、TT₄均在正常范围内;MRI示术后改变(见图28-1I)。继续可的松、左甲状腺素钠片和睾酮替代治疗。

【随访与转归】

2009年1月因"头痛3天"再次入院,垂体增强MRI:垂体肉芽肿术后,鞍上见圆形异常信号,与前片比较垂体左侧可见异常强化灶。考虑病灶增大,予甲泼尼龙40mg静滴4天治疗后头痛缓解,续以替代治疗。2010年8月随访垂体增强MRI示术后改变,未见病灶复发。垂体前叶功能减退持续可的松、左甲状腺素钠片和睾酮替代治疗中。

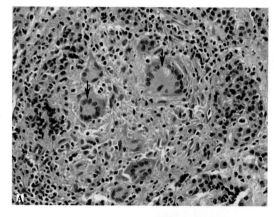
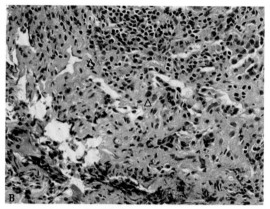
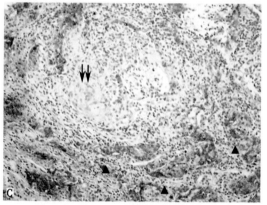

图 28-2　垂体病灶病理

A、B. HE ×400，淋巴细胞、浆细胞、多核巨细胞等炎症细胞聚集形成肉芽肿性病变（↓代表多核巨细胞，△代表嗜伊红粒细胞）；C. 免疫组化法 ×400，炎性肉芽肿周边见 Syn 标记阳性垂体腺组织（▲代表垂体腺组织，↓↓代表肉芽组织）

【经验与体会】

（一）如何诊断及鉴别诊断肉芽肿性垂体炎？

首先，垂体炎的诊断依赖于患者临床表现及影像学。原发性垂体炎应与垂体腺瘤、生殖细胞瘤和颅咽管瘤等疾病鉴别，当患者出现剧烈、持续头痛，有垂体功能减退表现或实验室证据，影像学提示垂体弥漫增大，垂体柄增粗，病灶舌样延伸，垂体后叶高信号消失，T_1低信号，增强后明显强化等，提示垂体炎诊断可能。其中影像学是鉴别鞍区炎症性占位与垂体腺瘤的重要方法。

其次，明确垂体炎类型依赖于组织病理。肉芽肿性垂体炎主要与淋巴细胞性垂体炎鉴别[2]，鉴别要点如表 28-2 所示。肉芽肿性垂体炎病理表现为广泛分布的多核巨细胞，许多定植的吞噬细胞（组织细胞），有些形成肉芽肿，不同程度的淋巴细胞浸润和纤维化。淋巴细胞性垂体炎病理表现为大量炎性细胞包括淋巴细胞、浆细胞以及散在的嗜酸性粒细胞浸润腺垂体组织，没有肉芽肿形成，残存的垂体前叶细胞结构能保持正常或形成上皮细胞巢，随着病程的进展可发生不同程度纤维化、坏死等。

再次，原发性肉芽肿性垂体炎需除外其他继发性病因。除原发性之外，肉芽肿性垂体炎也可继发于其他疾病，包括结核、结节病、梅毒、垂体腺瘤、郎格汉斯组织细胞增生症，韦格纳肉芽肿，Rathke囊肿破裂等，临床上需除外继发性原因后方可诊断原发性肉芽肿性垂体炎。

表28-2　特发性肉芽肿性垂体炎与淋巴细胞性垂体炎鉴别要点

鉴别要点	特发性肉芽肿性垂体炎[3]	淋巴细胞性垂体炎[4]
发病情况	发病率极低	最常见垂体炎类型
性别差异	女：男 = 59：23	女：男 = 8：1
平均起病年龄（岁）	43（女）～48（男）	34.5（女）～44.7（男）
和妊娠关系	与妊娠无关	常见于妊娠6个月至产后6个月期间
家族史/个人史	无	自身免疫性疾病的家族史和/或个人史 HLA相关：HLA DR4（44%）、HLA DR5（23%）
临床表现	头痛（100%），视野异常等；可表现为无菌性脑膜炎；尿崩症较淋巴细胞性垂体炎常见	垂体增大相关压迫表现、垂体功能异常
鞍区MRI	多数显著强化，可不均质强化；垂体柄增粗、垂体后叶高信号消失；病灶特征性向下丘脑舌样伸展	垂体增大伴强化
其他	排除全身性肉芽肿性疾病的累及，如肉样瘤病、Takayasu病、结核或真菌感染等	抗垂体抗体检测有助于诊断

（二）肉芽肿性垂体炎的治疗和预后

因肉芽肿性垂体炎实属罕见，各医院对其认识及经验有限。手术病理可以确立诊断，但对治疗目前尚无共识。采取的治疗方案包括手术、激素或手术联合激素等。

该病例是华山医院内分泌科诊治的第一例肉芽肿性垂体炎，当时查阅相关文献结合病人的治疗反应，术后给予一个短期的糖皮质激素治疗，即改为垂体功能减退的替代治疗。随访情况说明症状有效缓解，垂体功能减退持续。治疗后半年复发，短期激素治疗后即缓解，可能与糖皮质激素治疗疗程短有关。

2014年Hunn等[3]通过文献检索总结了82例经手术病理确诊的特发性肉芽肿性垂体炎患者的临床特征、治疗情况及预后。82例患者中，30例仅行垂体切除术，23例行垂体切除术＋糖皮质激素治疗，9例行活检术＋糖皮质激素治疗，余患者治疗方案不详。以上3种治疗方法的症状缓解率无统计学差异（90.5% vs 68.4% vs 87.5%，$P > 0.05$）。激素替代治疗情况：垂体切除术＋糖皮质激素治疗组需要激素替代治疗的患者比例（90%）高于仅行垂体切除术组（65.4%，$P = 0.067$），活检术＋糖皮质激素治疗组为88.9%。3种治疗方法的复发率分别为8%、15%、11.1%，无统计学差异（$P > 0.05$）。该研究认为仅行垂体切除术对患者的症状恢复优于垂体切除术联合糖皮质激素治疗。但该研究重点关注不同治疗方式的预后，未能分析不同治疗组病情本身差异，而病情本身影响治疗方案的选择也影响疾病最终预后。

肉芽肿性垂体炎属自身免疫性垂体炎，对于糖皮质激素不敏感或缓解后反复或复发的病例,可加用甲氨蝶呤、环孢素、环磷酰胺等免疫抑制剂,利妥昔单抗和英夫利昔单抗也有成功治疗复发性自身免疫性垂体炎的报道。

总之,关于肉芽肿性垂体炎的诊治需要积累更多的经验。

【专家点评】

肉芽肿性垂体炎是一种极为罕见的垂体炎。因为对其研究及认识度不足,早期识别和诊断较为困难,确诊依赖病理结果。本病例为青年男性,头痛起病,伴垂体前叶功能减退,MRI 鞍区占位显著强化,经手术并且明确为肉芽肿性垂体炎。该病对糖皮质激素治疗效果不如淋巴细胞性垂体炎,手术切除部分垂体组织可能对患者症状缓解有帮助,且大多数患者需要激素替代治疗。

参 考 文 献

[1] Carmichael JD. Update on the diagnosis and management of hypophysitis. Curr Opin Endocrinol Diabetes Obes, 2012, 19(4): 314-321.

[2] Buxton N, Robertson I. Lymphocytic and granulocytic hypophysitis: a single centre experience. Br J Neurosurg, 2001, 15(3): 242-246.

[3] Hunn BH, Martin WG, Simpson H Jr, et al. Idiopathic granulomatous hypophysitis: a systematic review of 82 cases in the literature. Pituitary, 2014, 17(4): 357-365.

[4] Rivera JA. Lymphocytic hypophysitis: disease spectrum and approach to diagnosis and therapy. Pituitary, 2006, 9(1): 35-45.

病例 29 IgG4 垂体柄炎——反复皮疹，尿崩，垂体功能减退

孙全娅 撰写 赵晓龙 指导

【导读】

中年女性，因"乏力、纳差、恶心、呕吐和口干、多饮、多尿"行内分泌功能检查，结果显示垂体前叶功能减退、尿崩症，MRI 发现垂体柄病灶。追问病史，反复皮疹 20 余年，曾行皮肤活检提示"淋巴细胞浸润"，长期反复糖皮质激素治疗有效但停药后皮疹即复发。1 年前出现"眼胀眼痛"，眼眶 MRI 提示眼肌增粗，TRAb 阴性，当地医院按甲状腺相关眼病予糖皮质激素治疗后好转。如何明确最终诊断？如何治疗？

【病史简介】

患者，女，52 岁。因"面部皮疹 20 余年，眼胀眼痛半年，乏力纳差 2 个月"于 2015 年 4 月入院诊治。患者自 1990 年起反复出现颜面部红斑，2000 年首次就诊，行面部皮肤活检，病理提示"淋巴细胞浸润"，予泼尼松、雷公藤等治疗后颜面部红斑好转，但患者服药不规律，病情反复。2008 年出现左下肢结节，活检病理与之前皮肤活检病理一致，患者继续不规则服用泼尼松及雷公藤。2014 年 11 月因"眼胀眼痛、视物模糊"于外院就诊，眼眶 MRI（见图 29-1A、B）示：双眼外肌增粗；查甲状腺功能正常，TRAb 及 TPO 抗体阴性。当地医院考虑"甲状腺相关性眼病"，予泼尼松 50mg/d 治疗，眼睑肿胀症状好转，逐渐减量。至 2015 年 2 月减量至 10mg/d 时出现纳差、乏力等不适，2015 年 3 月自行停用泼尼松，1 周后纳差乏力症状加重，出现恶心、呕吐伴多饮、多尿，入住当地医院，查血皮质醇（上午 8：00）为 0.67μg/dl，FSH、LH 和 E_2 降低，MRI 提示垂体柄增粗，T_1WI 呈高信号（见图 29-2A、B）。2015 年 4 月为进一步诊治入住华山医院。患者近期出现心慌伴面目水肿、视物模糊、怕光流泪加重。

否认干扰素、抗毒性 T 淋巴细胞抗原 4（CTLA-4）抗体类药物使用史。

体格检查：精神萎，库欣综合征面容，向心性肥胖，全身皮肤菲薄、干燥，可见搔抓痕迹和局部色素沉着，浅表淋巴结未及肿大。面目水肿，左眼睑、结膜发红。甲状腺无明显肿大，心、肺查体无殊。腹软，脐周压痛、无反跳痛，肝、脾肋下未及，Murphy 征（−）。双下肢无水肿。

【实验室及辅助检查】

肾上腺皮质轴：血皮质醇（上午 8：00）1.46μg/dl，ACTH＜10pg/ml。

性腺轴：$E_2 < 18.35$pmol/L，$P < 0.095$nmol/L，LH 0.44IU/L↓，FSH 6.64IU/L↓。

甲状腺轴：TSH 1.02mIU/L，TT_4 59.9nmol/L↓，TT_3 1.21nmol/L↓，FT_4 8.25pmol/L，FT_3 3.79pmol/L↓。

IGF-1：84.06μg/L↓。

PRL：161.00ng/ml↑。

P-ANCA 和 C-ANCA 抗体阴性，其他自身免疫抗体检测均阴性。

眼眶 MRI（图 29-1C、D）：左眼内直肌和右眼外直肌增粗，甲状腺相关性眼病可能，较第一次糖皮质激素治疗前眼眶 MRI（图 29-1A、B）改善。

颅骨、肋骨和四肢长骨 X 线：未见异常。

胸部 CT：右肺下叶结节，左肺下叶钙化灶；两肺纹理增多；纵隔内淋巴结肿大，建议随访。

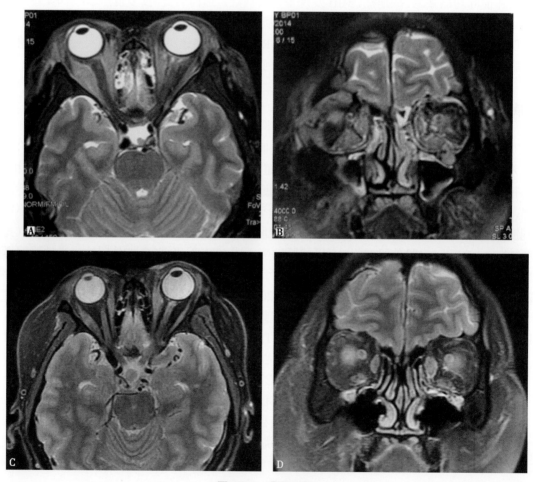

图 29-1 眼眶 MRI

2014 年 11 月双侧眼肌明显增粗（A. 水平位，B. 冠状位），激素治疗后 2015 年 4 月复查提示眼肌增粗明显减轻（C. 水平位，D. 冠状位）

【内分泌功能试验】

禁水加压试验结果提示中枢性尿崩。

【诊治经过 1】

功能诊断：根据患者纳差乏力、恶心呕吐、多饮多尿等症状，结合实验室检查，包括垂体 - 肾上腺皮质轴——血皮质醇（上午 8：00）1.46μg/dl、ACTH < 10pg/ml，均下降；垂体 - 性腺轴——LH、FSH、E_2 水平均下降；垂体 - 甲状腺轴——T_3、T_4 降低，但 TSH 不高；垂体 - 生长激素轴——IGF-1 下降；禁水加压试验提示中枢性尿崩。垂体前叶功能减退症、中枢性尿崩症诊断明确。PRL 为 161.00ng/ml↑，考虑为垂体柄阻断效应。予以可的松、左甲状腺素钠片、醋酸去氨加压素片替代治疗。

定位诊断：根据患者垂体各轴激素水平、影像学表现（垂体柄增粗），定位于垂体柄。

病因诊断：垂体柄增粗常见病因多样，有炎症、肿瘤、先天性疾病等。该患者垂体柄增粗病因诊断需进一步完善检查以明确。

【MDT 讨论和临床决策】

问题：如何进行垂体柄增粗的病因诊断？

内分泌科意见：垂体柄增粗病因十分复杂，包括先天性、肿瘤性或炎症性、感染性病变。该患者首先考虑炎症性病变可能，原因如下：①病变对激素治疗有效；② MRI 病灶信号较均匀，强化后呈高信号，为弥漫性病变。该患者同时伴有眼肌及皮肤受累表现，需考虑全身系统性疾病可能，特别是自身免疫相关性疾病。下一步可完善自身免疫抗体及 IgG4 检测，可请皮肤病理科会诊协助进一步明确诊断，复查胸部 CT 排除有无肺结节病。如仍无法明确诊断，可予诊断性免疫抑制治疗辅助诊断，必要时可行病灶活检获得病理证据。若行诊断性免疫抑制治疗，可予甲泼尼龙 40～80mg/d 治疗 10 天后复查鞍区 MRI。

放射科意见：鞍区平扫和增强 MRI 表现为垂体变扁，蝶鞍内充填脑脊液；垂体柄明显增粗，强化明显；视交叉增粗；余未见明显异常。诊断结论为部分性空蝶鞍；垂体柄增粗，视交叉增粗，建议除外淋巴细胞性垂体炎可能，请结合其他检查。

神经外科意见：该患者病灶体积较大，为明确诊断可行经蝶垂体柄病灶活检术，但结合患者病史，考虑炎症可能大，可先行激素治疗，如果无效建议活检手术明确病理。

临床综合分析与决策：检查血清 IgG4 及请皮肤病理科会诊；如仍无法明确可考虑垂体柄病灶活检。

【诊治经过 2】

测血清 IgG4 为 2.68g/L↑（华山医院正常参考范围：0.03～2.01g/L），皮肤病理切片病理会诊示"皮肤真皮浅中层血管周围淋巴细胞为主的炎症浸润，未见淋巴细胞皮肤肿瘤"。结合患者 IgG4 升高、多脏器（皮肤、垂体和眼肌）累及，临床考虑鞍区病变为 IgG4 相关性垂体炎。予甲泼尼龙 40mg/d 静滴，10 天后复查鞍区 MRI（图 29-2C）示垂体柄增粗较激素治疗前（图 29-2A、B）明显好转，改予甲泼尼龙 40mg/d 口服，逐渐减量，每两周减 4mg。口服 8 周后，甲泼尼龙减至 20mg/d，IgG4 水平从 2.68g/L 降为 1.72g/L，2015 年 7 月（治疗 3 个月）复查鞍区 MRI（图 29-2D）发现病灶明显缩小。

2015 年 9 月停用激素，未门诊随访，无纳差、乏力等特殊症状；2015 年 10 月出现纳差、乏力，伴恶心、呕吐，仍有库欣综合征面容。右脸颊部可见浸润性皮疹，行皮肤活检，病理结果示（图 29-3）：小块组织呈慢性炎症病理改变，小血管周围淋巴细胞和浆细胞浸润。垂体功能检测仍提示垂体前叶功能减退，IgG2 8.02g/L（外院正常参考范围：1.5～6.4g/L）升高，IgG4 6.95g/L（外院正常参考范围：0.08～1.4g/L）升高。2015 年 11 月垂体 MRI（图 29-2E、F）示垂体柄增粗、左偏，视交叉右侧视束肿胀。考虑激素减量后病情反复，再予甲泼尼龙 40mg/d 联合 CTX 每周 0.4g 治疗，CTX 累积剂量达 10g，同时激素较前减量更慢，每两周减半片。

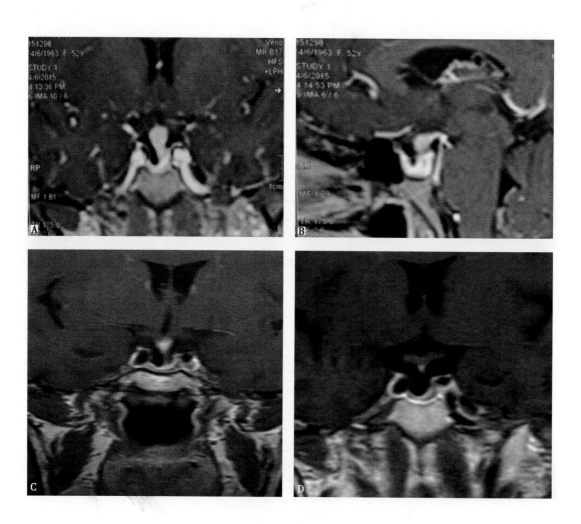

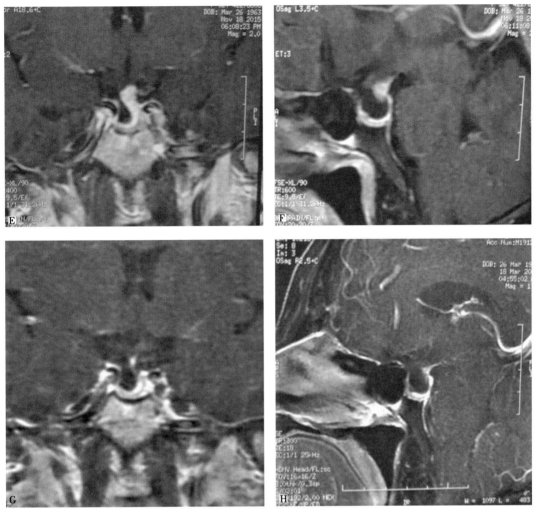

图 29-2　鞍区 MRI 动态变化

A、B. 2015 年 4 月 6 日激素冲击治疗前，垂体柄明显增粗；C. 2015 年 5 月 10 日甲泼尼龙治疗 10 天，垂体柄缩小；D. 2015 年 7 月 27 日甲泼尼龙治疗 3 个月，垂体柄缩小；E、F. 2015 年 11 月 18 日复发，垂体柄增粗；G、H. 2016 年 3 月 18 日第二次激素治疗联合 CTX 治疗后垂体柄病灶明显缩小

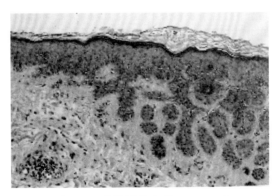

图 29-3　皮肤活检病理（HE×200）

【随访与转归】

第二次激素联合 CTX 治疗 1 个月后复查 IgG4 0.497g/L,较前明显降低。2016 年 3 月复查鞍区 MRI 提示病灶明显缩小(图 29-2G、H)。目前患者病情稳定,仅予醋酸可的松、左甲状腺素钠片和醋酸去氨加压素片替代治疗。

【经验与体会】

(一)垂体柄病变的鉴别诊断

此案例的诊断思路可从垂体柄病变的鉴别诊断入手,请参考病例 36。

(二)IgG4 相关性垂体炎的诊断

IgG4 相关性疾病是一种以血清 IgG4 水平升高及 IgG4 阳性细胞浸润多种器官和组织为特征的慢性、系统性疾病,常见受累器官包括泪腺、胰腺和腹膜后间隙等[1]。IgG4 相关性垂体炎是 IgG4 相关性疾病的一种,其主要特点是浆细胞对垂体和 / 或垂体柄的浸润,导致垂体功能改变或占位效应,最早由 Vliet 和 Perenboom 于 2004 年首先描述,Wong 等于 2007 年首次行病理学诊断。IgG4 相关性垂体炎约占 IgG4 相关疾病的 0.8%,在 170 例垂体功能低下和 / 或尿崩患者中,诊断为垂体炎的患者中约 30%(7/23)为 IgG4 相关垂体炎[2],故其发病率可能被低估。男女比例约为 2.9∶1。临床主要表现为垂体功能减退,占位效应,其他脏器受累。

2011 年 Leporati 等[3] 等提出了 IgG4 相关性垂体炎的诊断标准:①垂体组织病理:单核细胞浸润,淋巴细胞和浆细胞富集,每高倍镜视野 IgG4 阳性浆细胞≥10 个;②垂体 MRI:蝶鞍处肿块和 / 或垂体柄增粗;③其他受累器官生物活检发现 IgG4 阳性浆细胞;④血清 IgG4 浓度大于 140mg/dl;⑤激素治疗后垂体肿块迅速缩小,症状改善。当满足标准①或标准②和③或同时满足②、④和⑤,即可诊断。本例患者无垂体组织病理,但同时满足②、④和⑤,故可诊断为 IgG4 相关性垂体炎,该患者同时累及皮肤及眼肌。

(三)IgG4 相关性垂体炎与其他垂体炎的鉴别诊断

IgG4 相关性垂体炎是原发性垂体炎的一种,主要与其他种类的原发性垂体炎相鉴别,包括淋巴细胞性垂体炎、肉芽肿性垂体炎、坏死性垂体炎和混合性垂体炎,IgG4 垂体炎除血清 IgG4 升高外,其影像学表现与原发性垂体炎类似,确诊仍需依赖病理诊断。近年来一些免疫调节相关药物的应用引起的自身免疫性垂体炎日益增多,如干扰素、抗毒性 T 淋巴细胞抗原 4(CTLA-4)抗体类药物和抗程序性细胞死亡蛋白 I(PD1)药物的使用。详细询问药物使用史、药物治疗前和药物治疗后垂体功能评估是重要的诊断线索。

淋巴细胞性垂体炎是临床上最常见的原发性垂体炎[4],文献报道占所有垂体炎的 71.8%,因此,IgG4 垂体炎主要与淋巴细胞性垂体炎相鉴别,病理学证据是其鉴别诊断的金标准:淋巴细胞性垂体炎病理表现为垂体大量炎性细胞包括淋巴细胞、浆细胞以及散在的嗜酸性粒细胞浸润腺垂体组织,没有肉芽肿形成,残存的垂体前叶细胞结构能保持正常或形成上皮细胞巢,随着病程的进展可发生不同程度纤维化、坏死等。IgG4 相关性垂体炎病理则为富含淋巴细胞和浆细胞的单核细胞浸润,每高倍镜视野 IgG4 阳性浆细胞大于 10 个是重要的定性标准。此外，临床特征和血 IgG4 水平亦有助于二者的鉴别：淋巴细胞性垂体炎主要累及成年女性，尤其是妊娠晚期及产后早期，可表现为抗垂体抗体阳性；IgG4 相关垂体炎则男性患者偏多，血中 IgG4 水平升高是重要的临床鉴别要点。

（四）IgG4 相关性垂体炎的治疗

IgG4 相关性垂体炎首选糖皮质激素治疗[5]。大部分 IgG4 相关性垂体炎患者对糖皮质激素反应良好，IgG4 水平迅速降至正常，垂体占位和增粗的垂体柄迅速缩小。常规泼尼松剂量推荐 30～60mg/d，也有文献报道使用较大剂量，例如 120mg/d 持续 2 周，或者每天 1g 连续使用 3 天然后剂量逐渐减少，但具体激素治疗方案有待更多的临床探索。部分糖皮质激素抵抗或反复复发的病例可联合使用环磷酰胺（CTX）、甲氨蝶呤（MTX）和环孢素。该例患者多次激素减量后复发，后续治疗用了 CTX 和糖皮质激素的联合治疗方案达到良好疗效。

手术仅用于明确诊断或者缓解视神经压迫引起的视力改变，另有文献报道立体定向放射治疗可用于对激素治疗抵抗或手术后复发的患者[4]。

【专家点评】

IgG4 相关性垂体炎是近来才被认识的一类疾病，它属于 IgG4 相关性疾病的垂体表现，近几年随着临床医生对该疾病的认识深入和临床血清 IgG4 检测的开展，IgG4 相关性疾病发现日益增多，以脏器肿块为主要表现的患者临床上极易被误诊为肿瘤性疾病，且此类疾病是对糖皮质激素治疗有效的疾病，因此临床上及时发现临床意义重大。该例患者多脏器依次受累，在不同的阶段激素治疗有效，特别是该患者表现眼胀眼痛，MRI 提示眼肌增粗，在当地诊断为甲状腺相关性眼病，但 TRAb 抗体为阴性，提示我们在对甲状腺相关性眼病的鉴别诊断中需要除外 IgG4 相关性疾病，这是第一个可学习之处。IgG4 相关性垂体炎的诊断标准是第二个可学习之处。此外，IgG4 相关性垂体炎糖皮质激素治疗为首选，对激素治疗不敏感者可选用免疫抑制剂；该患者多次激素减量后病情反复，后联合 CTX 治疗后病情长期稳定，也是值得借鉴之处。

参 考 文 献

[1] 廖若西，幸兵. IgG4 相关性垂体炎研究进展. 中华内分泌外科杂志，2014，8（4）：339-341.

[2] Bando H，Iguchi G，Fukuoka H，et al. The prevalence of IgG4-related hypophysitis in 170 consecutive patients with hypopituitarism and/or central diabetes insipidus and review of the literature. Eur J Endocrinol，2013，170（2）：161-172.

[3] Leporati P，Landek-Salgado MA，Lupi I，et al. IgG4-related hypophysitis: a new addition to the hypophysitis spectrum. J Clin Endocrinol Metab，2011，96（7）：1971-1980.

[4] Bianchi A，Mormando M，Doglietto F，et al. Hypothalamitis: a diagnostic and therapeutic challenge. Pituitary，2014，17（3）：197-202.

[5] Iseda I，Hida K，Tone A，et al. Prednisolone markedly reduced serum IgG4 levels along with the improvement of pituitary mass and anterior pituitary function in a patient with IgG4-related infundibulo-hypophysitis. Endocr J，2014，61（2）：195-203.

病例30 程序性细胞死亡受体1靶向治疗导致垂体炎

陈立立 撰写 赵晓龙 指导

【导读】

随着新型肿瘤免疫治疗在临床的应用增多，PD1（programmed cell death receptor 1）单抗导致的自身免疫性内分泌腺体炎日益增多，但该类疾病尚不为众多内分泌医生所熟知。现报道1例肾透明细胞癌患者应用PD1单抗Opdivo（nivolumab）靶向治疗后出现垂体炎与垂体功能减退的病例，并作相应的文献回顾与总结。

【病例简介】

患者，男，54岁。因"诊断糖尿病15年，乏力、纳差，反复低血糖1个月余"，于2016年11月入院。患者2001年体检发现血糖升高，于外院诊断糖尿病，予口服二甲双胍0.5g，每日4次，血糖控制可。2014年起停用二甲双胍，予精蛋白生物合成人胰岛素注射液30R早18U、晚12U降糖治疗，空腹血糖5～8mmol/L。2016年10月起患者出现纳差、乏力、恶心、呕吐、频发低血糖，遂将胰岛素剂量逐渐减少直至停用，目前口服阿卡波糖50mg，每日3次，空腹血糖控制于4～8mmol/L。查血钠128mmol/L，予静脉补钠治疗（具体剂量不详），效果不佳。查血皮质醇（上午8:00）0.83μg/dl，血ACTH<10IU/L，考虑"中枢性肾上腺皮质功能减退"收入院。

起病以来患者进食少，精神萎，每日尿量约2000ml，体重无明显改变。

既往史：患者1996年曾行"胆囊切除术"，2000年曾行"直肠内痔切除术"。患者2010年因血尿行CT示右肾肿瘤，后行"右肾全切+右侧肾上腺切除术"，病理为"肾透明细胞癌"。2015年发现肿瘤右髂骨转移，曾应用多种激酶抑制剂甲苯磺酸索拉非尼与抗血管生成药物阿西替尼，右髂骨先后放疗20次（具体剂量不详），疗效不佳。2015年住院期间曾查甲状腺功能正常，TPO抗体为阳性。2016年4月起用PD1靶向药物nivolumab治疗骨转移，用法为每2周240mg静脉输注，治疗1个月复查骨转移灶明显缩小。

体格检查：体温37℃，脉搏80次/分，呼吸20次/分，血压131/78mmHg，无黏液水肿面容，无异常色素沉着，浅表淋巴结未及肿大，双肺呼吸音清，双肺听诊呼吸音清，未及干湿啰音。心律齐，心率80次/分，未闻及异常心音和病理性杂音。腹软，无压痛、反跳痛，肝脾肋下未及，Murphy征（－）。四肢、脊柱无畸形，双下肢无水肿，足背动脉搏动可，病理征未引出。

【实验室及辅助检查】

血、尿、粪常规及肝肾功能：正常。

血钠 142mmol/L。

血皮质醇（上午 8：00）0.81μg/dL↓，血 ACTH＜10IU/L↓。

性激素：FSH 7.58U/L，LH 4.11U/L，PRL 16.56ng/ml，T 10.99nmol/L，DHEA 0.61μmol/L。

IGF-1 264.82μg/L。

甲状腺功能：TSH 21.6mIU/L↑，FT_3 5.75pmol/L，FT_4 7.57pmol/L↓，TT_3 1.5nmol/L，TT_4 65.6nmol/L，TGAb 2121.4IU/ml↑，TPOAb＞1048.0IU/ml↑，TRAb 1.31IU/L。

血浆渗透压 283mOsm/kg H_2O，尿渗透压 585mOsm/kg H_2O。

HbA1c 6.3%；糖化白蛋白比值：16.5%。

糖尿病自身抗体：GAD 抗体、ICA 抗体和 IAA 抗体均为阴性。

甲状腺 B 超：甲状腺弥漫性病变。

垂体 MRI 增强（图 30-1）：垂体未见异常病灶，强化不均匀，矢状面垂体基底部略增粗。

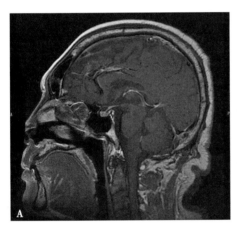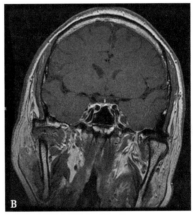

图 30-1　垂体增强 MRI 示垂体强化不均匀，基底部略增粗

A. 矢状位；B. 冠状位

【诊治经过】

患者血皮质醇（上午 8：00）明显降低，血 ACTH 低于检测下限，提示中枢性肾上腺皮质功能减退。结合垂体 MRI 影像学特点，考虑 PD1 单抗引起的垂体炎致垂体 - 肾上腺皮质轴功能减退。

甲状腺功能提示原发性甲状腺功能减退症。TPOAb、TGAb 阳性，结合甲状腺超声表现均提示病因为桥本甲状腺炎。

垂体 - 性腺轴、生长激素轴和垂体后叶功能正常。

患者应用 PD1 单抗治疗 7 个月后出现乏力、纳差、反复低血糖 1 个月余，垂体 - 肾上腺皮质轴功能减退在入院前已持续至少 1 个月。垂体 MRI 未见垂体明显增大、肿胀表现。由于药理剂量糖皮质激素可能抑制肿瘤免疫、拮抗 PD1 单抗的疗效,该患者拒绝使用糖皮质激素。因此,未实施针对垂体炎的病因治疗。

入院后予醋酸可的松 12.5mg(每日 2 次)、左甲状腺素 50μg(每日 1 次)口服替代治疗,复查血钠正常,纳差、乏力症状好转,予出院。建议患者出院后将 PD1 靶向药物 nivolumab 的剂量减半(每 2 周 120mg 静脉输注)。

【随访与转归】

患者出院后多次复查晨服药前血皮质醇均低于 1μg/dl,一直予醋酸可的松 12.5mg,每日 2 次口服替代治疗;出院 1 个月后复查甲状腺功能较前好转,但仍未达标,将左甲状腺素剂量由 50μg/d 加量至 75μg/d,1 个月后复查甲状腺功能正常。出院后,患者口服阿卡波糖 50mg(每日 3 次)控制血糖,精神、食欲好,血糖平稳,未再发低血糖。

淋巴细胞性垂体炎经糖皮质激素或免疫抑制剂治疗后,可能出现病灶缩小、垂体功能恢复。然而,PD1 单抗导致垂体炎的自然病程与预后仍然未知。本例患者出院至今已随访半年,垂体 - 肾上腺皮质轴功能一直未恢复。

【经验与体会】

(一)肾上腺皮质功能减退的功能、定位和病因诊断

该患者在 PD1 靶向治疗 6 个月后出现明显的纳差、乏力、频发低血糖症状,即使停用胰岛素后血糖仍偏低,伴顽固性低钠血症,常规补钠效果不佳。实验室检查提示血皮质醇(上午 8:00)水平为 0.83μg/dl,符合肾上腺皮质功能减退(通常空腹 8am 皮质醇水平 <3μg/dl 即可诊断为肾上腺皮质功能减退),同步 ACTH 水平降低,提示为中枢性肾上腺皮质功能减退症。患者在 PD1 药物治疗前无明显的纳差、乏力症状,应用胰岛素治疗,血糖控制正常,无低血糖。PD1 靶向治疗后,在无明显胰岛素剂量增加或饮食运动习惯改变的情况下频发低血糖,即使胰岛素剂量减少后仍有低血糖发作。同时,患者鞍区 MRI 也无明显垂体占位的影像改变,可除外由于肿瘤转移至垂体引起垂体功能减退的可能。结合 PD1 单抗的临床应用资料,该类药物可引起明显的垂体功能减退,而且从应用药物到出现肾上腺皮质功能减退的病程长短与研究报道相一致 [1],故临床上高度怀疑 PD1 引起的中枢性肾上腺皮质功能减退。但该例患者垂体前叶其他功能轴与后叶功能正常,将来是否会出现垂体其余功能轴的受损仍有待进一步随访。

(二)甲状腺功能减退的功能和病因诊断

患者入院后查 TSH 21.6mIU/L 水平明显升高,甲状腺过氧化物酶抗体强阳性,甲状腺 B 超示甲状腺弥漫性病变,提示为桥本甲状腺炎导致的原发性甲状腺功能减退症。患者在 PD1 靶向治疗前 TPOAb 阳性但甲状腺功能正常,PD1 药物治疗后出现 TSH 明显升高,文献报道 PD1 也可引起自身免疫性甲状腺炎、甲状腺功能减退 [1]。因此,患者甲状腺功能减退的病因可能是桥本甲状腺炎的自然病程进展,也可能是 PD1 引起的自身免疫性甲状腺炎,亦可能上述因素兼而有之。

（三）PD1 相关垂体炎

PD1 的全称为程序性细胞死亡受体 1，PD1 与肿瘤的进展及抗肿瘤免疫密切相关。针对 PD1 的单克隆抗体已被批准用于进展期的黑色素瘤、转移性非小细胞肺癌等多种恶性肿瘤的治疗。随着肿瘤细胞免疫治疗包括 CTLA4 类和 PD-1 类药物逐渐应用于临床，此类药物导致的自身免疫性垂体炎、甲状腺炎的比例将会越来越多。临床试验数据显示，应用 PD1 单抗 nivolumab 治疗后垂体炎的发生比率为 0.6%（12/1994），中位发病时间为 4.9 个月（1.4～11 个月）[1]。若合并应用 ipilimumab（CTLA4 类药物），垂体炎发生比率高达 9%（36/407），中位发病时间为 2.7 个月 [2]。若应用 PD1 单抗后出现垂体炎，应将 nivolumab 剂量减量或停药 [1]。文献报道，约一半的 nivolumab 相关垂体炎患者需接受至少 40mg 泼尼松治疗 [1]。病情稳定后需要接受糖皮质激素替代治疗。

【专家点评】

PD1 是位于 T 细胞表面的一类受体，PD1 激活后可以抑制 T 细胞的活化。肿瘤细胞表面能表达 PD1 的配体，与 PD1 结合之后抑制细胞毒性 T 细胞活化，从而逃避机体免疫系统的攻击。因此，PD1 的单克隆抗体能使得 T 细胞增殖活化，发挥抗肿瘤效应，但同时也可能引起 T 细胞攻击其他正常的组织，引起相应不良反应。迄今为止，已知的 PD1 靶向药物相关的副作用主要有：血肌酐升高，结肠炎，腹泻，高血糖，甲状腺功能亢进，甲状腺功能减退，垂体功能减退症，肝损害，肺炎等 [1]。

本病例在应用 PD1 靶向治疗后出现中枢性肾上腺皮质功能减退，具体表现为乏力、纳差、低钠、原有糖尿病好转，在给予糖皮质激素替代治疗后患者病情明显好转，结合该患者垂体 MRI 特点，病因考虑 PD1 单抗引起的垂体炎。值得注意的是，本例垂体炎仅出现了孤立性 ACTH 缺乏，患者同时合并原发性甲状腺功能减退，而性腺轴、生长激素轴、垂体后叶功能正常，其临床特点有别于我们熟悉的淋巴细胞性垂体炎，后者的垂体功能评估常表现为全垂体功能减退症，也有待进一步的随访观察。

参 考 文 献

[1] Costa R, Carneiro BA, Agulnik M, et al. Toxicity profile of approved anti-PD-1 monoclonal antibodies in solid tumors: a systematic review and meta-analysis of randomized clinical trials. Oncotarget, 2017, 8 (5): 8910-8920.

[2] Ryder M, Callahan M, Postow MA, et al. Endocrine-related adverse events following ipilimumab in patients with advanced melanoma: a comprehensive retrospective review from a single institution. Endocr Relat Cancer, 2014, 21 (2): 371-381.

病例 31　伴颅骨缺损的下丘脑朗格汉斯细胞 组织细胞增生症

刘心华　撰写　　叶红英　指导

【导读】

年轻女性，口干、多饮多尿、闭经伴体重下降，内分泌检查发现垂体前叶功能减退、尿崩症；MRI 检查发现下丘脑区占位。下丘脑占位的病因有哪些？如何明确？如何治疗？

【病例简介】

患者，女，38 岁。因"口干、多饮多尿、闭经伴体重下降半年"于 2014 年 5 月首次入住华山医院。查晨血皮质醇 <3μg/dl，FT$_4$ 10.98pmol/L↓，FT$_3$ 3.75pmol/L，TSH 2.3950mIU/L，LH<0.14IU/L↓，FSH 0.63IU/L↓，E$_2$ 29.1pmol/L，PRL 125.7ng/ml↑，IGF-1 53.40μg/L↓，血Na$^+$ 150mmol/L↑，血渗透压 305mOsm/kg H$_2$O↑，尿渗透压 190mOsm/kg H$_2$O，24 小时尿量约 4L。鞍区 MRI 增强：鞍上及下丘脑富血供占位，考虑生殖细胞瘤可能大，淋巴瘤不除外（图 31-1）。PET-CT：鞍区高密度结节影，FDG 代谢异常增高，结合病史，考虑为脑内原发病变所致（生殖细胞瘤可能大）；体部 PET 显像未见 FDG 代谢异常增高灶。根据病史及辅助

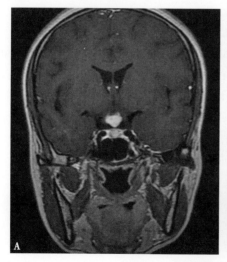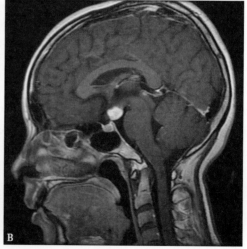

图 31-1　鞍区增强 MRI（2014 年 5 月 28 日）
下丘脑见最大径 1.36cm 结节状强化异常信号（A. 冠状位；B. 矢状位）

检查诊断为：下丘脑占位（生殖细胞瘤？下丘脑炎？），垂体前叶功能减退，尿崩症。予醋酸可的松片 25mg/d、左甲状腺素钠（LT₄）25μg/d、去氨加压素 50μg/d 替代治疗。

建议患者手术明确病理，考虑到手术风险，患者家属拒绝，遂于 2014 年 6 月行诊断性立体定向放射外科（伽马刀）治疗，方案为"中心剂量 25Gy，周边剂量 12.5Gy，等剂量 50%，靶点数 12，治疗范围 14.8mm×13.3mm×12.5mm"。出院后继续醋酸可的松、左甲状腺素和去氨加压素替代治疗，患者乏力、纳差明显好转。

2014 年 11 月患者再次出现乏力、纳差、精神萎靡，症状逐渐加重，出现胡言乱语。2014 年 12 月为进一步诊治再次收治入院。

既往史：无特殊。

家族史：否认类似疾病家族史。

体格检查：体温 36℃，脉搏 75 次 / 分，呼吸 18 次 / 分，血压 99/67mmHg，身高 158cm，体重 42kg，神志清楚。两肺呼吸音清，未闻及干湿性啰音。心律齐，未闻及病理性杂音。双下肢无水肿。四肢肌力 IV^+。

【实验室及辅助检查】

血脂：TG 2.08mmol/L↑，HDL-C 0.78mmol/L↓，TC 2.84mmol/L，LDL-C 1.54mmol/L。

血电解质：K^+ 4.60mmol/L，Mg^{2+} 0.87mmol/L，Na^+ 149mmol/L↑，Ca^{2+} 2.08mmol/L↓。

血渗透压 299mOsm/kg H_2O，尿渗透压 475mOsm/kg H_2O。

血皮质醇（上午 8：00）：0.50μg/dl；ACTH 10pg/ml。

甲状腺功能：TSH 0.166mIU/L↓，TT_3 1.42nmol/L，TT_4 81.60nmol/L，FT_3 4.64pmol/L，FT_4 14.20pmol/L。

性腺轴激素：P 0.10nmol/L↓，E_2 45.60pmol/L↓，FSH 0.49IU/L↓，LH 0.10IU/L↓。

PRL 52.40ng/ml↑。

IGF-1 67.30μg/L↓。

OGTT：FBG 4.0mmol/L，$P_{2h}BG$ 5.3mmol/L。

鞍区 MRI 增强：鞍上肿瘤伽马刀治疗后，鞍上仍见异常强化灶（鞍上可见不规则异常信号灶，T_1WI 低信号，增强后可见明显强化，累及下视丘，幕上脑室无明显扩大，中线结构居中），病灶较前增大（图 31-2）。

【诊治经过 1】

根据患者的临床表现和实验室检查，功能诊断"下丘脑综合征，垂体前叶功能减退症，尿崩症伴渴感缺失"明确。针对功能异常继续给予醋酸可的松片 25mg/d、左甲状腺素钠（LT₄）25μg/d、去氨加压素 50μg/d 替代治疗。

病变部位在下丘脑，因伽马刀治疗前 PET-CT 未发现全身其他部位病灶，下丘脑占位病变性质不明。近期复查病灶有所增大，多学科讨论如何明确下丘脑病灶性质。

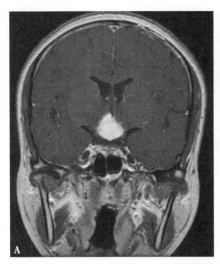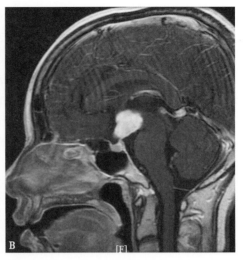

图31-2　鞍区增强MRI（2014年12月15日）

下丘脑不规则信号灶，最大径2.12cm，增强后明显强化（A. 冠状位；B. 矢状位）

【MDT讨论与临床决策1】

问题1：如何明确该患者下丘脑病灶性质？

内分泌科意见：患者女性，38岁，表现为口干、多饮、多尿、体重下降、闭经，评估垂体各靶腺轴的功能，垂体功能减退症、尿崩症的功能诊断明确。根据鞍区MRI增强的结果，病变部位在下丘脑。该患者下丘脑占位性病变可能为炎症或肿瘤两大类，但具体病因多样，目前根据临床现有的资料无法判断。是否可行手术明确病理？

影像医学科意见：患者伽马刀治疗前下丘脑见直径约1.36cm结节状异常信号，T_1WI呈稍低信号，增强扫描病灶明显强化，当时考虑生殖细胞瘤可能大。但患者经过诊断性放射治疗后鞍上仍见不规则异常信号灶，T_1WI低信号，增强后可见明显强化，提示放射治疗无效，此时需考虑其他病因。

神经放射外科意见：先前由于考虑到下丘脑病灶穿刺术的风险，且垂体MRI提示生殖细胞瘤可能大，故患者决定先行诊断性放射治疗。目前需考虑下丘脑占位的其他可能病因，如转移瘤、淋巴瘤、白血病、朗格汉斯细胞组织细胞增生症、结节病、结核病等，需病理方能明确诊断。

神经外科意见：立体定向下丘脑穿刺活检术是颅内深病变部或疑难病例术前病因诊断的重要手段，创伤小、诊断准确率高。但是由于该项操作对专业技术要求很高，故需在有经验的中心，由经验丰富的医生主导进行。此外，立体定向穿刺技术仍存在各类并发症风险，如颅内血肿、脑水肿、伤口感染外。行下丘脑病灶穿刺还可引起下丘脑综合征。家属理解活检明确病理的重要性和手术活检的风险并知情同意，可以进行立体定向下丘脑病灶穿刺术取活检。

临床综合分析与决策：立体定向下丘脑穿刺活检明确病理诊断。

【诊治经过 2】

2014 年 12 月患者行立体定向下丘脑穿刺活检术,手术顺利。术后第一日患者出现意识不清,查血钠最高达 194.9mmol/L,予去氨加压素治疗同时补液,血钠逐步降至 150mmol/L 左右,意识转清,继口服去氨加压素 50μg,每日 2 次,维持 24 小时出入液量基本平衡,24 小时尿量约 3～4L,监测血钠,维持在 145mmol/L 左右。

手术病理报告:组织内见大量淋巴细胞、浆细胞和少量组织细胞等炎细胞围绕血管周围或弥漫浸润,符合炎性病变。灶区见 CD1α 阳性组织细胞,请临床密切随访以除外朗格汉斯细胞组织细胞增生症(Langerhans'cell histiocytosis, LCH)。

请复旦大学附属肿瘤医院病理科会诊:脑组织内见增生小血管周围淋巴细胞、浆细胞、组织细胞和个别多核细胞浸润,伴胶质增生。免疫组化:增生组织细胞样细胞 S100(+),CD1α(+/-),KP1(+);淋巴细胞 LCA(+),浆细胞 CD138(+),OCT4(-);胶质细胞 GFAP(+);另 Olig2(-),PLAP(-),CK(-),IDH1(-),P53(-/+,5%),MIB-1(+,2%)。周围胶质较少,难以做出肯定性诊断,建议加做 Langerin。加做 Langerin,组织细胞样细胞 S100(+),CD1α(+),Langerin(-/+,少),KP1(+),淋巴细胞部分 CD20(+),部分 CD3(+),胶质细胞 GFAP(+),病理提示:(下丘脑)结合光镜形态和免疫组化考虑 LCH 可能大(图 31-3)。

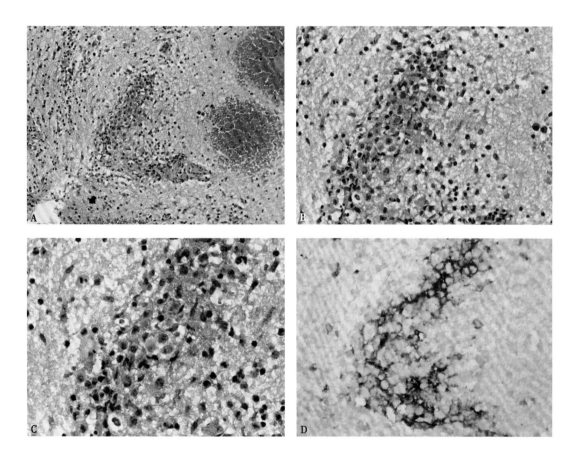

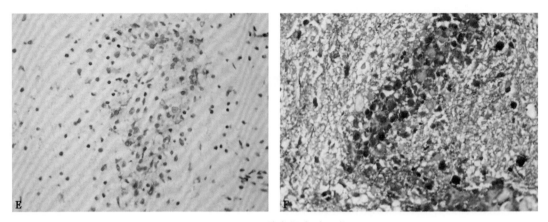

图 31-3　HE 染色及免疫组化

A. HE ×200；B. HE ×400；C. HE ×600；D. CD1α；E. Langerin；F. S100

进一步查头颅全脊柱平片发现右侧额骨透亮影（图 31-4），此时回顾患者 PET-CT，发现患者颅骨存在缺损。LCH 诊断确立。

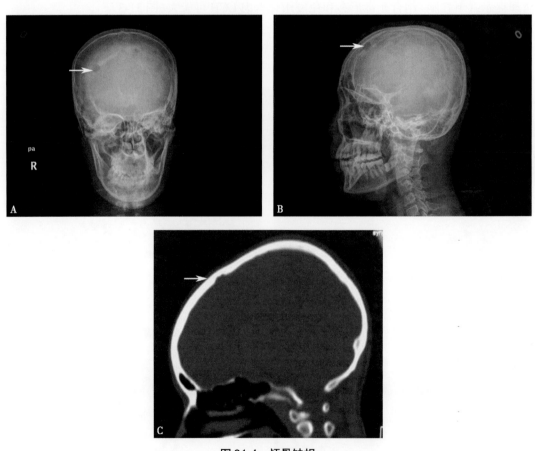

图 31-4　颅骨缺损

A. 头颅正位平片；B. 头颅侧位平片（箭头示右侧额骨透亮影）；C. PET-CT（箭头示颅骨缺损）

该患者的 LCH 如何治疗呢？进行第二次 MDT 讨论。

【MDT 讨论与临床决策 2】

问题 2：该患者 LCH 如何进行治疗？

血液科意见：该患者 LCH 病变累及下丘脑和颅骨，故为多系统 LCH；患者累及中枢神经。目前治疗多系统 LCH（包括累及中枢神经系统的 LCH）的临床一线方案是泼尼松龙联合长春碱的标准 VP 治疗。本病例可用甲泼尼龙和长春地辛分别替代标准治疗方案中的泼尼松龙和长春碱。若患者该一线方案疗效不佳，可进一步采用补救治疗，如阿糖胞苷单药治疗等。

内分泌科意见：LCH 的治疗请血液科主导进行。内分泌科主要负责下丘脑病变导致的内分泌功能及代谢异常。患者垂体功能减退、中枢性尿崩症伴渴感障碍，需要进行糖皮质激素、甲状腺激素和去氨加压素替代治疗，性激素替代可暂缓。其中需要特别注意的有以下两点：

1. 患者垂体肾上腺皮质轴功能减退，需要糖皮质激素替代，日常替代可选用可的松或泼尼松，每天 1～1.5 片；但 LCH 的 VP 方案中含大剂量的泼尼松龙，在 VP 方案治疗间歇期应保留替代剂量；另外下丘脑病变患者常有摄食障碍、糖脂代谢异常，大剂量糖皮质激素的使用会使这部分问题恶化，特别是餐后血糖，必须密切随访，必要时给予相应的降糖、降压、降脂处理。同时进行骨质疏松的预防性治疗。

2. 患者存在中枢性尿崩症，同时下丘脑病变导致渴感缺失，容易发生摄入水分不足致脱水而发生高钠血症、深静脉血栓形成等严重并发症，同时会加重高血糖。需密切监测出入液量，保持出入平衡，并随访电解质。

【诊治经过 3】

患者继续 LT_4、去氨加压素替代治疗，并于 2015 年 1 月开始 VP 方案化疗：第一疗程（第 1～6 周）：长春地辛 4mg 静推每周 1 次 ×6 周，泼尼松 1mg/kg 每日 1 次 ×2 周，减半量 ×2 周，再减半量 ×2 周；第二疗程（第 7～12 周）：长春地辛 4mg 静推，每周 1 次 ×6 周，泼尼松 1mg/kg d1～3×6 周；第三疗程（第 13～48 周）每 3 周为一周期，长春地辛 4mg 静推 d1，泼尼松 1mg/kg d1～5 每 3 周一次。从第 7 周开始，不使用泼尼松时要继续可的松（早 1 片，下午 1/2 片）替代。VP 治疗同时予以质子泵抑制剂、钙片、维生素 D、补钾等对症支持治疗。同时密切记录 24 小时出入液量监测血电解质，保证平衡而避免电解质紊乱。

患者于 2015 年 3 月 17 日（图 31-5）、2015 年 4 月 27 日（图 31-6）复查垂体 MR，发现下丘脑占位逐渐缩小，遂继续 VP 方案化疗。使用 VP 化疗方案后半年内体重增加 14kg，复查血糖、血脂等，结果见表 31-1。遂予他汀类药物调脂。

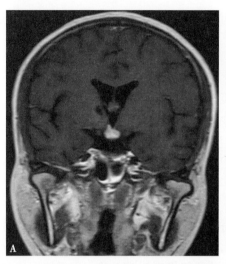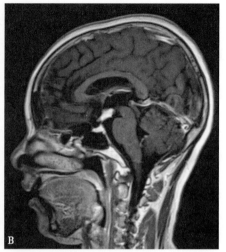

图 31-5 鞍区增强 MR(2015 年 3 月 17 日)
下丘脑病灶较前缩小,最大径约 1.10cm(A. 冠状位;B. 矢状位)

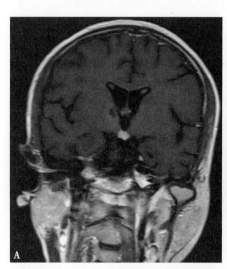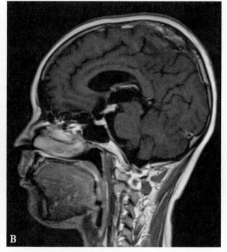

图 31-6 鞍区增强 MR(2015 年 4 月 27 日)
病灶较 2015 年 3 月 17 日缩小,强化程度减低,最大径约 1.04cm(A. 冠状位;B. 矢状位)

表 31-1 患者代谢相关指标的变化情况

指标	2015 年 1 月	2015 年 3 月	2015 年 4 月	2015 年 7 月	2015 年 12 月	2017 年 9 月
FBG(mmol/L)	4.0	4.6	4.6	4.6	4.5	4.1
HbA1c(%)	5.8	5.9	6.3	5.9	6.0	5.2
TG(mmol/L)	2.08	1.68	1.45	1.44	2.73	4.06
HDL-C(mmol/L)	0.78	1.42	1.69	1.55	1.41	0.28
LDL-C(mmol/L)	1.54	4.09	2.77	3.28	4.01	11.44
CHO(mmol/L)	2.84	6.22	5.56	5.19	6.26	12.10

续表

指标	2015 年 1 月	2015 年 3 月	2015 年 4 月	2015 年 7 月	2015 年 12 月	2017 年 9 月
体重(kg)	42	50	52	64	69	45
BMI(kg/m²)	16.8	20.2	20.8	25.6	27.6	18.0
血压(mmHg)	99/67	120/80	104/80	121/85	81/52	101/70
处理		阿托伐他汀 每晚 20mg				因肝功能异 常停他汀

【随访与转归】

2015 年 7 月 30 日患者复查垂体 MR(图 31-7),发现下丘脑富血供占位与 2015 年 4 月 27 日相仿;复查 PET/CT:鞍区结节伴 FDG 代谢异常增高,与 2014 年 6 月相比,SUV 最大值未见明显降低。血液科医师会诊:VP 方案效果欠佳,改用阿糖胞苷 150mg d1～5 每月 1 次。腰椎正位及左股骨颈骨密度减低,T 值分别为 −1.4 及 −3.2,Z 值分别为 −1.2 及 −2.9,提示骨质疏松,遂增加二膦酸盐治疗。

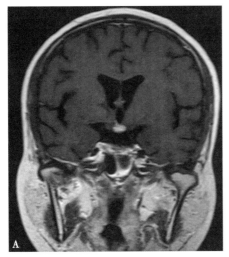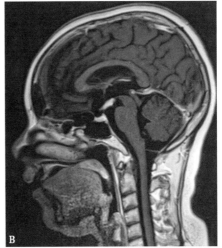

图 31-7　鞍区增强 MR(2015 年 7 月 30 日)
病灶与 2015 年 4 月 27 日相仿,最大径约 1.04cm(A. 冠状位;B. 矢状位)

患者于 2015 年 8 月、9 月及 10 月在当地医院行 3 次阿糖胞苷单药化疗。2015 年 12 月 25 日复查垂体 MR 发现下丘脑病灶较前缩小,强化程度减低(图 31-8)。血液科医师评估后认为阿糖胞苷化疗有效,继续予阿糖胞苷 150mg d1～5 每月 1 次化疗方案,继续 LT₄ 替代治疗及调脂治疗。至 2016 年 3 月 17 日共按该方案化疗 5 次。2016 年 5 月 24 日外院行头颅 MR 增强,考虑患者化疗有效但有残留病灶。2016 年 8 月 9 日行化疗方案(阿糖胞苷 150mg d1～5＋长春地辛 4mg d1＋地塞米松 15mg d1～5)一次。

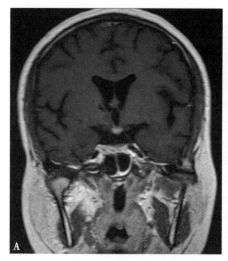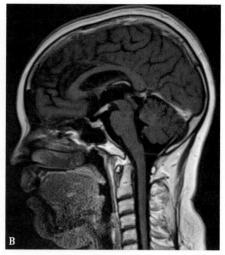

图 31-8 鞍区增强 MR（2015 年 12 月 25 日）
病灶较 2015 年 7 月 30 日缩小，最大径 0.95cm，强化程度减低（A. 冠状位；B. 矢状位）

2017 年 9 月 27 日患者再次入住华山医院复查，垂体 MR 增强示：下丘脑见结节状异常信号，T_1WI 呈稍低信号，边界清，最大径约 8.5mm，增强扫描病灶明显强化，与 2015 年 12 月 25 日相仿。肝脏增强 CT 提示肝内多发异常低强化灶，肝右叶钙化灶，考虑朗格汉斯细胞组织细胞增多症累及肝脏可能，建议患者肝穿刺活检；淋巴结 B 超示左侧腋下淋巴结肿大，未见明显髓质回声，约为 13mm×5mm，见血流信号，建议患者穿刺活检，患者及家属拒绝。评估垂体功能，8am 皮质醇 1.74μg/dl↓，TSH 0.146mIU/L↓，FT_3 2.64pmol/L，FT_4 15.55pmol/L，LH<0.10IU/L↓，FSH 1.29IU/L↓，E_2 236.7pmol/L，PRL 50.1ng/ml↑，IGF-1 48.30μg/L↓，血钠 149mmol/L↑，血渗透压 322mOsm/kg H_2O↑，尿渗透压 148mOsm/kg H_2O，考虑全垂体功能减退，予氢化可的松 20mg/d，左甲状腺素钠 50μg/d，去氨加压素 0.5 片 / 日替代治疗。评估代谢情况，结果见表 31-1；口服糖耐量实验，$P_{2h}BG$ 9.9mmol/L，提示糖耐量异常。肝功能示 ALT 82U/L↑，AST 83U/L↑，总胆红素 97.80μmol/L↑，结合胆红素 81.6μmol/L↑，遂暂时停用阿托伐他汀，予复方甘草酸苷、多烯磷脂酰胆碱、还原性谷胱甘肽保肝，腺苷蛋氨酸、熊去氧胆酸退黄治疗。住院期间发现患者肚脐及腹股沟处有糜烂，外耳道、腋下、腹股沟、外阴处有暗棕色斑丘疹及深褐色点状结节。请感染科会诊后予头孢曲松抗感染，局部换药处理后好转。

【经验与体会】

（一）下丘脑疾病的特点

下丘脑是神经内分泌调节的核心，在维持自身稳态中起着重要作用。下丘脑与水代谢、体温、食欲、睡眠觉醒、昼夜节律的调节有关，下丘脑后内侧区为交感区域，视前区的下丘脑前部为副交感区域，腹内侧核、下丘脑的内侧区和后部以及下丘脑尾部与情绪和行为有关，腹内侧区及乳头体与记忆功能有关，弓状核、视前核、视交叉上核、室旁核及正中隆起对垂体功能的调节发挥重要作用[1]。

然而，由于下丘脑的体积很小，其内的多种神经核与神经纤维有密切的联系，不同区域或不同病理类型的下丘脑病变可导致同样的症状和体征[1]，因此，多数时候难以通过临床表现或实验室化验结果判断下丘脑病变的具体部位和病理类型。此患者除头颅 MR 增强的表现可以协助诊断外，仍需要下丘脑病灶穿刺或开颅取活检标本行病理检查以进一步明确病理诊断。

（二）下丘脑占位的病因

下丘脑占位的主要病因见表 31-2[1]。其中部分疾病可有下丘脑和中枢神经系统以外疾病的表现，如转移瘤、淋巴瘤、白血病、朗格汉斯细胞组织细胞增生症、结节病、结核病等，可根据全身情况或外周的病理结果推断下丘脑病变性质；部分患者仅有下丘脑病变相关的表现，需行活检明确病理类型。

但穿刺所能获取的标本量受限，不排除不能得出最后结论的可能。同时该患者穿刺取得组织后病理诊断的过程也反映出我们对 LCH 疾病认识的变化和诊断的不易。

表 31-2　下丘脑占位的主要病因

分类	病变名称
发育异常	错构瘤，脂肪瘤，皮肤或上皮囊肿，蛛网膜囊肿，胶样囊肿
中枢神经系统原发肿瘤	颅咽管瘤 #，生殖细胞瘤 #，下丘脑 - 视交叉胶质瘤，神经节神经胶质瘤，迷离芽瘤，鞍旁脑膜瘤
血管瘤	血管母细胞瘤，海绵状血管瘤
全身性肿瘤转移至中枢	转移癌，淋巴瘤，白血病等
炎性或肉芽肿性疾病	朗格汉斯细胞组织细胞增生症 *（LCH），淋巴细胞性漏斗神经垂体炎，结节病，韦格纳肉芽肿，结核病，梅毒，脑炎
周围结构的病变	鞍上垂体瘤，异位性垂体后叶，动脉瘤

注：# 有学者将其分类为发育异常；* 既往认为是炎症肉芽肿性病变，目前也倾向归为肿瘤性病变

（三）立体定向穿刺技术

立体定向穿刺技术是指在立体定位下进行微袭性的穿刺活检，以准确获得组织标本。现已成为颅内深病变部或疑难病例术前病因诊断的重要手段，是创伤小、诊断准确率高的可靠方法。但是由于该项操作对专业技术要求很高，穿刺效果与医生的操作技能和围术期的监护、处理密切相关，故需在有经验的中心，由经验丰富的医生主导进行[2]。

立体定向穿刺技术仍可导致各类并发症，除其他病变部位穿刺术后都可能出现的出血、颅内血肿、脑水肿、伤口感染外，行下丘脑病灶穿刺可能引起下丘脑综合征。因此本病例患者考虑到下丘脑病灶穿刺的并发症，决定先行诊断性放射治疗。经过诊断性放射治疗无效后，才行下丘脑病灶穿刺术。

（四）LCH 的治疗

LCH 的特点是表达 CD1α 和 CD207（Langerin）的细胞的克隆性增殖和扩散。由于 CD1α 和 CD207 都是上皮朗格汉斯细胞的特征性标记，所以将这类疾病称为朗格汉斯细胞组织细胞增生症（LCH），将这种表达 CD1α 和 CD207 的克隆性增殖的细胞称为 LCH 细胞[3]。虽然如此，LCH 细胞和朗格汉斯细胞在基因表达上有很大的差异，目前人们尚不清楚 LCH 细胞的前体细胞究竟是什么[3]。过去，人们对 LCH 细胞克隆性增殖究竟是由于恶变还是免疫刺

激有争论,但是近年来,先后有研究在 LCH 细胞中发现了 *braf*、*map2k1*、*araf* 突变,这些突变都导致 RAS/RAF/MEK/ERK 通路的激活。因此,人们开始普遍认为 LCH 是一种肿瘤性疾病[3],将其归为肿瘤。

在临床上,通常根据受累器官的数量将 LCH 分为单系统 LCH 和多系统 LCH。成人 LCH 非常罕见,单系统 LCH 常见的受累器官有皮肤、口腔、骨、肺、肝,而多系统 LCH,常见可累及皮肤黏膜、中枢、肝脾、甲状腺、淋巴结等。此外,可以根据是否累及高危器官以及是否对 6 周的标准疗法治疗有反应将其进行分级,如表 31-3 所示[3]。其中高危器官包括骨髓、肝脏、脾脏、中枢神经系统[4]。疗效评估通常需要结合临床表现、实验室检查及影像学检查,具体评估流程可参考引用文献[5]。

表 31-3　LCH 的分级

危险程度	标准
低危	多系统 LCH,诊断时无高危器官累及*
高危	多系统 LCH,诊断时累及高危器官
极高危	高危患者对 6 周标准疗法治疗无反应#

注:* 高危器官包括骨髓、肝脏、皮质和中枢神经系统;# 无反应是指疾病继续进展

根据以往的回顾性研究,单系统 LCH 大多预后较好,可根据病变部位、体积、能否手术等决定采用随访、手术还是短期化疗。对于多系统 LCH,则需要化疗。目前治疗多系统 LCH(包括累及中枢神经系统的 LCH)的临床一线方案是泼尼松龙联合长春碱的标准治疗,具体治疗流程见图 31-9[3, 4]。

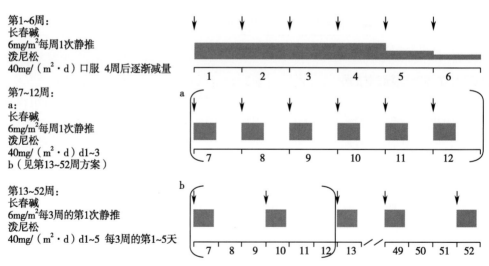

第1~6周:
长春碱
6mg/m² 每周1次静推
泼尼松
40mg/(m²·d) 口服 4周后逐渐减量

第7~12周:
a:
长春碱
6mg/m² 每周1次静推
泼尼松
40mg/(m²·d) d1~3
b(见第13~52周方案)

第13~52周:
长春碱
6mg/m² 每3周的第1次静推
泼尼松
40mg/(m²·d) d1~5 每3周的第1~5天

图 31-9　多系统 LCH 的 VP 化疗方案
当对前 6 周治疗无反应时,第 7~12 周采用 a 括号中的方案,否则第 7~12 周采用 b 括号中的方案[3]

对于标准疗法疗效欠佳的患者,可采用挽救治疗。最常用的有阿糖胞苷单药治疗或克拉屈滨单药治疗,临床试验提示这种疗法的疾病缓解率比长春碱/泼尼松龙更高,毒性作用更小[7]。成人淋巴瘤的化疗方案 MACOP-B 也曾用于多系统 LCH 的治疗,所有的 7 例患者

对此治疗方案部分或全部有效，其中 3 例化疗结束后复发[8]。此外，一些靶向治疗药物尚在研究之中，包括酪氨酸激酶抑制剂伊马替尼、RAS 通路抑制剂维罗非尼等。

（五）下丘脑部位 LCH 治疗特殊性及注意事项

由于下丘脑病变易导致内分泌功能及代谢异常，需要特别注意以下几点：

第一，下丘脑 LCH 患者常有垂体前叶功能减退，常需激素替代治疗。其中垂体肾上腺皮质轴功能减退需要糖皮质激素替代，日常替代可选用可的松或泼尼松，每天 1～1.5 片；但 LCH 的 VP 治疗方案中含大剂量的泼尼松龙，在 VP 方案治疗间歇期应保留替代剂量。

第二，下丘脑 LCH 患者常存在中枢性尿崩症，同时下丘脑病变导致渴感缺失，容易发生摄入水分不足导致脱水而发生高钠血症、深静脉血栓形成等严重并发症，同时会加重高血糖。因此此类患者需根据尿量调整去氨加压素剂量，同时应养成定时定量喝水的习惯，保证每日饮水量充足。

另外下丘脑病变患者常有摄食障碍、糖脂代谢异常等，且 VP 化疗方案中大剂量糖皮质激素的使用会使这部分问题恶化。如表 31-1 所示，患者化疗开始后体重进行性增加，1 年内增加了 27kg，BMI 由 $16.8kg/m^2$ 增加至 $27.6kg/m^2$。化疗 2 个月后总胆固醇和低密度脂蛋白胆固醇均较化疗前明显升高，予阿托伐他汀每晚口服 20mg 治疗后 1 个月，总胆固醇和低密度脂蛋白胆固醇有效降低，但调脂治疗 8 个月后总胆固醇和低密度脂蛋白胆固醇又上升至调脂治疗前的水平。患者化疗 1 年后，虽然空腹及餐后 2 小时血糖虽仍在正常范围内，但 OGTT 各个点的血糖、胰岛素、C 肽均较化疗前升高，胰岛素敏感性降低。因此这类患者需密切随访血糖，特别是餐后 2 小时血糖、血脂、血压等，必要时给予相应的降糖、降压、降脂处理，同时应进行骨质疏松的预防性治疗。

【专家点评】

下丘脑部位病变可导致多种内分泌功能及代谢的紊乱，且明确病灶性质常十分困难。本病例为疑难下丘脑病变的诊断提供了清晰的诊断思路，同时也介绍了立体定向下丘脑穿刺活检术在明确下丘脑病灶性质中的成功经验。此外，本病例体现了下丘脑病变的各种内分泌功能异常及代谢异常的宝贵诊治经验。针对 LCH 这一罕见疾病的诊治也进行了详细分析，加强了对 LCH 的认识。

参 考 文 献

[1] Melmed S. The Pituitary. 3rd ed. Oxford: Elsevier Inc，2001：323-335.

[2] 黄杉，吴瀚峰，鹿斌，等. 立体定向穿刺明确下丘脑占位性质两例报告 // 中华医学会第十一次全国内分泌学学术会议，广州. 2012：507-508.

[3] Hutter C，Minkov M. Insights into the pathogenesis of Langerhans cell histiocytosis：the development of targeted therapies. Immunotargets Ther，2016，5：81-91.

[4] Girschikofsky M，Arico M，Castillo D，et al. Management of adult patients with Langerhans cell histiocytosis：recommendations from an expert panel on behalf of Euro-Histio-Net. Orphanet J Rare Dis，2013，8：72.

[5] Broadbent V，Gadner H，Komp DM，et al. Histiocytosis syndromes in children：II. Approach to the clinical and laboratory evaluation of children with Langerhans cell histiocytosis. Clinical Writing Group of the

Histiocyte Society. Med Pediatr Oncol, 1989, 17（6）: 492-495.

[6] Minkov M, Grois N, Heitger A, et al. Response to initial treatment of multisystem langerhans cell histiocytosis: An important prognostic indicator. Med Pediatr Oncol, 2002, 39（6）: 581-585.

[7] Duan MH, Han X, Li J, et al. Comparison of vindesine and prednisone and cyclophosphamide, etoposide, vindesine, and prednisone as first-line treatment for adult Langerhans cell histiocytosis: A single-center retrospective study. Leuk Res, 2016, 42: 43-46.

[8] Derenzini E, Fina MP, Stefoni V, et al. MACOP-B regimen in the treatment of adult Langerhans cell histiocytosis: experience on seven patients. Ann Oncol, 2010, 21（6）: 1173-1178.

病例 32 初次病理诊断为淋巴细胞性垂体炎的
颅内生殖细胞瘤

沈越 撰写 沈明 指导

【导读】

青春期女性,因停经伴多饮多尿检查发现鞍上占位,全垂体功能减退。为明确诊断,行活检,病理提示"垂体炎",予糖皮质激素和免疫抑制剂治疗,病灶缩小后又增大。MDT 讨论后行第二次手术活检,病理提示"生殖细胞瘤"。经放射治疗后病情缓解。本病例主要讨论:以垂体前、后叶功能减退起病的鞍上占位性病变,应如何鉴别诊断?获得病灶组织病理后,为何颅内生殖细胞瘤仍会被误诊为淋巴细胞性垂体炎?

【病例简介】

患者,女,19 岁。因"停经 7 个月余,多饮多尿 6 个月余",于 2015 年 1 月 4 日来院就诊。患者自 2014 年 5 月起出现停经,随后出现烦渴、多饮、多尿。于当地医院查泌乳素 1582mIU/L↑,鞍区 MRI(图 32-1)提示鞍上区垂体柄及下视丘占位。华山医院神经外科以"鞍上占位"收治入院。

内分泌检查结果如下:TSH 0.47mIU/L↓,FT₃ 2.66pmol/L↓,FT₄ 9.26pmol/L↓;GH 0.1mU/L,IGF-1 64.20μg/L↓;皮质醇(上午 8:00)3.63μg/dl,ACTH 12.6pg/ml;FSH 2.33mIU/L,LH 0.81mIU/L;PRL 3.10ng/ml。提示甲状腺轴、性腺轴腺功能减退,同时考虑伴有中枢性尿崩症。血 AFP、HCG 阴性。

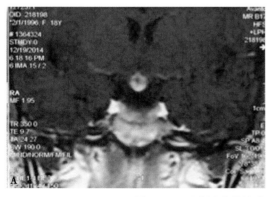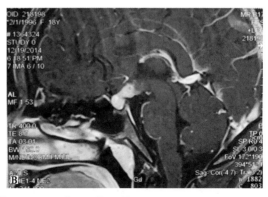

图 32-1 手术及药物治疗前 MRI(2014 年 12 月 19 日)

垂体漏斗部见一类圆形异常信号,边缘欠清,增强后不均匀强化,视交叉受压,垂体膨隆,均匀强化(A. 冠状位;B. 矢状位)

患者于 2015 年 1 月 7 日行右侧改良翼点入路鞍上肿瘤活检术,术后病理(图 32-2)提示 "垂体炎"。于 2015 年 1 月 16 日转入内分泌科进一步治疗。

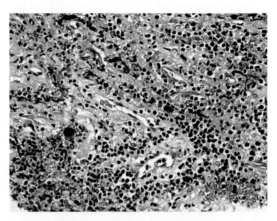

图 32-2　2015 年 1 月手术病理
切片示大量淋巴细胞,散在浆细胞、嗜酸性粒细胞、组织
细胞等炎症细胞浸润(HE × 400)

【诊治经过】

诊断:根据临床表现和术前实验室检查结果,功能诊断为垂体前叶功能减退,尿崩症; 定位诊断为垂体柄;根据活检病理结果,病因诊断考虑为"垂体炎"。

治疗:①垂体前、后叶功能减退的替代治疗:LT₄、去氨加压素和雌孕激素周期疗法;②病 因治疗:排除禁忌证后,2015 年 1 月 21 日起予泼尼松 40mg/d 静滴治疗 8 天,于 2015 年 1 月 28 日复查垂体 MRI(图 32-3),结果显示病灶较治疗前缩小。考虑激素治疗有效。改口服泼 尼松继续治疗。

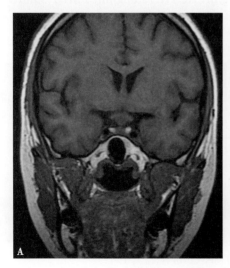
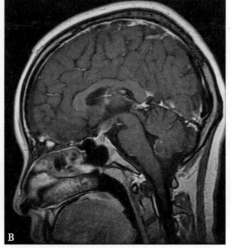

图 32-3　垂体 MRI(2015 年 1 月 28 日)
第一次激素冲击后,病灶缩小(A. 冠状位;B. 矢状位)

患者于 2015 年 4 月 3 日第 2 次入院评估,2015 年 4 月 7 日行垂体增强 MRI(图 32-4)示垂体漏斗部异常信号,与前片(2015 年 1 月 28 日 MRI)相仿,查抗核抗体分型为阳性,核仁型 1:320,AFP 2.71μg/L。考虑糖皮质激素疗效欠佳,于 2015 年 4 月 15 日加用硫唑嘌呤 50mg/d。

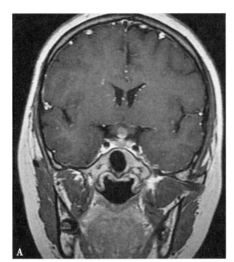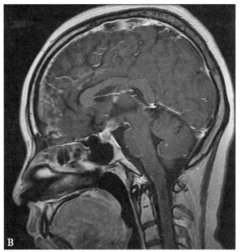

图 32-4　垂体增强 MRI(2015 年 4 月 7 日)
激素治疗 2 个月余,与图 32-3 相仿(A. 冠状位;B. 矢状位)

患者于 2015 年 8 月第 3 次入院评估治疗效果,2015 年 8 月 5 日行垂体增强 MRI(图 32-5),结果提示病灶较前片(2015 年 4 月 7 日 MRI)增大。

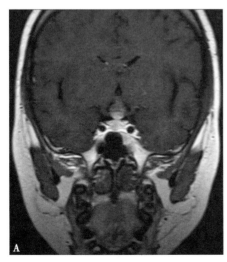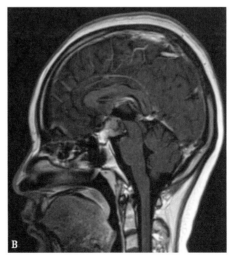

图 32-5　垂体增强 MRI(2015 年 8 月 5 日)
激素治疗 6 个月,硫唑嘌呤 3 个月余,病灶较图 32-4 增大(A. 冠状位;B. 矢状位)

【MDT 讨论与临床决策 1】

问题：鞍上占位，活检病理提示垂体炎，激素及免疫抑制剂治疗效果不佳，下一步如何治疗？

内分泌科意见：多数淋巴细胞性垂体炎患者对糖皮质激素治疗有较好的反应，包括局部病灶缩小、垂体功能部分或完全恢复。但当糖皮质激素治疗效果差、病灶有占位效应，表现为头痛、视力视野改变时，可考虑手术治疗。本病例糖皮质激素初始治疗后病灶缩小，减量改口服后病灶未如预期进一步缩小，垂体功能未恢复；加用免疫抑制剂硫唑嘌呤治疗效果也不佳。也许可考虑再次行较大剂量的激素冲击治疗，并密切随访观察，若治疗反应仍不佳，可考虑手术治疗。

神经外科意见：初次活检病理提示垂体炎，糖皮质激素治疗初始有效，可考虑按原方案行内科治疗，治疗期间动态随访 MRI，根据治疗效果决定进一步治疗措施。

临床综合分析与决策：本例首次糖皮质激素冲击治疗后病灶缩小，考虑激素冲击治疗有效。决定再予泼尼松 40mg/d×8 天冲击治疗，并继续硫唑嘌呤治疗。

【随访与转归 1】

糖皮质激素冲击治疗后，于 2015 年 8 月 20 日复查垂体 MRI（图 32-6），结果提示病灶无缩小。

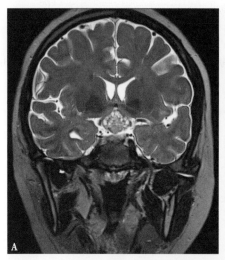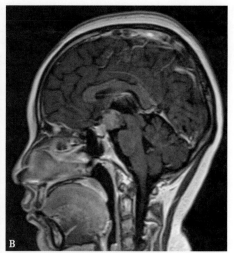

图 32-6 垂体 MRI（2015 年 8 月 20 日）
第二次激素冲击治疗后，与图 32-5 相仿（A. 冠状位；B. 矢状位）

【MDT 讨论与临床决策 2】

问题：患者第二次糖皮质激素冲击治疗效果不佳，下一步如何决策？

内分泌科意见：再次大剂量激素治疗效果不佳，和首次激素冲击治疗有效的情况不一致，提示病情可能有变化，建议再次手术确认病理诊断，同时减轻病灶的占位效应。

神经外科意见：根据既往经验及文献报道，存在鞍上占位多次活检病理不一致的情况。由于患者目前根据垂体炎的规范化治疗效果不佳，建议再次手术活检。

临床综合分析与决策：2015 年 8 月 22 日停止静脉糖皮质激素冲击治疗，改甲泼尼龙口服，并逐步减至替代剂量。患者于 2015 年 11 月 26 日再次入住华山医院神经外科，于 2015 年 12 月 2 日全麻下行内镜下扩大经鼻蝶入路鞍区占位活检术。术中冰冻提示生殖细胞瘤。术后病理（图 32-7）证实为生殖细胞瘤；免疫酶标：PLAP（+），OCT4（+），CD30（−），LCA（−），CK（−），Ki-67（30%），CD117（+/−），AFP（−）。

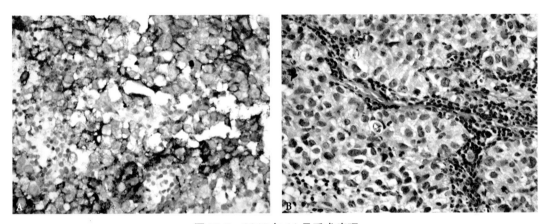

图 32-7　2015 年 11 月手术病理
A. 瘤细胞 PLAP 阳性（免疫组化法 ×400）；B. 瘤细胞片状或小叶状分布，纤维间隔内淋巴细胞浸润（HE×400）

【随访与转归 2】

患者明确诊断后行放射治疗，共放疗 25 次，其中全脑 18 次，总剂量为 36Gy，局部放疗 7 次，总剂量为 14Gy。2016 年 9 月随访 MRI 提示病灶缓解（图 32-8）。垂体前叶功能减退尚未恢复，继续予醋酸可的松、左甲状腺素替代治疗和雌孕激素周期疗法。

【经验与体会】

（一）以垂体前、后叶功能减退起病的鞍上占位性病变，应如何鉴别诊断？

通过对患者病史采集和必要的辅助检查，可就表 32-1 所列疾病展开鉴别[1]。

本例患者为青春期女性，因闭经入院，表现为全垂体功能减退，MRI 提示鞍上占位，生殖细胞瘤及颅咽管瘤不能除外。对患者行活检手术，活检病理提示"垂体炎"，遂进一步行

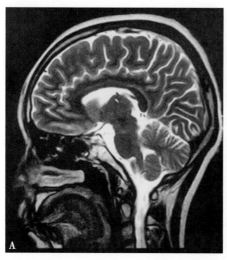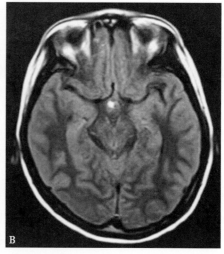

图32-8 垂体MRI（2016年9月）

放射治疗后随访，病灶明显缩小（A. 矢状位；B. 水平位）

表 32-1 鞍上占位的鉴别诊断

疾病名称	临床表现	辅助检查
颅咽管瘤	压迫症状，烦渴多尿（夜尿，多尿），垂体功能减退，有时会有脑神经受压表现，局灶性神经功能缺失	CT/MRI 常见囊实性占位和钙化
脑膜瘤	压迫症状	MRI 可见鞍区肿块明显强化，常有硬脑膜尾征
鞍上区垂体瘤	压迫症状；合并或不合并内分泌症状	MRI 见占位灶位于鞍上，下方可见正常垂体信号；功能型垂体瘤可见相应垂体前叶激素升高
生殖细胞瘤	多尿，压迫症状，垂体功能减退	MRI 可见肿块，查血清肿瘤标志物（AFP、CEA、HCG）可有升高
转移癌	全身其他器官或组织有恶性肿瘤，体重减轻，有尿崩表现，压迫症状	MRI 可见环状强化，多可找到原发肿瘤
淋巴细胞性垂体炎	妊娠后女性多见，常伴有其他自身免疫性疾病（桥本甲状腺炎 /1 型糖尿病 / 甲状旁腺功能减退等），多表现为压迫症状	MRI 可见垂体柄增粗且强化；自身抗体（+），包括肾上腺皮质自身抗体、抗甲状腺过氧化氢酶抗体、抗核抗体、抗平滑肌抗体
垂体脓肿	近期有感染病史，常有发热、脑膜刺激征	MRI 可见鞍区圆形病灶环形强化；ESR/CRP 升高，外周血白细胞升高
垂体梗死	突发头痛，视野缺损，恶心呕吐，脑神经瘫痪，垂体功能下降，发热，常有垂体瘤病史	MRI 可见垂体出血或梗死灶
鞍区动脉瘤	症状不明显，可有压迫症状	头颅 MRA/CTA 示动脉瘤
空蝶鞍综合征	有垂体肿瘤的病史或有垂体功能减退的症状	MRI 示空蝶鞍

激素治疗及免疫抑制剂治疗。另外，评估患者垂体功能后行激素替代治疗。患者累计激素（泼尼松）用量 3596mg，硫唑嘌呤使用 4 个月。患者第一次大剂量激素冲击治疗后病灶缩小，但激素减量过程中病灶未继续缩小，加用硫唑嘌呤 4 个月后病灶增大。第二次大剂量激素冲击治疗后，病灶未缩小。提示首次活检病理为垂体炎的诊断存在疑问。因此需神经外科再次手术明确病理诊断。第二次手术病理证实为颅内生殖细胞瘤。

（二）手术取得病灶组织，为何首次报告为淋巴细胞性垂体炎，再次活检病理报告为颅内生殖细胞瘤？

垂体柄生殖细胞瘤与淋巴细胞性垂体炎的鉴别非常困难，原因在于两者具有相似的临床表现和影像学特点。淋巴细胞性垂体炎与鞍内 / 鞍上生殖细胞瘤的病人临床表现相似，均表现为垂体前叶功能减退、尿崩症等。如 MRI 发现松果体区同时出现病灶，诊断首先考虑生殖细胞瘤，否则根据影像特点很难区分。单纯的生殖细胞瘤通常不分泌 β-HCG 和 AFP，因此亦无法通过实验室检查鉴别。APA（anti pituitary antibody，抗垂体抗体）的检测尚未普及，且诊断淋巴细胞性垂体炎的灵敏度和特异度尚待提高。对于组织学证实的淋巴细胞性垂体炎，APA 检测的灵敏度在 50% 左右。除此之外，对于其他垂体疾病（垂体腺瘤或空蝶鞍综合征）和自身免疫性内分泌疾病（如桥本甲状腺炎），APA 检测也可呈阳性反应。因此，如需明确诊断，手术活检至关重要。

原发于中枢神经系统的生殖细胞肿瘤是一组异质性肿瘤。目前认为肿瘤可能起源于胚胎发育过程中错误地游走到胚胎型中枢神经系统的原始生殖细胞。该病在成人中少见，好发于儿童和青少年，其发病仅次于胶质瘤和髓母细胞瘤。病灶多位于中枢神经系统的中线部位。生殖细胞瘤的病理学表现，在显微镜下，肿瘤细胞有大、小两种。大细胞形如上皮细胞，圆形，色灰白，大小一致，胞质稀少，呈云雾状或透明状；细胞核圆形，较大，染色质稀疏，常见一突出的核小体。另一类细胞体积较小，胞质几乎不见，核圆形，染色质丰富，免疫标记显示其主要是 T 细胞。大细胞倾向于聚集成大小不一、形态不规则的细胞巢，小细胞混杂于大细胞中间。

生殖细胞瘤与淋巴细胞性垂体炎也具有相似的病理特点，淋巴细胞性垂体炎表现为弥漫性单个核细胞浸润，多为淋巴细胞，腺泡结构被破坏。生殖细胞瘤也会有淋巴细胞浸润的表现，以致对生殖细胞瘤的诊断存在挑战。生殖细胞瘤被误诊为淋巴细胞性垂体炎并不少见。表 32-2 是文献中已报道的首诊被误诊为淋巴细胞性垂体炎的颅内生殖细胞瘤病例。

生殖细胞瘤是高度免疫源性肿瘤，是肿瘤淋巴细胞浸润程度最高的肿瘤之一，肿瘤浸润淋巴细胞的免疫组化亦证实其对生殖细胞瘤的结局有明显影响。肿瘤浸润淋巴细胞与生殖细胞瘤发生的解剖位置无关，与 MHC I 型分子的低表达或表达缺失关系亦不大。

生殖细胞瘤淋巴细胞浸润的原因目前尚不明确，有研究认为是因为生殖细胞瘤的肿瘤细胞表达多种抗体，从而引起免疫反应，淋巴细胞受到募集。2011 年报道了一例相似的生殖细胞瘤病人，患者为 11 岁女孩，因"中枢性尿崩及生长发育受限"入院，影像学提示鞍内及鞍上肿块，初次垂体活检示垂体炎，弥漫性淋巴细胞浸润，未做胎盘碱性磷酸酶（PLAP）。当时诊断为垂体炎，予激素治疗。由于治疗后临床表现和影像学均未改善，行第二次垂体活检，此次病理证实为 c-kit（CD117）（+）、Oct4（+）的生殖细胞瘤。经过放射治疗，垂体肿块消失。

因此，对于活检病理为淋巴细胞性垂体炎的病人，当糖皮质激素及免疫抑制剂治疗效果不佳时，不能排除颅内生殖细胞瘤的可能性，进一步活检明确病理是必要的。

表32-2　已报道的首诊为淋巴细胞性垂体炎的颅内生殖细胞瘤病例

作者，报道年	年龄（岁）	性别	临床表现	激素评估	MRI 是否垂体柄增厚	是否有单核细胞或淋巴细胞浸润	血清肿瘤标志物	免疫组化	初始治疗
Ozbey et al, 2006[2]	24	女	头痛	全垂体前叶功能减退	是+鞍区内肿块	未做	β-HCG	PLAP	激素
Gutenberg et al, 2011[3]	11	女	视物模糊、疲劳、多尿烦渴、身材矮小	全垂体前叶功能减退+尿崩	无，但有鞍区内和鞍上肿块，且向前突出	是	阴性	CD79/CD3	激素
Saborowski et al, 2007[4]	12	女	身材矮小	全垂体前叶功能减退+尿崩	是	是	未做	未做	激素
Houdouin et al, 2003[5]	13	男	视野缺损	全垂体前叶功能减退+尿崩	是	是	未做	PLAP/CD117	手术
Fehn et al, 1999[6]	12	女	多尿	全垂体前叶功能减退+尿崩	是+鞍区肿块	是	未做	未做	激素
Terasaka et al, 2012[7]	40	女	头痛、复视、闭经	全垂体前叶功能全面减退+尿崩	无，但有鞍区内和鞍上肿块，且向前突出	是，且发现纤维组织	PLAP	CD43/CD45R0/CD20	激素
Mikami-Terao et al, 2006[8]	13	女	头痛/青春期发育停滞	全垂体前叶功能全面减退+尿崩	是+鞍区内及鞍上肿块	是	PLAP	CD20/CD45R0/CD3/CD5	激素
Torremocha et al, 2002[9]	45	男	头痛及眼外肌麻痹	中枢性性腺功能减退	鞍区内肿瘤侵犯右侧海绵窦	是	脑脊液发现β-HCG	PLAP/波形蛋白	激素
Endo et al, 2002[10]	12	男	身材矮小、双侧颞向偏盲	全垂体前叶功能全面减退+尿崩	鞍区及鞍上肿块侵犯右侧海绵窦	是，且伴多核巨细胞	阴性	PLAP	手术
Guzzo et al, 2013[11]	24	女	闭经、溢乳、多尿、烦渴、乏力、干皮、脱发	全垂体前叶功能全面减退+尿崩	是+鞍上肿块	是	阴性	PLAP/CD117	激素

关于活检手术的方法，传统的开颅手术因为解剖间隙狭小、深部结构显露困难，往往导致手术取材不全。肿瘤通常位于垂体柄深层，在垂体柄表面获取的组织不一定是肿瘤组织，很可能是肿瘤表层的正常组织或是炎性反应组织。所以深部取材和多点取材可以显著提高病理诊断的准确性。近年来，神经内镜设备和技术的发展，使得内镜下的照明优势和广角视野优势充分体现。内镜下扩大经鼻蝶入路行鞍区及鞍上、垂体柄部位病灶的活检手术较传统的显微镜下开颅活检手术具有较大的优势。

【专家点评】

根据临床经验和既往文献报道，鞍上占位首次活检病理为垂体炎，经糖皮质激素治疗效果不佳，再次活检确诊为生殖细胞瘤的情况时有发生。这种情况可能和首次活检手术取材部位偏差、所获病灶组织数量不足，以及病理医生缺乏相关的诊断经验等因素有关。根据笔者的经验，在肿瘤的外围表浅部位取材，尤其是取材量较少时，送检的组织很可能只是继发于生殖细胞瘤的炎性病灶，有时甚至会遭遇冰冻病理为肿瘤组织而石蜡病理为炎症的困局。因此，深部取材和多点取材可以显著提高病理诊断的准确性。

参 考 文 献

[1] 周良辅. 现代神经外科学. 上海：复旦大学出版社，2015：704-738.

[2] Ozbey N, Sencer A, Tanyolac S, et al. An intrasellar germinoma with normal cerebrospinal fluid beta-HCG concentrations misdiagnosed as hypophysitis. Hormones, 2006, 5（1）：67-71.

[3] Gutenberg A, Bell JJ, Lupi I, et al. Pituitary and systemic autoimmunity in a case of intrasellar germinoma. Pituitary, 2011, 14（4）：388-394.

[4] Saborowski O, Radü E, Medelowitsch A, et al. Suprasellar germinoma masked by lymphocytic hypophysitis: a case report. Clin Neuroradiol, 2007, 17：259.

[5] Houdouin L, Polivka M, Henegar C, et al. Pituitary germinoma and lymphocytic hypophysitis: a pitfall. report of two cases. Ann Pathol, 2003, 23（4）：349-354.

[6] Fehn M, Bettendorf M, Lüdecke DK, et al. Lymphocytic hypophysitis masking a suprasellar germinoma in a 12-year-old girl - a case report. Pituitary, 1999, 1（3-4）：303-307.

[7] Terasaka S, Kawabori M, Kobayashi H, et al. Neurohypophyseal germinoma with abundant fibrous tissue. Brain Tumor Pathol, 2012, 29（1）：58-62.

[8] Mikami-Terao Y, Akiyama M, Yanagisawa T, et al. Lymphocytic hypophysitis with central diabetes insipidus and subsequent hypopituitarism masking a suprasellar germinoma in a 13-year-old girl. Childs Nerv Syst, 2006, 22（10）：1338-1343.

[9] Torremocha F, Hadjadj S, Menet E, et al. Pituitary germinoma presenting as a pseudotumoral lymphocytic hypophysitis in a man. Ann Endocrinol, 2002, 63（1）：13-17.

[10] Endo T, Kumabe T, Ikeda H, et al. Neurohypophyseal germinoma histologically misidentifed as granulomatous hypophysitis. Acta Neurochir, 2002, 144（11）：1233-1237.

[11] Guzzo MF, Bueno CB, Amancio TT, et al. An intrasellar germinoma with normal tumor marker concentrations mimicking primary lymphocytic hypophysitis. Arq Bras Endocrinol Metabol, 2013, 57（7）：566-570.

病例33 下丘脑炎——多饮多尿、贪吃、嗜睡

张烁 撰写　叶红英 指导

【导读】

患者为 20 岁男性，以口干、多饮多尿、贪吃嗜睡、记忆减退和性格改变起病，MRI 发现下丘脑区高信号病灶。如何明确下丘脑占位的病因诊断？如何治疗下丘脑炎症？预后如何？

【病例简介】

患者，男，20 岁。因"贪吃、多尿、多饮、记忆减退伴性格改变 2 个月余"于 2010 年 7 月 21 日入院。患者于 2010 年 5 月 1 日起无明显诱因出现贪吃、多尿、多饮，饭量较前增加约 1 倍，24 小时尿量 6～8L，喜冷饮，同时伴有记忆力减退，性格改变，脾气变暴躁，逐步加重，并出现认知障碍。2010 年 5 月 24 日于当地医院就诊，MRI（图 33-1A、B）提示下丘脑占位性病变，考虑炎症性病变可能，下丘脑胶质瘤、生殖细胞瘤不能除外。腰穿检查结果无感染证据；晨血皮质醇 1.23μg/dl↓。予口服去氨加压素控制尿量，静脉用头孢曲松抗感染 3 周，同时静脉用地塞米松（5mg/d×7 天，10mg/d×7 天，5mg/d×7 天），症状有所改善，MRI 提示下丘脑病灶缩小（图 33-1C、D），后改为口服地塞米松 4.5mg/d，每周减 0.75mg/d 至 2.25mg/d，症状反复，复查 MRI 病灶又有所增大（图 33-1E、F），遂改为醋酸泼尼松片 20mg/d；查全身

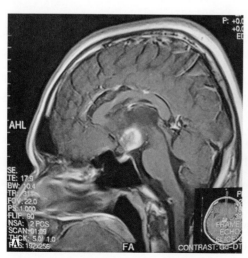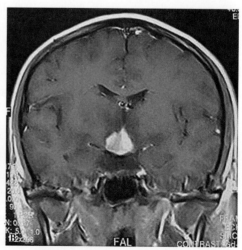

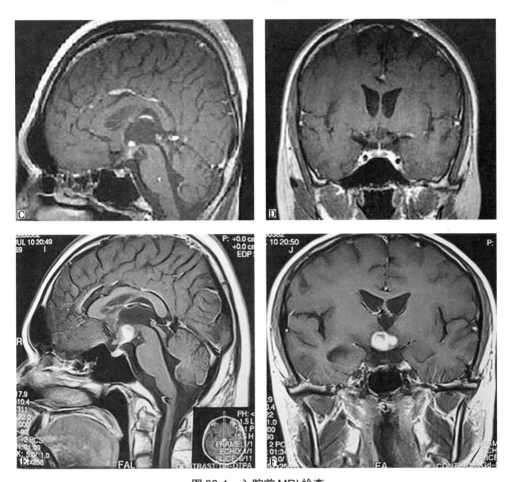

图 33-1 入院前 MRI 检查
A、B. 接受首次治疗前 MRI 影像;C、D. 接受治疗后病灶明显缩小;E、F. 激素减量后病灶再次增大

PET/CT 示右侧丘脑葡萄糖代谢轻度降低,下丘脑葡萄糖代谢异常,未见其他病灶。入院前一周患者出现发热,下午最高 39.2℃,伴干咳,予拉氧头孢抗感染 4 天,无明显疗效,换用头孢曲松治疗后体温降至正常,但贪吃、多尿多饮、记忆力减退和性格改变无明显好转。为明确诊断入住华山医院。患者发病来夜间睡眠差,食欲亢进,大便每天 2～3 次,为成形软便,体重增加约 8kg。

既往对青霉素过敏,其父有肺结核病史,已治愈;父亲及祖父患有高血压病。

体格检查:体温 36.7℃,血压 120/60mmHg,身高 183cm,体重 90kg,BMI 26.9kg/m²,神志尚清,近事记忆差,查体欠合作,两侧腰部见紫纹,腹膨隆,无压痛及反跳痛,触诊无殊。肌力、肌张力正常,生理反射正常,病理反射未引出。

【实验室及辅助检查】

血、尿、粪常规:正常。

肝肾功能,电解质:转氨酶略有升高,电解质、肾功能正常;

231

血脂：TC、TG、LCL-C 均升高。

血糖及胰岛功能：空腹血糖 4.4mmol/L，空腹 C 肽 3.38μg/L，空腹胰岛素 23.6mU/L；餐后 2 小时血糖 20.2mmol/L，餐后 2 小时 C 肽 9.95μg/L，餐后 2 小时胰岛素 138.1mU/L；HbA1c 5.5%。

糖尿病自身抗体：阴性。

激素水平：TSH 3.082mIU/L，FT$_3$ 2.51pmol/L↓，FT$_4$ 8.99pmol/L↓，TT$_3$、TT$_4$ 也均低于正常范围，PRL 43ng/ml↑，IGF-1、LH、FSH 及 T 均低于正常水平。

血清 HCG 正常；肿瘤标志物全套正常。

2010 年 7 月 26 日头颅 MRS（图 33-2）：下丘脑占位，MRS 提示胶质瘤可能。

2010 年 7 月 30 日垂体增强 MRI（图 33-3）：鞍上及下丘脑占位，考虑生殖细胞瘤或肉芽肿可能，淋巴瘤不除外。

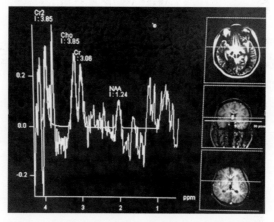

图 33-2　头颅 MRS 检查示下丘脑占位，胶质瘤可能

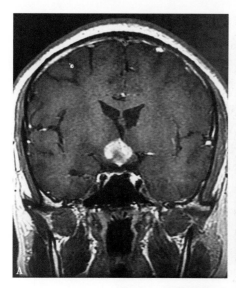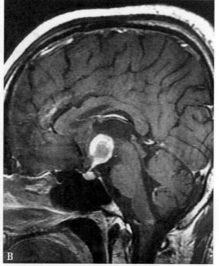

图 33-3　垂体增强 MRI 示鞍上及下丘脑占位

【诊治经过 1】

根据患者的临床表现和初步的实验室、影像学检查,功能诊断明确:下丘脑综合征(伴摄食、睡眠、认知、行为、体温调节障碍,腺垂体功能减退和尿崩症),伴糖尿病和血脂异常;定位诊断:下丘脑;病因诊断未明。其血糖血脂升高考虑与近期摄食增加、药理剂量糖皮质激素的使用有关,和下丘脑病变也有关系。

针对内分泌功能障碍,给予醋酸可的松 25mg/d,左甲状腺素钠 50μg/d,去氨加压素(早、中、晚分别 100μg、150μg、150μg)治疗;二甲双胍降血糖,非诺贝特降血脂等对症支持治疗。为明确病因诊断和制定对因治疗方案,行 MDT 疑难病例讨论。

【MDT 讨论与临床决策 1】

问题:如何明确患者下丘脑占位的病因?

内分泌科意见: 患者下丘脑综合征症状严重,急待明确病因后根据病因进行相应的病因治疗以期最终改善症状。而下丘脑占位的原因多种多样,可以为淋巴瘤、炎症、胶质瘤、生殖细胞瘤等,不同疾病治疗也有所不同。目前从患者的诊治经过考虑下丘脑占位对激素治疗有效,可能为自身免疫性炎症,也可能为淋巴瘤,目前通过无创手段无法明确诊断。

影像科意见: 通过患者现有的 MRI、MRS、PET-CT 影像资料,结合临床表现及现有资料,尚无法给出明确的诊断,建议活检明确。

神经外科意见: 下丘脑为生命中枢,手术风险大。可以考虑手术活检,优选创伤小的立体定向引导下穿刺活检。

临床综合分析与决策: 依据目前的影像学和血液检查无法明确下丘脑病变性质,建议活检明确病理。活检有风险,家属理解支持,决定行下丘脑穿刺活检。

【诊治经过 2】

患者于 2010 年 8 月 19 日进行下丘脑占位穿刺活检。全麻下固定 Lekcell 头架,予 MRI 定位扫描取下丘脑后部前外上部为穿刺点。患者局麻下无法配合,改静脉麻醉下右额切口,以中心点 1cm 外取活检,每 3mm 进针一次,取 8 个方向到中心点下 3mm,无活动性出血。病理结果(图 33-4):伴有 IgG 免疫球蛋白沉积的淋巴浆细胞增生性肉芽肿样炎性假瘤。IgG4 染色阴性。

【MDT 讨论与临床决策 2】

问题:如何治疗下丘脑淋巴浆细胞增生性肉芽肿样炎性假瘤?

内分泌科意见: 我们缺乏下丘脑淋巴细胞浆细胞增生性肉芽肿样炎性假瘤的治疗经验。有糖皮质激素和免疫抑制剂治疗未经病理证实的下丘脑炎的个例报道。鉴于该疾病为炎症,前期对地塞米松治疗有良好的应答,考虑首选糖皮质激素治疗。但患者病变部位累及

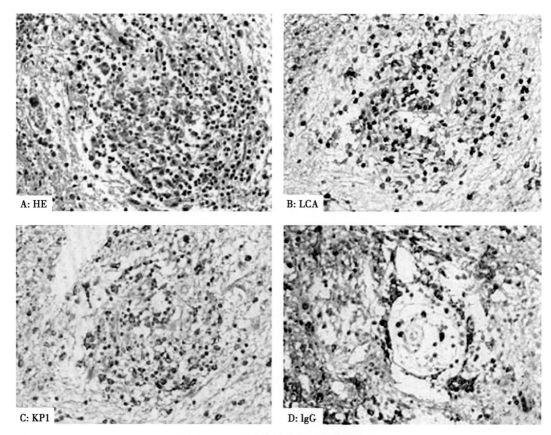

图 33-4　下丘脑病灶穿刺活检病理结果

脑组织内见淋巴细胞、浆细胞和组织细胞聚集或弥漫浸润。A. HE 染色 ×400；B. 脑组织内散在 LCA 标记阳性淋巴细胞（免疫组织化学染色 ×400）；C. 脑组织内散在 KP1 标记阳性浆细胞（免疫组织化学染色 ×400）；D. IgG 标记阳性（免疫组织化学染色 ×400）

下丘脑，导致典型严重下丘脑症状，包括贪吃、嗜睡，同时已出现血糖的明显升高，糖皮质激素治疗会加重患者的代谢异常。建议请对颅内炎症性病变治疗经验丰富的神经内科给予指导意见。

神经内科意见：该患者目前有明确的病理诊断，且对糖皮质激素治疗反应良好，但糖皮质激素治疗不良反应，且减量致病情反复。有指征加用其他免疫抑制剂。硫唑嘌呤是常用的一种免疫抑制剂，能够抑制 T 细胞和 B 细胞的功能，减少淋巴细胞数量以及抑制 B 细胞增殖和抑制免疫球蛋白的合成。激素起效快，硫唑嘌呤起效较慢，两者联合治疗可缩短激素治疗时间，减少其不良反应。

【诊疗经过 3】

继续去氨加压素控制尿量和左甲状腺素钠替代治疗同时，使用地塞米松 5mg/d 静脉滴注 20 天后，改用甲泼尼龙片早 16mg、晚 12mg，之后每周减 8mg；同时加用硫唑嘌呤 25mg，每日 2 次，1 周后加量至 50mg，每日 2 次维持，其间随访肝功能和血常规均正常。当口服甲泼尼龙减量至每天 6mg 时，改用氢化可的松早 20mg、下午 10mg 替代治疗，继续硫唑嘌呤

50mg，每日 2 次。明确诊断并治疗 3 周后患者贪吃及情绪烦躁症状明显缓解，嗜睡症状有所减轻。治疗 3 个月后症状基本全部缓解。2011 年 2 月（治疗半年后）复查鞍区增强 MRI：下丘脑病灶较前明显缩小，病灶直径约 5mm（图 33-5）。

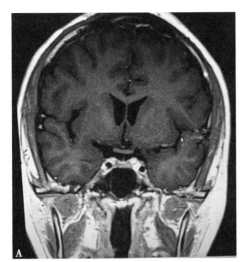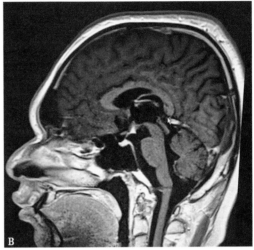

图 33-5 患者治疗半年后随访鞍区增强 MRI 提示病灶较前明显缩小
A．冠状位；B．矢状位

【随访与转归】

患者 2010 年 10 月 19 日出院后，硫唑嘌呤 50mg，每日 2 次，维持 1 年，患者症状稳定，MRI 提示局部无复发，硫唑嘌呤减量至 50mg，每日 1 次，维持治疗 6 个月后，停用至今。每年一次复查鞍区 MRI 未见病灶复发。

患者同时接受左甲状腺素钠 50μg/d、氢化可的松 10mg/d、去氨加压素 50μg/d 和十一酸睾酮的替代治疗。

患者出院后降糖治疗半年，血糖正常，根据病情逐渐减药最后停药（停药时间在出院半年左右），之后随访血糖维持在正常水平。

【经验与体会】

下丘脑体积很小，仅占整个大脑的 1%，但却是连接神经和内分泌的重要枢纽，同时是睡眠、摄食、体温、渗透压等调节中枢。下丘脑部位的病变往往表现为下丘脑综合征，除内分泌功能障碍表现（如尿崩、腺垂体功能减退）外，常伴随摄食、睡眠、体温调节障碍和行为异常、认知障碍。本病例的临床表现非常典型。

下丘脑病变病因多样，可能为淋巴瘤、炎症、胶质瘤、生殖细胞瘤或朗格汉斯细胞组织细胞增生症（LCH）等，而不同病因有不同的治疗方案。部分患者可以通过其他全身检查间接明确诊断，其他部位如肺部或骨骼部位的病灶有助于 LCH 的诊断。本例患者经 PET/CT 检查未见其他部位的病灶，下丘脑病灶的病因诊断不明，病因治疗受阻。

在本例患者的诊疗过程中，我们利用多学科合作的平台和优势，先由内分泌科进行垂体及全身情况的相关评估，并予对症治疗，以使患者达到最佳的手术状态。接下来由神经外科及影像科合作进行下丘脑占位的穿刺活检。我们所采用的是立体定向颅内穿刺活检技术，该技术较为可靠、安全，手术损伤小，也是明确诊断的最佳选择[1]。术后由神经病理科专家进行分析，得出最终的诊断，即伴有 IgG 免疫球蛋白沉积的淋巴细胞浆细胞增生性肉芽肿样炎性假瘤。诊断明确后，再由内分泌科及神经内科共同给出治疗方案，并由内分泌科进行跟踪随访。

自身免疫性下丘脑炎症十分罕见，国内未见文献报道病理确诊的下丘脑炎。目前关于自身免疫性下丘脑炎的发病机制阐述的非常少，主要是由于缺乏直接的病理学证据。临床表现可出现下丘脑综合征，伴有全垂体功能减退等。疾病的诊断主要依靠病理结果，但是由于下丘脑部位特殊，常常无法获得病理，因此在没有病理的情况下，如果存在以下临床特点，可以临床诊断自身免疫性下丘脑炎：①下丘脑部位出现占位性病变，能够排除肿瘤、感染、结核等病变；②存在垂体前叶功能和后叶功能减退的表现；③激素和 / 或免疫抑制剂治疗有效，停药后可能会复发；④合并其他常见的自身免疫性内分泌疾病，如桥本甲状腺炎、自身免疫性肾上腺皮质炎等。

关于自身免疫性下丘脑炎的治疗，目前可参考的资料也非常有限，解放军总医院曾收治过 1 例类似的患者，遗憾的是他们并没有病理诊断而是诊断性治疗。治疗方案也多是借鉴淋巴细胞性垂体炎的治疗方法，给予激素以及硫唑嘌呤联合治疗[2,3]。硫唑嘌呤是一种免疫抑制剂，能够抑制 T 细胞和 B 细胞的功能，减少淋巴细胞数量以及抑制 B 细胞增殖和抑制免疫球蛋白的合成。两者联合治疗效果较好，希望通过本例患者的治疗经验为下丘脑炎症这一罕见病提供一些借鉴。

【专家点评】

下丘脑部位的病变病因多样，明确病因对于治疗方案的选择和判断预后十分重要。当其他手段无法明确病因时，活检仍是重要的诊断手段。但下丘脑部位活检难度高，风险大，需要有经验的神经外科医生才能实施，并需要经验丰富的病理科医生给出最终判断。同时下丘脑病变可导致严重的下丘脑综合征，临床处理十分棘手，需要有经验的内分泌科医生对患者进行精确的替代治疗才能稳定病情，为后续检查赢得时间和条件。本案例充分体现了多学科合作在疑难神经内分泌疾病诊疗中的作用，是一个典型的多学科合作的成功案例。

参 考 文 献

[1] Kim JE, Kim DG, Paek SH, et al. Stereotactic biopsy for intracranial lesions: reliability and its impact on the planning of treatment. Acta Neurochir, 2003, 145(7): 547-555.

[2] 王先令, 陆菊明, 潘长玉, 等. 甲基强的松联合硫唑嘌呤治疗复发性自身免疫性下丘脑炎. 中华内分泌代谢杂志, 2009, 2(25): 116-117.

[3] Yang GQ, Lu ZH, Gu WJ, et al. Recurrent autoimmune hypophysitis successfully treated with glucocorticoids plus azathioprine: a report of three cases. Endocr J, 2011, 58(8): 675-683.

第七部分
垂体柄增粗

病例 34 垂体柄增粗——生殖细胞瘤

唐一帆 撰写 寿雪飞 指导

【导读】

年轻女性，以"月经紊乱、多饮多尿"起病，垂体增强 MRI 提示垂体柄增粗，增强后呈不均匀强化。内分泌功能检查结果提示腺垂体功能减退、尿崩症，予相应的激素替代治疗，有效缓解症状。首次活检提示炎性病变，予甲泼尼龙治疗后病灶有所缩小，后复查增大。如何最终明确垂体柄病灶性质以进行针对性的病因治疗？

【病例简介】

患者，女，22 岁，护士。因"月经紊乱伴多饮多尿 3 年"于 2014 年 11 月入住华山医院内分泌科。患者 2011 年 11 月开始出现月经周期延长，伴有多饮多尿，每日饮水量约 3～4L，伴有可耐受的阵发性头部隐痛，无恶心呕吐。患者口服中药治疗症状无缓解。2013 年 9 月患者就诊于当地医院发现泌乳素 29.14ng/ml。2014 年 7 月 2 日于当地医院查血泌乳素 65.63ng/ml，血皮质醇（上午 8：00）正常，甲状腺功能低下，2014 年 7 月 15 日就诊于华山医院神经外科门诊，予溴隐亭 1.25mg/d，行垂体增强 MRI（图 34-1A、B）示：垂体高度正常，垂体柄居中，且垂体柄增粗，增强后明显不均匀强化，考虑"垂体瘤累及垂体柄可能大"。患者服用溴隐亭月经仍未恢复，为进一步诊治入住内分泌科。

体格检查：身高 158cm，体重 48kg，BMI 19.23kg/m²，腹围 69cm。

神志清楚，发育正常，营养好，回答切题，自动体位，查体合作，步入病房，全身皮肤黏膜未见异常，全身浅表淋巴结无肿大。心、肺、腹无异常，肌力正常，肌张力正常，生理反射正常，病理反射未引出。

【实验室及辅助检查】

甲状腺功能：TSH 0.939mIU/L，FT_3 2.79pmol/L↓，FT_4 9.92pmol/L↓。
性腺轴激素：E_2<21.69pmol/L↓，T 0.12nmol/L↓，P 0.50nmol/L↓，LH 3IU/L，FSH 3.52IU/L。
PRL<0.57ng/ml。
GH 0mU/L↓。
血皮质醇（上午 8：00）：9.9μg/dl。
脑脊液 HCG 检查：正常。

肿瘤标志物：HCG 0.69IU/L，CEA 0.77μg/L，AFP 2.43μg/L。

垂体 MRI：各时期垂体 MRI 详见图 34-1。

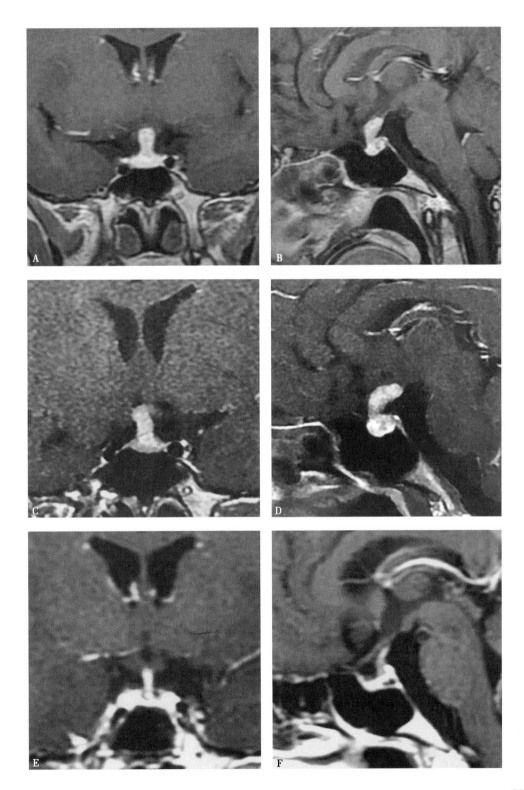

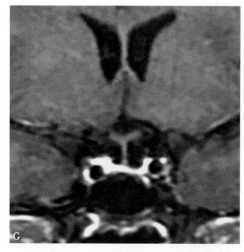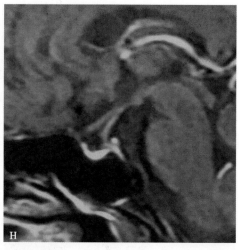

图 34-1　垂体 MRI 增强

A、B. 2014 年 11 月，垂体高度正常，垂体柄居中、增粗，增强后明显不均匀强化；C、D. 2015 年 1 月，活检手术前，垂体高度正常，垂体柄居中、增粗，增强后明显不均匀强化，病灶较前增大；E、F. 2015 年 5 月，放疗结束后，垂体术后形态正常，未见明显肿瘤；G、H. 2016 年 7 月，放疗 14 个月后随访，垂体术后形态正常，未见明显肿瘤

【内分泌功能试验】

促性腺激素释放激素兴奋试验：不能被兴奋。

【诊治经过 1】

根据患者临床症状及内分泌检查结果，诊断为"垂体甲状腺、性腺轴功能减退，生长激素分泌不足"。患者肾上腺皮质轴功能正常，尿崩症不能确诊，建议行激素替代治疗，病因考虑垂体柄病灶。

为明确病灶性质，查相关肿瘤标志物未见明确异常。因垂体柄病灶性质不明，遂行 MDT 讨论。

【MDT 讨论与临床决策】

问题：如何明确垂体柄病灶性质？

内分泌科意见：根据内分泌实验室检测，患者的定位诊断明确，病因在于垂体柄。查相关肿瘤标志物未见明确异常，垂体柄病灶性质不明。

影像科意见：患者垂体后叶高信号消失，垂体柄增粗达 6mm，增强后明显均匀强化，提示肿瘤性病变可能。需考虑生殖细胞瘤和郎格汉斯细胞组织细胞增生症。鞍区生殖细胞瘤早期 MRI 多表现为垂体柄增粗、垂体后叶高信号消失以及鞍内 T_1WI 等 / 低信号、T_2WI 等 / 高信号的占位性病变，增强扫描肿瘤多表现为中度或明显的均匀强化，DWI 序列往往呈高信号。如果垂体柄病变同时伴有松果体区病灶，可临床诊断生殖细胞瘤。朗格汉斯细胞组织细胞增生症也常表现为垂体后叶高信号消失，垂体柄增粗，增强后明显强化，较难鉴别，但如果合并骨骼系统疾病可提示本病。根据患者单纯的垂体柄病灶，目前难以确定。

　　神经外科意见：经内分泌科评估患者垂体前后叶功能低下，垂体病增粗性质不明。垂体柄增粗达 6mm，建议活检明确病理，制定后续治疗方案。

　　临床综合分析与决策：建议患者行垂体柄病灶活检明确病理。但该患者及家属当时拒绝手术。遂建议密切随访垂体 MRI。

【诊治经过 2】

　　2015 年 1 月复查 MRI（见图 34-1C、D），垂体高度正常，垂体柄居中、增粗，增强后明显不均匀强化，病灶较前增大，达 8mm。患者因此要求活检明确病理。2015 年 3 月入住神经外科，复查 CEA、AFP、HCG 正常；血泌乳素 51.35ng/ml，血皮质醇（上午 8：00）正常，性腺轴、甲状腺轴功能低下，遂全麻下行经鼻蝶鞍区占位活检术，术中见肿瘤组织灰白色，质地偏韧，血供一般，予以镜下分块切除。术后病理（图 34-2）示：镜下所见，空泡状核仁明显的瘤细胞呈巢状分布，核异型明显，见核分裂象，伴较多淋巴细胞浸润，周围见少量 CK 标记阳性的腺样上皮残留；免疫组织化学分析，瘤细胞 OCT-4（+）、PLAP（+）、D2-40（+）、AFP（−）、LCA（淋巴细胞 +）、MIB-1（10%）；诊断为（鞍区）生殖细胞瘤。予激素替代治疗，并转放疗科进一步治疗。

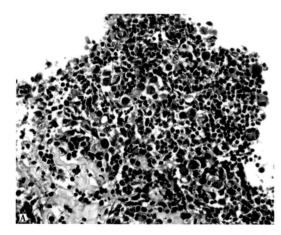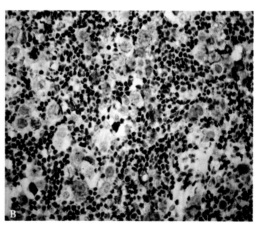

图 34-2　病理结果

A. 瘤细胞核大，核仁明显，胞质透亮，核分裂象易见，间质大量淋巴细胞浸润（HE ×400）；B. 瘤细胞 PLAP 阳性（免疫组化法×400）

【诊治经过 3】

　　2015 年 4 月放疗科于 CT 定位下，予以 6MV X 线 IMRT 全脑全脊髓姑息性放疗 23.4Gy/13Fx，再次复查 MRI 示病灶较前缩小，予以局部剂量 16Gy/8Fx，DT：39.4Gy/21Fx。

放疗结束后 1 个月垂体 MRI（见图 34-1E、F）示垂体形态正常，未见明显肿瘤，复查肾上腺轴、甲状腺轴正常，性腺轴功能减退，故放疗后 3 个月开始行雌二醇片 / 雌二醇地屈孕酮片 2/10mg 的雌孕激素替代治疗，治疗 3 个月后发现子宫肌瘤（替代治疗前患者无子宫肌瘤），现减量为雌二醇片 / 雌二醇地屈孕酮片 1/10mg 替代治疗。

【随访与转归】

截至 2016 年 12 月，患者影像学定期复查提示未见明显肿瘤复发，肾上腺轴、甲状腺轴正常，尿崩症状也有所改善，但性腺轴功能仍然低下，雌二醇片 / 雌二醇地屈孕酮片治疗后出现子宫肌瘤（替代治疗前患者无子宫肌瘤）。总体而言，患者目前与生殖细胞瘤相关的临床表现无进行性加重趋势，嘱患者继续保持密切随访。

【经验与体会】

（一）关于垂体柄增粗病因鉴别的讨论

垂体柄增粗病因包括先天性、肿瘤性或炎症性、感染性病变等。其中肿瘤和炎症为主要病因[1, 2]，由于垂体柄病灶活检创伤大，故很多患者对活检手术顾虑较大，而其他肿瘤标志物等指标和影像学表现又常不足以为确诊提供足够的依据，所以垂体柄增粗病灶的病因诊断往往十分困难。

（二）生殖细胞肿瘤就是生殖细胞瘤吗？

不是。生殖细胞瘤是生殖细胞肿瘤的一种类型。颅内生殖细胞肿瘤是一种发生于生殖系统外的罕见胚胎残余肿瘤，由 Freiedman 于 1947 年最先提出，2016 年的 WHO 中枢神经系统肿瘤分类中，根据病理特征将生殖细胞肿瘤（germ cell tumors, GCTs）分为生殖细胞瘤、混合性生殖细胞瘤、畸胎瘤（包括成熟型畸胎瘤、未成熟型畸胎瘤）、畸胎瘤恶变、卵黄囊肿瘤、绒毛膜癌、胚胎性癌 7 个亚型[3]，除成熟型畸胎瘤外的所有 GCTs 均为恶性，其恶性程度与肿瘤细胞病理特点及分化程度有关，临床上分为生殖细胞瘤和非生殖细胞瘤性生殖细胞肿瘤[4]。而鞍区生殖细胞瘤占颅内生殖细胞瘤的 25%～45%，松果体区生殖细胞瘤占颅内生殖细胞瘤的 50%～70%，其余颅内生殖细胞瘤分布在侧脑室、三脑室、大脑半球等部位[5]。

（三）鞍区生殖细胞瘤与其他类型肿瘤的影像学鉴别

鞍区生殖细胞瘤早期 MRI 多表现为垂体柄增粗、垂体后叶高信号消失以及鞍内 T_1 像等 / 低信号、T_2 像等 / 高信号的占位病变，增强扫描肿瘤多表现为中度或明显的均匀强化。CT 扫描肿瘤实体部分呈略高密度，部分病灶内伴略低密度影（提示瘤体内陈旧性出血、坏死、囊变）。肿瘤不具钙化是鞍区生殖细胞瘤的又一影像学特征[6, 7]。

1. 颅咽管瘤 CT 为囊性、实性和二者混杂，常有大囊，形态不规则，常见钙化（钙化率大于 90%）。MRI 在 T_1 像显示为高低不同信号，囊性成分和实性成分在 T_2 像为高信号。首发症状为视力视野改变和颅压增高症，尿崩症发生率为 30% 左右，且常在肿瘤的晚期才出现。

2. 垂体腺瘤 在冠状位扫描可呈葫芦状，蝶鞍明显扩大，可有瘤内出血，可在 CT 及 MRI 上显示密度和信号不均匀，患者常有内分泌功能低下[8]。

3. 丘脑和视交叉胶质瘤　发病年龄较生殖细胞瘤小,肿瘤体积通常巨大(直径常超过6cm),下丘脑星形细胞瘤 CT 为等或稍低密度,注药明显强化,MRI 在 T_1 像为等或稍低信号,T_2 像为高信号,质地均匀或不均匀,注药后可轻度强化到明显强化,但鲜有尿崩症。

4. 朗格汉斯细胞组织细胞增生症　朗格汉斯细胞组织细胞增生症患者中,15%~40%垂体后叶可以出现短 T_1,高信号消失及垂体柄增粗,临床上也可出现尿崩症,本病常有骨溶解病灶或肺部病变,确诊需做活检[9]。

5. 淋巴细胞垂体柄神经垂体炎　常导致中枢性尿崩症,鞍区 MR 表现与生殖细胞瘤类似,可见垂体柄粗大及垂体后叶增大,正常垂体后叶在 T_1 像上的短信号消失。但通常发生于成人,存在自我限制的自然过程,长期随访后垂体柄可恢复正常。

(四)生殖细胞瘤是否有肿瘤标志物?某些肿瘤标志物阳性能否有助于诊断 GCTs 的类型?

一般认为,纯生殖细胞瘤为不分泌型肿瘤,对应的肿瘤标志物为阴性(含合体滋养层成分的生殖细胞瘤则会有 β-HCG 轻微升高)[10]。截至目前仍未找到明确的生殖细胞瘤肿瘤标志物及其敏感度及特异性判断。

对于 GCTs 而言,肿瘤标志物在临床上测定较多的为 AFP、β-HCG 和 CEA 等指标,这些指标有助于鉴别 GCTs 的类型[11]。β-HCG 由正常胎盘合体滋养层细胞分泌,血清 β-HCG > 50ng/ml 考虑含有非纯生殖细胞瘤成分,血清 β-HCG > 1000ng/ml 则可考虑绒毛膜癌的诊断[12,13]。GCTs 患者的 AFP 可在有内胚窦瘤、胚胎瘤、未成熟畸胎瘤和含有以上成分的混合型 GCTs 时升高,在有内胚窦瘤时可 > 1000ng/ml。CEA 在畸胎瘤、胚胎瘤、绒癌和一些内胚窦瘤中可升高。上述标志物在脑脊液中测定更为敏感[10,14]。

(五)如何治疗颅内生殖细胞瘤?

颅内生殖细胞肿瘤类型多样,治疗有所不同,预后差异也很大。其中生殖细胞瘤预后较好,其治疗包括:

1. 放射治疗　放射治疗是颅内生殖细胞肿瘤的重要治疗手段,其中生殖细胞瘤更是放疗可治愈的肿瘤,单纯放疗治疗生殖细胞瘤 10 年生存率在 90% 以上。放疗治疗生殖细胞瘤的关键在照射范围及照射剂量两方面。

在照射范围方面,由于生殖细胞瘤有沿脑脊液循环系统播散种植的风险,长久以来,进行全脑全脊髓的放射治疗一直是此病的标准治疗方案,治愈率达到 90%~100%。但大范围的照射可带来不能忽视的并发症,如视神经或视交叉受损,造成视野缺损或者失明。单发孤立性病灶的颅内生殖细胞瘤(鞍上或松果体区)脊髓转移概率小于 5%~6%,但对病灶的局部照射复发率很高,因此建议进行全脑或全脑室照射,不必做全脑全脊髓照射。颅内多发播散病灶、脑脊液找到肿瘤细胞、脊髓 MRI 证实有转移的病灶则必须进行全脑全脊髓放疗[13,14]。

在照射剂量方面,肿瘤区 50Gy、全脑全脊髓 30~36Gy 的剂量模式被广泛应用,取得了较好的治疗效果。但近年来生殖细胞瘤的照射剂量呈下降趋势:如为单纯成分的生殖细胞瘤,全脑或全脑室(30~36Gy)+ 局部推量照射(14~20Gy),总剂量 50Gy 是合适的选择;对混有预后不良成分的生殖细胞瘤,在减量治疗时必须慎重[15]。

2. 放化疗　放射治疗对生殖细胞瘤疗效好,但多存在并发症,所以可以加入化疗来降低放疗剂量及减小放疗范围。生殖细胞瘤对化疗敏感,但单独应用化疗治疗生殖细胞瘤复发率高且复发时间早，因此，更多研究倾向于进行"化疗合并减量、减范围放射治疗的综合治疗模式"。在综合治疗中，化疗方案一般均以铂类为基础，间隔 21 天，一般为 4 个周期。文献报道，化疗 2 周期后 75% 的病例病灶能缩小 90% 以上，4 周期后则有 95% 的病例能达到这种疗效[16]。

化疗后如何进行放疗是关键问题，Kanamori 等[17]认为：单发鞍上或松果体病灶，化疗后还应予全脑室放疗；双部位病灶如无播散证据，化疗后予全脑室照射而不必全脑全脊髓照射；有播散的病例，化疗后也应予全脑全脊髓照射。

该患者有月经紊乱、多饮多尿表现。垂体功能检查示垂体甲状腺、性腺轴功能减退，生长激素分泌不足；查相关肿瘤标志物未见明确异常；影像学检查示垂体后叶高信号消失，垂体柄增粗达 6mm，增强后明显均匀强化，提示肿瘤性病变可能。患者病因在于垂体柄，但病灶性质不明，只能选择活检手术进行确诊，确诊为生殖细胞瘤。由于生殖细胞瘤对放疗敏感性强，预后良好，故选择行全脑全脊髓姑息性放疗，放疗后垂体形态恢复正常，未见明显肿瘤，并且在后期影像学定期复查中也未见明显肿瘤。患者行放疗后肾上腺轴、甲状腺轴功能正常，尿崩症状也有所改善，但性腺轴功能仍然低下，且行雌二醇片/雌二醇地屈孕酮片治疗后出现子宫肌瘤（替代治疗前患者无子宫肌瘤），总体而言，患者目前与生殖细胞瘤相关的临床表现无进行性加重趋势。

【专家点评】

此病例为一例典型的以垂体柄增粗为主要影像学表现的生殖细胞瘤。垂体柄增粗的病因非常多，常规肿瘤标志物和影像学检查很难确诊提供足够的依据，所以必须依靠病理学检查来明确诊断，从而确定相应的治疗方案。由于病灶体积较小，位置隐匿，周围重要神经血管密布，开颅手术入路显露和操作往往受限于视神经和颈内动脉等重要结构，活检难度较大。内镜扩大经鼻入路可以全程暴露垂体柄结构，不损伤视交叉、垂体柄和下丘脑等重要结构，术中可以获取足够的病灶组织行病理检查，同时尽可能保留垂体柄组织，降低术后并发症。对于明确的鞍区生殖细胞瘤，由于生殖细胞瘤有沿脑脊液循环系统播散种植的风险，须进行全脑全脊髓放疗。

参 考 文 献

[1] Turcu AF, Erickson BJ, Lin E, et al. Pituitary stalk lesions: the Mayo Clinic experience. J Clin Endocrinol Metab, 2013, 98（5）: 1812-1818.

[2] Hamilton BE, Salzman KL, Osborn AG. Anatomic and pathologic spectrum of pituitary infundibulum lesions. AJR Am J Roentgenol, 2007, 188（3）: W223-W232.

[3] Louis DN, Perry A, Reifenberger G, et al. The 2016 world health organization classification of tumors of the central nervous system: a summary. Acta Neuropathol, 2016, 131（6）: 803-820.

[4] Murray MJ, Bartels U, Nishikawa R, et al. Consensus on the management of intracranial germ-cell tumours. Lancet Oncol, 2015, 16（9）: e470-e477.

[5] Villano JL, Virk IY, Ramirez V, et al. Descriptive epidemiology of central nervous system germ cell tumors: nonpineal analysis. Neuro Oncol, 2010, 12（3）: 257-264.

[6] Tomura N, Takahashi S, Kato K, et al. Germ cell tumors of the central nervous system originating from non-pineal regions: CT and MR features. Comput Med Imaging Graph, 2000, 24(4): 269-276.

[7] Liang L, Korogi Y, Sugahara T, et al. MRI of intracranial germ-cell tumours. Neuroradiology, 2002, 44(5): 382-388.

[8] Choi SH, Kwon BJ, Na DG, et al. Pituitary adenoma, craniopharyngioma, and Rathke cleft cyst involving both intrasellar and suprasellar regions: differentiation using MRI. Clin Radiol, 2007, 62(5): 453-462.

[9] Kaltsas GA, Powles TB, Evanson J, et al. Hypothalamo-pituitary abnormalities in adult patients with Langerhans cell histiocytosis: Clinical, endocrinological, and radiological features and response to treatment. J Clin Endocrinol Metab, 2000, 85(4): 1370-1376.

[10] Cheung V, Segal D, Gardner SL, et al. Utility of MRI versus tumor markers for post-treatment surveillance of marker-positive CNS germ cell tumors. J Neurooncol, 2016, 129(3): 541-544.

[11] Allen J, Chacko J, Donahue B, et al. Diagnostic sensitivity of serum and lumbar CSF bHCG in newly diagnosed CNS germinoma. Pediatric Blood Cancer, 2012, 59(7): 1180.

[12] Utsuki S, Oka H, Tanaka S, et al. Long-term outcome of intracranial germinoma with hCG elevation in cerebrospinal fluid but not in serum. Acta Neurochir, 2002, 144(11): 1151-1155.

[13] Rogers SJ, Mosleh-Shirazi MA, Saran FH. Radiotherapy of localised intracranial germinoma: time to sever historical ties?. Lancet Oncol, 2005, 6(7): 509-519..

[14] Shim KW, Kim TG, Suh CO, et al. Treatment failure in intracranial primary germinomas. Childs Nerv Syst, 2007, 23(10): 1155-1161.

[15] Shibamoto Y, Sasai K, Oya N, et al. Intracranial germinoma: radiation therapy with tumor volume-based dose selection. Radiology, 2001, 218(2): 452-456.

[16] Khatua S, Dhall G, O'Neil S, et al. Treatment of primary CNS germinomatous germ cell tumors with chemotherapy prior to reduced dose whole ventricular and local boost irradiation. Pediatr Blood Cancer, 2010, 55(1): 42-46.

[17] Kanamori M, Kumabe T, Saito R, et al. Optimal treatment strategy for intracranial germ cell tumors: a single institution analysis. J Neurosurg Pediatr, 2009, 4(6): 506-514.

病例 35　垂体柄增粗——伴肋骨占位的垂体柄朗格汉斯细胞组织细胞增生症

陶然 撰写　叶红英　丁天凌 指导

【导读】

青年男性，多饮多尿伴左肋疼痛，影像学提示肋骨病变和垂体柄增粗。如何诊断？如何治疗？尿崩症状有无缓解可能？

【病例简介】

患者，男，19 岁。2013 年 10 月无明显诱因下出现烦渴、多饮、多尿，每日饮水量 6～8L，尿色淡，后出现左侧胸部阵发性疼痛，偶有头痛，无复视、视物模糊，无皮疹、淋巴结肿大等其他症状。于当地医院胸片检查提示左侧肋骨病变。2014 年 2 月外院行核素 PET/CT 检查提示左侧第 5 肋骨病变，考虑为恶性骨肿瘤，行"左第 5 肋骨肿瘤切除＋左肺上叶楔形切除术"，病理考虑左第 5 肋骨"嗜酸性肉芽肿"，累及周围软组织（图 35-1）。自诉术后多尿症状有所减轻，未就嗜酸性肉芽肿和多尿进一步评估和治疗。2014 年 6 月多饮多尿症状再现并加重，伴乏力、双下肢酸痛和失眠，外院垂体 MRI 增强提示垂体柄增粗（图 35-2）。外院结合多尿症状诊断为中枢性尿崩症，予去氨加压素 0.1mg，每日 2 次治疗，多饮多尿症状明显好转。为进一步明确诊断和后续治疗方案，于 2014 年 7 月入住华山医院内分泌科。

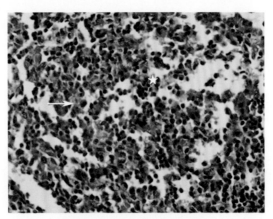

图 35-1　左第 5 肋骨病理切片
大量增殖的朗格汉斯组织细胞(↑)及嗜酸性粒细胞(★)
浸润(HE 染色×200)

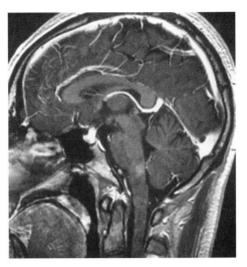

图 35-2　垂体 MRI 增强（2014 年 7 月 11 日）

垂体 MRI 增强提示垂体柄病变，脑干片状轻度强化

体格检查：体温 37.7℃，脉搏 80 次/分，呼吸 14 次/分，血压 115/67mmHg，颜面部及胸背部可及痤疮，无紫纹，未见皮下出血点、瘀点瘀斑；左侧肋下可见长约 15cm 的陈旧性手术瘢痕；全身浅表淋巴结无肿大；无突眼；腹部平坦，肝脾肋下未触及；双下肢无水肿。

【实验室及辅助检查】

血、尿和粪常规及肝肾功能正常，血糖正常。

电解质：Na^+ 146mmol/L，K^+ 3.8mmol/L。

甲状腺功能：TSH 3.3560mIU/L，FT_3 4.88pmol/L，FT_4 12.85pmol/L，TT_3 1.76nmol/L，TT_4 113.30nmol/L。

血皮质醇（上午 8：00）15.1μg/dl，ACTH 25pg/ml。

FSH 1.55IU/L，LH 4.04IU/L，T 12.80nmol/L；PRL 18.45ng/ml；IGF-1 219μg/L。

血渗透压 303mOsm/kg H_2O，尿渗透压 108mOsm/kg H_2O。

肿瘤标志物：正常。

胸片和心电图未见异常。

B 超：未见肝脾大，双侧腋下少量肿大淋巴结。

X 线：全身扁骨及长骨摄片未见异常。

鞍区 MRI 增强：垂体高度正常，信号较均匀，增强后均匀强化，垂体柄下方结节状增粗，增强后结节状强化（图 35-3）。

PET/CT：左侧第 5 肋骨病变治疗后，垂体柄稍饱满，未见 FDG 代谢异常增高，脑干 FDG 代谢欠均匀（未见异常增高灶）；余 PET 显像未见 FDG 代谢异常增高灶。

骨髓穿刺：未见异常。

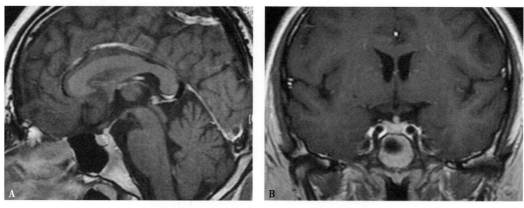

图35-3 垂体MRI（2014年7月29日）
垂体高度正常，信号较均匀，增强后均匀强化，垂体柄下方结节状粗，增强后结节状强化
（A. 矢状位；B. 冠状位）

【诊治经过1】

根据临床表现、实验室检查、影像学检查，以及外院诊疗经过，去氨加压素治疗有效，功能诊断考虑中枢性尿崩症，垂体前叶肾上腺轴、甲状腺轴和性腺轴功能正常，IGF-1 正常低值。外院肋骨手术标本病理会诊（图35-4）：S-100（+），CD1α（+），langerin（+），CD68（−），LCA（−），Ki-67 约30%，符合朗格汉斯细胞组织细胞增生症（Langerhans cell histiocytosis, LCH）。

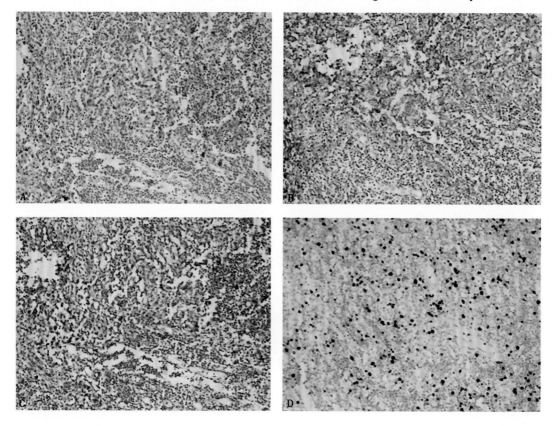

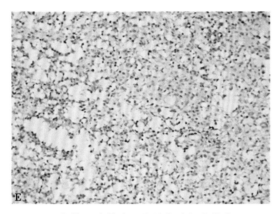

图 35-4　左第 5 肋骨病理会诊免疫组化染色（×200）
A. S-100（+）; B. CD1α（+）; C. Langerin（+）; D. Ki-67（+）; E. LCA（-）

【MDT 讨论与临床决策】

问题：如何明确患者垂体柄增粗病因？

神经外科意见：患者男性，多饮多尿伴左胸疼痛，外院影像学检查发现左肋病灶，手术切除。华山医院进一步检查发现垂体柄增粗，增强后结节状强化，目前难以通过影像学明确诊断。考虑患者左肋病灶病理会诊提示 LCH，鉴于 LCH 病变累及多系统多器官的特点，垂体柄病灶首先考虑为 LCH，先内科治疗，随访病灶及临床症状。

内分泌科意见：患者多饮多尿起病，去氨加压素治疗有效，目前功能诊断中枢性尿崩明确，目前腺垂体功能正常；垂体 MRI 示垂体柄增粗；外院行左肋肿物切除华山医院病理会诊提示 LCH；用一元论解释，考虑垂体柄 LCH 可能大，进一步完善血管紧张素转化酶、肿瘤标志物、HCG、AFP、IgG4、LDH、自身免疫指标等检查排除其他原因。

血液科意见：患者男性，多饮多尿伴左胸疼痛，左肋骨病理会诊示 LCH，目前伴垂体柄增粗，可于内分泌科完善其他可能病因的相关检查及垂体功能评估后，再入我科行化疗。

临床综合分析与决策：内分泌科评估予去氨加压素片 0.1mg，每日 2 次控制尿量，原发病由血液科制定化疗方案。

【诊疗经过 2】

功能诊断：中枢性尿崩；病因诊断：多系统 LCH（累及垂体和肋骨）。

治疗：继续去氨加压素片 0.1mg，每日 2 次控制尿量；血液科制定化疗方案治疗 LCH。2014 年 8 月 11 日起予以 LCH-Ⅲ方案（长春地辛 4mg d1、d8 + 地塞米松 10mg d1～8）化疗一次；2014 年 9 月 3 日至 10 月 17 日行长春地辛 4mg d1 + 每日 1 次口服醋酸泼尼松 50mg 方案，每周 1 次，共 5 次；2014 年 10 月 29 日至 12 月 8 日行长春地辛 4mg d1 + 每日 2 次口服醋酸泼尼松 25mg d1～d3 方案，每周 1 次，共 5 次。患者减少并停用去氨加压素片，监测 24 小时尿量维持于 2～3L。复查全身扁骨及长骨摄片未见明显异常，双侧颈部、锁骨上、腋下、腹股沟未见明显异常淋巴结肿大；垂体 MRI 平扫：垂体柄下方小结节，较前相仿，视交叉清晰（图35-5）。2014年12月11日至2015年9月25日继续行长春地辛4mg d1＋每日2次口服醋酸泼尼松25mg d1-d5方案，每3周1次，共12次。治疗期间监测血糖、血脂、血压，未见异常，但体重增加15kg。

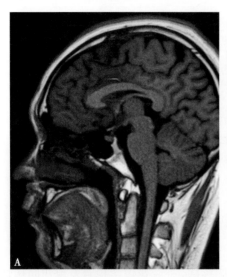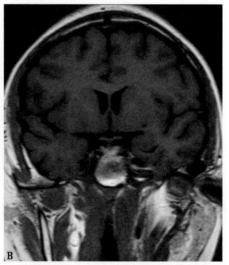

图35-5　化疗12次后鞍区MRI平扫（2014年12月10日）
垂体高度正常，信号较均匀，垂体柄下方小结节，视交叉清晰（A. 矢状位；B. 冠状位）

【随访与转归】

2015年9月25日再次评估全身病情并未有复发。2016年1月行全身评估，三大常规、电解质、肝肾功能在正常范围；垂体甲状腺轴、肾上腺皮质轴、性腺轴评估均在正常范围，尿渗透压557mOsm/kg H_2O，尿量1900ml/24h，腹部B超未见异常，全身扁骨及长骨平片未见明显异常；查垂体MRI增强提示垂体柄结节状强化，病灶较前略有缩小（图35-6）。

【经验与体会】

（一）垂体柄增粗的病因诊断

患者有典型多饮多尿症状，去氨加压素治疗有效，结合高血渗透压、低尿渗透压，影像学提示垂体柄增粗，虽未行禁水加压试验，功能诊断中枢性尿崩症明确，病变部位在于垂体柄。垂体柄增粗的病因诊断一直是个临床难题。目前已有的病例报道中，垂体柄增粗病因主要包括肿瘤和炎症，其次是感染和先天病变；其病因多样，且病灶常常很小，加上病灶位置特殊，活检创伤大，导致病因诊断困难[1,2]。不同的病因有一定的性别和年龄差异，如生殖细胞瘤多见于男性青少年，LCH多见于儿童与青少年，转移性肿瘤多见于老年患者；近期妊娠女性病患者提示淋巴细胞性垂体炎可能。除了详细的病史记录、全面的体格检查以外，影像学特征有助于缩小病因范围[3]。需行全方位评估：除垂体及靶腺相关功能外，需查颈、胸、腰、腹CT，以及肿瘤标志物、血管紧张素转化酶、肿瘤标志物、HCG、AFP、IgG4、

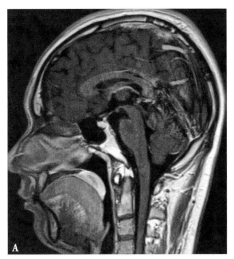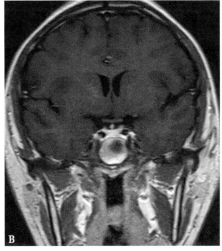

图 35-6　化疗结束后鞍区 MRI 增强（2016 年 1 月 27 日）

垂体高度正常，信号较均匀，增强后均匀强化，垂体柄下方结节状增粗，增强后结节状强化，
较前稍有缩小（A. 矢状位；B. 冠状位）

LDH、自身免疫指标甚至 PET/CT 等检查；具体检查内容和顺序应结合患者综合情况而有所
侧重 [4]。当系统检查发现异常时，部分情况可直接按一元论病因得出结论，如血清 HCG 显
著升高，特别是男性青少年患者，可临床诊断生殖细胞肿瘤；当影像学检查发现颅外病灶，
可活检进一步帮助明确病因。如全面评估均无异常发现，可行垂体柄病变活检以明确病因。
Catford 等 [4] 建议孤立性垂体柄增粗宽于 6.5mm、中枢性尿崩或 / 和腺垂体功能减退、影像
学病变进展时可由经验丰富的医生进行活检。不符合上述条件时在对症治疗垂体功能减
退时，建议 3～6 个月复查 MRI 观察病灶变化趋势 [1, 2]。临床中发现一部分患者，病灶可自
行缩小甚至消失。华山医院随访 18 例垂体柄增粗患者的自然病程，7 例患者病灶自行消失
（数据未发表）。

　　本例患者有烦渴、多尿，同时伴有胸痛，切除左侧第 5 肋骨病变，病理会诊免疫组化
S-100（+）、CD1α（+）、Langerin（+），LCH 诊断明确。LCH 由朗格汉斯细胞克隆增殖形成（除
了肺部原发性 LCH），具体机制不明。既往将其归在炎症性病变中，由于半数研究样本中发
现肿瘤相关基因突变（即 *braf* v600e），目前倾向于将其归为肿瘤增生性病变 [5]。LCH 常为
多器官累及，临床表现因累及器官不同而不同 [6]。最常累及骨骼（80%），其次是皮肤（33%）
及垂体（25%），其次是血液系统（15%）及淋巴结 5%～10%[6]。25% 患者出现中枢性尿崩
症，多系统累及患者的占 50%[7]。累及鞍区者 MRI 可表现为垂体柄增粗（＞3mm）、下丘脑占
位等，根据影像特点无法确诊，需依赖病理 [8]，膜表面 S-100 蛋白、Ki67 抗原、CD1α 抗原、
Langerin 抗原及膜结合的 ATP 酶等为确诊依据。本例患者出现尿崩症状，鞍区 MRI 增强结
果发现垂体柄下方结节状增粗，根据临床特点综合考虑垂体柄病灶为 LCH。

（二）LCH 的治疗

　　LCH 患者治疗方案的制定与随访也是临床一大挑战。由于 LCH 可累及全身多系统多
病灶，在制定治疗方案前需对患者进行全身病情的评估。2013 年关于青少年和成人 LCH
共识 [5, 6] 推荐所有患者治疗前需要完成血常规、血生化（肝肾功能、电解质）、血沉、C 反应蛋

白、出凝血功能、腹部 B 超（肝、脾和淋巴结）、甲状腺 B 超及甲状腺功能、胸片、全身骨平片等常规检查，结合患者临床表现选择性行头颅或鞍区 MRI 检查、病变部位的活检等，PET/CT 可替代 B 超、CT/MRI，更能发现病灶所在。进一步检查方案根据患者症状及基础评估结果而定[5]。

本病例在肋骨病灶病理确诊 LCH 后，入院后查血、尿常规及电解质、肝肾功能正常，尿渗透压偏低，垂体甲状腺轴、肾上腺皮质轴、性腺轴评估均在正常范围；肿瘤标志物正常；腹部 B 超未及肝脾和腹腔淋巴结肿大，浅表淋巴结 B 超检查发现双侧腋下少量肿大淋巴结，骨髓穿刺检查未见造血系统累及；胸片未见异常；全身扁骨及长骨摄片未见异常。鞍区 MRI 增强：垂体柄下方结节状增粗；PET/CT 示左侧第 5 肋骨病变治疗后，垂体柄稍饱满，余 PET 显像未见 FDG 代谢异常增高灶。结合烦渴、多尿、胸痛症状，考虑患者目前 LCH 累及骨骼和垂体柄。LCH 的治疗方案根据其累及器官 / 系统的部位及多少而不同[5,6]。

2013 年关于成人 LCH 诊治的欧洲共识[5]建议，当 LCH 累及单个系统时主要是针对局部病灶的治疗；有两个以上系统、一个系统多部位或危险器官（骨髓、肝、脾或中枢）累及者需行系统治疗；对于症状明显的多系统累及患者，建议阿糖胞苷（cytarabine）或者依托泊苷（etoposide）治疗，或长春地辛和泼尼松龙（儿童 LCH 常用）。开始治疗后 2～3 疗程需要评估患者病情，如果病情有进展或活动，需要进行类似治疗前的全面评估。本病例中患者 19 岁，病灶累及骨骼及垂体柄两个系统，根据目前 LCH 治疗共识[5,6]给予长春地辛联合醋酸泼尼松的治疗方案。治疗后随访患者尿崩症状有明显改善，包括骨骼系统在内全身各系统检查并未发现新病灶，最后一次随访中其垂体 MRI 提示垂体柄区域病灶明显缩小，尿崩逆转，提示治疗效果非常好。

该患者垂体病变仅累及垂体柄，且病灶较小，临床上仅表现为尿崩，治疗前后无其他下丘脑功能障碍如贪吃、嗜睡等，但体重增加 15kg，考虑为糖皮质激素的副作用。如 LCH 累及下丘脑者应注意下丘脑功能障碍伴随的摄食障碍和代谢异常，选择治疗方案时尽可能避免使用糖皮质激素。

【专家点评】

对于垂体柄增粗需进行全面系统的评估，有条件时行手术活检尽可能明确病因诊断。当合并其他系统临床表现尤其是骨骼系统损害时，LCH 为可能病因；外周病灶活检病理报告可明确诊断；明确 LCH 诊断后，需全面评估 LCH 累及情况，个体化制定治疗和随访方案。

参考文献

[1] Turcu AF, Erickson BJ, Lin E, et al. Pituitary stalk lesions: the Mayo Clinic experience. J Clin Endocrinol Metab, 2013, 98(5): 1812-1818.

[2] Hamilton BE, Salzman KL, Osborn AG. Anatomic and pathologic spectrum of pituitary infundibulum lesions. AJR Am J Roentgenol, 2007, 188(3): W223-232.

[3] Rupp D, Molitch M. Pituitary stalk lesions. Curr Opin Endocrinol Diabetes Obes, 2008, 15(4): 339-345.

[4] Catford S, Wang YY, Wong R. Pituitary stalk lesions: systematic review and clinical guidance. Clin Endocrinol, 2016, 85(4): 507-521.

[5]　Girschikofsky M，Arico M，Castillo D，et al. Management of adult patients with Langerhans cell histiocytosis：recommendations from an expert panel on behalf of Euro-Histio-Net. Orphanet J Rare Dis，2013，8：72.

[6]　Haupt R，Minkov M，Astigarraga I，et al. Langerhans cell histiocytosis（LCH）：guidelines for diagnosis，clinical work-up，and treatment for patients till the age of 18 years. Pediatr Blood Cancer，2013，60（2）：175-184.

[7]　Grana N. Langerhans cell histiocytosis. Cancer Control，2014，21（4）：328-334.

[8]　DiCaprio MR，Roberts TT. Diagnosis and management of langerhans cell histiocytosis. J Am Acad Orthop Surg，2014，22（10）：643-652.

病例 36　性质不明的垂体柄增粗自发缓解

曾芳芳　撰写　　叶红英　指导

【导读】

18 岁年轻女性，出现烦渴、多饮多尿，尿量达 10L/d，伴体重增加，随后停经。禁水加压试验证实为中枢性尿崩症，垂体 MRI 增强检查发现"垂体柄增粗"；多次查血皮质醇升高。如何明确垂体柄病灶性质？如何明确患者是否为"皮质醇增多症"？

【病例简介】

患者，女，18 岁。因"多饮多尿 9 个月余，体重增加伴停经 4 个月"，于 2015 年 11 月入院。患者 2015 年 2 月开始无明显诱因下出现烦渴、多饮，每日饮水量达 10L，喜饮凉水、果汁、冰饮料，尿量明显增多。无心悸、四肢乏力，服用中药无明显缓解。2015 年 7 月患者开始出现脸变圆、红润、痤疮，腰腹部、腋下紫纹，体重逐步增加，伴停经，外院住院，监测尿量多达 10L/d，查血皮质醇（8：00、16：00、0：00）分别为 25.04μg/dl、10.08μg/dl、24.24μg/dl。肾上腺彩超未见明显包块，泌乳素 31.76ng/ml；垂体 MRI 增强报告（图 36-1）：垂体右部结节状膨隆，微腺瘤可能，垂体柄增粗，伴垂体后叶高信号消失；行禁水加压试验诊断为中枢性尿

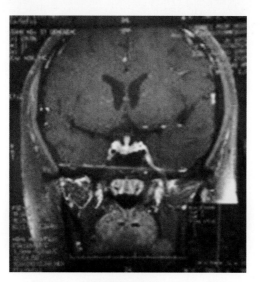

图 36-1　垂体增强 MRI（2015 年 7 月）
垂体右部结节状膨隆，垂体柄增粗，伴垂体后叶高信号消失

崩症。予口服去氨加压素片，尿量有所减少，且月经来潮，周期正常，量较前减少。2015 年 9 月复查血皮质醇（上午 8：00）为 23.65μg/dl；ACTH 8.75pmol/L（39.72pg/ml）；午夜一次法小剂量地塞米松（1mg）抑制试验后血皮质醇为 4.58μg/dl。为进一步诊治收入华山医院内分泌科。患病以来患者精神可，较焦虑，大便正常，近 4 个月体重增加 10kg。

体格检查：体温 36.6℃，脉搏 68 次 / 分，呼吸 20 次 / 分，血压 100/75mmHg，身高 160cm，体重 66kg，BMI 25.8kg/m^2。发育正常，腹型肥胖，皮肤未见出血点、瘀斑，全身浅表淋巴结未及肿大。满月脸，多血质面容，面部可见散在痤疮。腹稍膨隆，腰腹部、腋下可见紫纹。

【实验室及辅助检查】

（一）入院前检查

胸片：两肺纹理增多。

腹部 CT：脂肪肝及左侧肾上腺内支及结合部轻度增粗。

B 超：甲状腺及甲状旁腺未见明显异常；子宫附件未见占位。

（二）入院后检查

血、尿、粪常规及肝肾功能正常，心电图未见异常。

血渗透压 298mOsm/kg H$_2$O，尿渗透压 169mOsm/kg H$_2$O。

血皮质醇（8：00、16：00、0：00）：分别为 10.43μg/dl、11.39μg/dl、3.6μg/dl。

甲状腺功能正常。

E$_2$ 99.2pmol/L，P 2.95nmol/L，LH 2.24IU/L，FSH 6.27IU/L，DHEA 7.93μmol/L，T 1.37nmol/L，PRL 正常，GH、IGF-1 正常。

肿瘤标志物 CEA、CA125、CA199、AFP 及 β-HCG：正常。

高敏 C 反应蛋白正常，IgG4 0.303g/L（参考范围 0.03～2.01g/L）。

T-SPOT：阴性。

垂体 MRI 增强（图 36-2）：垂体柄结节状增粗，最大径 4mm，增强后均匀强化。

全身骨扫描：左侧颅骨放射性浓聚，右侧胫骨上端放射性浓聚。

胫骨增强 MRI 示右侧胫骨上段异常信号，考虑良性骨肿瘤或肿瘤样病变可能（图 36-3）。胫腓骨 CT 示右侧胫骨上段可见局限性骨质增厚。胫腓骨正侧位及跟骨侧轴位平片未见骨质异常。

【内分泌功能试验】

1mg 午夜一次法小剂量地塞米松抑制试验（low-dose dexamethasone suppression test，LDDST）后血皮质醇 3.79μg/dl。

48 小时标准 LDDST（0.75mg，每 8 小时 1 次，共 6 次）后血皮质醇 0.69μg/dl。

【诊治经过】

首先明确患者的功能诊断：①根据典型症状和外院禁水加压试验结果，中枢性尿崩症

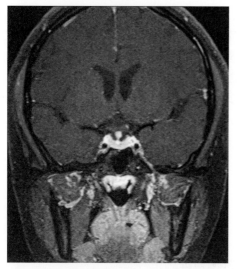

图 36-2　垂体增强 MRI（2015 年 11 月）
垂体柄结节状增粗，最大径 4mm，增强后均匀强化

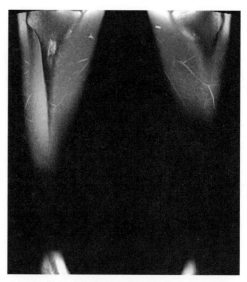

图 36-3　胫骨增强 MRI（2015 年 11 月）
右侧胫骨上段异常信号

功能诊断明确；根据尿量调整去氨加压素为 0.1mg，每 8 小时 1 次口服控制尿量。②患者虽有体重增加、满月脸和多血质面容、皮肤紫纹等临床表现，行皮质醇昼夜节律存在，48 小时经典法 LDDST 可被抑制，24 小时尿皮质醇正常范围，皮质醇增多症依据不足。体重增加原因考虑与患者饮含糖饮料和果汁有关，而短期内体重增加也可致皮肤紫纹。③患者同时有闭经症状，口服去氨加压素片尿量正常后月经周期恢复，结合性腺轴激素检测结果，提示处于卵泡期，性腺轴功能正常。甲状腺轴、GH/IGF-1 和 PRL 正常。

　　该患者中枢性尿崩症的病因诊断：结合 MRI 提示的垂体柄增粗，病变部位在于垂体柄，病因待查，考虑炎症或肿瘤可能。入院后复查垂体 MRI 与 4 个月前相比垂体柄病灶未见增大，查肿瘤标志物、高敏 CRP、IgG4、T-SPOT 阴性。骨扫描发现右侧胫骨上段异常信号，请骨科会诊考虑良性病变，暂不行活检。申请进行多学科讨论。

【MDT 讨论与临床决策】

　　问题：如何进行垂体柄增粗的病因诊断？

　　内分泌科意见：患者中枢性尿崩症功能诊断明确，予去氨加压素治疗效果良好。根据 MRI 结果，病变部位在垂体柄。垂体柄病变多样，包括先天性、肿瘤性或炎症性、感染性病变，治疗各不同。因此病因诊断非常重要，但也是个临床挑战。我们进行全面的评估后，发现右侧胫骨上段异常信号，请骨科会诊均考虑良性病变，目前不建议局部手术活检，建议随访。其他尚无阳性发现。目前全面评估后内科未能明确垂体柄病灶性质。

　　影像科意见：垂体柄增粗是影像学上的诊断名称，诊断标准：鞍区 MRI 矢状位上视交叉处垂体柄宽度大于 3.5mm。结合 MAYO 诊所经验[1]，根据 MRI 表现，垂体柄增粗可分为均匀增粗、V 型、圆形 / 钻石型以及金字塔型。不同病因可能有不同的影像学特点。神经系统结节病常表现为垂体柄均匀性增粗。播散性黄色瘤常呈金字塔型改变。在肿瘤性病变中,垂体柄转移性淋巴瘤多呈 V 型,转移性实体瘤呈 V 型或圆形。而生殖细胞瘤、星形细胞瘤、颅咽管瘤并无特定的垂体 MRI 表现。组织病理学诊断为垂体柄增粗病因诊断的金标准。该患者为年轻女性,结合 MRI 特点,考虑炎症可能性大。

神经外科意见:垂体柄病因多样,明确病理对决定病因治疗方案至关重要。部分患者通过全身检查可以确立诊断,如有多发病灶的朗格汉斯细胞组织细胞增生症、血清 AFP/HCG 升高的生殖细胞肿瘤等。但多数情况难以确诊,需要通过局部病灶的组织活检才能明确。对于垂体柄病灶活检的指征目前尚无统一意见。一般来说,通过全面检查后病因不明,也无以供活检的其他替代组织,孤立性垂体柄病变直径大于 6.5mm,特别是有进展的病灶,在患者及家属充分理解手术的意义和潜在风险的基础上可进行垂体柄病灶活检以明确病理。该患者病灶小,直径仅 4mm,手术活检成功率低,且入院前后观察 4 个月病灶无增大,可3～6 个月后复查,如病灶增大应手术活检。

临床综合分析与决策:本病例中枢性尿崩症诊断明确,考虑由垂体柄增粗引起,目前需要明确垂体柄增粗的病因诊断,才能实施下一步诊治。经全身内科评估,未找到明确的病因诊断。由于患者垂体柄病灶小,随访 4 个月未见病灶增大。建议暂不进行垂体柄病灶活检,密切随访。如病灶增大再考虑活检。

【预后与转归】

2016 年 3 月及 2016 年 9 月两次随访,月经周期及经量均正常,垂体前叶功能正常,根据尿量调整去氨加压素用量,目前 0.05mg,每 8 小时 1 次,24 小时尿量 2～3L。垂体 MRI 增强(图 36-4)示垂体柄较 2015 年 11 月明显缩小,复查骨扫描未见明显异常,胫骨 MRI 增强右侧胫骨上段异常信号,与 2015 年 11 月胫骨 MRI 增强相仿,继续随访。

同时调整饮食,控制果汁、含糖饮料摄入量,体重下降 6kg,腰腹部及腋下紫纹明显变淡,无新发紫纹。

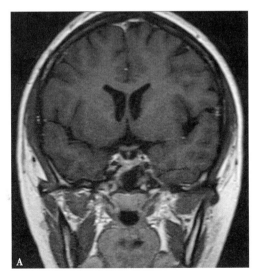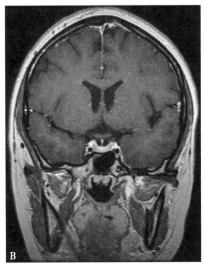

图 36-4　垂体增强 MRI
垂体柄结节状增粗,最大直径约 2.8mm(A. 2016 年 3 月;B. 2016 年 9 月)

【经验与体会】

（一）垂体柄增粗的可能病因及临床诊断流程

中枢性尿崩症系下丘脑 - 神经垂体产生 AVP 的大细胞神经元遭受严重破坏、AVP 产生不足或缺乏所致。病因可以是获得性、遗传性或特发性。中枢性尿崩症临床上诊断难点主要是病因鉴别。本病例影像学上表现为垂体柄增粗，病因诊断仍不明确。

垂体柄部位特殊，垂体柄增粗病灶病因多样，包括先天性、肿瘤性或炎症性、感染性病变。Hamilton 等 [2] 分析了 65 例垂体柄病变患者，33% 为先天性病变，37% 为肿瘤性病变，30% 为感染 / 炎症性病变。MAYO 诊所 [1] 分析 152 例垂体柄病变患者，9% 为先天异常，32% 为肿瘤性病变，20% 为炎症性病变，39% 原因不明。

垂体柄增粗为影像学诊断名称，诊断标准为鞍区 MRI 矢状位上视交叉处垂体柄宽度大于 3.5mm。结合 MAYO 诊所 [2] 经验，根据垂体 MRI 表现将垂体柄增粗分为均匀增粗、V 型、圆形 / 钻石型以及金字塔型。不同病因可能有不同的影像学特点。垂体柄先天性病变常表现为圆形，最常见于神经垂体异位。神经系统结节病常表现为垂体柄均匀性增粗。播散性黄色瘤常呈金字塔型改变。在肿瘤性病变中，垂体柄转移性淋巴瘤多呈 V 型，转移性实体瘤呈 V 型或圆形。而生殖细胞瘤、星形细胞瘤、颅咽管瘤并无特定的垂体 MRI 表现。

Catford 等 [3] 认为对于每一个垂体柄增粗患者，首先应进行详细的病史询问、体格检查、全面的垂体前后叶功能评估和垂体 MRI 检查。需结合临床特点和垂体 MRI 的影像学特点来考虑可能的诊断。其他伴随的异常可为诊断提供更多信息，如脑实质性病变可能为转移癌、中枢神经系统淋巴瘤、中枢神经系统结核或结节病；脑膜病变可能为中枢神经系统淋巴瘤、中枢神经系统结核或结节病；脊髓病变可能为结节病；松果体钙化及中线肿块可能为生殖细胞肿瘤；骨骼病变可能为朗格汉斯细胞组织细胞增生症。依据初步诊断行颈、胸、腹、盆腔 CT 检查寻找有无其他可疑病灶，并进一步行 IgG4、肿瘤标志物、血及脑脊液 AFP 及 HCG、骨扫描、PET/CT、组织活检、骨髓穿刺或骨髓活检等检查。部分患者通过全身检查可以确立诊断，如有多发病灶的朗格汉斯细胞组织细胞增生症、血清 AFP/HCG 升高的生殖细胞肿瘤、血清 ACE 升高伴肺部病变的结节病等。如果经过上述检查病因明确，则根据病因进行相应治疗；若病因仍不明确，可考虑进行垂体柄活检或每 3～6 个月随访垂体 MRI。

本例患者肿瘤标志物阴性，外院影像学检查无实体肿瘤依据，暂不考虑转移性肿瘤。该患者骨扫描示右侧胫骨上端放射性浓聚，MRI 检查示异常信号，不排除朗格汉斯细胞组织细胞增生症，胫骨、腓骨正侧位平片未见骨质异常，随访无变化，骨科考虑为良性病变。结合该女性患者垂体 MRI 特点及病灶随时间呈自发缓解趋势，考虑为炎症性病变。但仍应注意随访病情变化。

组织病理学诊断为垂体柄增粗病因诊断的金标准。难以确诊的病例需要通过局部病灶的组织活检才能明确。对于垂体柄病灶活检的指征目前尚无统一意见。一般来说，通过全面检查后病因不明，也无以供活检的其他替代组织，孤立性垂体柄病变直径大于 6.5mm，特别是有进展的病灶，在患者及家属充分理解手术的意义和风险的基础上，可进行垂体柄病灶活检以明确病理。

（二）假性库欣综合征的鉴别

该患者伴有体重增加、满月脸、多血质面容及皮肤紫纹等皮质醇增多症表现，外院检查多次晨血皮质醇升高。但是经过详细的评估后我们认为该患者为假性库欣综合征。

假性库欣综合征是指由于一些医学状态导致生理性的/非肿瘤性的下丘脑-垂体-肾上腺皮质轴兴奋造成的皮质醇增多，原因主要包括酗酒、慢性肾脏病、抑郁等神经精神疾病、肥胖、糖皮质激素抵抗、未控制的糖尿病、饥饿、营养不良、神经性厌食、妊娠和长期高强度锻炼等。部分假性库欣综合征可出现库欣综合征的一些临床表现。

鉴别假性与真正的库欣综合征最有价值的手段是详细的病史询问及体格检查，包括对前述造成假性库欣综合征的原因进行详细询问，仔细体检，并进行内分泌评估，包括午夜血液/唾液皮质醇、小剂量地塞米松抑制试验及24小时尿皮质醇。各功能试验均存在一定的假阳性率及假阴性率。午夜唾液皮质醇测定国内尚未常规开展。小剂量地塞米松抑制试验分为过夜法和48小时法。过夜法的敏感性高，可达95%，但特异性较低。48小时小剂量地塞米松抑制试验特异性则高达97%～100%，假阳性率小于1%。24小时尿皮质醇对于诊断库欣综合征敏感性欠佳但特异性高。经过上述评估，诊断仍有疑问者可在6～12个月后再次评估患者，或采用进一步的功能试验，如DDAVP兴奋试验或地塞米松联合CRH试验，关键与库欣病鉴别。

本例患者入院后复查血皮质醇节律提示血皮质醇正常范围且节律存在，午夜清醒状态下血皮质醇水平为3.6μg/dl；入院前后两次午夜一次法LDDST后血皮质醇<5μg/dl，但>1.8μg/dl；48小时经典法LDDST后血皮质醇<1.8μg/dl；同时查24小时尿游离皮质醇正常。明确为假性库欣综合征[4, 5]。假性库欣综合征的相关因素可能是患者因尿崩症出现焦虑情绪、同时大量饮用含糖饮料和果汁致短期内体重增加致皮肤紫纹形成伴血皮质醇偏高。

【专家点评】

垂体柄病变性质的诊断和鉴别诊断十分具有挑战性，其病因多样，包括肿瘤、炎症、感染、先天性疾病等。对于垂体柄病变的患者的处理包括两方面：一方面需进行全面垂体前后叶功能的评估并给予相应的治疗；另一方面需鉴别垂体柄病变的病因，需进行详细的病史询问，体格检查，影像学检查及肿瘤、炎症、感染等相关的实验室检查。如仍无法明确诊断，必要且有条件时可行活检，如为全身疾病，存在垂体外病灶，首选垂体外病灶活检，如无垂体外病灶，可考虑垂体柄活检。对于能够明确病因的患者应进行对因治疗。对于无法明确病因的患者，必须定期进行随访：建议每3～6个月重新进行临床评估及影像学检查，根据随访结果决定进一步处理方案。密切随访需持续2～3年，根据随访结果决定后续的随访间隔时间。

参 考 文 献

[1] Turcu AF, Erickson BJ, Lin E, et al. Pituitary stalk lesions: the Mayo Clinic experience. J Clin Endocrinol Metab, 2013, 98 (5): 1812-1818.

[2] Hamilton BE, Salzman KL, Osborn AG. Anatomic and pathologic spectrum of pituitary infundibulum lesions. AJR Am J Roentgenol, 2007, 188 (3): W223-232.

[3] Catford S，Wang YY，Wong R. Pituitary stalk lesions：systematic review and clinical guidance. Clin Endocrinol，2016，85（4）：507-521.

[4] Nieman LK，et al. The diagnosis of Cushing's syndrome：an Endocrine Society Clinical Practice Guideline. J Clin Endocrinol Metab，2008，93（5）：1526-1540.

[5] Findling J，Raff H. Diagnosis of endocrine disease：Differentiation of pathologic/neoplastic hypercortisolism（Cushing syndrome）from physiologic/non-neoplastic hypercortisolism（formerly known as pseudo-Cushing syndrome）. Eur J Endocrinol，2017，176（5）：R205-R216.

第八部分
低 钠 血 症

病例 37　抗利尿激素不适当分泌综合征——脑外伤后顽固性低钠血症

苗青　撰写　叶红英　指导

【导读】

中年男性，因外伤行颅脑手术，术后出现顽固性低钠血症。顽固性低钠血症如何进行鉴别诊断？抗利尿激素异常分泌综合征（syndrome of inappropriate secretion of antidiuretic hormone，SIADH）与脑性盐耗综合征（cerebral salt wasting syndrome，CSWS）的鉴别诊断如何进行？SIADH 的病因及治疗原则有哪些？

【病例简介】

患者，男，47 岁。因"脑外伤术后 3 个月，顽固性低钠血症 2 个月余"于 2016 年 5 月入院。2016 年 1 月患者因车祸致蛛网膜下腔出血，外院急诊全麻下行右颞开颅血肿清除和颅内压监护术，手术顺利，术后多次查血钠偏低（120～125mmol/L），持续静脉补钠 6～8g/d 治疗，血钠一直未恢复正常，住院 1 个月余复查血钠 132.6mmol/L，后出院。出院后间断有头晕及头痛不适，无视物旋转，无恶心呕吐等症状，未行特殊治疗。2016 年 3 月出现纳差乏力，恶心伴呕吐一次，外院急查血钠 113.2mmol/L，再次入住当地医院，化验血皮质醇（上午 8：00）6.4μg/dl，睾酮 5.53nmol/L，考虑"脑性盐耗综合征"，给予"醋酸可的松早 75mg、晚 50mg 口服"，同时静脉补钠（具体不详），监测电解质血钠波动于 125mmol/L 左右，停补钠治疗后血钠下降至 120mmol/L 左右，同时出现血压偏高，血压波动于 140～150/80～90mmHg。患者为求进一步诊治来华山医院。入院时口服醋酸可的松早 75mg、晚 50mg。

体格检查：体温 36.7℃，脉搏 78 次 / 分，呼吸 20 次 / 分，血压 140/90mmHg，身高 170cm，体重 81kg，神志清楚，自主体位，查体合作。头颅右侧开颅处瘢痕愈合良好，巩膜无黄染。双侧瞳孔等大等圆，颈软，无抵抗。双肺呼吸音清晰，未闻及干、湿性啰音；心率 78 次 / 分，律齐。双下肢无水肿，肌力正常，病理反射未引出。

【实验室及辅助检查】

肝功能、血糖、肿瘤标志物、pro-BNP、甲状腺功能均正常。

血常规：WBC 6.59×10^9/L，血细胞比容 42%，Hb 147g/L，PLT 355×10^9/L。

肾功能：尿素氮 3.9mmol/L，肌酐 61μmol/L，尿酸 0.229μmol/L。

血钠：130mmol/L↓，血氯化物：91mmol/L↓。

24 小时尿电解质：尿量 1.7L，尿钾 22.5mmol/L，尿钠 204mmol/L，尿氯化物 213mmol/L，尿钙 10.3mmol/L，尿磷 17.3mmol/L。

血渗透压 272mOsm/kg H_2O，尿渗透压 841mOsm/kg H_2O。

服药前血皮质醇（上午 8：00）17.31μg/dl，服醋酸可的松期间 24 小时尿皮质醇 322.84μg↑。

甲状腺 B 超：甲状腺左叶滤泡结节，TI-RADS 2 类。

头颅 MRI 平扫：脑外伤术后，双侧颞底脑挫伤后改变；双侧额顶叶小缺血灶。

【诊治经过】

患者入院后查血钠 130mmol/L，血渗透压 272mOsm/kg H_2O，考虑为低渗性低钠血症。完善相关检查，尿素氮及血细胞比容、pro-BNP 均在正常范围，考虑等容量性低钠血症。尿渗透压 841mOsm/kg H_2O，尿钠 204mmol/L，排除心肝肾功能不全、糖皮质激素（服药前晨血皮质醇 17.31μg/dl）及甲状腺激素缺乏、药物影响等因素，考虑 SIADH 可能大，需鉴别 CSWS。考虑肾上腺皮质功能正常，予逐步减少可的松剂量。

动态监测血电解质变化，发现血钠逐步下降，先予试验性补充生理盐水治疗，每日复查电解质，患者血钠回升不明显。改行限水治疗，每日限水 800ml 以下，随访血钠逐步回升，5 天后血钠逐步上升至基本正常，支持 SIADH 诊断。

因患者不耐受严格限水，为提高患者生活质量，予以托伐普坦片 7.5mg/d 治疗，血钠波动于 140mmol/L 左右。同时逐步减少糖皮质激素用量至停用，复查血皮质醇（上午 8：00）10.62μg/dl。

【随访与转归】

2 周后随访，患者继续服用托伐普坦片 7.5mg/d 控制血钠，血钠维持在正常范围内，每日出入液量基本平衡，24 小时尿量 2500ml 左右，无其他不适主诉，嘱其将托伐普坦片减为 3.75mg/d。1 个月后血钠维持在 140mmol/L 以上，停用托伐普坦后血钠仍维持正常，出入液量平衡。

【经验与体会】

（一）顽固性低钠血症的鉴别诊断思路概述

患者曾多次化验血钠均偏低，入院后查血钠 130mmol/L，血渗透压 272mOsm/kg H_2O，考虑为低渗性低钠血症。低钠血症诊断明确，但引起低钠血症原因尚不明确，结合病史及化验结果，可初步排除胃肠消化液丧失、顽固性心力衰竭、晚期肝硬化伴腹水、肾病综合征、甲状腺功能减退、利尿剂等引起的低钠血症。虽然服用可的松前曾查血皮质醇（上午 8：00）6.4μg/dl，无法确切判断患者当时肾上腺皮质功能，予可的松（每日 12.5mg）治疗后，并未能纠正低钠血症，故不考虑肾上腺皮质功能减退为其病因。因患者有明确的颅脑外伤、手术病史，在低血钠的同时尿钠高达 204mmol/L，故低钠血症的病因主要考虑脑性盐耗综合征或 SIADH[1]。

（二）SIADH 与脑性盐耗综合征（CSWS）的鉴别诊断

SIADH 于 1957 年首先由 Schwartz 等[2] 报道，其经典的诊断标准基于 Schwartz 和 Bartter 的标准，包括：①血钠低于 135mmol/L；②尿钠常超过 30mmol/L；③血浆渗透压降低，常低于 270mOsm/kg H_2O；④尿渗透压超过 100mOsm/kg H_2O；⑤血容量增加，中心静脉压上升，常大于 12cmH_2O，血细胞比容降低 <20%；⑥肾功能和肾上腺功能正常，并排除由于肾性失钠及其他疾病所致的低钠血症。

CSWS 与 SIADH 相反，CSWS 表现为负钠平衡，CSWS 的定义通常为：在颅内病变的基础上，钠从尿中大量丢失，并带走过多的水分，从而造成低钠血症和血容量不足。CSWS 的诊断依据是：①血钠低于 135mmol/L；②尿钠高于 20mmol/L，尿量增加而尿比重正常；③血浆渗透压低于 280mOsm/kg H_2O；④尿渗透压超过血浆渗透压；⑤血容量不足，中心静脉压下降，常小于 5cmH_2O，血细胞比容上升 >50%，呈血液浓缩表现；⑥限水治疗后病情加重。

从诊断标准可以看出 SIADH 与 CSWS 具有很多相似点也有一些不同点，临床实践中两者鉴别较困难[3]（表 37-1）。诊断性治疗也可以协助诊断。

表 37-1　脑性盐耗综合征（CSWS）与抗利尿激素异常分泌综合征（SIADH）鉴别要点

检测项目	CSWS	SIADH
血清钠	↓	↓
血渗透压	↓	↓
尿渗透压	↑	↑
尿钠	↑	↑
体重	↓	↑
尿量	↑	−/↓
颈静脉充盈	−	+
血细胞比容	↑	↓
血尿素氮	↑	↓
肌酐	↑	↓
尿酸	↓	↓
中心静脉压（cmH_2O）	<6	≥6
肺楔压（mmHg）	<8	>8

我们的临床经验是：① CSWS 存在有效循环血容量不足和负钠平衡，而 SIADH 则是水潴留、稀释性低钠血症。所以监测中心静脉压、体重、观察肢体脱水状态是区分 CSWS 和 SIADH 的一种有效而简单的方法；② CSWS 常见于重度颅脑损伤、颅脑手术、脑出血等各种原因引起的颅内病变患者，SIADH 除见于头颅内外病变患者外，还可由肺部病变、各种肿瘤或多种药物引起[4]；③当二者鉴别有困难时，可采用试验性补充生理盐水治疗，CSWS 治疗有效，而 SIADH 治疗后病情加重。

该患者为低渗性低钠血症，尿钠 204mmol/L，血渗透压 272mOsm/kg H_2O，无脱水及尿量增多，尿素氮与尿酸水平、血细胞比容不高，补钠治疗无效而限水治疗有效，故考虑为 SIADH。

（三）SIADH 的病因及治疗原则

SIADH 的病因较多，包括①恶性肿瘤引起抗利尿激素（antidiuretic hormone，ADH）的异位分泌;②中枢神经系统疾病,如颅脑外伤、脑肿瘤,国外曾有多发性硬化引起的 SIADH 的个案报道[5];③肺部疾病,如感染、结核、肺气肿等;④药物,如垂体后叶素、赖诺普利、胺碘酮、环磷酰胺;⑤急性精神病;⑥手术如二尖瓣分离术及颅脑手术等;⑦不明原因所致 SIADH。脑外伤为该患者 SIADH 的病因。脑外伤所致的 SIADH 随着时间的推移可缓慢地恢复[6]。一些药物如环磷酰胺、去氨加压素、长春新碱、三环类抗抑郁药和卡马西平,能够增加下丘脑 ADH 分泌,引起 SIADH[7]。

SIADH 为血容量正常或高血容量状态,只要限制水分摄入(一般 24 小时摄水量限制在 1000ml 以内)通常可以取得满意的治疗效果。当发生急性严重低钠血症伴有神经精神症状时,可用高渗盐水,也可以通过推注呋塞米排除细胞外过多的水分和提高血钠水平[8],并静滴白蛋白提高胶体渗透压,可取得不错的疗效[9]。该患者为慢性轻度低钠血症,不需要补充高渗盐水。

目前,临床上治疗 SIADH 的药物主要是血管加压素Ⅱ型受体拮抗剂——托伐普坦,它可与肾脏的血管加压素 V_2 受体特异性结合,阻止水的重吸收,增加不含电解质的自由水的排出。对于临床上明显的高容量性和正常容量性低钠血症患者,包括伴有心力衰竭、肝硬化以及抗利尿激素异常分泌综合征的患者可取得既安全又好的升血钠效果。该药起效迅速,平均起效时间 2~4 小时,排水能力超过呋塞米,耐受性良好,纠正低钠血症快速、有效、持续。

该患者通过限水试验后血钠逐步回升,支持 SIADH 诊断。每日限水 800ml 以下,5 天后血钠逐步上升至基本正常,但因患者不耐受,为提高患者生活质量,加用托伐普坦 7.5mg/d 治疗,血钠稳定于 140mmol/L 左右。可见此类药物对 SIADH 的治疗效果非常显著,安全性好,患者依从性佳,有利于长期维持治疗。

【专家点评】

该低钠血症的病例有明确的诱因,病程较短,其病因诊断主要是抗利尿激素异常分泌综合征和脑性盐耗综合征的鉴别:通过评估患者的血容量状态,大多情况下可初步鉴别;当遇到鉴别诊断困难时,我们可以分别通过试验性补充生理盐水治疗和限水试验的治疗反应来进一步验证病因。

另外需要注意的是:纠正低钠血症不能太快,否则有导致脑桥或脑桥以外脑组织发生渗透压性脱髓鞘脑病的风险。根据既往报道,多数发生脱髓鞘脑病的案例中血钠升高,速度超过每天 12mmol/L;建议控制在每天 8~10mmol/L[10, 11]。

参 考 文 献

[1] 陈灏珠,林果为,王吉耀. 实用内科学. 第 14 版. 北京:人民卫生出版社,2013:943.

[2] Schwartz WB, Bennett W, Curelop S, et al. A syndrome of renal sodium loss and hyponatremia probably resulting from inappropriate secretion of antidiuretic hormone. Am J Med, 1957, 23(4): 529-542.

[3] Kurokawa Y, Vede T, Isjoguro M, et al. Osmoregenesis of hyponatremia following subaraehnoid hemorrhage due to ruptured ceredral aneurysm. Surg Neurol, 1996, 46(5): 500-507.

[4] 侯博儒,任海军,高俊玮,等. 中枢性低钠血症的诊断和治疗(附 128 例报告). 国际神经病学神经外科学杂志,2009,36(1):5-8.

[5] Liamis G，Elisaf M. Syndrome of inappropriate antidiuresis associated with multiple sclerosis. J Neurol Sci，2000，172（1）：38-40.

[6] 赵刚，李铁林，段传志. 脑外伤后抗利尿激素分泌不当综合征 12 例. 实用医学杂志，2001，17（11）：1092-1093.

[7] 周园媛，王战建. 药源性抗利尿激素分泌紊乱综合征. 药品评价，2014，11（11）：8-13.

[8] Frey FJ. Serum concentration of uric acid, a diagnostic 'must' in patients with hyponatremia. Ther Umsch，2004，61（9）：583-587.

[9] Cai JN，Wang GL，Yi J. Clinical analysis of the syndrome of inappruperiate antidiuretic hormone secretion after brain injury. Chin J Traumatol，2003，6（3）：179-181.

[10] Laureno R，Karp BI. Myelinolysis after correction of hyponatremia. Ann Intern Med, 1997, 126（1）：57-62.

[11] 乔建勇，付宪文，张海军. 中枢性低钠血症 18 例临床资料分析. 中华神经外科杂志，2005，21（3）：159.

病例38　脑性盐耗综合征——颅脑损伤后顽固性低钠血症

郑杭萍　撰写　杨叶虹　指导

【导读】

中年男性，因坠落致颅脑损伤，先后入住脑外科、胸外科，予以止血、降颅压治疗后意识转清，其间出现多次恶心呕吐，实验室检查提示顽固性低钠血症，间断服用糖皮质激素、静脉补钠治疗有效。低钠血症的临床表现有哪些？低钠血症的诊断要点有哪些？脑性盐耗综合征与抗利尿激素分泌异常综合征如何鉴别？如何治疗脑性盐耗综合征？脑性盐耗综合征的预后如何？

【病例简介】

患者，男，49岁。因"头颅外伤后8个月，发现血钠降低6个月"于2015年5月21日收治入院。患者2014年9月施工过程中从4~5米高处坠落，头部及左肩部着地，导致头胸部以及全身多处外伤，伤后有短暂神志不清，于当地医院就诊，头颅CT提示："双侧颞部硬膜下出血，蛛网膜下腔出血，左侧颞顶部以及蝶骨骨折，右侧颧骨可疑骨折，左侧额颞顶部软组织肿胀"。先后入住脑外科、胸外科，予以止血、降颅压治疗后意识转清，其间出现多次恶心呕吐，查电解质提示血钠降低，多次复查提示顽固性低钠血症。2014年10月查垂体MRI提示未见明显异常，血管紧张素、皮质醇、醛固酮均未见明显异常，予以糖皮质激素治疗（患者自诉应用激素6粒，种类不详），患者自诉出院后定期随访电解质，间断性服用激素治疗，应用激素期间血钠可改善，停用激素后低钠血症即反复，伴恶心呕吐，无多饮多尿。为进一步明确病因，2014年12月患者就诊于内分泌科门诊，查甲状腺激素水平正常，血皮质醇（上午8∶00）7.16μg/dl，ACTH（上午8∶00）24.3pg/ml，考虑皮质醇功能减退不能除外，考虑患者脑外伤后3个月，暂不行低血糖兴奋试验，予醋酸可的松（25mg/片）替代治疗：早2/3片、晚1/3片口服。患者间断不规律用药，停药时间最长达半个月，停药后可出现呕吐不适，用药期间血钠可有改善（电解质监测结果未见），无恶心呕吐。2015年5月3日复查电解质提示：血钠116.6mmol/L↓，血氯83.5mmol/L↓。为进一步诊治收住入院。

体格检查：体温36.9℃，脉搏81次/分，呼吸15次/分，血压129/90mmHg，身高172cm，体重71kg，BMI 24.00kg/m²，无明显脱水貌。左上胸背部见直径4cm左右陈旧性手术瘢痕。头颅无畸形，左侧眼睑下垂，鼻唇沟变浅，右侧眼睑、鼻唇沟无异常，双耳听力下降，鼓腮有漏气。

【实验室及辅助检查】

血常规：白细胞 3.73×10^9/L，红细胞 4.47×10^{12}/L，血红蛋白 139g/L，血细胞比容 40%，血小板 200×10^9/L，中性粒细胞比例 60.6%，淋巴细胞比例 30.3%。

肝功能：丙氨酸转氨酶 29U/L，天冬氨酸转氨酶 18U/L，谷氨酰转移酶 29U/L，总胆红素 19.7μmol/L，直接胆红素 7.4μmol/L，总蛋白 72g/L，白蛋白 49g/L。

肾功能：尿素氮 4.2mmol/L，尿酸 0.148mmol/L，血肌酐 59μmol/L。

血皮质醇（上午 8:00）16.64μg/dl。

甲状腺激素：TSH 2.125mIU/L，TT_3 1.2nmol/L，TT_4 89nmol/L，FT_3 4.51pmol/L，FT_4 15.76pmol/L。

性腺轴激素：E_2 58.9pmol/L，P 1.2nmol/L，LH 5.24IU/L，FSH 11.42IU/L，DHEA 2.86μmol/L，T 18.95nmol/L。

IGF-1 188μg/L。

PRL 7.68ng/ml。

电解质：血钠 125mmol/L↓，血氯化物 90mmol/L↓，尿钠 250mmol/24h。

血渗透压 251mOsm/kg H_2O↓，尿渗透压 702mOsm/kg H_2O。

Pro-BNP 80.7pg/ml。

【诊治经过】

患者病程半年，为慢性持续性低钠血症，入院后监测出入液量、血尿电解质并评估垂体功能。入院复查电解质血钠 120mmol/L，血渗透压 251mOsm/kg H_2O↓，提示低渗性低钠血症；同步尿钠 250mmol/24h，尿渗透压 702mOsm/kg H_2O。复查血皮质醇（上午 8:00）为 16.64μg/dl，考虑肾上腺皮质功能正常，停用醋酸可的松。同时查甲状腺和性腺功能正常。排除肾上腺和甲状腺皮质功能减退所致低钠血症。

继续监测血钠，2015 年 5 月 26 日血钠 117mmol/L↓，患者无不适主诉，患者血细胞比容、肌酐、尿素氮水平、血压等检查未提示明显容量不足或过多；但患者为颅脑损伤后出现低钠血症，根据既往文献报告，颅脑外伤后 CSWS 较 SIADH 更多见。鼓励患者适当增加含盐饮食，并给予试验性补钠，予以 10% NaCl 10ml＋0.9% NaCl 500ml（每天两次）静滴补钠治疗，密切监测患者血尿电解质、尿量及生命体征，当天复查血钠升高不明显，遂于 2015 年 5 月 27 日以 10% NaCl 30ml＋0.9% NaCl 500ml（每天两次）静滴补钠治疗，复查提示血钠、尿钠浓度均明显升高。患者血尿同步指标即血钠、血氯及尿钠指标动态变化如表 38-1 所示。补盐补液治疗有效，支持 CSWS 诊断。

目前普遍认为 CSWS 与 SIADH 最主要的区别是血容量，SIADH 无低容量（直立性低血压、心动过速、皮肤饱满度下降、黏膜干燥等）临床表现，而 CSWS 多呈现低容量的表现，可通过中心静脉压进一步评估，SIADH 患者中心静脉压多≥6cmH_2O；CSWS 患者中心静脉压多 <6cmH_2O。但临床有时仍难以鉴别。此时，补液试验和限水试验可以作为一个重要的鉴别方法：限水治疗可以加重 CSWS 病情，对治疗 SIADH 有效；而补液治疗可用于治疗

表 38-1 血尿同步指标动态变化

检查日期	血钠 （mmol/L）	血氯 （mmol/L）	尿钠 （mmol/24h）	尿量 （ml）
2015 年 5 月 22 日	125	90		
2015 年 5 月 22 日	120	86	259	2250
2015 年 5 月 26 日	117	83	250	2000
2015 年 5 月 26 日	118（补钠后）	86（补钠后）		
2015 年 5 月 27 日	124（补钠后）	87（补钠后）	294（补钠后）	3500（补钠后）
2015 年 5 月 28 日	128（补钠后）	101（补钠后）		

CSWS，却不能纠正 SIADH 患者低钠血症。本例患者补液治疗有效，支持 CSWS 的诊断。

本例患者经补液治疗后明显好转，出院时血钠 128mmol/L 水平，无恶心呕吐，建议出院后每日补氯化钠的总量在 25g 左右，并定期随访血钠，使血钠水平维持在 135～145mmol/L。

【经验与体会】

（一）脑外伤后低钠血症常见病因及发生机制

低钠血症是颅脑外伤后最常见的电解质紊乱，尤其多见于重症患者；发生脑疝和颅内高压持续时间长的患者低钠血症的发生率更高、程度更重、迁延时间也更长。文献报道颅脑外伤患者低钠血症的发生率为 13.2%～34.6%[1, 2]。其发生机制主要是颅脑损伤导致下丘脑和 / 或垂体直接或间接损伤，引起内分泌功能紊乱，包括心房利钠肽、脑利钠肽、抗利尿激素等分泌异常，继发肾小管对水钠重吸收功能失常所致，最常见的异常包括抗利尿激素不当分泌综合征（syndrome of inappropriate antidiuretic hormone secretion，SIADH）与脑性盐耗综合征（cerebral salt wasting syndrome，CSWS）。另外，颅脑损伤后由于蛛网膜下腔出血或呕吐中枢受刺激等原因，患者常出现频繁呕吐，此时若饮食摄入不足也易出现低钠血症，这种情况常称为营养性或单纯性低钠血症。

SIADH 是在无渗透压或容量刺激情况下，由于抗利尿激素不适当地分泌过多或者肾脏对于抗利尿激素反应增强而导致的综合征，临床上以低血钠、尿渗透压大于血渗透压、尿量正常甚至减少为主要表现。CSWS 是颅内病变诱发的肾性盐耗而引起低钠血症，本质是细胞外液减少，血容量不足的情况下肾脏仍继续排钠。临床上以低血钠、脱水和血容量不足为主要表现。

CSWS 病因尚未完全明了，目前认为的可能机制主要为利尿钠因子过度分泌理论：颅脑损伤时，心房利钠肽应激性分泌增多，以使心室容量增加，提高应激状态下的耐受性。而颅内压进行性增高也会促使下丘脑启动保护机制，分泌大量心房利钠肽、脑利钠肽等以逆转高颅压及不良预后 [3]。心房利钠肽、脑利钠肽、C- 型利钠肽等利尿钠因子 [4] 能够对机体产生利尿钠、利尿、血管扩张、抑制肾素及醛固酮分泌的作用，从而导致低钠血症及低血容量相关症状 [5]。

（二）脑性盐耗综合征的治疗

1. 低钠血症的纠正原则 依照《2014 年欧洲低钠血症诊疗临床实践指南》[6]，临床上诊治的关键是判断低钠血症的严重程度和急慢性：血钠 130～135mmol/L、125～129mmol/L、<125mmol/L，分别为轻、中、重度低钠血症；低钠血症长于 48 小时为慢性，短于 48 小时则为急性。急性重度低钠血症应静脉补充 3% 氯化钠注射液以纠正低血钠。

患者入院后血钠 125mmol/L，为中重度，但病程已半年，为慢性持续性低钠血症。因此在监测血钠的同时，应以明确病因诊断、进行对因治疗为诊疗重点。

2. CSWS 治疗原则 CSWS 治疗基本原则为补钠同时补水，纠正低血容量和低血钠。慢性低钠血症患者以胃肠补液补钠为主，纠正低钠血症不宜过快。快速纠正低钠血症可引起脱髓鞘病变。渗透性脱髓鞘病变可表现为功能障碍、癫痫、意识障碍甚至死亡，在营养不良、酒精中毒、肝病时更易发生，渗透性脱髓鞘病变最常见的发生部位为脑桥中央，同时也可影响其他白质区，如基底节区、胼胝体和大脑白质；其预后不一，约 2/3 的患者可遗留神经后遗症，1/3 患者可完全康复。

3. 肾上腺糖 / 盐皮质激素在 CSWS 中的治疗作用 CSWS 患者主要经肾失钠，而氟氢可的松、氢化可的松等激素均有一定的储钠作用，可能在 CSWS 的治疗中起一定的作用，但临床研究提供的使用证据有限，相关指南并未做相应推荐。

肾上腺盐皮质激素：以氟氢可的松为例，这是一种合成的肾上腺盐皮质激素，有很强的储钠作用。Chaudhary 等 [7] 认为在 CSWS 补液治疗同时加入氟氢可的松非常有效，其机制是氟氢可的松能够有效减少肾脏排钠，增加肾脏对钠的重吸收，使钠的排出减少，减少尿液体积；但因氟氢可的松具有很强的盐皮质激素样作用，长期应用须谨防继发性水钠潴留、低钾血症和高血压等。

肾上腺糖皮质激素：氢化可的松也有一定的储钠效果，但合成的地塞米松则无储钠作用。CSWS 的治疗以补液为主，大多数患者在充分补液同时补钠后低钠血症能够恢复正常，当部分患者充分补液无效时，可以试用糖皮质激素。文献报道，对动脉瘤蛛网膜下腔出血患者进行 8 天的随机对照实验，口服氟氢可的松组（用药量：每天 3 次，每次 0.1mg）低钠血症的发生率仅 6.6%，而对照组高达 33.3%[8]。另外，Cerdá-Esteve 等 [9] 在治疗 1 例 CSWS时，经充分补液和补盐无效，加入氢化可的松 100～200mg/d 后患者低钠血症得到快速恢复；丁绪元等 [10] 发现氢化可的松治疗颅脑损伤合并 CSWS 中对减少尿钠排出和减少尿量有显著作用。

因此，针对 CSWS 的治疗，在钠盐补足的情况下可适当辅助应用肾上腺糖 / 盐皮质激素，以便于抑制尿钠排泄，促使血钠浓度恢复，但应监测其不良反应。

【专家点评】

低钠血症是颅脑手术、外伤后最常见的电解质紊乱，临床需警惕。SIADH 和 CSWS 是常见的病因，二者的处理不同，需注意鉴别，鉴别的关键是容量的判断。试验性限水和补液可有助于二者的鉴别。

参 考 文 献

[1] Costa KN, Nakamura HM, Da Cruz LR, et al. Hyponatremia and brain injury: absence of alterations of serum brain natriuretic peptide and vasopressin. Arq Neuropsiquiatr, 2009, 67（4）：1037-1044.

[2] Rajagopal R，Swaminathan G，Nair S，et al. Hyponatremia in traumatic brain injury-a practical management protocol. World Neurosurg，2017，108：529-533.

[3] Leonard J，Garrett R E，Salottolo K，et al. Cerebral salt wasting after traumatic brain injury: a review of the literature. Scand J Trauma Resusc Emerg Med，2015，23（1）：1-7.

[4] Yee AH，Burns JD，Wijdicks EF. Cerebral salt wasting: pathophysiology，diagnosis，and treatment. Neurosurg Clin N Am，2010，21（2）：339-352.

[5] Levin ER，Gardner DG，Samson WK. Natriuretic peptides. N Engl J Med，1998，339（5）：321-328.

[6] Spasovski G，Vanholder R，Allolio B，et al. Clinical practice guideline on diagnosis and treatment of hyponatraemia. Nephrol Dial Transpl，2014，29（suppl 2）：i1-i39.

[7] Chaudhary N，Pathak S，Gupta MM，et al. Cerebral Salt Wasting Syndrome following Head Injury in a Child Managed Successfully with Fludrocortisone. Case Rep Pediatr，2016，2016：6937465.

[8] Mori T，Katayama Y，Kawabata T，et al. Improved efficiency of hypervolemic therapy with inhibition of natriuresis by fludrocortisone in patients with aneurismal subarachnoid hemorrhage. J Neurosurg，1999，91（6）：947-952.

[9] Cerdá-Esteve M，Badia M，Trujillano J，et al. Cerebral salt wasting syndrome in a patient affected of spontaneous frontoparietal subdural haematoma. BMJ Case Rep，2009，2009（4）：209-211.

[10] 丁绪元，刘大军，钱中琪，等. 氢化可的松治疗颅脑损伤后脑性盐耗综合征的疗效观察. 实用临床医药杂志，2015，19（17）：147-148.

病例39 低钠血症——原发性肾上腺皮质功能减退

刘晓霞 撰写 叶红英 指导

【导读】

中年男性，发热 1 周，呕吐、腹泻 5 天，血钠 102mmol/L，晨血皮质醇 2.92μg/dl。予琥珀酸氢化可的松 100mg 治疗后患者出现烦躁，改予口服醋酸可的松早 50mg、晚 25mg，2 天后患者出现躁狂，口齿含糊，走路不稳，神经内科会诊考虑脱髓鞘病变可能，予地塞米松、维生素 B$_1$ 治疗，复查头颅 MRI。两天后，患者症状消失，结合患者病情和头颅 MRI 结果，不支持脱髓鞘病变。

如何对重度低钠血症进行识别和急救、病因分析？如何对低钠血症治疗相关并发症——脱髓鞘病变——进行预防、识别、治疗？其预后如何？如何进行肾上腺皮质危象的识别和急救？如何进行肾上腺皮质功能减退的诊断？肾上腺皮质功能减退的长期替代治疗有哪些？

【病例简介】

患者，男，57 岁。因"发热 1 周，呕吐、腹泻 5 天"于 2010 年 10 月 7 日入院。患者于 2010 年 9 月 28 日无明显诱因下出现发热，口温最高 38.7℃，伴咳嗽、咳黄黏痰，自服酚氨咖敏片、川贝炖梨后略有好转。10 月 1 日外院就诊查血常规白细胞 6.3×10^9/L，中性粒细胞比例 56.07%，嗜酸性粒细胞比例 6.2%↑，CRP 26mg/L↑，诊断为上呼吸道感染，予头孢呋辛抗感染治疗，症状无明显好转。10 月 3 日开始出现喷射性呕吐、水样腹泻，急诊查血常规白细胞 5.89×10^9/L，中性粒细胞比例 30.4%，嗜酸性粒细胞比例 7.6%↑，单核细胞比例 13.6%↑，予对症处理。曾予地塞米松治疗，症状无明显好转。10 月 6 日开始出现行走不稳、烦躁、头痛，查血钠 102mmol/L↓，血氯 73mmol/L↓，二氧化碳 12.7mmol/L↓，血钙 2.03mmol/L↓，血磷 0.75mmol/L↓，ALT 111U/L↑，AST 171U/L↑，血糖、血淀粉酶、肾功能正常。予高渗盐水纠正电解质紊乱、营养支持、抑酸、解痉、保肝等治疗。10 月 7 日复查血钠 110mmol/L↓，血氯 84mmol/L↓，二氧化碳 11.7mmol/L↓，血钙 1.87mmol/L↓，血磷 0.59mmol/L↓。头颅 CT 示双上颌窦炎，心电图未见明显异常。留取血样待送检皮质醇后予琥珀酸氢化可的松 100mg 治疗。为进一步诊治收入院。患者近一年胃纳差、乏力、体重下降（具体不详），近一周胃纳差加重伴乏力、腹泻、尿不尽感、睡眠差。

现用药：无。

既往史：1976 年曾患右足骨结核，予青霉素、链霉素抗结核治疗。1969 年患痔疮至今，未诊治。

　　体格检查：体温 36.7℃，脉搏 112 次 / 分，呼吸 20 次 / 分，血压 100/70mmHg。面部皮肤色素沉着，腹软，全腹轻压痛，无反跳痛。

【实验室及辅助检查】

　　血皮质醇（2010 年 10 月 6 日）：2.92μg/dl↓。

　　尿常规、粪常规、肾功能、血糖未见明显异常。

　　肝功能电解质（2010 年 10 月 7 日）：ALT 102U/L↑，AST 120U/L↑，ALP 155U/L↑，GGT 140U/L↑，TBA 9μmol/L，血钠 124mmol/L。

　　尿电解质（2018 年 10 月 8 日）：24 小时尿钠 236mmol。

　　渗透压（2018 年 10 月 8 日）：血渗透压 260mOsm/kg H_2O，尿渗透压 298mOsm/kg H_2O。

　　皮质醇昼夜节律（2010 年 10 月 8 日）：皮质醇（0am）13.87μg/dl，（8am）5.55μg/dl，（4pm）37.00μg/dl，（次日 8am）8.17μg/dl；ACTH（0am）276pg/ml，（8am）>1250pg/ml，（4pm）16.3pg/ml，（次日 8am）686pg/ml（编者注：2010 年 10 月 7 日琥珀酸氢化可的松 100mg 治疗）。

　　24 小时尿皮质醇 835.6μg/24h（琥珀酸氢化可的松治疗中）。

　　甲状腺功能（2010 年 10 月 7 日）：FT_4 15.23pmol/L，FT_3 3.83pmol/L，TSH 0.609mIU/L，TPOAb、ATG 阴性。

　　其他激素（2010 年 10 月 7 日）：T 9.81nmol/L↓，LH 13.59IU/L，FSH 6.13IU/L，PRL 17.55ng/ml，DHEA 0.53μmol/L，GH 1.0mU/L，IGF-1 43.9μg/L。

　　痰培养示：肺炎克雷伯菌。

　　垂体 MRI：垂体下部可见一 T_1WI 略低信号灶，局部垂体凹陷，约 0.6cm×0.6cm 大小，与正常垂体分界欠清，增强扫描呈明显低强化。诊断：垂体占位，考虑微腺瘤可能大（图 39-1）。

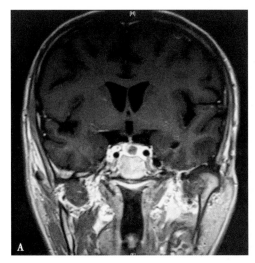
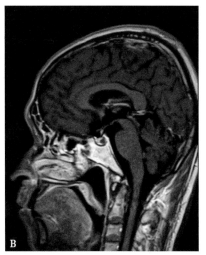

图 39-1　垂体 MRI
A. 冠状位；B. 矢状位

肾上腺CT：左肾上腺肢体略粗，右侧肾上腺纤细（图39-2）。

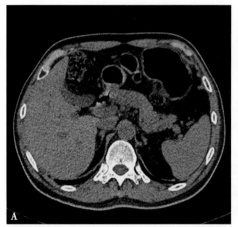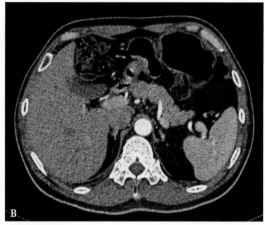

图 39-2　肾上腺 CT

X 线：右下肺少许炎症可能。
心电图：下壁 T 波改变。
腹部 B 超：脂肪肝。

【诊治经过】

患者发热、咳嗽、咳痰后出现恶心、呕吐、腹泻消化道症状，之后出现神经系统症状，检查发现严重低钠血症，根据患者临床表现、实验室检查，诊断为肺部感染、严重低钠血症，考虑肾上腺危象可能，在实验室未能获得皮质醇检测结果的情况下即先予以可的松治疗。入院后根据可的松治疗前血皮质醇结果和 ACTH 结果明确诊断为原发性肾上腺皮质功能减退，肺部感染诱发危象；MRI 检查发现垂体瘤，为无功能性微腺瘤。积极抗感染治疗同时予糖皮质激素治疗。

2010 年 10 月 7 日入院静脉予琥珀酸氢化可的松 100mg 治疗，复查血钠 124mmol/L。10 月 8 日停用静脉琥珀酸氢化可的松治疗，改予口服醋酸可的松早 50mg、下午 25mg，同时予保肝、抗感染治疗；10 月 8 日复查血钠 132mmol/L，10 月 9 日为 137mmol/L；2010 年 10 月 10 日患者出现躁狂，口齿含糊，走路不稳，神经内科会诊考虑脱髓鞘病变可能，予地塞米松、维生素 B₁ 治疗，复查头颅 MRI 示双侧额叶及侧脑室旁多发缺血腔隙性脑梗死灶。两天后患者症状消失，神经内科随诊，结合患者病情和头颅 MRI 结果，考虑脱髓鞘病变依据不足，停用地塞米松，继续醋酸可的松早 50mg、下午 25mg 治疗。出院后醋酸可的松减为每天 25mg。

至于原发性肾上腺皮质功能减退的原因，结合患者既往结核病史，首先考虑结核，但目前没有结核活动的依据，未予抗结核治疗。自身免疫性疾病不能排除，但因目前国内缺乏相关肾上腺自身抗体的检测条件，无法明确。其他内分泌腺体功能，包括甲状腺、甲状旁腺、性腺、胰岛等功能均正常，甲状腺自身抗体阴性，自身免疫性多内分泌腺病综合征依据不足。

【随访与转归】

随访 2 年,醋酸可的松 12.5~25mg/d,感染、应激等情况下,患者及时调整药物剂量,未再发生肾上腺皮质危象及重症低钠血症。2016 年 10 月 18 日复查垂体 MRI 未见明显变化。

【经验与体会】

(一)重度低钠血症的识别、急救与病因分析

血钠水平低于 135mmol/L 即诊断为低钠血症,按血钠水平可分为轻、中、重度,血钠≤125mmol/L 即可诊断为重度低钠血症。本案例发现血钠 102mmol/L,考虑重度低钠血症。低钠血症的临床表现缺乏特异性,轻者乏力、恶心、呕吐等,重者表现为呼吸窘迫、嗜睡、癫痫样发作、昏迷(Glasgow 评分≤8 分),可危及生命。医生需提高警惕,检测血电解质可及时识别。

低钠血症病因多样,病因鉴别对于低钠血症的治疗十分重要。

2014 年欧洲低钠血症诊疗指南推荐低钠血症病因诊断流程如图 39-3。

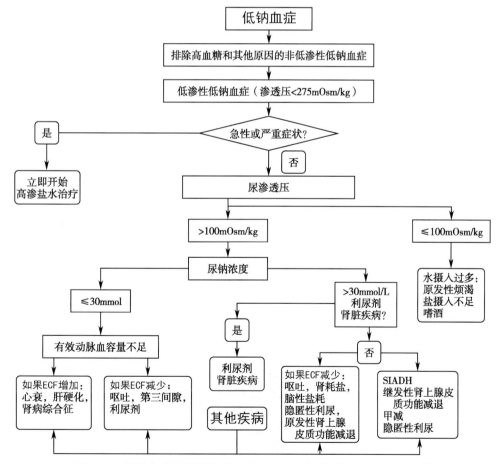

图 39-3　低钠血症诊断流程(修改自 2014 年欧洲低钠血症诊疗指南)[1]

ECF:细胞外液

本例患者尿渗透压 298mOsm/kg H_2O，24 小时尿钠 236mmol/24h，未应用利尿剂，无颅脑损伤等病史，甲状腺功能正常，考虑肾上腺皮质功能减退所致，经血皮质醇检测证实。肾上腺皮质功能减退引起低钠血症的病理生理机制目前认为有以下几方面：①盐皮质激素缺乏，盐皮质激素主要生理作用是促进肾小管保水、重吸收钠、排钾；②糖皮质激素缺乏，可引起非渗透性抗利尿激素释放增加、水中毒，并且糖皮质激素有较弱的保钠排钾作用；③糖皮质激素和盐皮质激素缺乏，以及低血容量和低血压反馈引起抗利尿激素分泌增多，均可引起低钠血症。

重度低钠血症会危及生命，需立即处理。2014 年欧洲低钠血症诊疗指南推荐，重度低钠血症需立即给予 3% 高渗盐水治疗：静脉输注 3% 高渗盐水 150ml，输注时间超过 20 分钟；20 分钟后检查血钠浓度，并在下一个 20 分钟重复静脉输注 3% 高渗盐水 150ml；建议重复上述治疗 2 次或直到血钠浓度增加 5mmol/L。

如第一小时内血钠升高 5mmol/L，症状无改善，建议继续静脉输注 3% 高渗盐水治疗，每 4 小时检测血钠，使血钠每小时增加 1mmol/L。如果症状改善或血钠升高幅度达 10mmol/L 或血钠达到 130mmol/L，停止输入高渗盐水。

如第一小时内血钠升高 5mmol/L，症状改善，建议停止输注高渗盐水，保持静脉通路，输注 0.9% 生理盐水，直到开始针对病因的治疗。第一个 24 小时内血钠升高不超过 10mmol/L，此后每天血钠升高小于 8mmol/L，直到血钠达到 130mmol/L，第 6 及第 12 小时复查血钠，此后每日复查，直到血钠稳定。当找到引起低钠血症的病因时，需积极治疗原发病；当原发病好转时，低钠血症可随之被纠正[1]。

该病例的治疗经过显示，治疗肾上腺危象所致的严重低钠血症，单纯补钠效果不佳，地塞米松的储钠作用弱，纠正低钠效果差。而氢化可的松直接针对病因，可有效纠正低钠血症。在病因明确并开始病因治疗后，不需要补充高渗盐水。

（二）低钠血症治疗相关并发症——脱髓鞘病变——的预防、识别、治疗及预后

本案例低钠血症纠正后 2 天出现躁狂、口齿含糊、走路不稳的症状，立即请神经内科会诊，由于 10 月 6 日至 7 日（尤其是 10 月 7 日给予 100mg 氢化可的松治疗后）患者血钠上升较快（从 110mmol/L 升至 124mmol/L），故考虑中枢系统脱髓鞘病变可能，予地塞米松、维生素 B_1 治疗，两天后，患者症状消失，神经内科随诊，结合患者病情和多次复查头颅 MRI 结果，神经系统脱髓鞘病变依据不足。患者治疗后新出现的躁狂言语动作异常，仍考虑与严重低钠血症本身、24 小时内血钠升幅过快、糖皮质激素补充剂量偏大等多种因素有关。

低钠血症纠正过快，血钠上升过快易并发中枢脱髓鞘病变，根据其发生部位可分为脑桥中央髓鞘溶解及脑桥外髓鞘溶解。发病机制尚不明确，目前认为慢性低钠血症时，不仅有无机离子的缺失，同时一些氨基酸及肌醇等有机渗透物也发生了改变，在快速纠正低钠时，细胞内电解质很快恢复正常，但丢失的有机渗透物却无法很快纠正（一般需 5～7 天），导致细胞受损和髓鞘脱失；加之血管内皮细胞发生渗透性损伤，纠正血钠过快时快进的高渗盐水使细胞外液渗透压升高，导致血管性水肿，髓鞘脂毒因子释放，进一步加重神经髓鞘的缺失[2]。其病理特征为对称性非炎性的少突胶质细胞凋亡及髓鞘缺失，而神经元细胞和轴突相对完整，同时有大量巨噬细胞的浸润。临床症状与影像学表现不同步是该症的特点，早期 MRI 可无异常，发病后 1 周左右 DWI 显示病变部位高信号，故 DWI 对早期脱髓鞘病变更敏感[3]。临床症状常在低钠血症快速纠正后 2～6 天出现，表现为行为异常、意识障碍、

共济失调、假性延髓麻痹、发音困难及失语等。目前尚无有效的治疗方法，主要通过糖皮质激素稳定血脑屏障、减轻水肿及少突胶质细胞的凋亡、减少巨噬细胞的浸润。不同患者预后也不相同，多数患者在数周内死亡，少数存活患者遗留不同程度的不可逆性神经损害。因此应重视脱髓鞘的预防，尤其慢性低钠血症患者纠正低钠时需谨慎，指南建议如果不是存在中重度低钠血症的症状，不建议立即补充高渗盐水纠正低钠血症。如中重度低钠血症需要高渗盐水纠正，则第一个 24 小时内血钠升高不超过 10mmol/L，此后每天血钠增幅小于 8mmol/L[1]。

（三）肾上腺皮质危象的识别和急救

1. 肾上腺皮质危象的识别　肾上腺皮质储备功能不足的患者，在感染、创伤、手术、分娩、过度劳累、大量出汗或突然中断治疗等应激情况下，体内糖皮质激素水平不足以满足机体的需要时会出现肾上腺皮质功能危象，其临床表现包括：发热（见于大多数患者），体温可达 40℃ 以上；低血压休克，伴心动过速，四肢厥冷、发绀和虚脱；虚弱无力，萎靡、淡漠和嗜睡；也可表现烦躁不安和谵妄惊厥，甚至昏迷；消化道症状突出，表现为恶心呕吐和腹痛、腹泻；腹痛常伴有深压痛和反跳痛而被误诊为急腹症，但常常缺乏特异性定位体征；肾上腺出血患者还可有腹胁肋部和胸背部疼痛，伴血红蛋白的快速下降。由于肾上腺皮质功能减退症状不特异，临床需提高警惕。当重症患者出现下述无法解释的症状和体征时需要高度怀疑原发性肾上腺皮质功能减退可能：血容量不足、低血压、低钠血症、低钾血症、发热、腹痛、色素沉着和低血糖，尤其是儿童患者；孕妇出现无法解释的持续性恶心、乏力和低血压；无法解释的嗜酸性粒细胞偏高及 DHEA 偏低。当临床高度怀疑急性肾上腺皮质危象时，在取血标本送检 ACTH 和皮质醇后，不必等待结果回报，应立即开始治疗。

2. 肾上腺皮质危象的抢救　关于肾上腺皮质危象的处理，2016 年美国内分泌协会原发性肾上腺皮质功能减退诊治指南给出如下建议：

（1）补充糖皮质激素：先静脉注射氢化可的松 100mg，24 小时内注射氢化可的松 200mg（持续静脉给药或者 50mg，每 6 小时一次）。如果没有氢化可的松可以给予泼尼松龙，不建议用地塞米松。第二天给予氢化可的松一次 100mg。症状好转后，建议口服糖皮质激素替代治疗[4]。

（2）补液：第一个小时内静脉输入 1000ml 等渗盐水或糖盐水，继续补充等渗盐水，补液量需根据脱水程度、病人的年龄和心脏等情况而定[4]。

（3）消除诱因和支持疗法：积极控制感染及其他诱因，必要时给予全身性的支持疗法。

本案例表现为发热、呕吐、腹泻、低钠血症，嗜酸性粒细胞升高，并伴皮肤色素沉着，临床高度怀疑原发性肾上腺皮质功能减退，遂留取血标本检测皮质醇，未等皮质醇结果回报，立即给予静脉琥珀酸氢化可的松 100mg 治疗。次日结果回报治疗前皮质醇 2.92μg/dl，糖皮质激素治疗后复查血钠明显好转，处理及时有效。

患者本次出现危象的诱因考虑为肺部感染。患者在应用氢化可的松后出现烦躁精神症状，除与升钠速度相对过快外，还考虑与激素剂量过大有关，故激素的治疗剂量，除参考指南建议，还应结合患者病情轻重特别是诱发危象的疾病轻重进行个体化调整。

（四）原发性肾上腺皮质功能减退的病因诊断

原发性肾上腺皮质功能减退又称 Addison 病，是由于各种原因引起的双侧肾上腺破坏所致。病因包括感染、自身免疫、肿瘤、白血病、肾上腺切除或放疗、肾上腺脑白质营养不良等。国内病因多为结核，国外多为自身免疫性疾病。

2016 年美国内分泌协会发布的指南 [4] 推荐原发性肾上腺皮质功能减退病因的诊断流程见图 39-4。

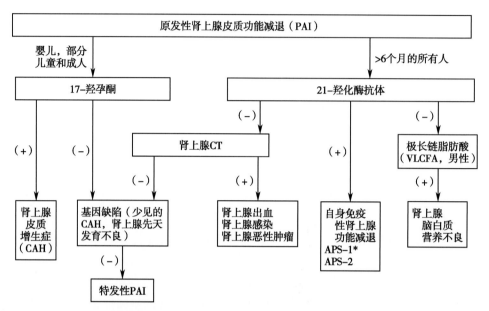

图 39-4 原发性肾上腺皮质功能减退病因诊断流程（修改自 2016 年美国内分泌协会原发性肾上腺皮质功能减退诊治指南）[4]

*Autoimmune polyendocrinopathy-candidiasis-ectodermal dystrophy（APS）：自身免疫多腺体综合征。
APS-1：合并甲状旁腺减退，皮肤念珠菌病；APS-2：合并甲状腺自身免疫疾病，1 型糖尿病

本例患者 20 余年前有右足骨结核病史，但肾上腺 CT 未见明显钙化，且未行肾上腺病理及相关抗肾上腺抗体检查，故确切病因尚不明确。行其他内分泌腺体功能评估，包括甲状腺、甲状旁腺、性腺、胰岛等功能正常，甲状腺自身抗体阴性，自身免疫性多内分泌腺病综合征依据不足。

【专家点评】

低钠血症是常见急症之一。其紧急处理、病因寻找和处理都及其重要。本病例属于重度低钠血症，遵循急诊处理和病因处理原则，有效治疗。在低钠血症治疗过程中，必须警惕纠正过快导致中枢性脱髓鞘病变。

怀疑急性肾上腺皮质危象时应静脉注射氢化可的松，症状好转后，改为口服激素。长期替代激素首选氢化可的松或醋酸可的松，如无氢化可的松可选用泼尼松龙，不推荐使用地塞米松。建议根据患者症状及体征来调整药物剂量。

参考文献

[1] Spasvoski G，Vanholder R，Allolio B，et al. Clinical practice guideline on diagnosis and treatment of hyponatraemia. Intens Care Med，2014，40（3）：320-331.

[2]　Norenberg MD. Central pontine myelinolysis: historical and mechanistic considerations. Metab Brain Dis，2010，25（1）：97-106.

[3]　Takei Y，Akahane C，Ikeda S. Osmotic demyelination syndrome: reversible MRI findings in bilateral cortical lesions. Intern Med，2003，42（9）：867-870.

[4]　Bornstein SR，Allolio B，Arlt W，et al. Diagnosis and treatment of primary adrenal insufficiency: an endocrine society clinical practice guideline. J Clin Endocrinol Metab，2016，101（2）：364-389.

● 第九部分
　其　　他

病例40 垂体无功能瘤卒中保守治疗缓解

张烁 撰写 叶红英 王镛斐 指导

【导读】

62岁男性，突发头痛，右眼睑下垂、复视伴呕吐1天，MRI检查提示垂体瘤卒中，内分泌检查提示垂体功能减退。选择手术还是保守治疗？预后如何？垂体功能会恢复吗？

【病例简介】

患者，男，62岁。因"突发头痛，右眼睑下垂、复视伴呕吐1天"于外院就诊，急诊CT提示垂体瘤卒中可能，随后行鞍区增强MRI提示蝶鞍扩大，内可见低强化病灶，约2cm×3cm大小，正常垂体受压变薄，视交叉受压上抬，右侧海绵窦受压改变，双侧海绵窦未见侵犯，考虑为垂体瘤卒中（图40-1，2016年2月24日），当时未予特殊处理。2016年3月1日来华山医院神经外科门诊就诊，当时患者头痛、呕吐症状已有减轻，仍有右眼睑下垂和复视，粗测视野正常，次日查血皮质醇（上午8:00）1.79μg/dl↓，甲状腺功能减退，睾酮及泌乳素均降低（见表40-1），予口服醋酸可的松25mg，每日2次治疗。2016年3月10日行头颅CTA排除血管性病变，结果未见明显异常。

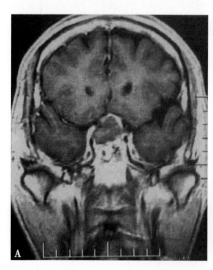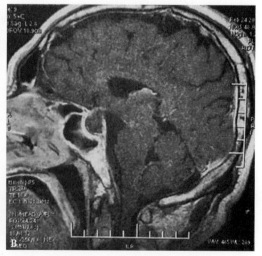

图40-1 2016年2月24日头痛、呕吐、眼睑下垂发作时垂体MRI增强
A. 冠状位；B. 矢状位

【诊治经过】

患者有特征性的"突发头痛,右眼睑下垂、复视伴呕吐"症状,MRI 提示垂体瘤卒中,内分泌检查提示垂体功能减退,诊断明确。予以醋酸可的松 25mg,每日 2 次替代治疗。2016年 3 月 15 日复诊时头痛、呕吐症状消失,视野正常,仍有眼睑下垂和复视,神经外科建议暂缓手术治疗,密切观察症状变化。1 个月后复诊(2016 年 3 月 29 日),患者头痛、呕吐未再发生,眼睑下垂明显好转,复查服醋酸可的松前血皮质醇(上午 8:00)11.29μg/dl,甲状腺功能恢复正常(表 40-1)。调整治疗方案为:醋酸可的松 12.5mg,每日 2 次,1 周后减量为12.5mg,每日 1 次,服用 1 周后停用。2016 年 4 月 27 日再次复测血皮质醇(上午 8:00)为8.74μg/dl,患者眼睑下垂和复视症状明显改善。2016 年 8 月 4 日复查 MRI:病灶较前明显缩小(图 40-2)。

表 40-1　垂体功能测定结果

日期	血皮质醇(8:00) (μg/dl)	泌乳素 (ng/ml)	睾酮 (nmol/L)	TSH (mIU/L)	FT$_3$ (pmol/L)	FT$_4$ (pmol/L)
2016 年 3 月 2 日	1.79↓	1.46↓	0.09↓	0.05↓	3.53	10.22↓
2016 年 3 月 30 日	11.29	—	—	0.97	4.99	15.71

注:"—"指:未检测

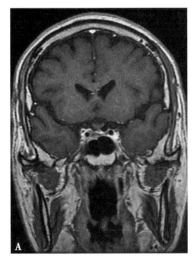
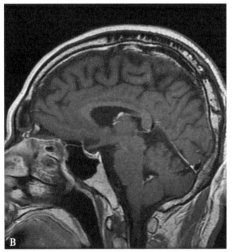

图 40-2　发病 5 个月后复查鞍区 MRI
A. 冠状位;B. 矢状位

【随访与转归】

2017 年 4 月 20 日电话随访患者,醋酸可的松停药至今,患者无特殊不适,未再发生头痛、恶心呕吐等症状,眼睑下垂及复视完全恢复。

【经验与体会】

（一）垂体瘤卒中常见的临床表现以及诱因

垂体瘤卒中的临床表现各异，而且主要由垂体坏死、出血和水肿的程度所决定。典型病例最常见表现为突发剧烈头痛，常位于眶后或额部，伴有恶心呕吐；约 50% 的患者有视力变化，表现为视野缺损、眼睑下垂等；重者可伴有意识改变。个别患者伴脑脊液鼻漏、鼻出血等。轻者可无任何症状，仅在影像学检查时提示有出血，又称之为"无症状性垂体瘤卒中"。垂体瘤卒中往往导致垂体功能减退，其中以 ACTH 缺乏致继发性肾上腺皮质功能减退常见（60%～80%），卒中发作时表现为垂体危象；同时 40%～50% 的患者有 TSH 缺乏，75%～85% 的患者有促性腺激素的缺乏。几乎所有的患者都有生长激素的缺乏 [1, 2]。尿崩症少见，发生率低于 5%。

本例患者突发头痛、呕吐、复视和眼睑下垂起病，症状典型，易于识别；评估内分泌功能提示存在肾上腺皮质功能减退，同时伴有甲状腺激素、性腺激素及泌乳素下降，未发生尿崩症。

垂体瘤卒中诱因包括颅内压、动脉血压急性升高；脑血管造影术；外科手术；胰岛素、TRH、GnRH、GHRH 等特殊兴奋试验；抗凝剂的应用及出血性疾病；药物如多巴胺激动剂、高剂量雌激素、GnRH 激动剂；放射性治疗；怀孕；颅脑外伤等。而该患者无明确诱因。

（二）垂体瘤卒中的诊断和鉴别诊断

基于典型的临床表现（如突然剧烈的头痛、视功能障碍）、影像学检查结果，识别和诊断垂体瘤卒中并不困难。该患者症状典型伴有垂体功能减退，CT 和 MRI 均提示垂体瘤卒中，符合该诊断。在获得影像学检查结果前需要与蛛网膜下腔出血等鉴别。

（三）垂体瘤卒中治疗方案及选择

1. 垂体瘤卒中的治疗目标在于改善症状、早期解压。

（1）糖皮质激素治疗：大部分垂体瘤卒中的患者都表现为 ACTH 缺乏，且 ACTH 缺乏可以致命。所以不论是外科治疗还是保守治疗，都必须立即静脉或者口服补充糖皮质激素。病情重的患者按垂体危象给予糖皮质激素静脉用药，常用氢化可的松 100～300mg/d，病情减轻后逐步减量；病情较轻者可口服可的松，剂量通常大于日常生理替代剂量（2～3 片 / 天）。

（2）垂体瘤卒中急性期针对病灶的治疗：包括外科手术或保守治疗。

经鼻蝶入路手术切除出血的垂体瘤可迅速减压而达到缓解症状的目的。我们认为手术适应证为：出现严重的视力障碍、有意识障碍或病情迅速恶化者。应注意手术治疗者更需要糖皮质激素的应激治疗。部分患者经糖皮质激素和甘露醇等对症支持改善急性期头痛症状，出血逐步吸收而彻底缓解。病情较轻且临床症状自行改善的患者推荐保守治疗。

急性垂体瘤卒中后的几个月内，应随访垂体功能和垂体局部病灶大小，以明确垂体功能减退是否恢复、是否为高功能垂体瘤和垂体瘤残余情况。有残留的特别是高功能垂体瘤应考虑决定后续进一步治疗，根据肿瘤的功能性和残留病灶情况选择手术、药物或放射治疗等合适的后续治疗方案。

2. 本例患者为何选择保守治疗？

本例患者有突发头痛，右眼睑下垂、复视等垂体卒中的典型症状，化验提示垂体功能减退，但意识尚清楚，病情稳定，无严重的视功能障碍，无明显颅内压增高表现，可选择保守治疗。结合临床表现和实验室检查可以判断为无功能垂体瘤。患者经保守治疗和短时间的可的松补充治疗后，眼睑下垂恢复，复视减轻，垂体功能逐渐恢复，复查MRI示病灶较前明显缩小，由此可见本例患者经保守治疗后恢复良好。以后应定期复查垂体MRI了解肿瘤转归情况。

（四）垂体瘤卒中的预后及本例患预后 [1, 2]

外科手术减压可以使50%患者的视力完全恢复，6%～36%的患者得到改善。此外，可使30%～60%的患者视野完全恢复正常，50%的患者视野缺损得到改善。但对于视功能严重障碍的患者无论是手术治疗还是保守治疗，预后均较差。眼肌麻痹恢复需要经过数周到数月不等。

外科手术可以使50%以上患者的垂体功能得到部分或完全恢复，但不能排除手术干预导致垂体功能损伤加重的可能性。保守治疗发生垂体功能减退的概率与手术治疗大致相近。

本例患者经激素治疗后，眼睑下垂和复视症状完全消失，垂体功能在发病后1个月余恢复正常；发病后5个月复查MRI示病灶较前明显缩小，但对于垂体瘤是否有可能部分残留或复发，仍需随访MRI进行判断。总之，本例患者经过保守治疗后，预后良好。

【专家点评】

典型垂体瘤卒中是指垂体下动脉梗死致垂体和垂体肿瘤缺血坏死及继发出血。绝大多数垂体瘤发生卒中和完全坏死后瘤体可自行缩小甚至消失，因此垂体瘤卒中手术干预以视神经和下丘脑减压为目的，而头痛、呕吐、发热等症状经激素替代等保守治疗会明显改善，海绵窦脑神经症状会随着肿瘤缩小自行消失。手术中应注意尽量不加重垂体损伤，肿瘤质地坚韧者以瘤体减压为目的，不必过分追求肿瘤切除程度，避免损伤垂体和下丘脑功能。卒中后无论手术与否，均应密切随访垂体内分泌激素、MRI和相关并发症。大多数患者垂体功能会自行恢复。肿瘤不全坏死或术后肿瘤残留者，应按照垂体瘤诊疗常规，给予相应的治疗。

参 考 文 献

[1]　Briet C，Salenave S，Bonneville JF，et al. Pituitary apoplexy. Endocrinol Metab Clin N Am，2015，44（1）：199-209.

[2]　Briet C，Salenave S，Bonneville JF，et al. Pituitary apoplexy. Endocr Rev，2015，36（6）：622-645.

病例 41　原发性甲状腺功能减退伴垂体瘤样增生

向博妮　撰写　　叶红英　指导

【导读】

青年女性，以双下肢乏力伴嗜睡起病，外院查垂体 MRI 发现垂体占位，查 PRL 升高 1 倍余，予甲磺酸溴隐亭片治疗。就诊后查甲状腺功能发现 TSH 显著升高，FT_4、FT_3、TT_3、TT_4 降低。如何鉴别高泌乳素血症的病因？临床上甲状腺功能减退的早期识别依旧是个挑战，而原发性甲状腺功能减退致垂体瘤样增生的正确判断和处理尤为重要。

【病例简介】

患者，女，29 岁。因"双下肢乏力伴嗜睡 6 个月"，2016 年 10 月于当地医院就诊，查血生化、腹部 B 超未见明显异常，行头颅 CT 检查发现垂体异常，进一步行垂体 MRI 发现垂体占位（图 41-1），查 PRL 36.15ng/ml↑（当地医院参考范围：3.24～26.72ng/ml），FSH、LH、E_2 及 P 水平正常，予溴隐亭 1.25mg/d 治疗，症状无明显好转。

2016 年 11 月就诊于华山医院。补充询问病史，患者月经周期规律，近 5 个月体重增加 5kg，除溴隐亭片外无其他用药。

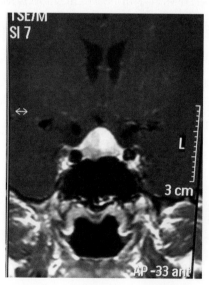

图 41-1　患者在外院初诊时垂体 MRI 增强图像（2016 年 10 月）

体格检查：身高 158cm，体重 51kg，BMI 20.43kg/m²。神清，应答较迟缓，皮肤略苍白，眼睑无水肿，眼球无突出，颈软，气管居中，甲状腺无肿大。心肺体检无殊，双下肢无水肿。

【实验室及辅助检查】

甲状腺功能：TSH＞150mIU/L ↑，FT_4 1.39pmol/L ↓，FT_3 2.32pmol/L ↓，TT_4＜19.34nmol/L ↓，TT_3＜0.84nmol/L ↓。

垂体 MRI（图 41-2）：鞍区见类圆形异常信号肿块影，T_1WI 呈等低信号，与脑实质信号相近，病灶直径约 13mm，部分向鞍上生长；增强后呈明显较均匀强化。脑室系统显示可。鞍底未见下陷，蝶窦无殊；两侧颈内动脉流空存在。结论："鞍区占位，考虑垂体瘤可能大"。

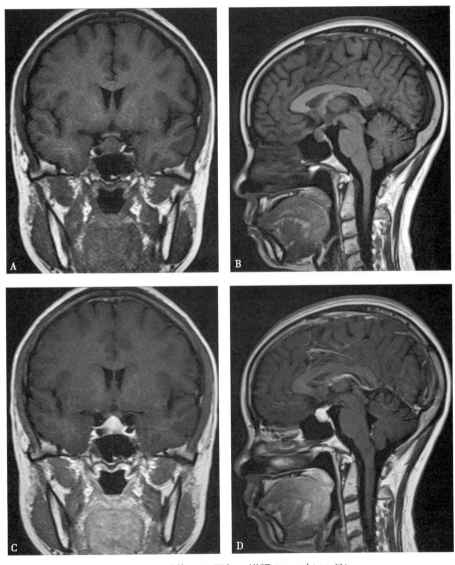

图 41-2　垂体 MRI 平扫 + 增强（2016 年 11 月）
A. T_1 冠状位平扫；B. T_1 矢状位平扫；C. T_1 冠状位增强；D. T_1 矢状位增强

【诊治经过】

根据患者的临床表现和实验室检查结果诊断为原发性甲状腺功能减退继发垂体瘤样增生，高 PRL 血症。停用甲磺酸溴隐亭片，予左甲状腺素 50μg/d 治疗，1 周后加量为 75μg/d。随访甲状腺功能和垂体 MRI 增强。

【MDT 讨论与临床决策】

问题：如何进行高泌乳素血症、鞍区占位的鉴别诊断？

内分泌科意见：患者有典型的甲状腺功能减退症状（乏力、嗜睡、体重增加等），第一时间未被识别。查头颅 CT 发现垂体异常，进一步行垂体 MRI 检查和性激素检查，发现高泌乳素血症，即予以"甲磺酸溴隐亭片"治疗。高泌乳素血症病因多样（高泌乳素血症的鉴别诊断请参考本书病例 6），临床上在诊断泌乳素瘤前需要详细询问病史，了解基础疾病和合并用药，检查甲状腺功能等。原发性甲状腺功能减退症为轻度高泌乳素血症常见病因之一。至于垂体 MRI 检查报告"垂体占位，垂体瘤可能大"，根据患者的甲状腺功能减退病情、PRL 水平及影像学表现，首先考虑原发性甲状腺功能减退所致的垂体瘤样增生。

影像科意见：从影像上鉴别原发性甲状腺功能减退引起的垂体瘤样增生和垂体瘤并不难，关键在于是否认识 [1-3]。一般而言，甲状腺功能减退所致垂体增生，可见垂体边缘光整、两侧对称向鞍上生长，而垂体腺瘤则可呈分叶状生长；垂体增生可压迫两侧海绵窦，但不引起骨质等其他结构异常，鞍旁及蝶鞍以下侵袭少见，而垂体腺瘤可侵袭周围组织，破坏周围骨质，较垂体增生更常引起视交叉受压 [4]；增生垂体 MRI 平扫及增强显示内部信号均匀，强化一致，而腺瘤可伴囊变、坏死、出血等异常信号，强化不均匀，动态增强扫描则可以为腺瘤和垂体增生鉴别提供更多有用的信息。

本例垂体 MRI 增强表现为：鞍区见类圆形异常信号肿块影，T_1WI 呈等低信号，与脑实质信号相近，病灶直径约 13mm，部分向鞍上生长，病灶形态整体对称，边缘光滑，无骨质破坏，鞍底未见下陷，蝶窦未侵犯；病灶内部信号均匀，增强后强化亦均匀。符合垂体增生的影像学表现，垂体瘤虽不能完全排除，但结合患者甲状腺功能减退临床表现和显著升高的 TSH，基本可明确为继发于严重原发性甲状腺功能减退的垂体瘤样增生。

神经外科意见：类似本案例中原发甲状腺功能减退引起垂体增生而被误诊垂体瘤的案例并不少见，识别非常重要，治疗上只需要补充甲状腺激素纠正甲状腺功能减退，增大的垂体即可缩小，无需手术治疗。若误诊垂体瘤行手术治疗，会给患者带来不必要的手术相关风险，同时可能导致垂体功能减退等后果。

临床综合分析与决策：诊断考虑原发性甲状腺功能减退继发垂体瘤样增生和高泌乳素血症。治疗：左甲状腺素治疗纠正甲状腺功能减退，随访甲状腺激素和泌乳素水平，复查垂体 MRI。

【随访与转归】

2017 年 1 月门诊随访（按医嘱口服左甲状腺素 75μg/d 1.5 个月），诉下肢乏力、嗜睡症状缓解，复查甲状腺功能：TSH 31.350mIU/L↑，FT$_4$ 18.16pmol/L，FT$_3$ 4.10pmol/L，T$_3$ 1.70nmol/L，T$_4$ 121.3nmol/L。PRL 正常。增加左甲状腺素剂量至 100μg/d。

2017 年 3 月门诊随访，复查甲状腺功能：TSH 18.253mIU/L↑，FT$_4$ 16.04pmol/L，FT$_3$ 4.13pmol/L，甲状腺相关抗体 TPOAb（+）、TGAb（+）、TRAb（−）。考虑患者甲状腺功能减退病因为自身免疫性甲状腺炎。继续左甲状腺素 100μg/d 治疗。

2017 年 5 月复诊，诉症状进一步改善，复查甲状腺功能：TSH 7.93mIU/L↑，FT$_4$ 22.74pmol/L，FT$_3$ 4.61pmol/L。复查垂体磁共振增强，垂体较前明显缩小（图 41-3）。嘱继续左甲状腺素 100μg/d。

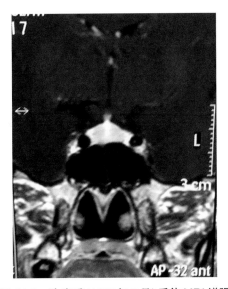

图 41-3　治疗后（2017 年 5 月）垂体 MRI 增强

2017 年 7 月复诊，查 TSH 3.1mIU/L，继续左甲状腺素 100μg/d 治疗。并进行健康教育，特别提醒围孕产期处理。

【经验与体会】

（一）高泌乳素血症的鉴别诊断

在妊娠、哺乳、应激等情况下，血泌乳素升高属于生理性。某些药物的使用亦会导致泌乳素升高（如选择性 5- 羟色胺再摄取抑制剂类抗抑郁药、抗精神病药物等），因此在发现高泌乳素血症时应首先排除生理性、药物性的影响[5]。此外，某些系统性疾病，如胸部疾病（神经性胸部肿瘤、手术、带状疱疹）、原发性甲状腺功能减退症、慢性肾功能不全亦会引起血泌乳素升高；其中，甲状腺功能减退症引起高泌乳素血症的机制可能是 TRH 有促进泌乳素分泌细胞分泌、释放泌乳素的作用[6]。（更多信息请参考本书病例 6）

（二）临床上甲状腺功能减退早期识别的挑战性

典型的甲状腺功能减退患者的临床表现包括乏力、嗜睡、怕冷、体重增加、便秘、水肿等；青少年患者表现为生长迟缓、学习成绩下降；老年人表现为认知功能减退。甲状腺功能减退的临床表现不具有特异性，且起病隐匿，易被忽视。

当患者有任何可能提示甲状腺功能减退的临床表现时，都应筛查甲状腺功能。另外，由于原发性甲状腺功能减退时升高的 TRH 可促进 PRL 的释放，此类患者可有继发性高泌乳素血症。因此，首次发现泌乳素升高的患者都应该查甲状腺功能以排除甲状腺功能减退继发的高泌乳素血症。

（三）及时诊断原发性甲状腺功能减退致垂体瘤样增生的重要性

严重原发甲状腺功能减退患者并发垂体增生的情况常见于儿童和青少年，偶见于中年人，其机制是甲状腺激素分泌不足的信号负反馈至下丘脑，使之分泌大量 TRH，作用于垂体从而引起垂体促甲状腺激素细胞增生[7]。给予恰当的甲状腺激素替代治疗后，垂体增生病灶一般都会自行缩小；若同时继发高泌乳素血症，甲状腺激素替代治疗后血泌乳素水平也会下降[8, 9]。原发甲状腺功能减退引起的垂体增生的案例报道最早见于 1851 年；Joshi 和 Woolf[10] 通过文献复习，发现原发甲状腺功能减退引起垂体增生多发生于 20 多岁的女性患者，其 TSH 水平多超过 100mIU/L，经至少 100μg/d 的甲状腺激素替代治疗，平均 2 个月后增生的垂体能自行缩小。

单纯靠影像学鉴别垂体增生和垂体瘤有时会十分困难，临床上将原发性甲状腺功能减退引起的垂体增生误诊为垂体瘤行手术治疗的案例并不少见，手术易导致垂体功能减退。临床医师一定要增加对原发性甲状腺功能减退致垂体瘤样增生的认识，避免误诊和漏诊。

【专家点评】

可引起血泌乳素升高的原因繁多，在考虑高泌乳素血症的病因时需仔细鉴别。除了泌乳素瘤和其他下丘脑 - 垂体疾病以外，还需关注患者是否有特殊生理状态（妊娠、哺乳、应激等）、合并用药和甲状腺功能减退等其他系统性疾病。

原发性甲状腺功能减退的起病症状往往较隐匿，且可能伴随继发性垂体增生和 / 或泌乳素升高，因而易被误诊为泌乳素瘤或其他垂体瘤。因此，对于任何影像学提示有垂体瘤可能的患者及血泌乳素升高的患者，排查是否有甲状腺功能异常十分必要。

参 考 文 献

[1] Wolansky LJ, Leavitt GD, Elias BJ, et al. MRI of pituitary hyperplasia in hypothyroidism. Neuroradiology, 1996, 38 (1): 50-52.

[2] Shimono T, Hatabu H, Kasagi K, et al. Rapid progression of pituitary hyperplasia in humans with primary hypothyroidism: demonstration with MR imaging. Radiology, 1999, 213 (2): 383-388.

[3] Zada G, Lopes MB, Mukundan Jr S, et al. Atlas of Sellar and Parasellar Lesions. New York: Springer, 2016: 101-105.

[4] Yamamoto K, Saito K, Takai T, et al. Visual field defects and pituitary enlargement in primary hypothyroidism. J Clin Endocr Metab, 1983, 57 (2): 283-287.

[5] Jameson JL. Harrison′s Endocrinology. 3rd ed. New York: McGraw-Hill Medical, 2013: 30-34.

[6] Yen PM. Physiological and molecular basis of thyroid hormone action. Physiol Rev, 2001, 81 (3): 1097-1142.

[7] Koller KJ, Wolff RS, Warden MK, et al. Thyroid hormones regulate levels of thyrotropin-releasing-hormone mRNA in the paraventricular nucleus. Proc Natl Acad Sci U S A, 1987, 84 (20): 7329-7333.

[8]　Ansari MS，Almalki MH. Primary hypothyroidism with markedly high prolactin. Front Endocrinol，2016，7：35.

[9]　Moumen A，Meftah A，Jadi HE，et al. An unusual pituitary mass revealing a primary hypothyroidism. Clin Pract，2015，5（1）：73.

[10] Joshi AS，Woolf PD. Pituitary hyperplasia secondary to primary hypothyroidism：a case report and review of the literature. Pituitary，2005，8（2）：99-103.

病例42　成人孤立性促肾上腺皮质激素缺乏

曾梅芳　撰写　何敏　指导

【导读】

57岁男性，纳差、体重下降伴反复恶心呕吐，突发高热、低血钠、低血糖。如何进行急救处理？如何逐步明确功能和病因诊断？如何治疗？

【病例简介】

患者，男，57岁。因"纳差伴体重下降2个月，恶心、呕吐50天"于2010年1月收入院。患者2009年11月无明显诱因出现食欲减退，伴四肢乏力，体重逐渐下降。后逐渐出现反复恶心伴非喷射性呕吐，呕吐物为胃内容物。病程中患者排便正常。2009年12月入住外院消化科，查胃镜示：胃窦溃疡，幽门口炎，非萎缩性胃炎；头颅MR平扫：脑桥及双侧基底节区陈旧性病灶，老年脑改变。对症支持治疗后症状无明显缓解。住院期间晨突发烦躁、神志模糊、不能对答，数小时后出现高热，体温39.5℃，伴大小便失禁、四肢轻度抽搐，查血糖1.1mmol/L↓，血钠109mmol/L↓，予静注氢化可的松、静推高渗葡萄糖等处理后，体温转平，意识转清，续以泼尼松早5mg、晚2.5mg治疗，患者仍有呕吐。2010年1月因呕吐加重至华山医院急诊就诊，查血钠128mmol/L↓，血钾3.1mmol/L↓，血糖5.4mmol/L，白细胞6.3×10⁹/L，中性粒细胞比例49%，嗜酸性粒细胞比例1%↓，血红蛋白82g/L↓，单核细胞比例20%，淋巴细胞比例30%，平均红细胞体积82.8fl，平均红细胞血红蛋白浓度347g/L，谷丙转氨酶89U/L↑，谷草转氨酶76U/L↑。现为进一步诊治收入华山医院内分泌科。患病以来患者食欲差，夜眠可，大小便基本正常，体重下降约10kg。

既往史：2007年因阵发性室上性心动过速行心脏射频消融术。否认其他慢性疾病史。否认外伤史或手术史。

体格检查：体温37℃，脉搏80次/分，呼吸20次/分，血压106/55mmHg，身高160cm，体重40kg，BMI 15.6kg/m²。神萎，皮肤黏膜无色素沉着。心、肺、腹查体无明显异常。四肢肌力稍下降，肌张力正常，四肢感觉正常，双下肢无水肿，病理征阴性。

【实验室及辅助检查】

血常规：WBC 6.83×10⁹/L，N% 63.2%，E% 0%↓，RBC 2.45×10¹²/L↓，Hb 70g/L↓，MCV 84.1fl，MCHC 340g/L，PLT 135×10⁹/L。

血生化：K^+ 2.9mmol/L↓，Na^+ 132mmol/L↓，ALT 108U/L↑，AST 97U/L↑，肌酐 38μmol/L。
FBG：4.2mmol/L。

24小时尿钾 44.2mmol/24h，同步血钾 3.2mmol/L↓。

铁代谢：血清铁 10.4μmol/L↓，总铁结合力 26.5μmol↓，转铁蛋白 1.1g/L。

肝炎标志物：Anti-HAV-IgM 阴性，HBsAg 阴性，Anti-HBs 174.10IU/L，Anti-HCV 阴性。

血皮质醇（上午 8：00）：1.84μg/dl↓；ACTH（上午 8：00）：10.4pg/ml。

甲状腺功能：TSH 2.1mIU/L，FT_3 4.6pmol/L，FT_4 20.09pmol/L。

性腺功能：FSH 3.89mIU/L，LH 2.81mIU/L，T 6.35nmol/L↓，DHEA 0.39μmol/L↓，PRL 31ng/ml。

垂体增强MRI（图42-1）：垂体后部偏右侧病灶，考虑良性，结合临床除外微腺瘤可能。

肾上腺CT增强：未见明显异常。

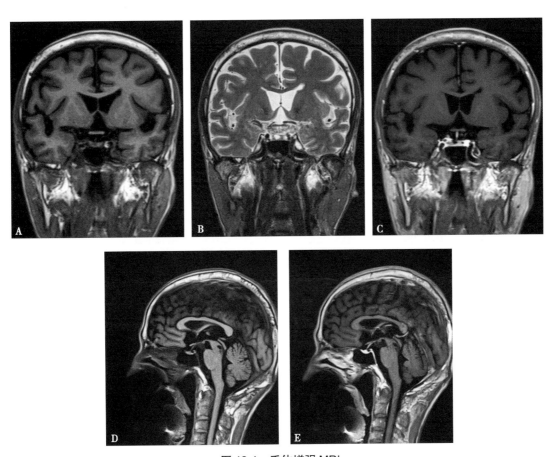

图42-1　垂体增强MRI
A. 冠状位 T_1 平扫；B. 冠状位 T_2；C. 冠状位 T_1 增强；D. 矢状位 T_1 平扫；E. 矢状位 T_1 增强

【内分泌功能试验】

延长 ACTH 兴奋试验：可被兴奋（表42-1）。

戈那瑞林兴奋试验：可被兴奋（FSH 峰值 18.55mIU/L，LH 峰值 14.9mIU/L）。

表 42-1 延长 ACTH 兴奋试验*

检测指标	试验前1天	试验第1天	试验第2天	试验第3天
血皮质醇（μg/dl）	1.84	0.04	1.78	4.44
24 小时尿皮质醇（μg/24h）	96.83	46.02	204.66	835.38

注：*试验前 1 天予 ACTH 25U 静脉维持 8 小时，8 时起，持续 3 天；刺激后 24 小时尿游离皮质醇反应低下（<200μg/24h）支持原发性肾上腺皮质功能减退，反之考虑继发性。该患者试验前已开始口服醋酸可的松 25mg（每日 2 次）替代治疗，为避免干扰试验结果，试验第 1 天开始停用醋酸可的松，改地塞米松 0.75mg（每日 1 次）口服

【诊治经过】

患者以食欲减退、恶心呕吐等消化道症状起病，后出现神志改变伴低血糖和重度低钠血症，当地医院予以补充葡萄糖和氯化钠、氢化可的松抢救，后续以泼尼松治疗，但仍有呕吐症状。入华山医院后查晨血皮质醇明显降低（1.84μg/dl），结合症状，功能诊断为肾上腺皮质功能减退；ACTH 正常低限（10.4pg/ml），延长 ACTH 兴奋试验可以被兴奋，定位诊断为中枢性；垂体甲状腺轴和性腺轴功能基本正常，垂体 MRI 示垂体微腺瘤可能，考虑第一诊断为成人孤立性 ACTH 缺乏症，改用醋酸可的松 25mg（每日 2 次）替代治疗。患者胃纳、精神逐步好转，醋酸可的松减量至晨 25mg、下午 2 时 12.5mg 口服替代治疗。

患者同时有贫血，表现为正细胞正色素性，血清铁及总铁结合力均降低，考虑为慢性病性贫血，予醋酸可的松替代及琥珀酸亚铁补铁治疗后，血红蛋白逐渐恢复至 99g/L。入院时有低钾血症，查 24 小时尿钾升高（44.2mmol），同步血钾 3.2mmol/L，患者同时有恶心、纳差，予枸橼酸钾口服液补钾治疗后好转，考虑低血钾与激素治疗、摄入不足等多重因素有关；肝功能轻度异常，予还原型谷胱甘肽保肝治疗后转氨酶恢复正常，外院药物治疗前肝功能情况不可考，考虑肝功能异常可能与原发病有关，也可能与某些治疗药物副作用有关。后期随访血钾和肝功能水平均正常。

【经验与体会】

成人孤立性 ACTH 缺乏症（adult isolated ACTH deficiency）发病率极低，是指垂体 ACTH 分泌不足引起的继发性肾上腺皮质功能减退症，同时不伴随其他垂体激素缺乏，垂体影像学没有明显器质性病变[1]。该病起病隐匿，多表现为乏力、纳差、恶心呕吐、消瘦等非特异性症状，容易误诊为其他疾病。本案例重点问题总结如下。

问题一：如何诊断？

按照内分泌疾病诊断的一般思路，先明确功能诊断，再考虑定位诊断，最后寻找病因。

（1）功能诊断——是否存在肾上腺皮质功能减退？如无特殊应激情况，血皮质醇基础值（晨 8：00—9：00 空腹采血）<3μg/dl，排除使用外源性糖皮质激素的情况，可诊断为肾上腺皮质功能减退症；皮质醇 >15μg/dl 可排除肾上腺皮质功能减退；血皮质醇介于 3～15μg/dl 者建议行兴奋试验明确诊断[2-3]。可选的兴奋试验主要包括胰岛素低血糖兴奋试验和 ACTH 兴

奋试验。长期口服氢化可的松治疗的患者如需评估肾上腺皮质功能，建议停药 18～24 小时以上，长期使用其他糖皮质激素制剂需要的停药时间更长[3]。该患者入院后查晨血皮质醇（1.84μg/dl）明显降低，符合肾上腺皮质功能减退的诊断，不需要进一步行低血糖兴奋试验或小剂量 ACTH 兴奋试验。患者虽在外院先后用氢化可的松和泼尼松治疗，但使用时间不足一周，且仅为替代剂量，对自身皮质醇及 ACTH 分泌影响不大[2]，未进行停药后再评估。

（2）定位诊断——是否由垂体 ACTH 分泌受损导致？可通过 ACTH 水平进行判断，肾上腺病变（原发性肾上腺皮质功能减退）者血浆 ACTH 水平多 >100pg/ml，下丘脑垂体病变（中枢性或继发性肾上腺皮质功能减退）者多为正常或降低[2]；如果血浆 ACTH 不能检测或怀疑测定不准确，可行延长 ACTH 兴奋试验[1,4]，原发性者不能被兴奋，继发性者可以兴奋。本例患者 ACTH 水平位于正常低值，延长 ACTH 兴奋试验可被兴奋，可诊断为中枢性肾上腺皮质功能减退。因 ACTH 滴注从晨 8 时起维持至下午 4 时，所以晨起滴注前血皮质醇升高程度一般小于 24 小时尿皮质醇升高程度，本例患者同时口服地塞米松替代治疗，进一步抑制了晨血皮质醇水平。

（3）定性诊断——诊断成人孤立性 ACTH 缺乏症：其他垂体激素分泌正常，同时下丘脑垂体影像学检查没有明显器质性病变。ACTH 分泌受损多由下丘脑垂体的各种病变引起，如肿瘤、感染、自身免疫病、外伤或手术，垂体激素受累的先后顺序多数为 GH>LH/FSH>TSH>ACTH[5]，ACTH 缺乏多伴随有其他垂体激素的分泌减少；单一 ACTH 缺乏常见于外源性糖皮质激素抑制 ACTH 分泌。该例患者入院后 ACTH 水平处于正常范围的低限值，起病前没有外源性糖皮质激素应用史，本次入院前虽曾短期使用氢化可的松及泼尼松，但仅为替代剂量，且不足 1 周，对 ACTH 影响小，可排除外源性糖皮质激素导致的 ACTH 缺乏。患者甲状腺功能正常，睾酮水平轻度下降但 GnRH 兴奋试验可被兴奋，无尿崩症状，余垂体激素基本正常。垂体 MRI 增强检查见"垂体后部偏右侧微小病灶，结合临床除外微腺瘤可能"。正常人群中垂体 MRI 增强检查发现垂体微腺瘤的比例高达 10%，在其他垂体激素分泌未受损情况下，该病灶引起 ACTH 缺乏的可能性极低。综上所述，诊断该患者为"成人孤立性 ACTH 缺乏症"。

问题二：该病例是否容易误诊？有哪些方法可以减少误诊？

该患者以恶心、纳差、消瘦等常见消化道症状起病，非常容易误诊，外院就诊时怀疑消化系统疾病，病程中出现了肾上腺危象。孤立性 ACTH 缺乏症患者临床表现类似原发性肾上腺功能减退症，常表现为非特异性症状，如乏力、纳差、体重减轻、低血糖倾向，偶可见低钠血症、直立性低血压，但不伴有皮肤色素沉着[1-2,4]。临床上，对不明原因的纳差、恶心、体重下降，尤其合并低钠血症、血糖下降、血压下降等表现者，均应想到肾上腺皮质功能减退的可能。另外，慢性皮质功能减退患者在常规生化检查还可以出现不同程度嗜酸性粒细胞升高、血红蛋白降低、转氨酶上升等表现[4]，遇到这些异常检验指标也需要警惕。

问题三：本案例病因是什么？

成人孤立性 ACTH 缺乏症具体的发病机制目前仍未完全清楚。多数观点认为与自身免疫疾病，尤其是淋巴细胞性垂体炎有关，其依据为：多个研究提示该病患者常伴随有其他自身免疫性疾病，如自身免疫性甲状腺炎、克罗恩病等；某些淋巴细胞性垂体炎患者中可以检测到针对垂体蛋白的抗体，而相同抗体在部分孤立性 ACTH 缺乏症患者中也能检测到；垂体炎患者激素缺乏的顺序异于其他下丘脑垂体疾病，多数为 ACTH>TSH>LH/FSH>PRL>GH，可表现或遗留孤立性 ACTH 缺乏 [1, 4-5]。然而淋巴细胞垂体炎较难诊断，需要患者急性期时及时就诊，通过典型的影像和垂体功能减退的证据进行初步判断，其确诊需要行垂体病理学检查。另有孤立性 ACTH 缺乏症合并存在头颅外伤史、空蝶鞍或垂体微腺瘤的报告 [1, 4]，是否存在相关性仍未明确。

问题四：肾上腺危象如何急救？孤立性 ACTH 缺乏症日常情况如何治疗？

肾上腺危象可危及生命，临床高度怀疑危象时，尽可能留取血样检测血皮质醇及 ACTH 后即可开始急救，不可为等待结果而延误治疗。治疗措施主要包括：①静脉给予大剂量糖皮质激素治疗，静脉注射氢化可的松 50～100mg，续以氢化可的松静滴，剂量根据诱发危象的疾病而定。如单纯感冒发热诱发者补充 50～100mg 即可显著好转，后可改为醋酸可的松 25mg，每日 3 次口服；严重感染、外伤或心脑血管意外者可能需要静脉用药数日，每日用量 200mg 左右；病情好转再逐渐由静脉用药改为口服用药、由应激减量改为日常替代剂量；特别要提醒的是，目前国内的氢化可的松注射液含有一定的酒精，部分患者静脉使用后出现脸红、血压不升反降等现象，因此对酒精过敏者应禁用，可换用琥珀酸氢化可的松注射液或等效剂量甲泼尼龙注射液。②补液治疗：一般选择 5% 葡萄糖生理盐水静脉滴注，根据失水程度决定补充总量，第一个 24 小时不少于 2000～3000ml，如有休克表现第 1 个小时入 1000ml；有明显低血糖时可予 50% 葡萄糖 40～60ml 静脉推注。③去除诱因及对症支持治疗。

孤立性 ACTH 缺乏症日常治疗主要为糖皮质激素替代治疗。首选短效糖皮质激素，如氢化可的松和醋酸可的松，次选中效激素，如泼尼松或泼尼松龙，一般不选地塞米松。正常成人一天的需要量通常为醋酸可的松 20～25mg，或醋酸氢化可的松 15～20mg，根据激素的昼夜节律宜在晨起给全日量的 2/3，下午 2 时给余下的 1/3，氢化可的松可一日 3 次给药（如晨起 10mg、中午 5mg 和傍晚 5mg）[2-3]。替代剂量应根据皮质醇缺乏程度、患者体重等进行相应适当调整。替代不足可使患者生活质量降低、易于诱发危象，替代过量则会诱发骨质疏松、胰岛素抵抗等危害。感染、手术等应激状况下，应根据应激的严重程度和持续时间相应增加替代剂量，避免肾上腺皮质危象的发生。轻度应激如普通感冒口服替代剂量加倍即可；中度应激如肺部感染可予静脉滴注氢化可的松 100～200mg/d；重度应激如严重创伤、大手术时，可分次静脉用氢化可的松 200～300mg/d，并根据病情随时调整剂量 [2-3]。应激缓解后逐步将剂量减至原维持剂量。

【专家点评】

肾上腺皮质功能减退的症状非特异，可表现为乏力、纳差、呕吐、低血压、低血糖、低钠血症等，易导致误诊误治。如本例患者以消化道症状起病，未能及时被识别，后出现肾上腺危象。应对各科医生进行肾上腺皮质功能减退的识别和处理的培训。在怀疑危象时，如无法立即检测皮质醇及 ACTH，可在糖皮质激素治疗前先留取血样备检，以避免治疗对检测的影响。如血皮质醇 <14.5μg/dl 即提示肾上腺皮质储备功能不足。

患者口服泼尼松早 5mg、晚 2.5mg 替代治疗，但仍有呕吐症状，改用醋酸可的松 25mg（每日 2 次）替代治疗后症状指标明显好转。原因可能与应激后替代剂量不足及替代药物选择欠妥当有关。

成人孤立性 ACTH 缺乏症是一个排除性的诊断，确立诊断前需要排除其他垂体激素缺乏和其他常见的可能引起继发性肾上腺皮质功能减退的疾病。本病例未能评估 GH 分泌是否正常，是遗憾之处。然而 GH 分泌的评估较为复杂，需要行兴奋试验明确；对该患者而言，行低血糖兴奋试验存在风险。另外，成人孤立性 ACTH 缺乏症考虑主要与自身免疫存在相关，在诊断过程中建议检测甲状腺自身抗体和其他自身抗体，不仅有助于发现其他隐匿的自身免疫性疾病，而且可辅助病因诊断。

参 考 文 献

[1] Andrioli M，Giraldi FP，Cavagnini F. Isolated corticotrophin deficiency. Pituitary，2006，9（4）：289-295.

[2] Melmed S. Williams Textbook of Endocrinology. 13th ed. Philadelphia：Elsevier/Saunders，2016：490-555.

[3] Fleseriu M，Hashim IA，Karavitaki N，et al. Hormonal replacement in hypopituitarism in adults：an endocrine society clinical practice guideline. J Clin Endocrinol Metab，2016，101（11）：3888-3921.

[4] 郭清华，陈康，陆菊明，等. 成人特发性孤立性 ACTH 缺乏症三例临床分析并文献复习. 中华内分泌代谢杂志，2014，30（1）：38-42.

[5] Fukuoka H. Hypophysitis. Endocrinol Metab Clin North Am，2015，44（1）：143-149.

病例43 特殊的库欣综合征——促肾上腺皮质激素非依赖性大结节样肾上腺增生

杨佳 撰写　赵晓龙 指导

【导读】

ACTH 非依赖性大结节样肾上腺增生（ACTH independent macronodular hyperplasia，AIMAH）是非 ACTH 依赖的肾上腺性 Cushing 综合征中的一种特殊类型，主要与遗传缺陷相关。本例患者以乏力、纳差、全身水肿起病，实验室检查支持皮质醇的高分泌状态，肾上腺 CT 特异的影像改变强烈支持 AIMAH 的临床诊断。本例患者因存在手术禁忌，最终选择奥曲肽药物治疗。AIMAH 患者皮质醇合成和分泌增多的机制在于肾上腺皮质可表达多种异位激素受体，这些受体多属于 G 蛋白偶联受体。AIMAH 临床上多表现为库欣综合征或亚临床库欣综合征。实验室检查可见血皮质醇升高，尿游离皮质醇升高，ACTH 降低或正常。AIMAH 的影像检查具有一定特异性，对诊断具有重要意义。双侧肾上腺切除是 AIMAH 的标准治疗方法，异位激素受体的发现为药物治疗提供了可能性。本病例的核心要点包括：① AIMAH 的特征性 CT 影像改变；② AIMAH 与转移性肿瘤的鉴别诊断。

【病例简介】

患者，男，50 岁。因"反复乏力伴纳差 1 年，加重伴双下肢水肿 2 个月余"于 2015 年 1 月入院。患者于 2014 年初因反复乏力伴纳差于外院治疗，考虑为"乙肝肝硬化"，治疗期间腹部 MRI 检查发现双侧肾上腺占位，当时考虑为"肾上腺转移癌"，具体诊疗经过不详，因患者凝血功能异常未行手术，建议定期随访，患者未予重视。2014 年 10 月外院随访查血皮质醇、变肾上腺素（23.2pg/ml）、去甲变肾上腺素（44pg/ml）、醛固酮（209.07pg/ml）正常。2014 年 11 月起患者自觉乏力、纳差症状明显加重，抬腿困难，并伴有双下肢明显水肿。2014 年 12 月患者因腹胀加重就诊于上海市某三甲医院，入院后肾上腺 MRI 增强示肾上腺转移瘤可能大，PET/CT 示：①两侧肾上腺多发高代谢结节，考虑腺瘤可能；②肝硬化；③升结肠及乙状结肠壁线样钙化，考虑与血吸虫病有关；④脑显像未见明显异常。门诊拟诊"①双侧肾上腺占位；②乙肝肝硬化（失代偿期）；③血吸虫性肝硬化"收入华山医院。

既往史：胆囊炎及胆囊结石病史 7 年余，病情平稳，近期无急性发作；高血压病史 4 年余，血压控制可。8 年前外院诊断"乙型肝炎"，长期口服拉米夫定及阿德福韦酯抗病毒治疗，2014 年 12 月复查乙肝病毒 DNA 定量检测结果小于最低检出下限。有血吸虫病病史，具体不详。

体格检查：发育正常，神清，自主体位，满月脸，水牛背，大腿内侧及下腹部皮肤可见紫纹。浅表淋巴结未及肿大。未见肝掌、蜘蛛痣。甲状腺无明显肿大,双下肢凹陷性水肿,余无阳性体征。

【实验室及辅助检查】

血常规:WBC 9.92×10⁹/L↑,Hb 118g/L↓,RBC 3.06×10¹²/L↓,PLT 113×10⁹/L↓,N% 70.9%。

肝肾功能:ALT、γ-GT、DBIL、TBIL 轻度升高,白蛋白降低。BUN 轻度升高。

血电解质:未见异常。

激素:TSH 0.22mIU/L↓,TT₄ 49.8nmol/L↓,TT₃ 1.47nmol/L,FT₄ 6.61pmol/L↓,FT₃ 3.72pmol/L↓;E₂ 188.9pmol/L,P 1.26nmol/L,LH 4.61IU/L,FSH 3.75IU/L,T 2.49nmol/L↓;IGF-1 65.4μg/L↓;PRL 32.4ng/ml↑。

晨非卧位 2 小时:醛固酮 216.2ng/L,肾素 70.71ng/L(直接肾素浓度法,DRC),醛固酮/肾素比值 3.06(>5.9 为筛查阳性)。

肾上腺 CT 增强(图 43-1):双肾上腺多发结节。

鞍区 MRI 增强(图 43-2):垂体左侧形态欠规则,垂体柄未见明显移位,增强后未见明显异常强化。

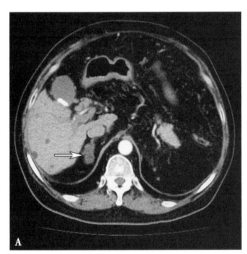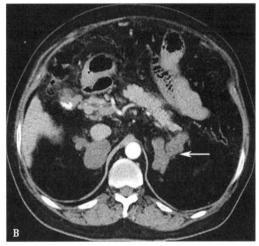

图 43-1 肾上腺 CT 增强

A. 右侧多发结节影(箭头所指),大小约 3.7cm×5.9cm,边界尚清,增强扫描轻度强化;B. 左侧多发结节影(箭头所指),大小约 5.4cm×4.2cm,边界尚清,增强扫描轻度强化

【内分泌功能试验】

血皮质醇和 ACTH 昼夜节律:见表 43-1。

1mg 午夜一次法地塞米松抑制试验:次日上午 8:00 血皮质醇 25.17μg/dl。

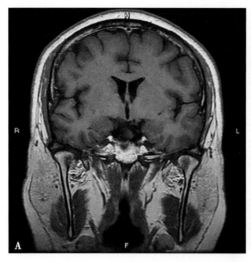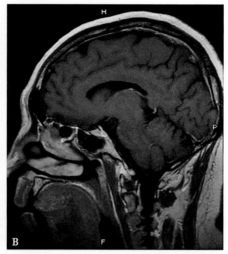

图 43-2 垂体 MRI 增强

A. 冠状位；B. 矢状位

8mg 大剂量地塞米松抑制试验：服药前、服药后第 1 天、服药后第 2 天、服药后第 3 天的 24 小时尿皮质醇水平分别为：275.85μg、513.26μg、387.18μg 和 439.92μg。

表 43-1 皮质醇及 ACTH 昼夜节律结果

监测指标	8am	4pm	0am	8am
皮质醇（μg/dl）	58.61	—	49.37	56.93
ACTH（pg/ml）	19.0	20.2	—	22.1

注：“—”表示未检测

【诊治经过】

根据患者血皮质醇明显升高，昼夜节律消失，24 小时尿游离皮质醇升高，午夜一次法小剂量地塞米松抑制试验不能被抑制，库欣综合征诊断明确。进一步行 8mg 大剂量地塞米松抑制试验不能被抑制，病灶定位在肾上腺；结合肾上腺增强 CT 示双侧肾上腺多发结节影特征性变化，诊断考虑 ACTH 非依赖性大结节样肾上腺增生（AIMAH）。

同时发现患者 IGF-1、性激素、甲状腺激素偏低，考虑为长期皮质醇高分泌对垂体生长激素轴、性腺轴、甲状腺轴的抑制所致。

进一步行多项功能试验筛查肾上腺异位表达的受体，包括体位试验、混合餐试验、胃复安激发试验、GnRH 激发试验、去氨加压素激发试验，结果均为阴性（表 43-2）。

该患者因肝硬化、凝血功能异常未能行肾上腺手术治疗。在充分知情同意的条件下，尝试奥曲肽药物治疗：予奥曲肽 0.1mg，每 12 小时一次，皮下注射，5 天后复测皮质醇（上午 8：00）为 32.05μg/dl，后予奥曲肽 0.1mg，每 8 小时一次，皮下注射，7 天后复查 24 小时尿游离皮质醇为 785.75μg，提示皮质醇分泌不被奥曲肽抑制，故未继续予奥曲肽治疗，后患者未随访。

表43-2　筛查肾上腺异位表达受体的功能试验中血皮质醇结果（μg/dl）

功能试验 ＼ 检测时间	0min[*]	30min	60min	90min	120min
体位试验	44.0	47.4	47.49	47.65	47.88
混合餐试验	42.76	46.15	45.26	40.69	38.22
胃复安激发试验（胃复安10mg口服）	49.15	50.07	52.46	50.69	51.9
GnRH激发试验（GnRH 100μg静脉注射）	28.8	33.25	35.27	32.93	32.49
去氨加压素激发试验（DDAVP 10μg肌内注射）	28.05	30.92	31.14	32.46	34.05

注：[*]体位试验时保持立位，试验前15分钟平卧位检测血皮质醇为43.8μg/dl

【经验与体会】

（一）AIMAH发生的分子机制

ACTH非依赖性皮质大结节样肾上腺增生（AIMAH）是肾上腺皮质异位表达多种激素受体所致的非ACTH依赖的库欣综合征中的一种特殊类型，主要与遗传缺陷相关。近期研究发现，AIMAH通常存在家族遗传[1]，其中50%的病例存在 armc5 基因突变[2]，armc5 位于染色体16p11.2，是一种抑癌基因，其他突变基因还包括 men-1、apc、pde11a、gnas、mc2r 等[3]。目前认为cAMP/PKA信号通路的过度激活在发病中起了重要的作用[4-7]。在不依赖ACTH情况下，其皮质醇合成和分泌增多的机制已经基本明了，自发分泌皮质醇的肾上腺增生组织受控于ACTH以外的异位激素受体表达。在特定的病理调节下，肾上腺皮质可表达很多异位激素受体，这些受体多属于G蛋白偶联受体类型，主要包括LH/HCG受体、FSH受体、GIP受体、VIP受体、TSH受体、血管紧张素受体等[4, 8]，这些受体被激活后，受体后的G蛋白-cAMP信号增加均有促进细胞增殖分化和促进皮质醇合成分泌的作用，因此，虽然受体不同，但受体后信号转导的最终效果是一样的。

（二）AIMAH的临床特点及影像学特征

AIMAH临床上多表现为库欣综合征、亚临床库欣综合征，伴或不伴有其他系统病变[9-11]。通常在确诊时患者典型库欣综合征的表现已有多年，但病情进展缓慢，症状和体征比较轻微。有的患者还可表现为盐皮质激素过多的临床症状[12]，如高血压、低血钾。亚临床库欣综合征和部分肾上腺意外瘤患者没有典型的库欣综合征的表现。实验室检查可见血皮质醇升高，ACTH降低或正常，尿游离皮质醇排出过多[3]。AIMAH的影像检查具有一定特异性，对诊断有重要意义。AIMAH的典型CT表现为双侧肾上腺显著增大伴多发凸出结节，结节大小不一，直径通常大于1cm，甚至可以超过5cm[11, 13]，呈软组织密度影且密度均匀。典型MRI表现为T_1加权像上呈低信号，T_2加权像上呈高信号，磁共振化学位移成像上信号丢失。该患者在外院MRI提示肾上腺转移瘤可能大，PET/CT示两侧肾上腺多发高代谢结节，该结节曾一度被认为肿瘤双侧肾上腺转移，提示AIMAH的影像特点与转移瘤有一定的相似性；但应用磁共振化学位移成像技术可明显区分：AIMAH富含脂质，同相位肿瘤富含的脂质和水的质子信号叠加其信号加强，反相位脂质和水的信号相减其信号明显减低，而转移性肿瘤磁共振化学位移成像上信号减退不明显。临床上依据库欣综合征的临床和生化证据结合肾上腺影像典型的生姜样分枝样改变即可考虑 AIMAH。

（三）肾上腺异位激素受体筛查及其意义

临床上为筛选潜在的肾上腺异位激素受体需在几天内分别每隔 30～60 分钟，连续 2～3 小时序贯进行各种功能试验（如体位试验，混合餐试验，CRH、TRH、GnRH、AVP 激发试验等），并测定血浆皮质醇等激素的变化。一般规定皮质醇变化小于 25% 者为无反应，25%～49% 为部分反应，50% 以上为阳性反应。初筛阳性的试验需进一步完善相应的激发和抑制试验，最终确认异位受体的表达（图 43-3）。遗憾的是，在本病例中，并未筛选出阳性的异位激素受体。

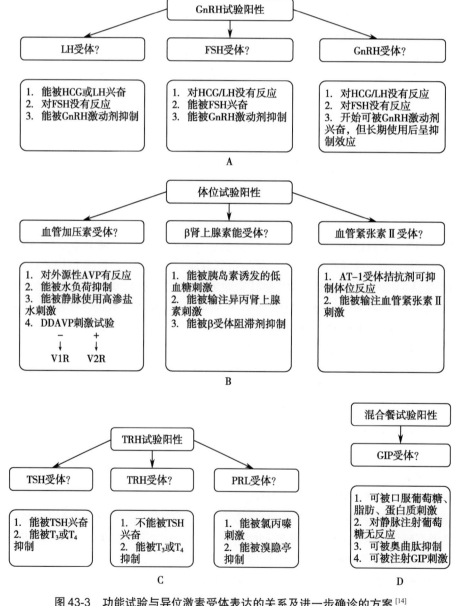

图 43-3 功能试验与异位激素受体表达的关系及进一步确诊的方案[14]

（四）AIMAH 治疗及预后

双侧肾上腺切除是 AIMAH 的标准治疗方法[15-17]，但双侧肾上腺切除术后会导致患者终身皮质醇缺乏；也有一些病例报道认为单侧肾上腺切除是一种安全、有效的选择[18, 19]。随着 AIMAH 病理生理机制研究的进展，异常激素受体的发现为药物治疗提供了可能性，例如奥曲肽可治疗 GIP 依赖性库欣综合征[15, 20]，用普萘洛尔抑制异位 β- 肾上腺素能受体等都取得了良好的疗效[21, 22]。本病例的患者因肝硬化、凝血功能异常未能行手术治疗，故尝试奥曲肽药物治疗，但该患者未筛选出 GIP 异位受体的表达，疗效欠佳。

【专家点评】

ACTH 非依赖性大结节肾上腺增生（AIMAH）是非 ACTH 依赖库欣综合征中的一种特殊类型，主要与遗传缺陷相关。其皮质醇合成和分泌增多的机制在于肾上腺皮质可表达多种异位激素受体，患者的皮质醇分泌调节受多种因素影响，详细询问疾病加重的诱因和规律有助于发现 AIMAH 的线索。临床上具有典型的生姜样或分枝样改变是 AIMAH 的特征性影像改变，结合库欣综合征表现即可临床诊断。双侧肾上腺切除是 AIMAH 的标准治疗方法，也有文献报道可用单侧肾上腺切除对患者生活质量有一定帮助，提示 AIMAH 疾病的异质性，另外异常激素受体的发现为药物治疗提供了可能性。

参考文献

[1] Lacroix A，Bourdeau I，Lampron A，et al. Aberrant G-protein coupled receptor expression in relation to adrenocortical overfunction. Clin Endocrinol，2010，73（1）：1-15.

[2] Assié G，Libé R，Espiard S，et al. ARMC5 mutations in macronodular adrenal hyperplasia with Cushing's syndrome. N Engl J Med，2013，369（22）：2105-2114.

[3] Hsiao HP，Kirschner LS，Bourdeau I，et al. Clinical and genetic heterogeneity，overlap with other tumor syndromes，and atypical glucocorticoid hormone secretion in adrenocorticotropin-independent macronodular adrenal hyperplasia compared with other adrenocortical tumors. J Clin End Metabol，2009，94（8）：2930-2937.

[4] Hofland J，Hofland LJ，van Koetsveld PM，et al. ACTH-independent macronodular adrenocortical hyperplasia reveals prevalent aberrant in vivo and in vitro responses to hormonal stimuli and coupling of arginine-vasopressin type 1a receptor to 11b-hydroxylase. Orphanet J Rare Dis，2013，8：142.

[5] De Joussineau C，Sahut-Barnola I，Levy I，et al. The cAMP pathway and the control of adrenocortical development and growth. Mol Cell Endocrinol，2012，351（1）：28-36.

[6] Fragoso MC，Domenice S，Latronico AC，et al. Cushing's syndrome secondary to adrenocorticotropin-independent macronodular adrenocortical hyperplasia due to activating mutations of GNAS1 gene. J Clin Endocrinol Metab，2003，88（5）：2147-2151.

[7] Bourdeau I，Matyakhina L，Stergiopoulos SG，et al. 17q22-24 chromosomal losses and alterations of protein kinase A（PKA）subunits expression and activity in ACTH-independent macronodular adrenal hyperplasia （AIMAH）. J Clin Endocrinol Metab，2006，91（9）：3626-3632.

[8] Libe R，Coste J，Guignat L，et al. Aberrant cortisol regulations in bilateral macronodular adrenal hyperplasia： a frequent finding in a prospective study of 32 patients with overt or subclinical Cushing's syndrome. Eur J

Endocrinol，2010，163（1）：129-138.

[9] Newell-Price J，Bertagna X，Grossman AB，et al. Cushing's syndrome. Lancet，2006，367（9522）：1605-1617.

[10] Stratakis CA. Cushing syndrome caused by adrenocortical tumors and hyperplasias（corticotrophin-independent Cushing syndrome）. Endocr Dev，2008，13：117-132.

[11] LacroixA. ACTH-independent macronodularadrenal hyperplasia. Best Pract Res Clin End Met，2009，23（2）：245-259.

[12] Ghayee HK，Rege J，Watumull LM，et al. Clinical，biochemical，and molecular characterization of macronodular adrenocortical hyperplasia of the zonareticularis：a new syndrome. J Clin Endo Metabol，2011，96（2）：E243-E250.

[13] Malayeri AA，Zaheer A，Fishman EK，et al. Adrenalmasses：contemporary imaging characterization. J Comput Assist Tomogr，2013，37（4）：528-542.

[14] Lacroix A，Mircescu H，Harriet P. Clinical evaluation of the presence of abnormal hormone receptors in adrenal Cushing's syndrome. Endocrinologist，1999，9（1）：9-15.

[15] Karapanou O，Vlassopoulou B，Tzanela M，et al. Adrenocorticotropic hormone independent macronodular adrenal hyperplasia due to aberrant receptor expression：is medical treatment always an option? Endocr Pract，2013，19（3）：e77-e82.

[16] Ritzel K，Beuschlein F，Mickisch A，et al. Outcome of bilateral adrenalectomy in Cushing's syndrome：a systematic review. J Clin Endocrinol Metab 2013，98（10）：3939-3948.

[17] Dalvi AN，Thapar PM，Thapar VB，et al. Laparoscopic adrenalectomy for large tumours：single team experience. J Minim Access Surg，2012，8（4）：125-128.

[18] Xu Y，Rui W，Qi Y，et al. The role of unilateral adrenalectomy in corticotropin- independent bilateral adrenocortical hyperplasias. World J Surg，2013，37（7）：1626-1632.

[19] Kobayashi T，Miwa T，Kan K，et al. Usefulness and limitations of unilateral adrenalectomy for ACTH-independent macronodular adrenal hyperplasia in a patient with poor glycemic control. Int Med，2012，51（13）：1709-1713.

[20] Preumont V，Mermejo LM，Damoiseaux P，et al. Transient efficacy of octreotide and pasireotide（SOM230）treatment in GIP-dependent Cushing's syndrome. Horm Metab Res，2011，43（4）：287-291.

[21] Mazzuco TL，Thomas M，Martinie M，et al. Cellular and molecular abnormalities of a macronodular adrenal hyperplasia causing beta-blocker-sensitive Cushing's syndrome. Arq Bras Endocrinol Metabol，2007，51（9）：1452-1462.

[22] Lacroix A，Tremblay J，Rousseau G，et al. Propranolol therapy for ectopic beta-adrenergic receptors in adrenal Cushing's syndrome. N Engl J Med，1997，337（20）：1429-1434.

病例 44　肾上腺脑白质营养不良

刘心华　撰写　叶红英　卢家红　指导

【导读】

14 岁男孩，全身皮肤色素沉着伴记忆力减退 3 年，外院查皮质醇（上午 8：00）6.3μg/dl，ACTH（上午 8：00）32.2pg/ml；复查血皮质醇（上午 8：00）0.68μg/dl，ACTH（上午 8：00）>1250pg/ml。如何进行原发性肾上腺皮质功能减退症的功能诊断和病因诊断？如何诊断和治疗肾上腺脑白质营养不良症？

【病例简介】

患者，男，14 岁。因"全身皮肤色素沉着伴记忆力减退 3 年"，于 2014 年 11 月入住华山医院。患者 2011 年起无明显诱因下出现全身皮肤色素沉着，呈棕黑色，记忆力减退，注意力不集中，学习成绩下降，未予重视。2013 年患者全身皮肤色素沉着进行性加重，当地中医院予中药治疗，症状无改善。2014 年患者全身皮肤呈均匀性发黑，颈部、关节皱褶处为甚，无粗糙、脱屑、隆起等，累及角膜、口唇、牙龈、舌体及四肢指甲床；夜间盗汗，易疲劳、乏力伴运动后加重，无发热、咳嗽、胸闷、气促、心悸，无多饮、多尿，无腹痛、腹泻，无关节肿痛。2014 年 10 月患者于当地医院就诊查血皮质醇（上午 8：00）6.3μg/dl，ACTH 32.2pg/ml，垂体其他轴激素未见明显异常，肾上腺 CT 提示"左侧肾上腺增粗"，垂体 MRI 增强示"垂体上缘呈结节状突起，明显强化，较均匀，考虑垂体微腺瘤可能"。患病以来患者神志清楚，精神、食欲、睡眠可，大小便正常，身高在同龄人处于中等水平，体重在同年龄、同身高人中处于较低水平。

患者否认肝炎及结核病史，否认外伤史及手术史。家族中无类似疾病患者。

体格检查：体温 36.5℃，脉搏 78 次 / 分，呼吸 20 次 / 分，血压 115/79mmHg，身高 167cm，体重 45kg，体型消瘦，全身皮肤黏膜色素沉着，呈均匀性棕黑色，四肢多次搔抓处呈黑色沉着，突出皮肤表面。口唇、牙龈呈蓝黑色，散在点状蓝色色素沉着。各指、趾甲床均见蓝黑色色素沉着（图 44-1）。

【实验室及辅助检查】

血常规：WBC 4.15×10^9/L，N 1.58×10^9/L↓，N% 38.10%↓，E% 8.20%↑，Hb 134g/L。

尿常规、肝肾功能、电解质、血脂、甲状旁腺素：正常。

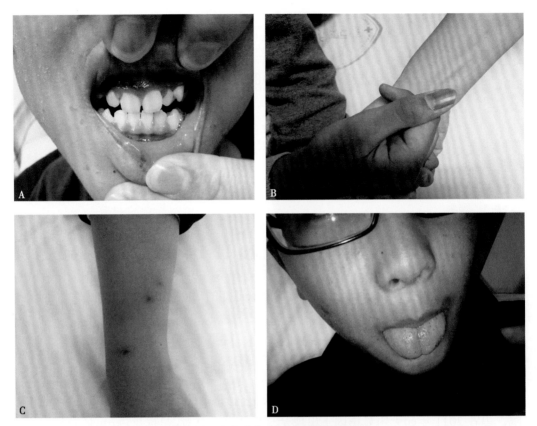

图 44-1　患者全身皮肤及黏膜色素沉着

皮质醇、ACTH（8am-16pm-24pm）：皮质醇明显降低，ACTH显著升高（表44-1）。

表44-1　血皮质醇及ACTH昼夜节律

时间	8：00	16：00	0：00	8：00
F（μg/dl）	0.68	0.73	0.84	0.71
ACTH（pg/ml）	>1250	>1250	>1250	>1250

24小时尿游离皮质醇：连续3天分别为4.95μg/24h↓、1.73μg/24h↓、2.66μg/24h↓。

甲状腺功能：FT_3 7.07pmol/L↑，FT_4 8.65pmol/L↓，TSH 3.5290mIU/L，TT_3 2.90nmol/L，TT_4 64.10nmol/L，rT_3 0.80nmol/L。

PRL 23.16ng/ml↑。

IGF-1 255μg/L。

G试验阴性，高敏C反应蛋白阴性，血沉无明显升高，肝炎标志物阴性，T-SPOT阴性。

自身抗体：甲状腺自身抗体阴性，胰岛素自身抗体阴性。

血极长链脂肪酸：C22：0 34.775μmol/L（参考范围：25.45～74.51μmol/L），C24：0 59.7μmol/L（20.85～61.50μmol/L），C26：0 2.363μmol/L↑（0.22～0.74μmol/L），C26：0/C22：0 0.063μmol/L↑（0.004～0.016μmol/L），C24：0/C22：0 1.725μmol/L↑（0.69～0.962μmol/L）。

血醛固酮、肾素、血17羟孕酮、硫酸脱氧表雄酮、雄烯二酮：正常。

心电图：窦性心律，轻度下壁 T 波改变。

胸片：未见异常。

头颅 MR 增强（图 44-2）：双侧侧脑室三角区对称性分布斑片状异常信号，T$_1$WI 低信号，Flair 高信号，DWI 低信号，增强后未见明显强化，提示肾上腺脑白质营养不良。

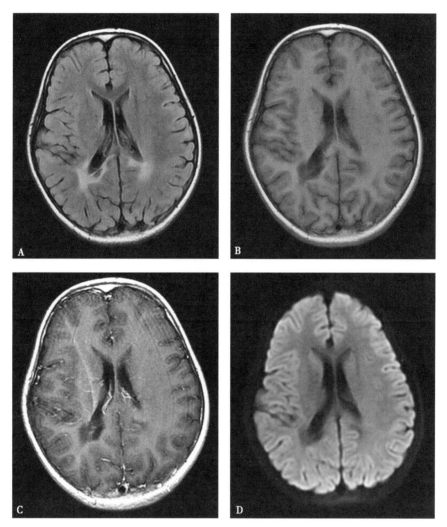

图 44-2　头颅 MRI
横切面可见双侧侧脑室三角区对称性分布斑片状异常信号。A. T$_2$ FLAIR 呈高信号（箭头所示为高信号病灶）；B. T$_1$WI 呈低信号；C. T$_1$ 增强未见明显强化；D. DWI 呈低信号

【诊治经过】

功能诊断：根据患者进行性皮肤黏膜色素沉着和乏力的临床表现、血皮质醇（上午 8：00）小于 1μg/dl、ACTH（上午 8：00）大于正常上限 20 余倍，原发性肾上腺皮质功能减退症（Addison 病）功能诊断明确。

病因诊断：患者发病年龄小，自身免疫性抗体阴性，伴有记忆力减退，头颅 MRI 表现为双侧侧脑室三角区对称性分布斑片状异常信号，疑似"肾上腺脑白质营养不良症"；进一步查血极长链脂肪酸升高，故临床病因诊断为：肾上腺脑白质营养不良症。2014 年 11 月开始予每日口服醋酸可的松替代治疗（每日早 7：00 口服 2/3 片，下午 4：00 口服 1/3 片）。针对原发病调整饮食，忌红肉，食用鸡、鸭、鱼等肉类，补充罗伦佐油。

【随访与转归】

2014 年 12 月复诊，乏力症状好转，血 ACTH（上午 8：00）＞1250pg/ml，醋酸可的松早晨服药前及服药后检测结果见表 44-2，提示替代高峰数值良好，但午后高峰延迟，将醋酸可的松的用药时间由原来的 7：00、16：00 调整为 7：00、12：00。2015 年 2 月再次复查，醋酸可的松早晨服药前及服药后检测结果见表 44-2，提示替代良好，继续醋酸可的松（7：00）2/3 片，（12：00）1/3 片替代治疗。

表 44-2 血皮质醇服药前后结果（μg/dl）

日期	服药前	服药后						
		1h	2h	4h	6h	8h	10h	12h
2014 年 12 月	1.36	16.83	12.61	5.32	2.78	4.46	5.72	9.27
2015 年 2 月	0.37	17.27	17.15	5.83	7.70	7.21	2.31	1.04

2015 年 3 月患者复查血极长链脂肪酸含量：$C22：0$ 21.327μM ↓，$C24：0$ 31.178μM，$C26：0$ 1.757μM↑，$C26：0/C22：0$ 0.082↑，$C24：0/C22：0$ 1.462↑，较治疗前下降。

2015 年 7 月患者复诊，诉乏力、盗汗症状缓解，嘴唇、牙龈、指甲色素沉着减轻，其余皮肤颜色仍为棕黑色。复查醋酸可的松替代曲线，提示醋酸可的松替代良好。晨服药后 4 小时、6 小时、8 小时、10 小时、12 小时分别测 ACTH，最低 31.2pg/ml，最高 624pg/ml，较前明显降低，继续该激素替代治疗方案。

【MDT 讨论与临床决策】

问题一：对该患者如何进行病因诊断？

内分泌科意见： 患者，男，14 岁，慢性起病，主要表现为全身皮肤、黏膜色素沉着，易疲劳，乏力且运动后加重。实验室检查发现血皮质醇（上午 8：00）小于 1μg/dl，24 小时尿游离皮质醇降低，ACTH 大于正常上限 20 余倍，故原发性肾上腺皮质功能减退症诊断明确。本病例中外院首次检查发现血皮质醇（上午 8：00）偏低而 ACTH 并无显著升高，考虑或存在检测误差（ACTH 容易降解，采集外周血需用低温保存的特殊抗凝管，及时分离血浆和低温保存，标本采集不规范可能导致降解）。进一步鉴别该患者原发性肾上腺皮质功能减退症的病因：本病例胸片未见异常，T-SPOT 阴性，G 试验阴性，高敏 C 反应蛋白阴性，血沉无明显升高，肝炎标志物阴性，考虑感染可能性小；外院肾上腺 CT 未见出血与占位，无肾上腺手术史和相关药物使用史；目前国内尚未开展自身免疫性肾上腺炎相关抗体（如类固醇合成酶和类固醇生成细胞抗体）的检测，但患者甲状腺自身抗体阴性，胰岛素自身抗体阴性，也无贫血、活动性肝炎、脱发、皮肤黏膜念珠菌病等自身免疫性多内分泌腺病综合征的表现。

　　患者为男性，青少年起病，伴有记忆力减退，注意力不集中，学习成绩下降等表现，考虑肾上腺脑白质营养不良可能。对患者血清进行极长链脂肪酸测定，结果为：C22：0 为 34.775μM，C24：0 为 59.7μM，C26：0 为 2.363μM↑，C26：0/C22：0 为 0.063↑，C24：0/C22：0 为 1.725↑，同时结合头颅 MRI 增强结果，可以诊断为肾上腺脑白质营养不良症（adrenoleukodystrophy，ALD）。有条件应进一步行 *abcd1* 基因突变分析以明确诊断。

　　影像科意见：患者头颅 MRI 显示双侧侧脑室三角区对称性分布斑片状异常信号，T_1WI 低信号，Flair 高信号，DWI 低信号，增强后未见明显强化。脑室系统显示可。脑沟裂无增宽。小脑、脑干形态及信号未见异常。下丘脑及垂体未见明显异常信号。增强后病灶未见明显强化。符合 ALD 改变。

　　神经内科意见：该患者神志清楚，对答切题。双侧瞳孔等大、等圆，直径 3mm，光反射存在，眼球各向活动可，无眼球震颤。双侧鼻唇沟对称，闭目、闭唇肌力可，伸舌居中。四肢肌张力正常，肌力Ⅴ级，生理反射存在，病理反射未引出，感觉未见明显异常，指鼻试验、快速轮替试验可。目前暂无脊髓受累的依据。患者临床表现为记忆力减退，注意力不集中，学习成绩下降，考虑为脑型 ALD。必要时查脊髓 MRI 进一步明确分型。

　　问题二：对该患者如何进一步行脑部病变的评估？

　　影像科意见：可根据 MRI 表现对病变严重程度进行评分。国外影像学专家曾于 1994 年发明一种 ALD 磁共振严重程度的评分方法[1]：这个评分方法将脑分成 30 个分区，对各个分区有无病灶或萎缩加以评分，所有得分相加即为总分，总分最低分为 0 分，最高分为 34 分。本病例目前病变仅累及双侧侧脑室三角区，ALD MRI 严重程度的评分应为 1 分。

　　神经内科意见：脑型 ALD 的症状主要与起病年龄、病变累及部位、病变严重程度有关。该患者意识正常，生活能自理，语言功能无明显障碍，尚未出现锥体束征、中枢性视力缺损、癫痫等表现，因此认为尚未进入快速进展期。可采用简易智能状态量表（MMSE）对认知功能进行评估。本病例缺乏客观量表评分。建议患者除头颅 MRI 外，定期进行全面的神经系统体格检查，评估病情的进展。

　　问题三：对该患者如何进行治疗？

　　内分泌科意见：原发性肾上腺皮质功能减退需要终身激素替代治疗。根据 2016 年美国内分泌学会发布的《原发性肾上腺皮质功能不全诊疗指南》，本病例应每天补充 25mg 醋酸可的松。当遇到手术、疾病、剧烈运动等情况时，糖皮质激素需暂时加量。当患者出现体重增加、失眠、水肿等，提示糖皮质激素替代过量。当患者出现恶心、食欲差、体重减轻、乏力等，提示替代不足。监测血清皮质醇曲线，有助于调整剂量。在目前的替代方法治疗下，患者每日晨起服药前的血皮质醇总是偏低而 ACTH 总是明显升高，服用可的松后血皮质醇升高，随后 ACTH 降低；临床中不能根据 ACTH 的水平调整药物剂量[2]。

　　神经内科意见：患者口服罗伦佐油后血液极长链脂肪酸水平降低，但目前尚无证据证明其能改善神经系统及肾上腺皮质功能或阻止疾病进展。异体造血干细胞移植仍是目前唯一能阻止脑型 ALD 大脑脱髓鞘从而延缓病情进展的方法。针对脑型 ALD 大脑功能的障碍，目前缺乏有效的治疗方法。

　　临床综合分析与决策：本病例 ALD 诊断明确。需终身糖皮质激素替代治疗，同时应随访评价语言、行为和认知功能，复查头颅 MRI 以评估脑部病变进展情况。除了异体造血干细胞移植外，目前尚无其他能阻止脑型 ALD 大脑脱髓鞘的治疗方法。

【经验与体会】

（一）原发性肾上腺皮质功能减退的病因诊断

原发性肾上腺皮质功能不全的病因见表 44-3。

表 44-3　原发性肾上腺皮质功能减退的病因 [3]

病因	具体表现	辅助检查
自身免疫性肾上腺炎	孤立性肾上腺受累、自身免疫性多内泌腺病综合征	21 羟化酶自身抗体
感染	结核杆菌、细菌（脑膜炎球菌、流感嗜血杆菌等）、真菌（卡氏肺孢子虫、隐球菌等）、病毒（HIV、单纯疱疹病毒、巨细胞病毒等）	相关病原学检测、肾上腺 CT
出血	抗磷脂综合征、抗凝治疗、弥散性血管内凝血	肾上腺 CT
手术	肾上腺放疗和手术	
基因缺陷	先天性肾上腺皮质增生、肾上腺脑白质营养不良、ACTH 不敏感综合征、胆固醇代谢缺陷症	血、尿类固醇激素水平，极长链脂肪酸，基因测序
浸润性疾病	淀粉样变性、血色病、双侧肾上腺转移肿瘤、黄肉芽肿病	
药物	酮康唑、依托咪酯、米托坦等	

（二）肾上腺脑白质营养不良症的简介

肾上腺脑白质营养不良症（adrenoleukodystrophy，ALD）是一种 X 染色体隐性遗传病，男性通常起病早且症状较重，女性常起病较晚。发病率约 1/17 000，各个地区与种族均有发病 [4]。这种疾病是由于 X 染色体上的 *abcd1* 基因突变导致其编码的 ATP 结合盒超家族 D 亚家族 1 号成员（简称 ALD 蛋白，ALDP）缺陷所致。ALDP 缺陷导致了饱和的极长链脂肪酸无法转运至过氧化物酶体内，而导致 β- 过氧化障碍，因此极长链脂肪酸在血浆和组织中逐渐积聚。过量的极长链脂肪酸损害肾上腺、脊髓、脑等组织的具体机制目前还不是十分清楚 [4]。

根据 ALD 表型不同，可将其分为脑型（包括儿童脑型、青春期脑型、成人脑型）、肾上腺脊髓病、单纯 Addison 型、症状前型、无症状型 [5]。这种分类方式目前仍被广泛应用。不过，ALD 实际上是一种进展性疾病，疾病分型可随疾病进展而改变。所有患者刚出生时并无症状。男性患者随着年龄增长，肾上腺皮质功能减退、脊髓病、脑脱髓鞘等出现并加重；女性患者大多表现为脊髓病，肾上腺皮质功能减退及脑脱髓鞘非常少见 [4]。ALD 多样化的表型给识别及诊断疾病带来一定的困难。此外，在 ALD 中基因型和表型没有明确的关系。同一种突变可能引起不同的表型。在对一个 p.Pro484Arg 突变的家系的研究中发现，6 个兄弟带有同一种基因突变，然而他们却表现出 5 种不同的表型 [6]。这使我们难以通过基因型来预测患者的疾病分型、进展以及预后情况；同时也提示我们，也许除了 *abcd1* 基因突变外，ALD 的起病以及临床表现可能还与其他因素有关。本病例目前考虑为青春期脑型 ALD。

（三）肾上腺脑白质营养不良症的诊断

对于如本病例一样既有原发性肾上腺皮质功能不全，又有神经系统异常的患者，结合临床表现和影像学表现，诊断并不困难。而对于仅有肾上腺皮质功能减退或神经系统异常的男性患者，血浆极长链脂肪酸水平升高可以明确诊断。值得一提的是，对于部分女性患者，血浆极长链脂肪酸可能并不升高[6,7]，这时就需要进一步行 *abcd1* 基因突变分析，若发现致病的基因突变，则可明确诊断。目前所有已知的致病突变可以在网站 adrenoleukodystrophy.info 上查询。然而，若 *abcd1* 基因分析发现一种新的意义未明的突变，诊断就变得十分困难[4]。

ALD 的早期诊断很重要，对于原发性肾上腺皮质功能减退或 MRI 提示脑白质病变的男性患者，都需考虑 ALD 的可能性。2016 年 2 月起，美国已将 ALD 纳入新生儿筛查项目[4]。

（四）肾上腺脑白质营养不良症患者脑部病变的评估

头颅 MRI 和神经精神检查是目前用于评估脑型 ALD 严重程度及疾病进展情况的基本方法。脑型 ALD 的症状主要与起病年龄、病变累及部位及病变严重程度有关。青春期起病患者的首发症状通常是认知能力减退、学习成绩下降；成年起病的患者，特别是当病变位于额叶时，以精神症状起病较为常见；而当疾病进入快速进展期，可出现锥体束征、中枢性视力缺损、癫痫等表现，并迅速发展至失明、失语、卧床不起、吞咽不能等[5]。定期评估相关临床表现、症状体征，并结合头颅 MRI，可以对患者脑部病变的严重程度、进展情况以及治疗效果等进行评估。

脑型 ALD 的神经病变主要是脑白质脱髓鞘病变[1]。在临床症状发生之前，头颅 MRI 已经可以发现白质病变，主要表现为 T_2 以及 Flair 序列的高信号病灶，T_1 序列的低信号病灶[1]。ALD 脑白质病变可根据 MRI 表现对病变严重程度进行评分。国外影像学专家曾于 1994 年发明一种 ALD 的 MRI 严重程度的评分方法[1]。在这个评分方法中，将脑分成 30 个分区，若某个分区正常，记 0 分；若某分区双侧都有病灶或萎缩，记 1 分；若某分区仅单侧有病灶或萎缩，记 0.5 分。此外，对脑部总体的萎缩程度进行评分，轻度记 1 分，中度记 2 分，重度 3 分，累及脑干 4 分。以上所有得分相加即为总分，总分最低分为 0 分，最高分为 34 分。这项评分可以用于同一种类型 ALD 患者之间的神经精神病变严重程度的比较，也可以用于评估及预测某一患者疾病进展情况[8]。根据影像学异常的部位，可将脑型 ALD 分为五型：1 型，病变起始于胼胝体压部和顶枕叶白质，此型最常见，约占 80%；2 型，病变起始于胼胝体膝部及额叶白质；3 型，病变起始于额桥及皮质脊髓束；4 型，病变起始于小脑白质；5 型，起始病变同时累及顶枕叶和额叶白质[9]。研究显示，根据该分型、起病年龄、增强造影后病灶是否强化可以预测疾病的进展速度[9]。

（五）肾上腺脑白质营养不良的治疗

替代治疗：原发性肾上腺皮质功能减退的患者常需要终身激素替代治疗。根据 2016 年美国内分泌学会发布的《原发性肾上腺皮质功能不全诊疗指南》[2]，糖皮质激素替代方案为氢化可的松每天口服 15～25mg 或醋酸可的松每天口服 20～35mg，可分为 2～3 次。对于无法获得这两种药的患者，可考虑采用泼尼松龙每天口服 3～5mg，分 1～2 次服用。当遇到手术、疾病、剧烈运动等情况时，糖皮质激素需暂时加量。指南认为，应根据患者临床表现调整替代剂量。当患者出现体重增加、失眠、水肿等，提示糖皮质激素替代过量。当患者出现恶心、食欲差、体重减轻、乏力、色素沉着等，提示替代不足。当怀疑有药物吸收不良时，可监测血清或唾液皮质醇曲线，并相应地调整剂量。指南中不建议根据 ACTH 的水平调整药物剂量,因为这类患者在糖皮质激素替代适量的情况下 ACTH(上午 8:00)仍显著升高,若根据 ACTH 调整药量会导致替代过量。此外应教育患者如何正确服药,建议患者随身携带写有疾病信息及用药情况的小卡片。本病例每日口服醋酸可的松 25mg,根据临床表现及服药前后皮质醇曲线,考虑激素替代适量。

营养治疗:罗伦佐油是甘油三酯形态的十八烯酸和二十二烯酸的混合物,口服后可以有效降低 ALD 患者的血浆 C26:0 水平 [4]。本病例患者食用 1 个月罗伦佐油后,血极长链脂肪酸水平已下降。然而,几项开放性研究发现它并不能降低神经系统中 C26:0 水平,不能改善神经系统及肾上腺皮质功能,也不能阻止疾病进展 [10, 11],因此在欧洲目前已很少有人服用罗伦佐油进行治疗。但是在美国目前仍有许多患者食用,可能是由于一项队列研究提示罗伦佐油可以使 ALD 儿童患者发展为脑型 ALD 的概率降低 [12]。这项研究的一大问题是采用历史对照,而不是安慰剂对照,因此其结果可靠性受到怀疑。

病因治疗:异体造血干细胞移植目前仍然是唯一能阻止脑型 ALD 大脑脱髓鞘的方法,由于目前异体造血干细胞移植治疗大多用于儿童,成人采用该治疗的是否有效有待进一步研究 [13]。儿童时期行造血干细胞移植并不能阻止成年后脊髓病和周围神经病的发生,相关原因目前仍不清楚 [14]。不久的将来,自体造血干细胞基因修改后移植入患者自己体内的方法也许能代替目前的异体造血干细胞移植 [15]。

(六)肾上腺脑白质营养不良症患者的随访

ALD 的随访十分重要。定期随访可尽早发现肾上腺皮质功能减退,并及时予激素替代治疗,避免肾上腺皮质危象的风险;定期复查头颅 MRI 可在病变早期发现脑型 ALD,及时进行造血干细胞移植治疗。根据 2012 年发布的《ALD 临床诊疗、随访指南》[5],对于无肾上腺皮质功能减退的男性患者每半年评估一次肾上腺皮质功能。必要时开始糖皮质激素替代治疗。对于已发现肾上腺皮质功能减退的患者,建议至少每年评估肾上腺皮质功能,每 3～5 年评估糖皮质激素替代治疗相关并发症,如骨密度等。对于尚无神经系统损伤的患者,3～12 岁建议每半年复查头颅 MRI,大于 12 岁的患者建议每年复查头颅 MRI,此外,一旦出现可能提示脑型 ALD 的症状,应尽早行头颅 MRI。对于头颅 MRI 已经有明确病灶的患者,每 3 个月复查头颅 MRI 以评估疾病进展。对于所有成年患者,无论有无脊髓病,都建议每 1～2 年神经内科随访,评估相关症状,必要时进行对症治疗。

【专家点评】

该病例以色素沉着伴记忆力减退、学习成绩下降起病,因色素沉着明显易于考虑到肾上腺皮质功能减退并得以确诊。也因明显的记忆力减退和学习能力下降检查 MRI 发现特征性变化而提示罕见的肾上腺脑白质营养不良症,最终经特异血极长链脂肪酸测定得以确诊。治疗方面,肾上腺皮质功能减退的替代治疗容易,但大脑和脊髓的病变目前缺乏有效治疗。文献报道在尚未出现大脑和脊髓病变的儿童期进行异体干细胞移植,并不能阻止成年后大脑和脊髓病变的发生。

该病例是典型的 case based learning,基于典型的罕见病例,系统复习疾病基础知识并更新相关进展,更好地为现在和将来的病人提供高水平诊疗服务。

参 考 文 献

[1] Loes DJ，Hite S，Moser H，et al. Adrenoleukodystrophy：a scoring method for brain MR observations. AJNR Am J Neuroradiol，1994，15（9）：1761-1766.

[2] Bornstein SR，Allolio B，Arlt W，et al. Diagnosis and treatment of primary adrenal insufficiency：An Endocrine Society Clinical Practice Guideline. J Clin Endocrinol Metab，2016，101（2）：364-389.

[3] Husebye ES，Allolio B，Arlt W，et al. Consensus statement on the diagnosis，treatment and follow-up of patients with primary adrenal insufficiency. J Intern Med，2014，275（2）：104-115.

[4] Kemp S，Huffnagel IC，Linthorst GE，et al. Adrenoleukodystrophy - neuroendocrine pathogenesis and redefinition of natural history. Nat Rev Endocrinol，2016，12（10）：606-615.

[5] Engelen M，Kemp S，de Visser M，et al. X-linked adrenoleukodystrophy（X-ALD）：clinical presentation and guidelines for diagnosis，follow-up and management. Orphanet J Rare Dis，2012，7：51.

[6] Berger J，Molzer B，Fae I，et al. X-linked adrenoleukodystrophy（ALD）：a novel mutation of the ALD gene in 6 members of a family presenting with 5 different phenotypes. Biochem Biophys Res Commun，1994，205（3）：1638-1643.

[7] Valianpour F，Selhorst JJ，van Lint LE，et al. Analysis of very long-chain fatty acids using electrospray ionization mass spectrometry. Mol Genet Metab，2003，79（3）：189-196.

[8] Moser HW，Loes DJ，Melhem ER，et al. X-Linked adrenoleukodystrophy：overview and prognosis as a function of age and brain magnetic resonance imaging abnormality. A study involving 372 patients. Neuropediatrics，2000，31（5）：227-239.

[9] Loes DJ，Fatemi A，Melhem ER，et al. Analysis of MRI patterns aids prediction of progression in X-linked adrenoleukodystrophy. Neurology，2003，61（3）：369-374.

[10] Rizzo WB. Lorenzo's oil-hope and disappointment. N Engl J Med，1993，329（11）：801-802.

[11] van Geel BM，Assies J，Haverkort EB，et al. Progression of abnormalities in adrenomyeloneuropathy and neurologically asymptomatic X-linked adrenoleukodystrophy despite treatment with "Lorenzo's oil". J Neurol Neurosurg Psychiatry，1999，67（3）：290-299.

[12] Moser HW，Raymond GV，Lu SE，et al. Follow-up of 89 asymptomatic patients with adrenoleukodystrophy treated with Lorenzo's oil. Arch Neurol，2005，62（7）：1073-1080.

[13] Fitzpatrick AS，Loughrey CM，Johnston P，et al. Haematopoietic stem-cell transplant for adult cerebral adrenoleukodystrophy. Eur J Neurol，2008，15（3）：e21-e22.

[14] van Geel BM，Poll-The BT，Verrips A，et al. Hematopoietic cell transplantation does not prevent myelopathy in X-linked adrenoleukodystrophy：a retrospective study. J Inherit Metab Dis，2015，38（2）：359-361.

[15] Cartier N，Hacein-Bey-Abina S，Bartholomae CC，et al. Hematopoietic stem cell gene therapy with a lentiviral vector in X-linked adrenoleukodystrophy. Science，2009，326（5954）：818-823.

病例45 垂体柄阻断综合征

向博妮 撰写 叶红英 指导

【导读】

19岁男性，因"身材矮小伴青春期未发育"就诊，内分泌检查提示垂体、肾上腺、甲状腺、性腺功能低下，生长激素缺乏，无多尿症状；垂体MRI提示"垂体后叶高信号消失，未见垂体柄，垂体发育不良"；同时患有脂肪型肝炎。如何早期识别生长发育迟缓？生长发育迟缓的常见原因有哪些？垂体柄阻断综合征的发病机制、诊断和治疗如何？非酒精性脂肪肝与生长激素缺乏的关系如何？

【病例简介】

患者，男，19岁。因"身材矮小9年伴青春期未发育"，于2013年12月来院就诊。患者10岁左右被家长注意到身高矮于同龄人，13岁时身高153cm，未就诊；因无第二性征发育，患者于2013年10月于当地医院就诊，查晨血皮质醇1.28μg/dl↓；FT_3正常，FT_4和TSH低下，LH、FSH和T均低下。PRL 21.26ng/ml↑，GH 0.03ng/ml；垂体MRI显示垂体后叶高信号影，垂体柄未见显示，考虑垂体发育异常；手掌正斜位片示骨龄延迟（14岁）；同时发现肝功能异常；查染色体正常。外院考虑为"腺垂体功能低下，肝功能异常"，予甘草酸二铵、还原型谷胱甘肽治疗，复查肝功能好转。为进一步诊疗收入华山医院。

家族史和既往史：患者父亲身高178cm，14岁开始青春期发育；母亲身高162cm，14岁初潮；姐姐身高160cm，13岁初潮。患者母亲孕5个月曾因碰撞出现阴道流血，保胎治疗后继续妊娠，足月分娩，分娩时为足先露，否认缺氧、大出血等病史。出生时身长和体重不详。

体格检查：身高157cm，体重57kg，BMI 23.1kg/m²。神清，营养好，声音音调高。全身皮肤黏膜未见异常，未见胡须、阴毛、腋毛、喉结，头颅无畸形，鼻、唇、腭等无畸形。颈软，气管居中，甲状腺无肿大。外生殖器幼稚状态，阴茎长约3cm，双侧睾丸长径约1.5cm，阴囊皮肤有皱褶，Tanner分期：Ⅰ期。双下肢无水肿。余无殊。

【实验室及辅助检查】

三大常规及生化：AST 90U/L↑，ALT 157U/L↑，ALP 149U/L↑，γ-GT 187U/L↑，TC 6.07mmol/L↑，LDL 3.89mmol/L↑，HDL 1.46mmol/L，TG 1.26mmol/L 血尿酸0.58mmol/L↑，余指标基本正常。

血皮质醇（上午 8：00）：0.90μg/dl↓。

甲状腺功能：TSH 7.03mIU/L↑，FT$_4$ 9.9pmol/L↓，FT$_3$ 3.61pmol/L，TT$_4$ 86.8nmol/L，TT$_3$ 1.75nmol/L，TGAb＜28.0U/ml，TPOAb 15.0U/ml。

性腺轴激素：FSH 0.87IU/L↓，LH＜0.14IU/L↓，T 0.09nmol/L↓，DHEA＜0.17μmol/L，E$_2$＜21.69pmol/L，P＜0.2nmol/L。

PRL 21.31ng/ml。GH＜0.1mU/L↓。IGF-1 25μg/L↓。

垂体 MRI（图 45-1）：垂体前叶扁平，高度约 3mm，前后径约 7mm，左右径约 10mm，小于正常垂体大小；垂体柄未见显示；T$_1$WI 矢状位提示垂体窝内垂体后叶高信号消失，视交叉下缘可见点状高信号，考虑为异位神经垂体。符合垂体柄阻断综合征的影像学表现。

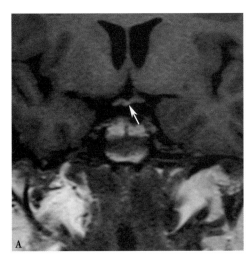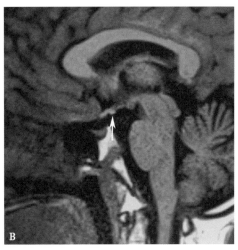

图 45-1　垂体 MRI 平扫

A 图为冠状位，B 图为矢状位，视交叉下缘点状高信号（白色箭头）为异位神经垂体；垂体柄未见显示，垂体体积小

睾丸 B 超：右侧睾丸 15mm×8mm，左侧 14mm×8mm，双侧睾丸较小，内部回声细小均匀，未见明显异常回声，未见占位灶，血流像未见明显异常。双侧附睾未能显示。

腹部 B 超：脂肪肝。

【内分泌功能试验】

低血糖兴奋试验：生长激素峰值为 0.1mU/L。

精氨酸兴奋试验：生长激素峰值为 0.1mU/L。

【诊治经过】

患者临床表现为生长发育障碍，入院前和入院期间实验室检查及相关功能试验结果提示垂体功能减退诊断明确；结合 MRI 特点，病因为"垂体柄阻断综合征"。入院后即予氢化可的松 10mg，每日 2 次替代治疗。住院期间，患者出现咳嗽咳黄色黏痰伴头晕、头痛、发热，体温达 40℃，伴恶心、呕吐，食欲欠佳，水样便 2 次；血压 100/58mmHg，心率 90 次 / 分，咽部无红肿，双肺呼吸音清，未闻及干湿啰音，考虑患者现为上呼吸道感染应激状态，予应激剂量糖皮质激素治疗（氢化可的松 200mg，每日 1 次，静脉滴注），头孢噻肟 2.0g，每 12 小时一次抗感染、化痰等对症支持治疗后患者体温下降，症状好转后将氢化可的松逐步减量至 20mg，每日 2 次口服，并开始左甲状腺素 25μg，每日 2 次口服，人重组生长激素每晚 5IU 皮下注射。随访甲状腺功能和 IGF-1，监测身高，调整治疗方案。

肝功能异常的处理：患者 BMI 提示超重，住院期间查乙肝、丙肝相关指标为阴性，自身免疫相关指标均阴性；同时伴 TC、LDL 升高；B 超提示脂肪肝。考虑肝功能异常为非酒精性脂肪肝所致，予多烯磷脂酰胆碱保肝治疗，嘱注意饮食、适量运动，随访肝功能。

【随访与转归】

出院后患者醋酸可的松减量至每天 25mg（早上 2/3 片，下午 1/3 片），继续左甲状腺素每日一次 25μg 和人重组生长激素每晚一次 5IU 替代治疗。

2014 年 12 月来华山医院复查，身高 165cm（一年长高 8cm），体重 58kg，BMI 21.30kg/m²；阴茎长约 3cm，双侧睾丸长径约 1.5cm，阴囊皮肤有皱褶，无胡须、阴毛、腋毛、喉结，外生殖器未发育。FSH、LH、T 水平低下。行戈那瑞林兴奋试验，LH 基线值 <0.14IU/L，峰值 0.39IU/L，FSH 基值 0.72IU/L，峰值 1.76IU/L。睾酮基线值 0.09nmol/L，予人绒毛膜促性腺激素（human chorionic gonadotropin，HCG）2000IU 肌内注射后，睾酮升高不明显。结合病因诊断，仍予 HCG 2000IU 肌内注射，每周 2 次，嘱 3 个月后重新评估。同时继续予醋酸可的松、左甲状腺素和人重组生长激素 5IU（每日 1 次）治疗。后续随访数据见表 45-1。

2015 年 12 月复诊，已自行停用 HCG 数周，第二性征发育不明显。复查睾酮 0.09nmol/L。鉴于患者及家属对性征发育有极其迫切的要求，予加用十一酸睾酮胶囊 40mg，每日 2 次治疗。

2016 年 8 月复诊，患者睾丸略有增大，第二性征不明显，HCG 和十一酸睾酮基础上加用人绝经期促性腺激素（human menopausal gonadotropin，HMG）75IU 每周两次，肌内注射。

2017 年 2 月复诊，患者睾丸有所增大，仍无明显胡须、阴毛、腋毛等第二性征。

另外，患者间断服用多烯磷脂酰胆碱等保肝药治疗肝功能异常，转氨酶水平仍时有轻度升高（图 45-2）。考虑非酒精性脂肪肝，嘱继续服用保肝药，注意饮食控制并适当增加运动。

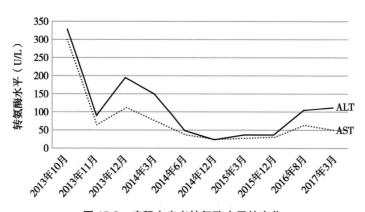

图 45-2 病程中患者转氨酶水平的变化

表45-1 患者治疗过程中生长发育相关指标及激素替代的变化

日期	身高(cm)	体重(kg)	阴茎长度(cm)	超声睾丸大小(mm×mm)		睾酮(nmol/L)	皮质醇替代	甲状腺功能			左甲状腺素替代	其他激素替代
				左	右			TSH(mIU/L)	FT$_4$(pmol/L)	FT$_3$(pmol/L)		
2013年12月	157	57	3	15×8	14×8	0.09↓	氢化可的松:20mg,每日2次	4.313	9.70↓	4.10	25μg,每日1次	GH 5IU/d
2014年3月	163	58	3	14×7	14×7	0.09↓	氢化可的松:(早)10mg,(下午)5mg	1.737	10.96↓	3.95	37.5μg,每日1次	GH 5IU/d
2014年6月	163	58	3	14×7	14×7	0.09↓	醋酸可的松:(早)12.5mg,(下午)6.25mg	9.203↑	7.54↓	3.75	50μg,每日1次	GH 5IU/d
2014年12月	165	58	3	14×7	14×7	0.09↓	醋酸可的松:(早)16.75mg,(下午)8.25mg	4.313	9.70↓	4.10	62.5μg,每日1次(后自行减量为33.3μg每日1次)	GH 5IU/d,2014年12月开始加用HCG 2000IU每周2次
2015年3月	167	63	4	15×8	17×8	10.49	同上	7.243↑	9.87↓	3.95	50μg,每日1次	GH 5IU每日1次,HCG 2000IU每周2次;2015年2月自行停止GH治疗
2015年12月	168	58	5	16×8	17×8	0.09↓(停HCG数周)	同上	6.148↑	7.58↓	3.55	62.5μg,每日1次	HCG 2000IU每周2次,加十一酸睾酮胶囊40mg每日2次口服
2016年8月	168	58	5	18×9	17×9	8.96	同上	4.575	6.49↓	4.80	62.5μg,每日1次(本次检查前曾自行停用左甲状腺素数天)	HCG 2000IU每周2次和十一酸睾酮40mg每日2次口服的基础上,加HMG 75IU每周2次
2017年2月	168	58	6	19×10	21×10	12.50	同上	3.208	9.14↓	4.38	75μg,每日1次	十一酸睾酮40mg每日2次口服

【经验与体会】

（一）生长发育迟缓的早期识别和病因鉴别

该患者 10 岁即被注意到个子矮小，生长速度缓慢，但未及时规范评估，未能及时明确诊断和得到合理治疗；19 岁时因注意到无第二性征发育后才开始就诊。可见对儿童生长发育障碍的识别仍有待改善，应该向民众（特别是年轻父母）普及儿童生长发育相关的健康知识，同时加强学校的学生体检工作：在学龄前期，家长每年应带儿童至正规医院的儿童保健部门进行评估随访，学龄期儿童在校期间学校应每年组织正规体检，准确测量儿童身高，记录其生长速度。若儿童身高低于同年龄、种族、性别的儿童身高平均值两个标准差即可确定身材矮小；若生长过程中生长曲线向下偏离原稳定的生长轨道超过 2 条主百分位线，可确定有生长迟缓。另外，性发育延迟是指女孩 13 岁、男孩 14 岁尚无青春发育性征的表现[1, 2]。对于有身材矮小、生长迟滞及性发育延迟的儿童均应进一步评估其原因。

导致儿童生长迟缓的常见原因有[1-3]：

1. 生理性生长变异：①家族性矮身材；②体质性生长及青春期延迟；③特发性矮身材：患者无明显的慢性器质性疾病，出生时身长和体重正常，生长速率稍慢或正常，一般每年生长速率 <5cm，无 GH 缺乏，病因不明。

2. 病理性生长迟滞：①系统性疾病继发的生长发育迟滞：任何严重的急性或慢性的系统性疾病均有可能导致儿童生长发育迟滞，如长期营养不良、炎症性肠病、慢性肾脏病、先天性心脏病等；②生长激素缺乏；③原发性甲状腺功能减退：该症患者除了有生长发育落后、骨龄明显落后外，还有基础代谢率低、智力低下等表现；④ Cushing 综合征：内源性或外源性糖皮质激素过多会损害骨骼的正常生长，引起儿童身材矮小；⑤先天性卵巢发育不全综合征（Turner 综合征）：由 X 性染色体全部或部分缺失所引起，女孩身材矮小时应考虑此病；⑥骨骼发育障碍：包括各种骨、软骨发育不全等。

发育迟缓常见原因有[4]：①体质性青春期发育延迟；②低促性腺激素性性腺功能低下：包括各种侵及下丘脑 - 垂体的中枢神经系统疾病及其他由于染色体或基因异常引起促性腺激素缺乏的少见病（如 Kallmann 综合征、Prader-Willi 综合征）；③高促性腺激素性性腺功能低下（即原发性性腺功能低下）：包括性腺发育异常、化学性 / 物理性性腺损伤等。

结合该患者临床症状、实验室及影像学检查结果，其生长发育迟滞的病因为垂体功能减退。

（二）垂体功能减退的常见病因

主要有以下几类：①鞍区肿瘤：垂体瘤、颅咽管瘤等侵及鞍区的肿瘤；②感染和炎症：见于脑炎、脑膜炎等感染性疾病，或组织细胞增多症、结节病、淋巴细胞性垂体炎等炎症性疾病；③血管性疾病：如希恩综合征（Sheehan's syndrome）、垂体卒中等；④放疗相关垂体功能低下；⑤先天发育异常；⑥其他：创伤、蛛网膜下腔出血、手术损伤等。

患者为年轻男性，有足先露史，既往无颅脑创伤、感染、放疗、手术史，垂体功能低下最可能的病因为先天性发育异常；垂体 MRI 显示"垂体柄未见显示，垂体后叶高信号影消失，垂体较小，视交叉下缘点状高信号考虑为异位神经垂体"，诊断其垂体功能减退的病因为垂体柄阻断综合征（pituitary stalk interruption syndrome，PSIS）。

（三）PSIS 的发病机制、诊断和治疗

1. **PSIS 的发病机制**　PSIS 是指垂体柄缺失或明显变细，合并垂体后叶异位，下丘脑分泌的激素不能通过垂体柄运输到垂体，使垂体前叶发育不良，从而导致的一系列临床综合征。PSIS 是一种罕见病，有文献报道每 100 万个新生儿中估计有 0.5 个患有 PSIS[5]。PSIS 的发病机制未完全阐明，一般认为其与以下两方面因素相关：

（1）遗传因素：根据既往文献报道，PSIS 患者常合并中线结构畸形，如胼胝体萎缩、透明隔发育不良、Chiari I 型畸形、唇腭裂、单中切牙、前脑无裂畸形等。此外，不少 PSIS 患者可合并范科尼（Fanconi）贫血、Pallister-Hall 综合征、Currarino 综合征、Stilling-Duane 综合征等其他综合征[6]。这些均提示 PSIS 的发生可能与遗传因素相关。有研究发现 PSIS 患者可伴有 hesx1、lhx4 和 sox3 等调控垂体发育和分化的基因的异常[7]，也有研究发现部分 PSIS 患者存在 tgif、shh、cdon、gpr161 和 prokr2 等与前脑无裂畸形发病相关的基因突变[8]。但 PSIS 发病的遗传相关机制迄今仍未得到完全阐明，需进一步的研究和探索。

（2）围生期不良事件：既往文献提示，许多 PSIS 患者曾有过关围生期不良事件史。郭清华等[9]分析了既往 55 例 PSIS 患者，发现 34.5% 的患者曾有难产史，45 例非剖宫产患者中有 88.9% 有臀先露史；韩白玉等[10]报道的 114 例 PSIS 患者中，异常胎位（包括臀先露、肩先露）占 79.8%，剖宫产占 3.5%；Reynaud 等[11]报道，在 83 例 PSIS 患者中，18% 为臀位生产，20.6% 有新生儿窘迫。臀先露、新生儿窘迫等围生期不良事件可能造成胎儿垂体柄及垂体损伤从而引起 PSIS。然而也有人认为，是胎儿的下丘脑和垂体的先天发育异常引起其胎方位异常，即臀先露是 PSIS 的结果而非原因[12]。

此外，早在新生儿期，PSIS 患者即可有低血糖、小阴茎、隐睾、胆汁淤积伴转氨酶升高等表现。若同时合并有不良围生期事件，则更加应该警惕 PSIS[8]。

2. **PSIS 的诊断**　PSIS 的综合诊断需结合既往史、影像学、临床表现、实验室检查、功能试验及其他辅助检查（如骨龄摄片）。

垂体 MRI 对于 PSIS 的诊断有着决定性的意义，其典型的影像学表现主要包括以下几方面[5, 7, 13, 14]：①垂体柄缺失或变细；②垂体后叶异位：垂体窝内高信号消失，垂体后叶可异位至第三脑室漏斗隐窝、丘脑下部等部位，部分案例甚至有垂体后叶消失；③垂体前叶发育不全；④其他：部分患者伴有中线结构畸形，如胼胝体萎缩、Chiari I 型畸形、唇腭裂、单中切牙等。其中，垂体后叶异位是 PSIS 的特征性标志。由于 PSIS 为罕见病，再加上既往的影像学技术的不足，过去对于 PSIS 的文献报道十分之少，国际上首例 PSIS 报道见于 1987 年，直到 2004 年才有我国的首例 PSIS 案例报道，2008 年复旦大学附属华山医院和中国人民解放军总医院分别通过 5 例 PSIS 案例的报道对 PSIS 的临床表现、诊断和治疗进行了总结[15, 16]。近年来，随着磁共振等影像学技术的发展和普及，更多 PSIS 案例得以被诊断。

PSIS 患者的临床表现主要为不同程度的腺垂体功能低下，其中最常见的是生长激素缺乏，患者表现为生长迟缓和矮小、骨龄明显低于实际年龄。在此基础上，患者可合并多种腺垂体激素缺乏，部分患者还可合并高泌乳素血症。PSIS 患者极少见合并尿崩症。

PSIS 患者的腺垂体激素缺乏可能是逐步发展的：患者早期为生长激素缺乏，但随着年龄增长逐渐出现其他轴激素缺乏。因此，PSIS 患者需要进行长期规律的随访和监测。

3. **PSIS 的治疗**　主要是针对垂体前叶功能低下的各种激素替代治疗。

对于肾上腺皮质激素和甲状腺素缺乏的患者，应分别予糖皮质激素和甲状腺激素替代；

若同时有这两种激素的缺乏，则应注意糖皮质激素的替代不可晚于甲状腺激素。合并高泌乳素血症的 PSIS 患者的泌乳素升高程度一般不严重，一般不需要特殊的药物治疗。

生长激素是 PSIS 患者最常缺乏的垂体前叶激素，可给予患者生长激素替代治疗。Wang 等[17]曾对 75 例平均确诊年龄为 18.47 岁的 PSIS 患者进行回顾性分析，队列中 51 例行 GH 替代治疗的患者的身高增长显著高于另 24 例未替代治疗的患者，可见即使我国的 PSIS 诊断年龄晚于欧美国家，GH 替代治疗也是有确切效果的。

拟进行性腺轴替代治疗时，应结合患者的身高、年龄、骨龄综合评估。对于身高已达到满意水平，男性骨龄达 14 岁、女性骨龄达 12 岁的患者，可开始性腺轴激素替代治疗；性激素替代（男性：睾酮；女性：雌孕激素）治疗可促进并维持第二性征、维持性功能；若患者有生育需求，则需要行促性腺激素替代（HCG 作为 LH 的替代，HMG 作为 FSH 的替代）。

（四）对案例中患者性腺轴激素替代治疗效果欠佳的讨论

本案例中，患者对性腺轴激素替代治疗反应欠佳。性腺轴激素替代方案从 2015 年 3 月开始的"HCG"到 2015 年 12 月变更为"HCG＋雄激素"再到 2016 年 8 月改为"HCG＋HMG＋雄激素"，至 2017 年 2 月复查时患者第二性征发育仍欠佳，睾丸稍有增大。中国人民解放军总医院的王清华等曾分析了 38 例有低促性腺激素性性腺功能低下的男性 PSIS 患者经促性腺激素替代治疗（HCG＋HMG）后的反应，发现青少年组（14～18 岁）对治疗的反应（睾丸体积增大、阴茎长度增长、睾酮水平升高、第二性征的发育等）明显优于青年组（18～24 岁），他们推测长期的促性腺激素缺乏会导致睾丸 Leydig 细胞的老化，削弱其产生雄激素的能力，因此建议 PSIS 患者在合适年龄及时开始促性腺激素替代治疗[18]。

本案例中患者接近 20 岁才开始促性腺激素替代治疗，治疗反应欠理想，可能与其开始促性腺激素替代治疗较晚，睾丸 Leydig 细胞老化有关。可见对 PSIS 患者进行早期诊断和干预十分重要。

（五）垂体功能减退、脂肪肝及生长激素替代治疗

既往研究表明，垂体功能低下的患者患非酒精性脂肪肝的风险高于正常人，且生长激素的缺乏显著促进非酒精性脂肪肝的发生和进展。Nyenwe 等[19]回顾性分析了 139 例垂体功能低下患者的资料，发现其代谢综合征、脂肪肝及肝功能异常的发生率显著高于对照组。Ichikawa 等[20]比较了有生长激素缺乏（growth hormone deficiency，GHD）和无 GHD 的垂体功能低下患者，发现前者的脂肪肝患病率（53.8%）显著高于后者（0%）。

GHD 引起非酒精性脂肪肝的机制可能包括促进胰岛素抵抗、增加瘦素等[21]。在正常情况下，当血 GH 升高时，脂肪分解增加，游离脂肪酸和瘦素升高，该信号负反馈至下丘脑和垂体后，GH 的分泌减少，瘦素水平亦随之减少；当 GH 和 IGF-1 缺乏时，该"下丘脑-垂体-瘦素轴"正常的负反馈调节机制被破坏，下丘脑-垂体对瘦素升高的调节反应消失，血中瘦素水平大幅升高[22]。瘦素可促进脂肪细胞分泌肿瘤坏死因子-α 等有肝脏毒性的促炎因子[23]；在动物模型中，瘦素被发现可促进脂肪肝动物的肝脏纤维化[24]；此外，瘦素还可使胰岛素受体底物 1 去磷酸化，从而促进肝细胞胰岛素抵抗的发生[25]。

既往许多文献表明，GH 替代治疗可有效地改善 GHD 伴非酒精性脂肪肝患者的肝功能，逆转肝脏纤维化进程[26, 27]。本例患者自就诊初即有脂肪肝和转氨酶升高，在 GH 替代治疗后转氨酶有显著降低，GH 替代半年后转氨酶降至正常水平。1 年后患者停止 GH 替代治疗，转氨酶再次回升（图 45-3），可见 GH 替代治疗确实可能改善该患者的肝功能；可以预

测若患者能继续进行 GH 替代治疗可能会有持续的获益。2011 年美国内分泌学会发布的《成人生长激素缺乏症的评估和治疗：内分泌学会临床实践指南》中提到，身材矮小的 GHD 患者通过 GH 替代治疗达到理想身高后，仍推荐持续的 GH 替代，GH 替代治疗对于优化身体成分组成、维持骨骼完整性、降低代谢综合征和心血管事件风险、改善生活质量有十分重要的作用[28]。

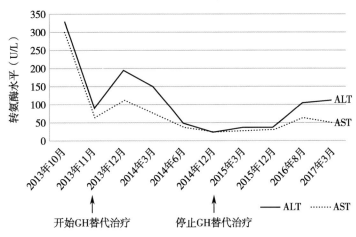

图 45-3　病程中患者的转氨酶水平变化情况与 GH 替代治疗的关系

【专家点评】

　　垂体柄阻断综合征的主要诊断依据为影像学证据，临床表现、实验室检查及相关功能试验结果可辅助诊断并评估患者垂体功能状况，以制定恰当的替代治疗方案。对于有性腺轴功能低下、性发育迟滞的 PSIS 患者，我们建议应早期识别以尽可能早期替代，以期获得更好的促性腺发育疗效；对于有生长激素缺乏的 PSIS 患者，我们建议长期 GH 替代治疗。

参考文献

[1] Melmed S，Polonsky KS，Larsen PR，et al. Williams Textbook of Endocrinology. 12th ed. Philadelphia：Elsevier/Saunders，2011：959-982.

[2] UpToDate. Causes of short stature.（2016-10-28）[2017-03-26] https://www.uptodate.com/contents/causes-of-short-stature?search=Causes%20of%20short%20stature&source=search_result&selectedTitle=1~150&usage_type=default&display_rank=1.

[3] 王卫平. 儿科学. 第 8 版. 北京：人民卫生出版社，2013：420-424.

[4] Melmed S，Polonsky KS，Larsen PR，et al. Williams Textbook of Endocrinology. 12th ed. Philadelphia：Elsevier/Saunders，2011：1127-1134.

[5] El CS，Callier P，Masurelpaulet A，et al. 17q21.31 microdeletion in a patient with pituitary stalk interruption syndrome. Eur J Med Genet，2011，54（54）：369-373.

[6] Simon D，Hadjiathanasiou C，Garel C，et al. Phenotypic variability in children with growth hormone deficiency associated with posterior pituitary ectopia. Clin Endocrinol，2006，64（4）：416-422.

[7] Yang Y，Guo QH，Wang BA，et al. Pituitary stalk interruption syndrome in 58 Chinese patients：clinical features and genetic analysis. Clin Endocrinol，2013，79（1）：86-92.

[8] Voutetakis A，Sertedaki A，Dacou-Voutetakis C. Pituitary stalk interruption syndrome：cause，clinical manifestations，diagnosis，and management. Curr Opin Pediatr，2016，28（4）：545-550.

[9] Guo Q，Yang Y，Mu Y，et al. Pituitary stalk interruption syndrome in Chinese people：clinical characteristic analysis of 55 cases. PloS One，2013，8（1）：e53579.

[10] 韩白玉，张倩，李乐乐，等. 114 例垂体柄中断综合征临床分析. 中国医学科学院学报，2016，38（5）：534-538.

[11] Reynaud R，Albarel F，Saveanu A，et al. Pituitary stalk interruption syndrome in 83 patients：novel HESX1 mutation and severe hormonal prognosis in malformative forms. Eur J Endocrinol，2011，164（4）：457-465.

[12] Hamilton J，Blaser S，Daneman D. MR imaging in idiopathic growth hormone deficiency. Am J Neuroradiol，1998，19（9）：1609-1615.

[13] 刘梦雨，冯逢，有慧，等. 垂体柄阻断综合征的 MRI 表现. 中国医学影像学杂志，2011，19（5）：383-385.

[14] Wang Q，Hu Y，Li G，et al. Pituitary stalk interruption syndrome in 59 children：the value of MRI in assessment of pituitary functions. Eur J Pediatr，2014，173（5）：589-595.

[15] 叶红英，李庆华，吴晞，等. 五例垂体柄中断综合征的临床诊断. 中华内分泌代谢杂志，2008，24（5）：483-485.

[16] 郭清华，陆菊明，窦京涛，等. 垂体柄中断综合征五例分析并文献复习. 中华内分泌代谢杂志，2008，24（5）：480-482.

[17] Wang CZ，Guo LL，Han BY，et al. Growth hormone therapy benefits pituitary stalk interruption syndrome patients with short stature：a retrospective study of 75 Han Chinese. Int J Endocrinol，2016，2016：1896285.

[18] Wang Q，Jiang W，Li G，et al. Comparison of therapeutic response to gonadotropin therapy between chinese male adolescents and young adults with hypogonadotropic hypogonadism caused by pituitary stalk interruption. Horm Metab Res，2014，46（9）：668-673.

[19] Nyenwe EA，Williamson-Baddorf S，Waters B，et al. Nonalcoholic fatty liver disease and metabolic syndrome in hypopituitary patients. Am J Med Sci，2009，338（3）：190-195.

[20] Ichikawa T，Hamasaki K，Ishikawa H，et al. Non-alcoholic steatohepatitis and hepatic steatosis in patients with adult onset growth hormone deficiency. Gut，2003，52（6）：914.

[21] Johansson JO，Fowelin J，Landin K，et al. Growth hormone-deficient adults are insulin-resistant. Metabolism，1995，44（9）：1126-1129.

[22] Sainsbury A，Cooney GJ，Herzog H. Hypothalamic regulation of energy homeostasis. Best Pract Res Cl E，2002，16（4）：623-637.

[23] Bulló M，Garcíalorda P，Megias I，et al. Systemic inflammation，adipose tissue tumor necrosis factor，and leptin expression. Obes Res，2003，11（4）：525-531.

[24] Ikejima K，Takei Y，Honda H，et al. Leptin receptor-mediated signaling regulates hepatic fibrogenesis and remodeling of extracellular matrix in the rat. Gastroenterology，2002，122（5）：1399-1410.

[25] Gaede P，Lundandersen H，Parving HH，et al. Effect of a multifactorial intervention on mortality in type 2 diabetes. New Engl J Med，2008，358（6）：580-591.

[26] Nishizawa H，Iguchi G，Murawaki A，et al. Nonalcoholic fatty liver disease in adult hypopituitary patients

with GH deficiency and the impact of GH replacement therapy. Eur J Endocrinol，2012，167（1）：67-74.

[27] Matsumoto R，Fukuoka H，Iguchi G，et al. Long-term effects of growth hormone replacement therapy on liver function in adult patients with growth hormone deficiency. Growth Horm Igf Res，2014，24（5）：174-179.

[28] Molitch ME，Clemmons DR，Malozowski S，et al. Evaluation and treatment of adult growth hormone deficiency：an Endocrine Society Clinical Practice Guideline. J Clin Endocr Metab，2011，96（6）：1587-1609.

病例46 Kallmann综合征——伴嗅觉障碍的第二性征不发育

曾梅芳 撰写 叶红英 指导

【导读】

24岁青年男性，嗅觉障碍伴第二性征不发育和男性乳房发育。如何进行功能和病因诊断？患者是否有生育机会？如何选择治疗方案？是否会遗传给下一代？

【病例简介】

患者，男，24岁。因"第二性征不发育"于2016年5月入院。患者足月分娩，足先露，出生体重2kg，Apgar评分不详，母乳喂养；年幼时挑食，力气较同龄人小。学习成绩一般，学历中专。18岁时因身材矮小第二性征不发育就诊于当地男科医院，给予肌内注射药物治疗（具体药名不详），治疗3个月，因症状无明显改善而停用。21岁发现双侧乳腺稍增大，偶有发胀，无疼痛，未就诊。本次就诊于华山医院内分泌科门诊，查LH 0.42IU/L，FSH 0.66IU/L，T 0.4nmol/L，E_2 23.2pmol/L，PRL 5.6ng/ml，TSH 2.373mIU/L，FT_3 5.53pmol/L，FT_4 10.9pmol/L，皮质醇（早上8：00）14.17μg/dl。考虑低促性腺激素性性腺功能减退症，为进一步诊治收住内分泌科。追问病史，患者自幼有嗅觉障碍。

家族史：否认性发育不良家族史。父母性发育正常，父亲身高175cm，母亲身高168cm。

入院查体：体温37℃，脉搏84次/分，呼吸20次/分，血压122/78mmHg，身高172cm，体重56kg；神志清楚，营养中等，智力正常，声细，皮肤细嫩，腋毛数根。Tanner生殖器发育及阴毛Ⅱ期。嗅觉：不能区分酒精、白醋和水。四肢无畸形。

【实验室及辅助检查】

血ACTH（早上8：00）14.90pg/ml，血皮质醇（早上8：00）14.17μg/dl。

TSH 2.39mIU/L，TT_3 1.86nmol/L，TT_4 80.50nmol/L，FT_3 5.30pmol/L，FT_4 13.34pmol/L。

GH 0.2mIU/L，IGF-1 190μg/L。

LH 0.33IU/L，FSH 0.67IU/L，T 0.34nmol/L↓。

PRL 5.6ng/ml，E_2 23.2pmol/L，P 1.35nmol/L。

垂体MRI增强（图46-1）：未见明显异常。

骨龄片：左侧桡骨、尺骨远端及第2～5掌骨远端骨骺未愈合，骨龄约17岁。

睾丸B超：双侧睾丸小（右侧21mm×8mm，左侧20mm×8mm，睾丸体积指数=1.64ml），

附睾薄。精索静脉未见扩张。[注：睾丸体积指数=（右侧睾丸长×宽＋左侧睾丸长×宽）/2]

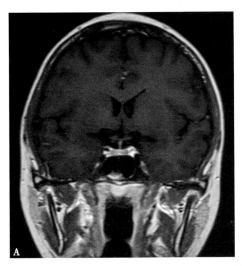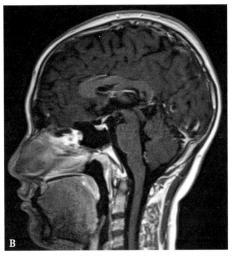

图 46-1　垂体 MRI 增强
A. 冠状位；B. 矢状位

【内分泌功能试验】

戈那瑞林（GnRH）兴奋试验：LH 峰值 8.46IU/L（60min），详见图 46-2。

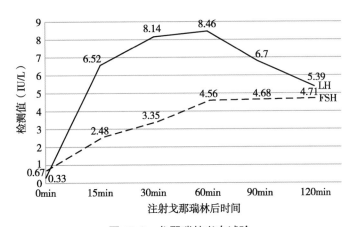

图 46-2　戈那瑞林兴奋试验

戈那瑞林（GnRH）延长兴奋试验（连续静脉注射戈那瑞林 100μg qd×5 天，第 5 剂注射前、注射后多点采血测定 LH 和 FSH）：LH 峰值 15.04IU/L（30min），FSH 峰值 7.48IU/L（60min），详见图 46-3。

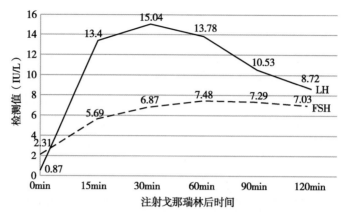

图 46-3 戈那瑞林延长兴奋试验

【诊治经过】

患者男性，24 周岁，自幼嗅觉障碍，查体见生殖器发育及阴毛 Tanner II 期，睾丸体积小，提示男性第二性征发育不良；查 LH 0.33IU/L，FSH 0.67IU/L，T 0.34nmol/L，戈那瑞林兴奋试验中 LH 峰值 8.46IU/L（60min），提示性腺功能减退的定位在下丘脑，垂体促性腺激素分泌功能良好；结合 GH、IGF-1、ACTH、皮质醇、PRL、甲状腺功能等其他垂体及靶腺功能均在正常范围内，鞍区 MRI 未见明显异常，考虑伴有嗅觉障碍的特发性低促性腺激素性性腺功能减退症，即 Kallmann 综合征。

患者现 24 岁，有生育需求，身高在同龄人平均范围，无继续增高需求，结合戈那瑞林延长试验 LH、FSH 对 GnRH 反应良好，给予 GnRH 泵治疗（10μg/90min），门诊随访。

【随访与转归】

2016 年 6 月（GnRH 泵治疗 1 个月）：FSH 8.01IU/L，LH 18.01IU/L，T 16.99nmol/L。

2016 年 11 月（GnRH 泵治疗半年）：FSH 4.30IU/L，LH 6.66IU/L，T 26.68nmol/L。胡须、腋毛生长情况如成年人；生殖器阴毛发育 IV 期。身高未再增长。

2017 年 4 月（GnRH 泵治疗 1 年）：FSH 3.45IU/L，LH 6.68IU/L，T 16.67nmol/L。

精液检查：精子计数 26×10^9/ml（参考范围：$> 20 \times 10^9$/ml），正常形态 21%（参考范围：80%），精子活力 A+B 级 25%（参考范围：≥50%）；有待随访。

【经验与体会】

（一）IHH 的诊断和鉴别诊断

特发性低促性腺激素性性腺功能减退症（idiopathic hypogonadotropic hypogonadism，IHH）的诊断依赖症状、体征、性激素测定、GnRH 兴奋试验及相关影像学检查等。诊断可分为 3 步：定性诊断、定位诊断及病因诊断。男性骨龄 >12 岁或生物学年龄 >18 岁，而无第二性征出现和睾丸增大，睾酮水平低于 3.47nmol/L，可定性为性腺功能减退。LH、FSH 降低（或"正常"）考虑低促性腺激素性性腺功能减退，病变定位于下丘脑或垂体。无颅内器质性或占位性病变，且病程中无炎症、外伤等继发因素，诊断特发性低促性腺激素性性腺功能减退症；戈那瑞林兴奋试验反应良好，提示病变在下丘脑。

通过性激素、垂体相关激素测定，鞍区 MRI 及常规生化检查等，容易与高促性腺激素性性腺功能减退症，因垂体前叶发育不良、垂体柄中断综合征、鞍区肿瘤等病变导致的垂体前叶多种激素分泌不足，以及慢性系统性疾病引起的青春期发育延迟相鉴别。

体质性青春期延迟和 IHH 在临床上通常较难鉴别，尤其在 14～18 岁的男性患者。根据 2015 年中华医学会内分泌学分会性腺学组制定的《特发性低促性腺激素性性腺功能减退症诊治专家共识》，为了提高临床操作的简便性，可以参考以下几方面进行综合判断[1]：

1. 睾丸体积　隐睾或睾丸体积 1～3ml，常提示 IHH；体积≥4ml，提示青春发育延迟或部分性 IHH。

2. 基础状态 LH 水平　LH 在 0～0.7IU/L，提示 IHH；LH≥0.7IU/L，提示青春发育延迟或部分性 IHH。

3. 戈那瑞林兴奋试验　静脉注射戈那瑞林 100μg，0min 和 60min 时测定 LH 水平。典型 IHH 患者 LH 峰值＜8IU/L，如 60min LH≥8IU/L，提示下丘脑 - 垂体 - 性腺轴启动，可能为体质性青春发育延迟或部分性 IHH。

4. 骨龄　IHH 患者或体质性青春发育延迟者，骨龄一般落后于生物学年龄 2～3 年。体质性青春发育延迟者，骨龄进展到 12 岁时就会自发启动青春发育；如骨龄＞12 岁仍无青春发育迹象，且 LH、FSH 和睾酮水平低下，可确诊 IHH 而非青春发育延迟。

但需要注意的是，青春发育是一个连续变化的动态过程，临床医生不能仅依据某一个数据而忽视其他临床表现。因此 IHH 的诊断需综合考虑年龄、第二性征、性腺体积、激素水平和骨龄等诸多因素[2]。14 岁尚无青春发育的男性，应进行青春发育相关检查。对暂时难以确诊者，可给予间断性小剂量性激素（如十一酸睾酮口服 40mg/d）治疗，促进第二性征发育、身高增长及心理健康，定期评估睾丸体积和促性腺激素水平，观察是否有青春发育启动；随访观察应持续到 18 岁，以明确最终诊断。

而该患者本次就诊已 24 岁，骨龄 17 岁，第二性征发育迟缓，睾酮和促性腺激素水平均低下，而 GnRH 兴奋试验反应良好，IHH 诊断明确，同时患者合并嗅觉障碍，故诊断为 Kallmann 综合征。

（二）IHH 的治疗及随访

男性 IHH 治疗方案主要有 3 种，包括睾酮替代、促性腺激素和脉冲式 GnRH 生精治疗。可根据患者下丘脑 - 垂体 - 性腺轴的功能状态以及患者的年龄、生活状态和需求在 3 种方案中进行选择，并可互相切换。

确诊 IHH 后若患者暂无生育需求，睾酮替代治疗可促进男性化表现，小剂量开始逐渐增加至成人剂量。有生育要求的 IHH 患者则适合进行 HCG/HMG 联合生精治疗或脉冲式 GnRH（GnRH 泵）生精治疗。HCG/HMG 联合生精治疗的常用方案为先肌内注射 HCG 2000IU，每周 2 次，共 3 个月，其间调整 HCG 剂量，使血睾酮维持在 10.41～17.35nmol/L（300～500ng/dl）；然后联合肌内注射 HMG 75～150IU，每周 2～3 次。既往研究报道，国内 HCG/HMG 联合生精治疗的有效性约为 70%。初始睾丸体积和治疗过程中睾丸体积增大的幅度是预测精子生成的最重要指标。睾丸初始体积大于 4ml 是生精治疗成功的有利因素。GnRH 泵生精治疗的常用起始剂量为 GnRH（戈那瑞林）10μg/90min，带泵 3 天后如血 LH≥1IU/L，则提示初步治疗有效。此后，每月随访 1 次，监测 FSH、LH、睾酮和精液常规，调整戈那瑞林的剂量和频率，尽可能将睾酮维持在正常中值水平，稳定后可每 3 个月随访 1 次，依据患者的具体情况调整剂量。既往研究显示非隐睾患者 2 年精子生成率为 100%。国内的治疗经验也提示，GnRH 泵生精疗效优于 HCG/HMG 治疗[3,4]。

该患者目前 24 岁，有生育需求，且初始睾丸体积小，戈那瑞林延长试验中 LH、FSH 对 GnRH 反应良好，选择 GnRH 泵治疗可提高精子生成。GnRH 泵治疗后随访第二性征发育情况、LH、FSH 及睾酮，提示 GnRH 泵效果良好。进一步随访观察性激素可维持在正常水平，精液检查提示生精治疗有效，虽然精子活力欠佳，精子数目已达到正常人标准，存在受孕机会。该患者目前未婚未育，生育功能有待长期随访观察。

（三）IHH 病因及遗传学研究进展

IHH 可以散发或遗传，目前已经明确 20 多种基因突变可导致 IHH[5]，如 *kal1*、*fgfr1*、*fgf8*、*gnrh*、*gnrhr*、*prok2*、*prokr2*、*tac3*、*tacr3*、*dax1*、*nelf*、*chd7*、*sema3a*、*sox2*、*fezf1* 等；有 5% 的患者存在双基因或多基因突变；但仅 1/3～1/2 的患者可获得明确的基因诊断。

遗传的方式有多种：

1. X 连锁隐性遗传，如经典的 *kal1* 基因突变，人群中男性患者远远多于女性。如与完全正常的女性生育后代，则男性患者的男性子代正常，而女儿则为携带者。

2. 常染色体显性遗传，如 *fgfr1*、*fgf8*，下一代子女均有可能发病，如父母中一方为杂合突变，则子代发病的可能性一般为 1/2；如父母一方为纯合突变，则子代发病的可能性为 100%。

3. 常染色体隐性遗传，如 *prok2*、*prokr2*，如父母一方为携带者，则下一代一般不会发病，但为携带者。

4. 对于多基因突变者是否会遗传给下一代很难预测。要回答该患者是否会遗传的问题，需先行 IHH 相关基因筛查。如能明确病变基因可有助于了解其遗传模式；如果不能明确，则无法作出明确的答复。

【专家点评】

此病例为典型的 Kallmann 综合征，选用 GnRH 泵治疗效果良好。患者有生育需求，为促进优生优育，需动员患者进一步行基因检测以明确诊断，了解其遗传模式。

参考文献

[1] 中华医学会内分泌学分会性腺学组. 特发性低促性腺激素性性腺功能减退症诊治专家共识. 中华内科杂志，2015，54（8）：739-744.

[2] Melmed S，Polonsky KS，Larsen PR，et al. Williams Textbook of Endocrinology. 13th ed. Philadelphia：Elsevier/Saunders，2016：1075-1218.

[3] Gong C，Liu Y，Qin M，et al. Pulsatile GnRH is superior to hCG in therapeutic efficacy in adolescent boys with hypogonadotropic hypogonadodism. J Clin Endocrinol Metab，2015，100（7）：2793-2799.

[4] 黄炳昆，茅江峰，伍学焱，等. GnRH 脉冲输注与 HCG/HMG 联合肌注对男性 IHH 患者生精治疗效

比较. 中华医学杂志，2015，95（20）：1568-1571.

[5]　Boehm U，Bouloux PM，Dattani MT，et al. Expert consensus document：European Consensus Statement on congenital hypogonadotropic hypogonadism-pathogenesis，diagnosis and treatment. Nat Rev Endocrinol，2015，11（9）：547-564.

病例 47　鞍区胆固醇肉芽肿

张启麟　撰写　寿雪飞　指导

【导读】

本例患者以"停经溢乳 1 年余，伴多饮多尿 1 周余"为主诉，血泌乳素增高，MRI 示鞍区 T_1 等高信号，T_2 高信号，增强无明显强化病变。术前诊断考虑颅咽管瘤可能性大，而术后病理诊断为胆固醇肉芽肿。胆固醇肉芽肿和颅咽管瘤是术前难以鉴别而预后却截然不同的两种疾病。如何有效鉴别这两种疾病，对于手术方式和治疗目的的决策至关重要。

【病例简介】

患者，女，37 岁。因"停经溢乳 1 年余，伴多饮多尿 1 周余"于 2016 年 7 月来院就诊。患者 2015 年 7 月无明显诱因下出现停经溢乳，2016 年 1 月外院查泌乳素 68.54ng/ml，开始溴隐亭 1.25mg/d 治疗，症状无好转，并于 1 周前出现多饮多尿，遂来院就诊。

体格检查：体温 36.8℃，脉搏 56 次 / 分，呼吸 12 次 / 分，血压 120/88mmHg，身高 160cm，体重 60kg。发育正常，诉双眼视力尚可，余无殊。

【实验室及辅助检查】

血 ACTH（上午 8：00）13pg/ml，皮质醇（上午 8：00）7.99μg/dl。

甲状腺功能：TSH 0.79mIU/L，TT_3 1.48nmol/L，TT_4 84.1nmol/L，FT_3 3.76pmol/L，FT_4 11.48pmol/L。

其他激素：FSH 7.25IU/L，LH 4IU/L，E_2 88.89pmol/L，PRL 88.89ng/ml，GH 0.90mU/L。

肿瘤标志物：HCG 0.1mIU/ml，AFP 1.08μg/L，CEA 1.34μg/L。

影像学检查：MRI 示 T_1 等高信号，T_2 高信号鞍区占位，增强后未见明显改变（图 47-1）。

【诊治经过】

术前诊断：鞍区占位，颅咽管瘤可能大。完善术前检查后，行经鼻内镜下鞍区占位切除术。

术中先完整暴露正常垂体组织，然后切开垂体组织，放出陈旧性褐色液体 2～3ml，用刮匙可刮出黄褐色胆固醇结晶少许，然后分开并保护好垂体组织，探查发现病灶腔壁分布较多胆

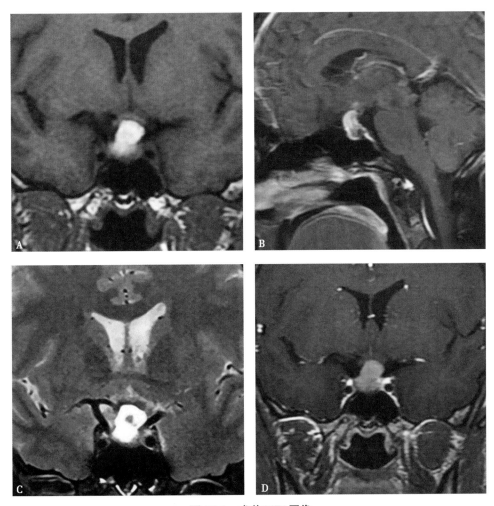

图 47-1 术前 MRI 图像
A、B. T_1 上呈等高信号；C. T_2 上呈高信号；D. 增强后未见明显强化和改变

固醇肉芽肿，黄褐色，质韧，血供一般，直视下用刮匙、取瘤钳分块切除。少许病灶组织和垂体粘连紧密，未强行剥离，予以小心烧灼。最后达内镜下次全切除，约 1.5cm×1.0cm×1.0cm 大小（图 47-2）。术后病理示：胆固醇肉芽肿。

术后复查泌乳素降至正常水平。患者常规行可的松替代治疗，逐渐减量至停药。

术后 3 个月随访未见复发，复查垂体前叶功能正常，溢乳与多饮多尿症状均缓解，月经恢复正常。

【MDT 讨论与临床决策】

问题：如何对本病例进行诊断和鉴别诊断？

影像科意见： 垂体可见呈受压改变，提示病灶不是来源于垂体。T_1WI 高信号，提示含有蛋白、出血或胆固醇成分物质；T_2WI/Flair 混杂信号，提示成分复杂，有囊变、出血；DWI 低信号，提示含出血、脂质成分；增强后强化不明显。但是没有 CT 图像，无法判断有没有

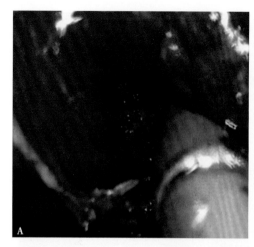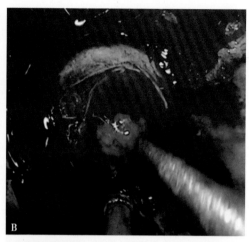

图 47-2 术中内镜下所见肿瘤组织

A. 放出陈旧性褐色液体后可见病灶腔壁分布较多胆固醇肉芽肿；B. 直视下分块切除黄褐色胆固醇肉芽肿

钙化。以上影像学特点提示病灶含蛋白、脂质成分较多，可能有出血的囊实性病灶，胆固醇肉芽肿、颅咽管瘤都有可能，如果有 CT 可通过有无钙化进行鉴别。患者呈慢性病程，未见明显视神经压迫和头痛症状，且 MRI 上可见正常垂体位于病灶下方。术前考虑颅咽管瘤可能性大，确诊有待术后病理诊断。

内分泌科意见：本例患者表现为 1 年的停经、溢乳且小剂量溴隐亭治疗无效，随后出现多饮多尿 1 周，考虑为垂体柄阻断引起的高泌乳素血症伴垂体后叶功能障碍。此类症状最常见于颅咽管瘤、生殖细胞肿瘤等鞍区占位性病变。患者为 37 岁女性，该年龄段生殖细胞肿瘤的发生率较低，故暂不考虑。

神经外科意见：术中放出陈旧性褐色液体 2～3ml，用刮匙可刮出黄褐色胆固醇结晶少许，探查发现病灶腔壁分布较多胆固醇肉芽肿。颅咽管瘤肿瘤多为囊实性病变，肿瘤实质部分常有钙化，肿瘤质韧，需要分块切除。本例患者肿瘤性状符合胆固醇肉芽肿内镜下表现，而非颅咽管瘤。

病理科意见：术后病理提示为胆固醇肉芽肿。胆固醇肉芽肿是一种慢性炎性反应，镜下可见吞噬胆固醇晶体的炎症细胞。与颅咽管瘤不同，胆固醇肉芽肿即使是大部切除，术后也少有复发和残瘤进展，且症状改善明显，大部分病人无需积极处理其预后也较好。

临床综合分析与决策：本例患者为胆固醇肉芽肿，术后预后良好，少有复发和生长，因此术后未行任何化疗、放疗。目前随访 3 个月，未见肿瘤进展，继续随访观察。

【经验与分析】

胆固醇肉芽肿，又名鞍区黄色肉芽肿（xanthogranulomatous），是一种慢性肉芽肿性炎症反应，镜下以含有脂质圆柱体的吞噬细胞伴巨噬细胞、基质细胞和中性粒细胞浸润为特点[1]。目前该病病因尚不明确，有学者认为是机体对于鞍区占位（可包括 Rathke 囊肿、萎缩的垂体巨腺瘤或颅咽管瘤）产生炎症反应后的结果。

胆固醇肉芽肿常见于年龄较小患者,病程较长,临床表现以中重度垂体功能低下多见,可伴有鞍区压迫症状如头痛,但视力下降少见。影像学表现包括:磁共振信号强度不一(T_1 多为等高信号,T_2 多为高信号),病灶相对较小,鞍内和鞍上病变均可存在,常伴有增大的垂体,组织内钙化少见。手术全切率较高,复发少见,术后预后较好,不需要化疗或放疗,密切随访即可。

胆固醇肉芽肿和颅咽管瘤术前表现有诸多相似之处,两者磁共振表现又十分类似,然而手术预后完全不同——Muller 等[2]对 14 例胆固醇肉芽肿和 112 例颅咽管瘤患者随访后发现:胆固醇肉芽肿预后佳,不易复发,8 年随访复发率为 0%,手术方式可偏保守;颅咽管瘤易复发,8 年随访期间全切患者复发率为 28%,非全切患者复发率高达 60%。故颅咽管瘤术中需尽可能全切除病灶。由此可见,术前两者鉴别诊断对于手术方式至关重要,然而目前除术后病理诊断以外,尚无区分二者的可靠手段。术者在诊断未明确的情况下,一般是尽可能多切除肿瘤。两者的差别见表 47-1。

表 47-1 胆固醇肉芽肿与颅咽管瘤鉴别

鉴别项目	胆固醇肉芽肿	颅咽管瘤
好发年龄	青年和青少年为主	5～14 岁和 50～74 岁两个发病高峰
儿童发病率	0.05/ 百万	(0.5～2.5)/ 百万
常见临床表现	头痛,垂体功能低下	头痛,视力缺损,下丘脑功能异常
影像学	多为鞍内,可有鞍上	鞍上、鞍内、鞍旁均可见;累及垂体后叶更常见
钙化	少见	常见
手术全切率	全切率高	部分肿瘤难以全切
手术方式	优先保护下丘脑、视交叉等重要结构	尽可能达到全切
预后	好	较差

【专家点评】

此为一例术前难以通过临床表现、内分泌检查和影像学检查明确诊断的病例。术中通过内镜抵近观察病灶形状有利于明确病灶性质:此例术中探查发现病灶腔壁分布较多胆固醇肉芽肿,而颅咽管瘤多为囊实性病变,肿瘤实质部分常有钙化,肿瘤质韧。术中明确诊断可以避免过度切除病灶周围组织,减少术后并发症。该患者术后病理诊断明确胆固醇肉芽肿,术后预后较好,不需要术后放疗,进行密切随访即可。

参 考 文 献

[1] Burger P, Scheithauer B. Diagnostic pathology: neuropathology. Philadelphia: Lippincott Williams & Wilkins, 2012: 1266.

[2] Müller HL, Gebhardt U, Faldum A, et al. Xanthogranuloma, Rathke's cyst, and childhood craniopharyngioma: results of prospective multinational studies of children and adolescents with rare sellar malformations. J Clin Endocrinol Metab, 2012, 97(11): 3935-3943.